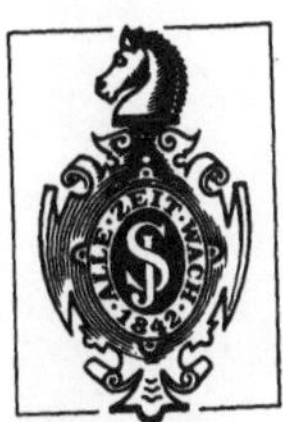
ALLE ZEIT WACH
1842

F. H. W. Heuck E. Keck (Hrsg.)

Fortschritte der Osteologie in Diagnostik und Therapie

Genetische Knochenerkrankungen
Primäre Knochentumoren · Prothesenforschung

Osteologia 3

Mit 217 Abbildungen

Springer-Verlag
Berlin Heidelberg New York
London Paris Tokyo

Prof. Dr. med. Friedrich H. W. Heuck
Hermann-Kurz-Straße 5, D-7000 Stuttgart 1

Prof. Dr. rer. nat. Dr. med. Elmar Keck
Medizinische Klinik und Poliklinik C, Universität Düsseldorf
Moorenstraße 5, D-4000 Düsseldorf 1

3. Jahrestagung der Deutschen Gesellschaft für Osteologie
7.–10. Oktober 1987 in Stuttgart

ISBN-13:978-3-540-50190-9 e-ISBN-13:978-3-642-74004-6
DOI: 10.1007/978-3-642-74004-6

2121/3140-543210 – Gedruckt auf säurefreiem Papier

Vorwort der Herausgeber

Die "Osteologie" kann im weitesten Sinne als die Lehre von den Krankheiten des "Organes Knochen" angesehen werden. Ein so weites Feld der wissenschaftlichen und klinischen Medizin läßt sich nicht ohne Zwang einem einzigen Fachgebiet zuordnen und fordert daher zu interdisziplinärer Zusammenarbeit heraus. In unserem Lande ist es nicht einfach, den fruchtbaren Dialog qualifizierter Sachkenner zu erreichen. So war es uns eine große Freude und ein Erfolg der Grundidee unserer Gesellschaft, zu den aktuellen drei Hauptthemen der Jahrestagung 1987 in Stuttgart Referenten und Vortragende aus verschiedenartigen Fachgebieten der Medizin, der Naturwissenschaften und der Ingenieurswissenschaften gewinnen zu können.

Die Grundlage von Diagnostik und Therapie der Skeletterkrankungen ist ein fundiertes Wissen der Anatomie und der Pathomorphologie der Knochen, die Bausteine des Stützgerüstes sind. Mit dem einleitenden Festvortrag "Funktionelle Anpassung des Knochens an seine mechanische Beanspruchung" hat uns Herr Prof. Dr. Benno Kummer aus Köln eine brilliante Einführung zu den nachfolgenden Themen gegeben. Die "Genetischen Erkrankungen des Skelettes" bergen noch zahlreiche Geheimnisse, deren Erforschung nicht nur bessere Kenntnisse über die zugrundeliegenden Gen-Defekte vermitteln wird, sondern auch zum Verständnis der Störungen von Wachstum, Entwicklung und Stoffwechsel des Organes Knochen beitragen kann. Die vorgelegten Forschungsresultate und die interessante Kasuistik lassen deutlich eine fruchtbare Zusammenarbeit von Pädiatrie, Orthopädie und Radiologie mit der Humangenetik, der Pathologie und der Biochemie erkennen. - Das Thema der "Primären Knochentumoren" umfaßt in Diagnostik und Therapie noch zahlreiche offene Fragen, die auf eine Lösung warten. So konnte der interdisziplinäre Gedankenaustausch klinischer Fachdisziplinen wie der Chirurgie, der Pädiatrie, der Orthopädie und der Radiologie mit der Pathologie neue Entwicklungstendenzen aufzeigen. Die Suche nach dem besten Weg der operativen Versorgung von Patienten, insbesondere Kindern mit Knochentumoren, leitete zum 3. Hauptthema der "Prothesenforschung" über. Aus der Sicht der Orthopädie wurden die Möglichkeiten und Grenzen der Gelenkendoprothetik aufgezeigt sowie Fragen zur Weiterentwicklung auf diesem Gebiete formuliert. Einige Antworten haben die Biomedizinische Technik, die Pathologie und die Radiologie zu geben versucht und dabei erkennen lassen, daß eine interdisziplinäre Zusammenarbeit die besten Forschungsresultate zu bringen vermag. Es wurde auch deutlich, wie groß die noch ungelösten Probleme sind.

Die vorgelegten Ergebnisse aus Forschung und Entwicklung in den so vielschichtigen Bereichen der Osteologie lassen erkennen, daß eine Zusammenarbeit über Grenzen hinweg den deutschen Arbeitsgruppen wichtige Anregungen geben kann. Auf speziellen Arbeitsgebieten besteht noch ein großer Nachholbedarf, wenn wir das einst so hohe Niveau der osteologischen Forschung in unserem Land wieder erreichen wollen. Es fehlt nicht an guten Ansätzen, doch kann eine interdisziplinäre Forschung nur mit langem Atem gute Ergebnisse bringen, so daß dauerhafte Forschungs-Einrichtungen für die Osteologie mit Schwerpunkten interdisziplinärer Teamarbeit geschaffen werden müssen.

Wie auf allen bisherigen Jahrestagungen der Deutschen Gesellschaft für Osteologie haben die Kurzbeiträge zu aktuellen osteologischen Problemen zum Nachdenken angeregt oder Hinweise für die eigene Arbeit geben können. Es sind bunte Tupfen zwischen den großen Themen, die der Beachtung wert sind.

Der erste Band der Ergebnisse unserer Arbeitstagungen wurde 1986 in der Muttersprache der Gesellschaft vorgelegt. Mit dem Wunsch, auch zum internationalen Gedankenaustausch beitragen zu können, ist die englischsprachige Fassung des zweiten Ergebnisbandes 1987 entstanden. Im deutschsprachigen Herzen Europas war wiederum Kritik nicht überhörbar, daß eine deutsche Gesellschaft für Osteologie sich in der Muttersprache zu Worte melden möge. Aus diesem Grunde haben wir die Wahl der Sprache für die Veröffentlichungen den Autoren überlassen.

Dem Springer-Verlag gebührt aufrichtiger Dank für die rasche Drucklegung und gute Ausstattung dieses Bandes, der mit den Arbeitsergebnissen der Deutschen Gesellschaft für Osteologie e.V. aktuelle Beiträge aus Forschung und Entwicklung vorlegen kann.

Friedrich H.W. Heuck
Elmar Keck

Grußwort des Präsidenten

Von ganzem Herzen heiße ich alle Teilnehmer aus dem In- und Ausland zur 3. Jahrestagung der Deutschen Gesellschaft für Osteologie e.V. in Stuttgart willkommen. Für das in mich gesetzte Vertrauen unserer Mitglieder, die Tagung in Stuttgart organisieren und ausrichten zu dürfen, danke ich aufrichtig.

Die noch junge Deutsche Gesellschaft für Osteologie versteht sich als Zusammenschluß von Ärzten, Naturwissenschaftlern und Ingenieuren aus bisher mehr als 15 Fachdisziplinen, die an der Erkennung und Behandlung von Krankheiten des Skeletts interessiert sind. Heute kann kein Fachgebiet der Medizin erfolgreich arbeiten, ohne sich benachbarten Gebieten der Medizin, der Naturwissenschaften und der Fachbereiche der Ingenieurswissenschaften zu öffnen, den Dialog zu suchen und eine Zusammenarbeit anzustreben. Bekanntlich bietet das "Organ Knochen" im Stützgerüst von Mensch und Tier eine Fülle ungelöster Probleme. Diese werden nur dann in Klinik und Forschung sinnvoll bearbeitet werden können, wenn zunächst ein interdisziplinärer Gedankenaustausch die offenen Fragen aufzeigt und dadurch die Voraussetzungen schafft, gemeinsam nach gangbaren Wegen der Forschung und Entwicklung zu suchen.

Die Themenwahl der Jahrestagung 1987 wurde bestimmt durch besonders aktuelle Aufgaben der Osteologie, die ohne kollagiale Zusammenarbeit schwer bewältigt werden können. Die drei Hauptthemen der Tagung: "Genetische Erkrankungen des Skelettes", "Primäre Knochentumoren" und "Neues aus der Prothesen-Forschung" werden in Übersichtsreferaten und Vorträgen behandelt werden. Unserer Tradition entsprechend, ist daneben auch Zeit für die Präsentation von neuen Ergebnissen aus Forschung und Entwicklung sowie zur Diskussion allgemeiner osteologischer Probleme geblieben. Wir wollen rückblickend die Ergebnisse unserer Arbeit miteinander erörtern, Anregungen für weitere Arbeit mit nach Hause nehmen, um dem von uns erstrebten Ziel dienen zu können, nämlich die Versorgung kranker und leidender Menschen weiter zu verbessern.

Unser Dank gebührt der Landesregierung Baden Württembergs und der Stadt Stuttgart, die nicht nur unsere Tagung unterstützt, sondern auch den Teilnehmern einen sehr freundlichen Empfang bereitet haben. Die Universität Stuttgart hat uns zur Ausrichtung der Jahrestagung großzügig einen Hörsaal zur Verfügung gestellt. Nicht nur dafür, sondern auch für die deutliche Betonung des Wertes interdisziplinärer Zusammenarbeit in seinem Grußwort sei dem Rektor der Universität Stuttgart ganz besonders herzlich gedankt. Diese Universität hat vor knapp 2 Jahrzehnten als eine der ersten deutschen Hochschulen den Kontakt zwischen Medizin und Technik realisieren können, indem ein Institut für Biomedizinische Technik an der Universität Stuttgart gegründet worden ist. Dem Direktor dieses Institutes und seinen Mitarbeiterinnen und Mitarbeitern danke ich aufrichtig für Hilfe und Unterstützung bei der Vorbereitung und Ausrichtung der Jahrestagung unserer Gesellschaft. Danken möchte ich auch den vielen sichtbaren und unsichtbaren Händen, die geholfen haben, einen reibungslosen Ablauf zu gewährleisten und den Teilnehmern mit Rat und Tat zur Seite zu stehen.

Allen Mitgliedern und Freunden unserer Gesellschaft, die an der Tagung persönlich nicht teilnehmen konnten, wird mit dem jetzt vorliegenden Jahresband die Möglichkeit eröffnet, die Ergebnisse unserer interdisziplinären Zusammenarbeit kennenzulernen. Möge dem 3. Ergebnisband der Deutschen Gesellschaft für Osteologie ebenso wie den vorangegangenen Bänden eine positive Aufnahme mit konstruktiver Kritik und Anregungen für die weitere Zusammenarbeit beschieden sein.

Friedrich H.W. Heuck
Präsident
Deutsche Gesellschaft für Osteologie

Inhaltsverzeichnis

Autorenverzeichnis

Adam, G.
Abteilung Radiologische Diagnostik, Klinikum der R.W.T.H.
Pauwelsstraße, 5100 Aachen, FRG

Adler, C.-P.
Pathologisches Institut, Universität Freiburg
Albertstr. 19, 7800 Freiburg i.Br., FRG

Aldinger, F.
Orthopädische Universitätsklinik
Calwer Str. 7, 7400 Tübingen, FRG

Althoff, J.
Institut für Medizinische Physik, Universität Münster
Hüfferstr. 68, 4400 Münster, FRG

Alzen, G.
Abteilung Radiologische Diagnostik, Klinikum der R.W.T.H.
Pauwelsstraße, 5100 Aachen, FRG

Andres, R.Y.
Paul Scherrer-Institut (PSI), 5234 Villigen, Switzerland

Arcq, M.
Pathologisches Institut, Universität Bochum, St. Anna-Hospital
Hospitalstr. 19, 4690 Herne 2, FRG

Becker, K.
Pathologisch-Anatomisches Institut, Universität Mainz
Langenbeckstr. 1, 6650 Mainz, FRG

Becker, M.
Abteilung für Zellbiologie, Orthopädische Klinik
Universität Münster, Hüfferstr. 27, 4400 Münster, FRG

Böhm, E.
Orthopädische Klinik, Universität Bochum
Bergmannsheil, 4650 Bochum 1, FRG

Brändle, E.
Abteilung Innere Medizin II, Klinikum der R.W.T.H.
Pauwelsstraße, 5100 Aachen, FRG

Braun, A.
Orthopädische Krankenanstalt, Vulpius-Klinik
6927 Bad Rappenau, FRG

Braunstein, S.
Pathologisch-Anatomisches Institut, Universität Mainz
Langenbeckstr. 1, 6500 Mainz, FRG

Brenner, R.E.
Abteilung für Bindegewebsforschung, Max-Planck-Institut für Biochemie, Am Klopferspitz, 8033 Martinsried, FRG

Clemens, P.
Institut für Pathologie, Universität Hamburg
Martinistr. 52, 2000 Hamburg 20, FRG

Delling, G.
Abteilung für Osteopathologie, Universität Hamburg
Martinistr. 52, 2000 Hamburg 20, FRG

Dinges, H.P.
Institut für Pathologie, Universität Graz
Auenbrugger Platz 25, 8036 Graz, Austria

Döhring, S.
Orthopädische Klinik und Poliklinik C, Universität Düsseldorf
Moorenstr. 5, 4000 Düsseldorf, FRG

Dören, M.
Klinik und Poliklinik für Geburtshilfe und Frauenheilkunde B
Universität Münster, Albert-Schweitzer-Str. 33, 4400 Münster,FRG

Doty, S.
Department of Anatomy, Columbia University, New York, USA

Drescher, H.
Gerhard-Domagk-Institut für Pathologie, Universität Münster
Domagkstr. 17, 4400 Münster, FRG

Ebersberger, J.C.W.
Siemens Medical Systems, Henkestr. 127, 8520 Erlangen, FRG

Effert, R.
Abteilung Augenheilkunde, Klinikum der R.W.T.H.
Pauwelsstraße, 5100 Aachen, FRG

Erlemann, R.
Institut für Klinische Radiologie, Universität Münster
Albert-Schweitzer-Str. 33, 4400 Münster, FRG

Ermisch, J.
Abteilung für Kinderheilkunde, Universität Ulm
Prittwitzstr. 43, 7900 Ulm, FRG

Ewald, U.
Institut für Biophysikalische Strahlenforschung, Gesellschaft für Strahlen- und Umweltforschung München
Paul-Ehrlich-Str. 20, 6000 Frankfurt/Main, FRG

Eyerer, P.
Institut für Kunststoffprüfung und Kunststoffkunde, Universität Stuttgart, Pfaffenwaldring 32, 7000 Stuttgart 80, FRG

Felsenberg, D.
Klinikum Steglitz, Hindenburgdamm 30, 1000 Berlin 45, FRG

Fisher, L.W.
Bone Research Branch, National Institutes of Health
Bethesda, Maryland, USA

Floren, T.
Abteilung für metabolische Störungen, Zentrum der Kinderheilkunde
Paul-Ehrlich-Str. 20, 6000 Frankfurt/Main, FRG

Franck, H.
Medizinische Klinik und Poliklinik, Universität Düsseldorf
Moorenstr. 5, 4000 Düsseldorf, FRG

Freyschmidt, J.
Radiologische Klinik, ZKH, St. Jürgen-Straße, 2800 Bremen, FRG

Garcia, H.
Gerhard-Domagk-Institut für Pathologie, Universität Münster
Domagkstr. 17, 4400 Münster, FRG

Glöckner, W.M.
Abteilung Innere Medizin II, Klinikum der R.W.T.H.
Pauwelsstraße, 5100 Aachen, FRG

Göbel, U.
Kinderklinik, Universität Düsseldorf
Moorenstr. 5, 4000 Düsseldorf 1, FRG

Gössner, W.
Institut für Pathologie, Gesellschaft für Strahlen- und Umweltforschung München, 8042 Neuherberg, FRG

Gradinger, R.
Orthopädische Klinik und Poliklinik, Technische Universität München, Klinikum rechts der Isar, 8000 München 80, FRG

Grundmann, E.
Gerhard-Domagk-Institut für Pathologie, Universität Münster, Domagkstr. 17, 4400 Münster, FRG

Haas, H.
Orthopädische Klinik, Olgahospital
Bismarckstr. 8, 7000 Stuttgart 1, FRG

Härle, A.
Orthopädische Klinik und Poliklinik, Universität Münster
Albert-Schweitzer-Str. 33, 4400 Münster, FRG

Hansen, C.
Institut für Biophysikalische Strahlenforschung, Gesellschaft für Strahlen- und Umweltforschung München
Paul-Ehrlich-Str. 20, 6000 Frankfurt/Main

Hauke, H.
Radiologisches Institut, Olgahospital
Bismarckstr. 8, 7000 Stuttgart 1, FRG

Heik, S.C.W.
I. Medizinische Klinik, Universität Hamburg
Martinistr. 52, 2000 Hamburg 20, FRG

Heintz, P.
Abteilung Diagnostische Radiologie I, Medizinische Hochschule Hannover, Konstanty-Gutschow-Str. 8, 3000 Hannover 61, FRG

Heisel, J.
Orthopädische Universitätsklinik und Poliklinik
6650 Homburg/Saar, FRG

Hell, B.
Abteilung für Mund-, Kiefer- und Gesichtschirurgie der Universitätskliniken, 6650 Homburg/Saar, FRG

Hepp, R.
Orthopädische Klinik und Poliklinik, Universität Düsseldorf
Moorenstr. 5, 4000 Düsseldorf 1, FRG

Hipp, E.
Orthopädische Klinik und Poliklinik, Technische Universität München, Klinikum rechts der Isar, 8000 München 80, FRG

Höhling, H.J.
Institut für Medizinische Physik, Universität Münster
Hüfferstr. 68, 4400 Münster, FRG

Hofstädter, F.
Abteilung Innere Medizin II, Klinikum der R.W.T.H.
Pauwelsstraße, 5100 Aachen, FRG

Horodniceanu, E.
Laboratory for Musculoskeletal Research, The Rappaport Family Institute for Research in the Medical Sciences, Faculty of Medicine, Technion, Haifa, Israel

Hundeshagen, H.
Abteilung Diagnostische Radiologie I, Medizinische Hochschule Hannover, Konstanty-Gutschow-Str. 8, 3000 Hannover 61, FRG

Ittel, T.H.
Abteilung Innere Medizin II, Klinikum der R.W.T.H.
Pauwelsstraße, 5100 Aachen, FRG

Jahani, E.
Abteilung Innere Medizin II, Klinikum der R.W.T.H.
Pauwelsstraße, 5100 Aachen, FRG

Jentsch, D.
Rheumaklinik Wiesbaden II
Leibnizstraße 23, 6200 Wiesbaden, FRG

Jones, D.B.
Abteilung für Zellbiologie, Orthopädische Klinik,
Universität Münster, Hüfferstr. 27, 4400 Münster, FRG

Jürgens, H.
Abteilung für Hämatologie und Onkologie, Kinderklinik
Universität Düsseldorf, Moorenstr. 5, 4000 Düsseldorf 1, FRG

Käding, M.
Orthopädische Abteilung, Rudolf-Virchow-Krankenhaus
Augustenburger Platz 1, 1000 Berlin

Kahl, N.
Chirurgische Universitätsklinik, Universität Bochum
Marienhospital Herne 1, Hölkeskampring 40, 4690 Herne 1, FRG

Kalender, W.A.
Siemens Medical Systems, Henkestr. 127, 8520 Erlangen, FRG

Kaufmann, H.J.
Abteilung für Pädiatrische Radiologie, Kinderklinik und
Poliklinik KAVH, Universitätsklinikum Charlottenburg
Freie Universität Berlin, Heubnerweg 6, 1000 Berlin 19, FRG

Keck, E.
Medizinische Klinik und Poliklinik C, Universität Düsseldorf
Moorenstr. 5, 4000 Düsseldorf, FRG

Kindler, J.
Abteilung Innere Medizin II, Klinikum der R.W.T.H.
Pauwelsstraße, 5100 Aachen, FRG

Kischlat, U.
Kinderklinik, Universität Düsseldorf
Moorenstr. 5, 4000 Düsseldorf 1, FRG

Kistler, D.
Abteilung Verbrennungs- und Plastische
Wiederherstellungschirurgie, Klinikum der R.W.T.H.
Pauwelsstraße, 5100 Aachen, FRG

Kluge, R.
Abteilung Experimentelle Versuchstierkunde, Klinikum der
R.W.T.H., Pauwelsstraße, 5100 Aachen, FRG

Kniemeyer, K.W.
Abteilung für Gefäßchirurgie und Nierentransplantation
Chirurgische Klinik, Universität Düsseldorf
Moorenstr. 5, 4000 Düsseldorf 1, FRG

Koebke, J.
Medizinische Fakultät, Universität Köln
Joseph-Stelzmann-Str. 9, 5000 Köln 1, FRG

Köhler, B.
Kinderklinik, Olgahospital
Bismarckstr. 8, 7000 Stuttgart 1, FRG

Kortenhaus, H.
Orthopädische Abteilung der Universitätskliniken
Universität Freiburg,Hugstetter Str. 55, 7800 Freiburg, FRG

Krüskemper, H.L.
Medizinische Klinik und Poliklinik C, Universität Düsseldorf
Moorenstr. 5, 4000 Düsseldorf, FRG

Kruse, H.-P.
I. Medizinische Klinik, Universität Hamburg
Martinistr. 52, 2000 Hamburg 20, FRG

Küsswetter, W.
Orthopädische Universitätsklinik
Calwer Str. 7, 7400 Tübingen, FRG

Kuhlencordt, F.
Speersort 8, 2000 Hamburg 1, FRG

Kulenkampff, H.-A.
Orthopädische Abteilung der Universitätskliniken
Universität Freiburg, Hugstetter Str. 55, 7800 Freiburg, FRG

Kummer, B.
Anatomisches Institut, Universität Köln
Joseph-Stelzmann-Str. 9, 5000 Köln 1, FRG

Kunze, J.
Kinderklinik, Freie Universität Berlin
Heubnerweg 6, 1000 Berlin 19

Kunze, V.
Institut für Klinische Radiologie, Universität Münster
Albert-Schweitzer-Str. 33, 4400 Münster, FRG

Kurth, M.
Institut für Kunststoffprüfung und Kunststoffkunde, Universität
Stuttgart, Pfaffenwaldring 32, 7000 Stuttgart 80, FRG

Kurz, P.
Medizinische Klinik, St. Markus-Krankenhaus
Wilhelm-Epstein-Str. 2, 6000 Frankfurt/Main, FRG

Kusnierz-Glaz, C.
Abteilung A, Medizinische Klinik, Universität Münster
Albert-Schweitzer-Str. 33, 4400 Münster, FRG

Laabs, W.A.
Abteilung für Chirurgie, St. Willehad-Hospital
Ansgaristr. 12, 2940 Wilhelmshaven, FRG

Lange, M.
Neurochirurgische Klinik, Universität München
Marchioninistr. 14, 8000 München 70, FRG

Lengerke, H.J.
Gerhard-Domagk-Institut für Pathologie, Universität Münster
Domagkstr. 17, 4400 Münster, FRG

v. Lilienfeld-Toal, H.
Franz-Grödelstr. 5, 6350 Bad Nauheim, FRG

Linzner, U.
Institut für Pathologie, Gesellschaft für Strahlen- und
Umweltforschung München, 8042 Neuherberg, FRG

Locher, J.T.
Abteilung für Nuklearmedizin, Kantonsspital Aarau
5001 Aarau, Switzerland

Luz, A.
Institut für Pathologie, Gesellschaft für Strahlen- und
Umweltforschung München, 8042 Neuherberg, FRG

Mainka, D.
Abteilung Innere Medizin II, Klinikum der R.W.T.H.
Pauwelsstraße, 5100 Aachen, FRG

Mallinckrodt, D.
Friedrichsfeld GmbH, 6800 Mannheim 71, FRG

Matthiaß, H.H.
Orthopädische Klinik und Poliklinik, Universität Münster
Albert-Schweitzer-Str. 33, 4400 Münster, FRG

Mehls, O.
Sektion für pädiatrische Nephrologie, Universitätskinderklinik
Im Neuenheimer Feld 150, 6900 Heidelberg, FRG

Meiss, L.
Orthopädische Klinik und Medizinische Klinik, Universität
Hamburg, Martinistr. 52, 2000 Hamburg 20, FRG

Meyer, E.
Abteilung für Röntgendiagnostik, Zentrum Radiologie, Universität
Freiburg, Hugstetter Str. 55, 7800 Freiburg i.Br., FRG

Milbradt, H.
Abteilung Diagnostische Radiologie I, Medizinische Hochschule
Hannover, Konstanty-Gutschow-Str. 8, 3000 Hannover 61, FRG

Mittelmeier, H.
Orthopädische Universitätsklinik und Poliklinik
6650 Homburg/Saar, FRG

Mittelmeier, W.
Orthopädische Universitätsklinik und Poliklinik
6650 Homburg/Saar, FRG

Mockenhaupt, J.
Medizinische Fakultät, Universität Köln
Joseph-Stelzmann-Str. 9, 5000 Köln 41, FRG

Möller, G.
Borromäus Hospital, 2950 Leer, FRG

Montag, M.
Institut für Klinische Radiologie, Universität Münster
Albert-Schweitzer-Str. 33, 4400 Münster, FRG

Müller, W.A.
Institut für Pathologie, Gesellschaft für Strahlen- und Umweltforschung München, 8042 Neuherberg, FRG

Müller, P.K.
Abteilung für Bindegewebsforschung, Max-Planck-Institut für Biochemie, Am Klopferspitz, 8033 Martinsried, FRG

Müller-Gärtner, H.-W.
Abteilung für Nuklearmedizin, Radiologische Klinik und Strahleninstitut, Universität Hamburg
Martinistr. 52, 2000 Hamburg 20, FRG

Murray, A.B.
Institut für Pathologie, Gesellschaft für Strahlen- und Umweltforschung München, 8042 Neuherberg, FRG

Nerlich, A.
Abteilung für Bindegewebsforschung, Max-Planck-Institut für Biochemie, Am Klopferspitz, 8033 Martinsried, FRG

Osborn, J.F.
Abteilung für Mund- und Kiefer-Gesichtschirurgie, Universität Bonn, Welschnonnenstr. 17, 5300 Bonn 1, FRG

Pape, H.
Klinik für Strahlentherapie und Radiologische Onkologie
Universität Düsseldorf, Moorenstr. 5, 4000 Düsseldorf 1, FRG

Parsch, K.
Orthopädische Klinik, Olgahospital
Bismarckstr. 8, 7000 Stuttgart 1, FRG

Pesch, H.-J.
Pathologisches Institut, Universität Erlangen-Nürnberg
Krankenhausstr. 8-10, 8520 Erlangen, FRG

Peters, P.E.
Institut für Klinische Radiologie, Universität Münster
Albert-Schweitzer-Str. 33, 4400 Münster, FRG

Plötz, W.
Orthopädische Klinik und Poliklinik, Technische Universität München, Klinikum rechts der Isar, 8000 München 80, FRG

Pohlemann, T.
Abteilung für Traumatologie, Unfallchirurgische Klinik
Medizinische Hochschule Hannover
Konstanty-Gutschow-Str. 8, 3000 Hannover 61, FRG

Pontz, B.F.
Kinderklinik und Kinderpoliklinik, Technische Universität
Kölner Platz 1, 8000 München 40, FRG

Prior, R.
Neuropathologisches Institut, Universität Düsseldorf
Moorenstr. 5, 4000 Düsseldorf 1, FRG

Quint, P.
Institut für Medizinische Physik, Universität Münster
Hüfferstr. 68, 4400 Münster, FRG

Redl, H.
Ludwig-Boltzmann-Institut für Experimentelle Traumatologie
Donaueschingenstr. 13, 1200 Wien, Austria

Reiser, M.
Institut für Klinische Radiologie, Universität Münster
Albert-Schweitzer-Str. 33, 4400 Münster, FRG

Remberger, K.
Pathologisches Institut, Universität München
Thalkirchner Str. 36, 8000 München 2, FRG

Richter, K.-D.
Zentrale Tierexperimentelle Einrichtung
Domagkstr. 15a, 4400 Münster, FRG

Riehl, J.
Abteilung Innere Medizin II, Klinikum der R.W.T.H.
Pauwelsstraße, 5100 Aachen, FRG

Römer, C.
Abteilung für metabolische Störungen, Zentrum der
Kinderheilkunde, Paul-Ehrlich-Str. 20, 6000 Frankfurt/Main, FRG

Roessner, A.
Gerhard-Domagk-Institut für Pathologie, Universität Münster
Domagkstr. 17, 4400 Münster, FRG

Roggenland, G.
Orthopädische Klinik und Poliklinik, Universität Düsseldorf
Moorenstr. 5, 4000 Düsseldorf, FRG

Rosenthal, H.
Abteilung für Klinische Radiologie I, Unfallchirurgische Klinik
Medizinische Hochschule Hannover
Konstanty-Gutschow-Str. 8, 3000 Hannover 61, FRG

Roth, P.
Institut für Biophysikalische Strahlenforschung, Gesellschaft
für Strahlen- und Umweltforschung München, Paul-Ehrlich-Str. 20
6000 Frankfurt/Main, FRG

Schiesser, A.
Ludwig-Boltzmann-Institut für Experimentelle Traumatologie
Donaueschingenstr. 13, 1200 Wien, Austria

Schlag, G.
Ludwig-Boltzmann-Institut für Experimentelle Traumatologie
Donaueschingenstr. 13, 1200 Wien, Austria

Schleberger, R.
Abteilung für Konstruktionstechnik I und Orthopädische
Universitätsklinik, Ruhr-Universität Bochum
Gudrunstr. 56, 4630 Bochum 1

Schmidt, W.
Abteilung Innere Medizin II, Klinikum der R.W.T.H.
Pauwelsstraße, 5100 Aachen, FRG

Schmit-Neuerburg, K.P.
Abteilung für Unfallchirurgie, Universitätsklinikum Essen
Hufelandstr. 55, 4300 Essen, FRG

Schmitt, E.
Orthopädische Universitätsklinik und Poliklinik
6650 Homburg/Saar, FRG

Schmitt, G.
Klinik für Strahlentherapie und Radiologische Onkologie
Universität Düsseldorf, Moorenstr. 5, 4000 Düsseldorf 1, FRG

Schmitt, H.
Abteilung Innere Medizin II, Klinikum der R.W.T.H.
Pauwelsstraße, 5100 Aachen, FRG

Schöppe, K.
Orthopädische Klinik und Poliklinik, Universität Düsseldorf
Moorenstr. 5, 4000 Düsseldorf, FRG

Scholuebbers, J.-G.
Abteilung für Zellbiologie, Orthopädische Klinik
Universität Münster, Hüfferstr. 27, 4400 Münster, FRG

Schubiger, P.A.
Paul Scherrer-Institut (PSI), 5234 Villigen, Switzerland

Schulitz, K.P.
Orthopädische Klinik und Poliklinik, Universität Düsseldorf
Moorenstr. 5, 4000 Düsseldorf 1, FRG

Schwarz, N.
Ludwig-Boltzmann-Institut für Experimentelle Traumatologie,
Donaueschingenstr. 13, 1200 Wien, Austria

Semler, J.
I. Innere Abteilung, Rudolf-Virchow-Krankenhaus
Augustenburger Platz 1, 1000 Berlin 65

Senge T.
Zentrale Tierexperimentelle Einrichtung
Domagkstr. 15a, 4400 Münster, FRG

Seybold, K.
Abteilung für Nuklearmedizin, Kantonsspital Aarau
5001 Aarau, Switzerland

Sieberth, H.G.
Abteilung Innere Medizin II, Klinikum der R.W.T.H.
Pauwelsstraße, 5100 Aachen, FRG

Silbermann, M.
Laboratory for Musculoskeletal Research, The Rappaport Family Institute for Research in the Medical Sciences, Faculty of Medicine, Technion, Haifa, Israel

Steinhagen-Thiessen, E.
Innere Abteilung, Max-Bürger-Hospital, 1000 Berlin 19, FRG

Stichnoth, F.A.
Abteilung Diagnostische Radiologie I, Medizinische Hochschule Hannover, Konstanty-Gutschow-Str. 8, 3000 Hannover 61, FRG

Störkel, S.
Pathologisch-Anatomisches Institut, Universität Mainz
Langenbeckstr. 1, 6500 Mainz, FRG

Stöß, H.
Pathologisches Institut, Universität Erlangen-Nürnberg
Krankenhausstr. 8-10, 8520 Erlangen, FRG

Teller, W.M.
Abteilung für Kinderheilkunde, Universität Ulm
Prittwitzstr. 43, 7900 Ulm, FRG

Thurnher, G.
Ludwig-Boltzmann-Institut für Experimentelle Traumatologie
Donaueschingenstr. 13, 1200 Wien, Austria

Tscherne, H.
Abteilung für Traumatologie, Unfallchirurgische Klinik,
Medizinische Hochschule Hannover
Konstanty-Gutschow-Str. 8, 3000 Hannover 61, FRG

Ungethüm, M.
Aesculap AG, Postfach 40, 7200 Tuttlingen, FRG

van Valen, F.
Medizinische Klinik und Poliklinik C, Universität Düsseldorf
Moorenstr. 5, 4000 Düsseldorf 1, FRG

Vanselow, K.
Institut für Angewandte Physik, Universität Kiel
Olshausenstr. 40, 2300 Kiel, FRG

Vassallo, P.
Institut für Klinische Radiologie, Universität Münster
Albert-Schweitzer-Str. 33, 4400 Münster, FRG

Vetter, U.
Abteilung für Kinderheilkunde, Universität Ulm
Prittwitzstr. 43, 7900 Ulm, FRG

Vlachojannis, J.
Medizinische Klinik, St.-Markus-Krankenhaus
Wilhelm-Epstein-Str. 2, 6000 Frankfurt/Main, FRG

Vorkefeld, M.
I. Medizinische Klinik, Universität Hamburg
Martinistr. 52, 2000 Hamburg 20, FRG

Wagner, R.
Evangelisches Diakoniekrankenhaus
Wirthstr. 11, 7800 Freiburg i.Br., FRG

Walter, L.
Abteilung Innere Medizin II, Klinikum der R.W.T.H.
Pauwelsstraße, 5100 Aachen, FRG

Walz, M.
Abteilung für Unfallchirurgie, Universitätsklinikum Essen
Hufelandstr. 55, 4300 Essen, FRG

Wechsler, W.
Neuropathologisches Institut, Universität Düsseldorf
Moorenstr. 5, 4000 Düsseldorf 1, FRG

Weh, H.J.
Orthopädische Klinik und Medizinische Klinik
Universität Hamburg, Martinistr. 52, 2000 Hamburg 20, FRG

Werner, E.
Abteilung für Biophysikalische Strahlenforschung, Gesellschaft für Strahlen- und Umweltforschung München
Paul-Ehrlich-Str. 20, 6000 Frankfurt/Main, FRG

Wick, R.R.
Institut für Pathologie, Gesellschaft für Strahlen- und Umweltforschung München, 8042 Neuherberg, FRG

Wiesmann, W.
Institut für Klinische Radiologie, Universität Münster
Albert-Schweitzer-Str. 33, 4400 Münster, FRG

Wilhelm, G.
Abteilung für metabolische Störungen, Zentrum für Kinderheilkunde, Paul-Ehrlich-Str. 20, 6000 Frankfurt/Main, FRG

Winkelmann, W.
Orthopädische Klinik und Poliklinik, Universität Düsseldorf
Moorenstr. 5, 4000 Düsseldorf 1, FRG

Winkler, K.
Abteilung für Hämatologie und Onkologie, Universitätskinderklinik
Martinistr. 52, 2000 Hamburg 20, FRG

Wittenberg, J.M.
Mund-Kiefer-Gesichtschirurgie, Universität Bonn
Welschnonnenstr. 17, 5300 Bonn 1, FRG

Witzel, U.
Abteilung für Konstruktionstechnik I und Orthopädische Universitätsklinik, Ruhr-Universität Bochum
Gudrunstr. 56, 4630 Bochum 1, FRG

Wörsdorfer, O.
Abteilung für Unfallchirurgie, Universität Ulm
Prittwitzstr. 43, 7900 Ulm, FRG

Woggan, K.J.
I. Medizinische Klinik, Universität Hamburg
Martinistr. 52, 2000 Hamburg 20, FRG

Wolschendorf, K.
Institut für Angewandte Physik, Universität Kiel
Olshausenstr. 40, 2300 Kiel, FRG

Wuisman, P.
Orthopädische Klinik und Poliklinik, Universität Münster
Albert-Schweitzer-Str. 33, 4400 Münster, FRG

Zeiler, G.
Orthopädische Klinik, Wichernhaus, 8501 Schwarzenbruck, FRG

Festvortrag

Functional Adaption of the Bone to its Mechanical Stress

B. Kummer

Anatomisches Institut, Universität Köln,
Joseph-Stelzmann-Str. 9, 5000 Köln 1, FRG

More than 100 years ago, W. Roux (1881, 1895) assumed that bone formation and resorption would be related to mechanical stresses. He pointed out, that especially pressure forces or pressure alternating with tension would stimulate ossification and that the amount of newly formed bone depended on the magnitude of stresses. Absence of stresses or stresses below a certain limit should lead to bone resorption. The same theory attributed the connective tissue to tensile stresses and cartilage to shear stresses. So everyone of the three tissues of support was linked to a special quality of stresses.

About fifty years later, F. Pauwels (1935, 1941) reformed this histogenetic theory profoundly. He claimed, that there were only two primary tissues of support: connective tissue and cartilage. Deformation, due either to compression, tension or shear should stimulate the formation of collagene fibres meanwhile hydrostatic pressure was responsible for the differentiation of the mesenchym into cartilage (Fig. 1). Both of them, collagenous tissue and cartilage, would be transformed into bone if they were stressed without any macroscopical deformation. Bone appears in the Pauwels' theory as a secondary tissue of support. But, once formed, the bone reacts in a very skilled way to the actual stresses: increase of the stresses (without any difference whether they are pressure, tension or shear) stimulated bone formation; decreasing stresses are responded by resorption. Pauwels (1976, 1980) came to these conclusions by the study of anatomical specimens and clinical experience.

He started from Culmann (1866) and Meyer's (1867) observation, that the constructive elements of the spongy bone were arranged in the directions of the main stress trajectories and he delivered the proof, that the architecture of the substantia spongiosa in deformed or pathologically stressed bones has been adapted to the new functional conditions (Figs. 2-4). Only by this work, the "Wolff's law" (J. Wolff 1892) has been confirmed by clear scientific arguments.

F. H. W. Heuck E. Keck (Hrsg.)
Fortschritte der Osteologie in Diagnostik und Therapie

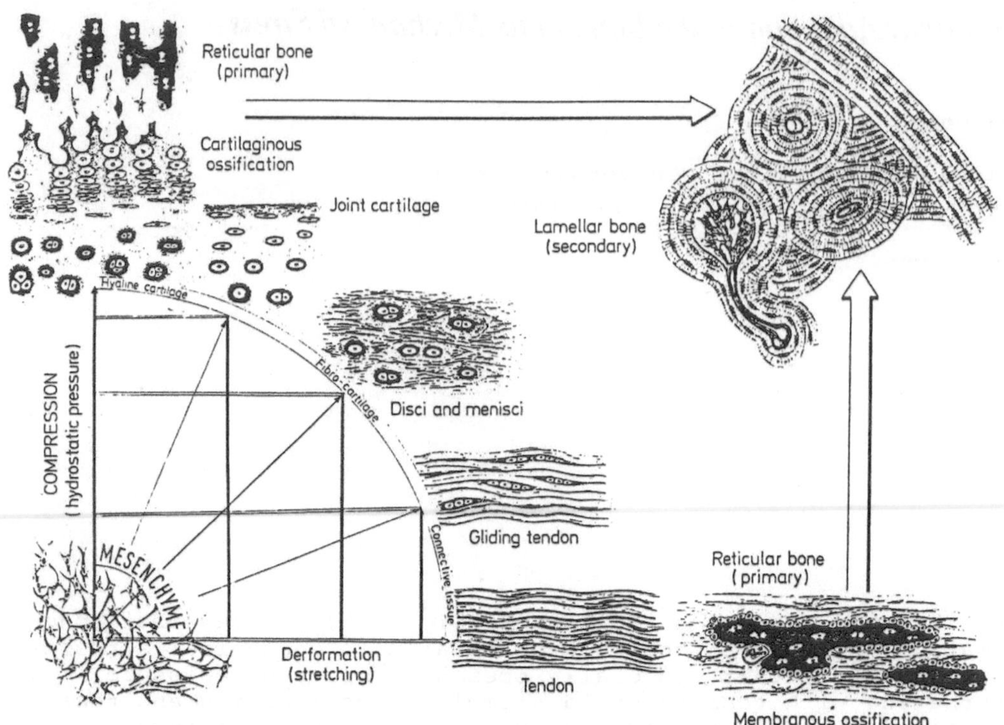

Fig. 1. Pauwels' hypothesis of causal histogenesis of the tissues of support. Pure hydrostatic pressure stimulates the differentiation of cartilage, pure tension stimulates the formation of fibers. Bone is a secondary tissue of support, developing either from cartilage or from connective tissue

The explanation of this trajectorial structure of the spongy bone was given by a *mathematical model* demonstrating that, only with the assumption of apposition or resorption in relation to the local stresses, a trabecular element of the spongy bone will finally be oriented exactly in the direction of the stressing force and it is therefore stressed by pure compression with equally distributed pressure stresses (Pauwels 1973). Therefore, bone may be regarded as a feed-back system (Fig. 5). The final goal of this permanent remodelling is the approach to an equal distribution of stresses everywhere in the bone.

Pauwels (1976) showed furthermore that bone reacts to its actual stressing not only by remodelling in the sense of apposition and resorption of material but also by changing the local density of the tissue (Fig. 6). Since these observations have been made on x-ray pictures, it is not quite clear whether the densification seen in the subchondrial bone is due to increasing concentration of apatite or to the closure of porosities. The latter is at least one of the possible causes as can be demonstrated in histological slices of densified bone.

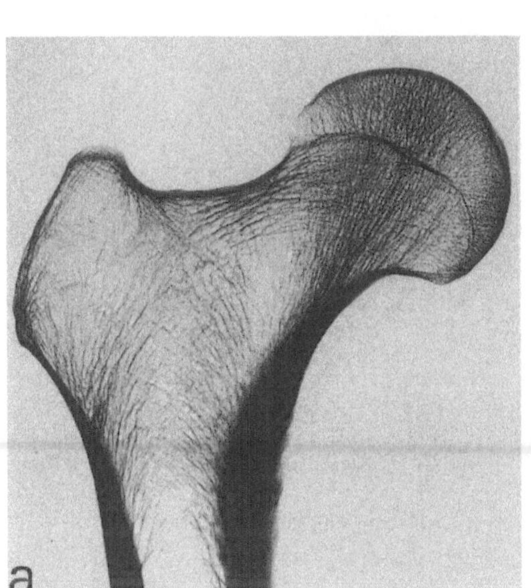

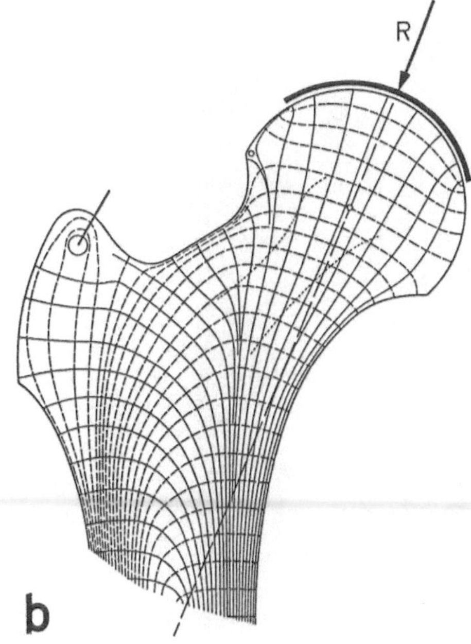

Fig. 2 a,b. Trajectorial pattern of the spongy substance in the proximal end of the human femur. (*a*) Radiograph of a 5 mm thick slice of the bone, (*b*) pattern of the main stress trajectories, obtained by a photoelastic experiment (from Pauwels 1976)

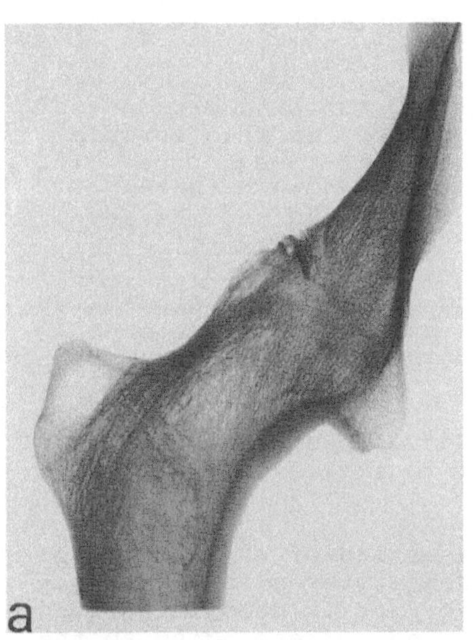

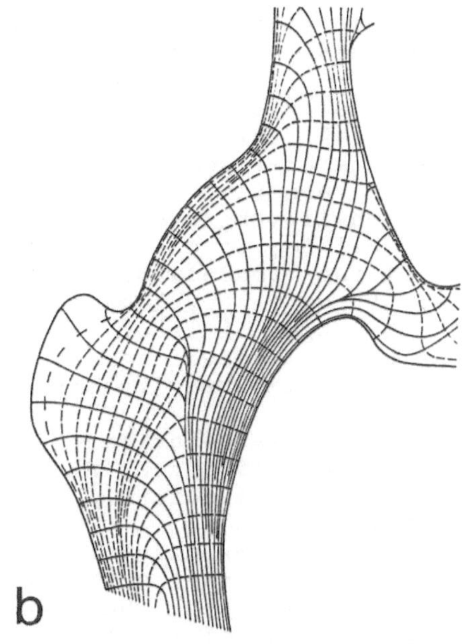

Fig. 3 a,b. Trajectorial pattern in an ankylotic hip. (*a*) Radiograph of a specimen, (*b*) trajectorial pattern. Photoelastic experiment by Prof. Dr. Pauwels

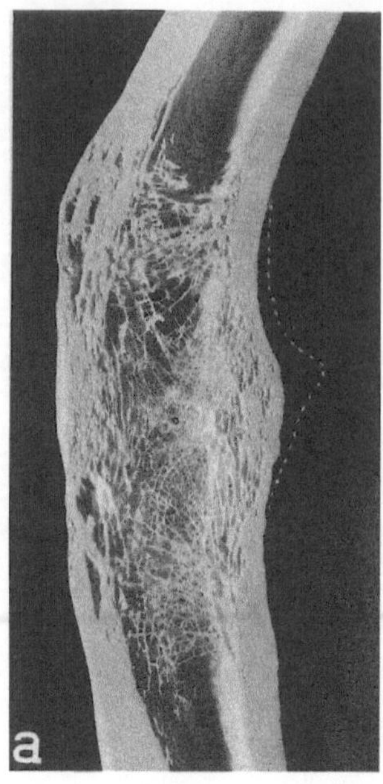

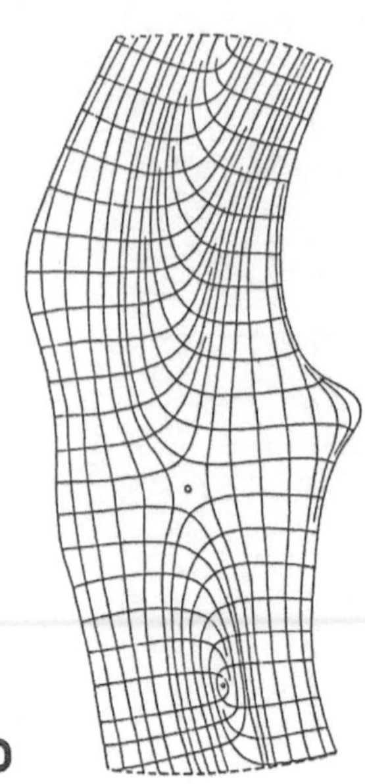

Fig. 4 a,b. Trajectorial pattern in an ankylotic knee. (*a*) Sagittal section of the specimen, (*b*) photoelastic trajectorial pattern (from Pauwels 1980)

In his "Biomechanics of the Hip", Pauwels (1980) has shown, that overloading is followed by paradoxial bone resorption. By this way the apparition of the pseudo-cysts in osteoarthritic joints is explained (Fig. 7).

The Pauwels' hypothesis of bone remodelling can be expressed in mathematical terms (Fig. 8). The character "U" in this formula is the rate of remodelling. Positive values of U mean bone formation, negative values mean resorption. "a" is a factor of proportionality between the magnitude of stresses and the rate of remodelling; it can also be interpreted as representing the speed of the remodelling. The σ are normal stresses: σ_i is the actual stress at any location; σ_s is the goal of the remodelling; σ_o is the upper limit of stresses to be supported by the bone (= the upper limit of tolerance), higher stresses will be responsed to by paradoxial bone resorption.

Based on this mathematical function we developed a computer model of bone remodelling that fits very well to the investigations of bone shape and structure.

Supposed is the exactly circular cross-section of a synthetical "tubular bone" with the same material density over the whole surface (Fig. 9a). Then, the stress distribution is calculated point for point at the cross-sections surface and corresponding to the remodelling formula, the local density is changed. At the outer and inner border of the cross-section, apposition or resorption

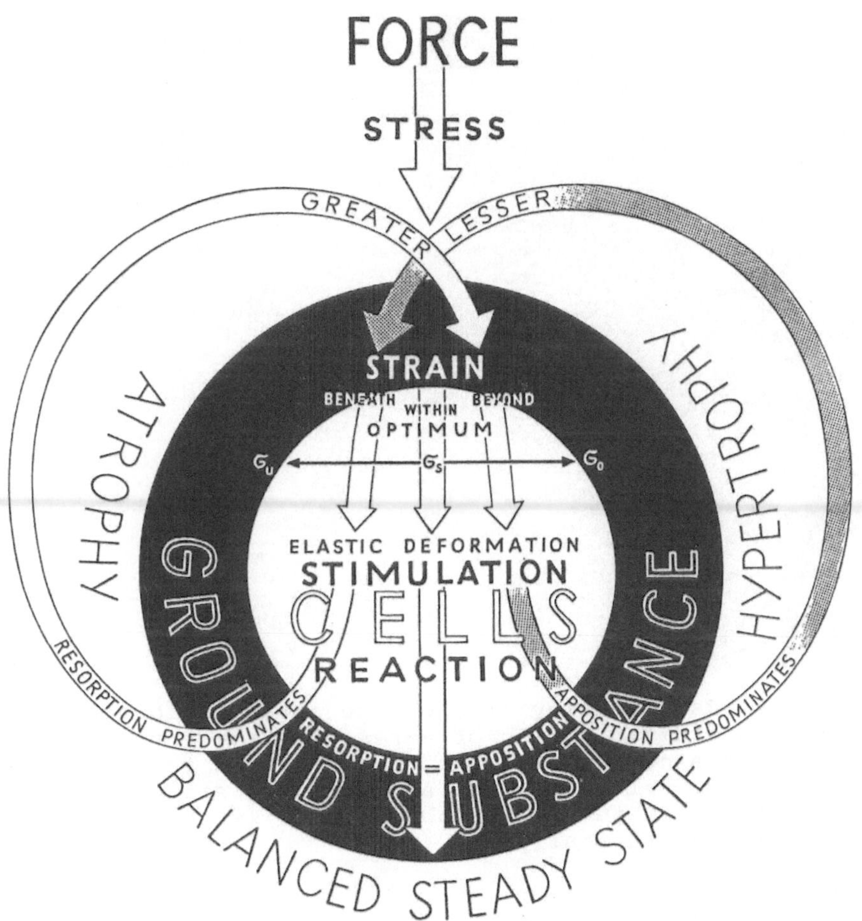

Fig. 5. Bone remodelling as a feed-back system. The specific stimulus is the micro-deformation of the tissue, due to the loading of the bone (strain)

of the surface is determined with the aid of the same formula. The cross-section with the changed contour and the new distribution of local densities is represented on the screen and the corresponding stress-distribution is calculated again. Therefrom result a new contour and a new density pattern of the surface. This process is repeated step by step till a steady state is reached (Figs. 9b,c).

The result of this computer-simulated remodelling fits very well to the observed density distributions on cross-sections of human long bones.

We conclude from this, that the bone as a whole is under normal conditions a well-adapted system with respect to its internal structure and the distribution of the dense material.

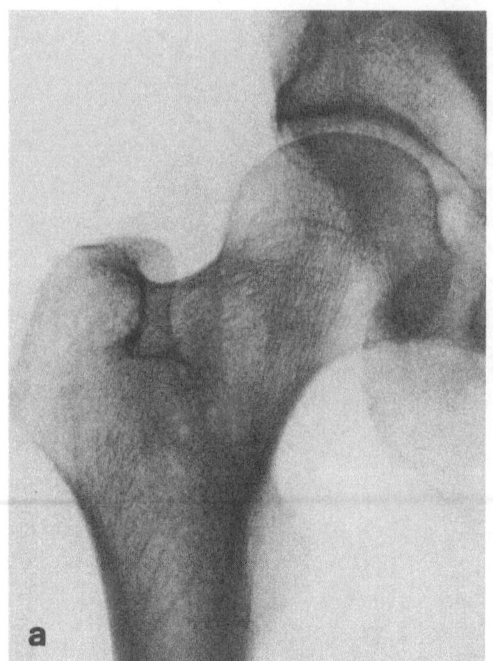

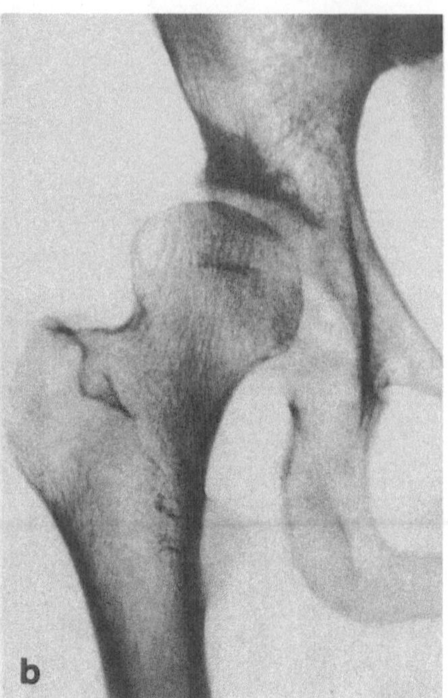

Fig. 6 a,b. Radiodensity of the bone as an indicator for the magnitude and distribution of stresses (from Pauwels 1976). (*a*) X-ray of a normal hip. The dense zone in the acetabular roof ("sourcil") is relatively low and evenly distributed. (*b*) Triangular sclerosis in the acetabular roof is the sign for stresses, increasing laterally

Lohscheidt (1987) applied the same remodelling formula to the transformation of a trabecular element of the spongy bone, stressed by an oblique force (Fig. 10). The bony trabeculae show forms, very similar to the computer-calculated figures (Fig. 11).

This law of remodelling determines not only the structure of the full-grown bone, but also the development of the shape of the skeletal elements.

The various bones can only be held in a given position if the joints are exactly balanced. This means, that the tendence of tilting, caused by the weight of any body part must be neutralized by a counter-force which is produced by muscles.

To maintain the balance at the joint, the global force, resulting from the body weight and action of the muscles must be directed to the center of rotation of the joint in question. This is generally not the direction of the articulating bone. In consequence, the bone is stressed by bending forces (Fig. 12). Therefrom follows a typical distribution of stresses and a specific pattern of stress trajectories. The directions of the main compressive and tensile stresses are represented by two groupes of curves, enclosing an "attractive singular point" where the stresses are of equal magnitude. Such spots are denominated "centers of hydrostatic pressure".

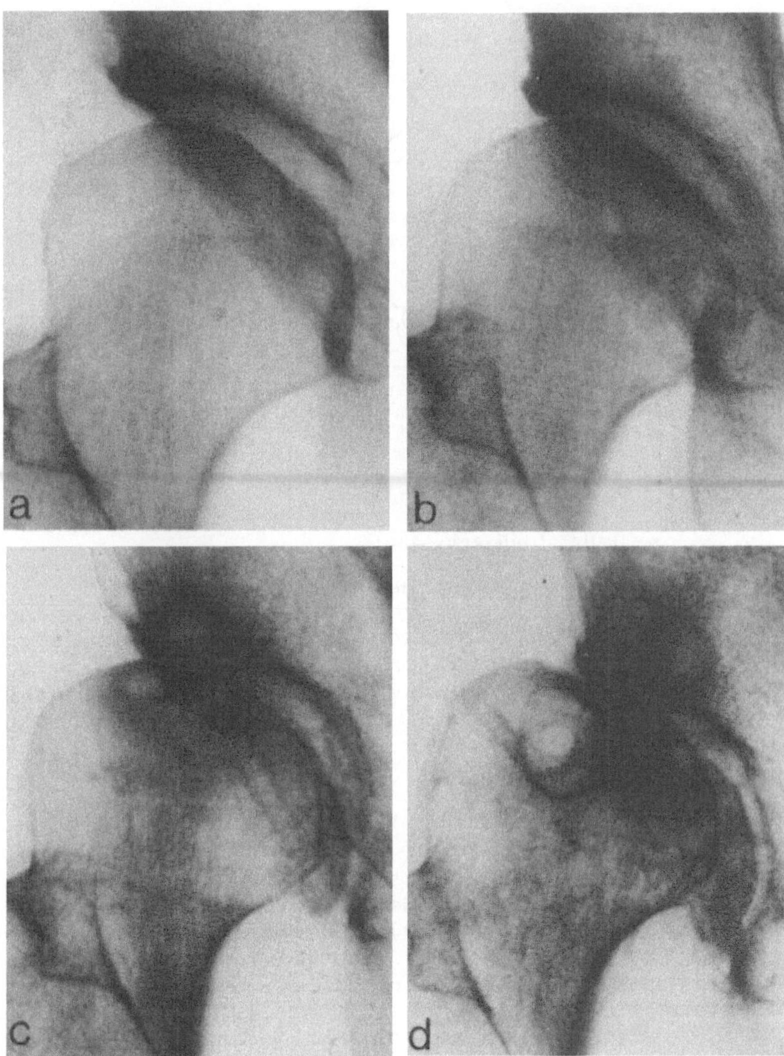

Fig. 7 a-d. Bone sclerosis and cysts as the response to increasing stresses. Development of an osteoarthritis of the hip. (*a*) First damage of the articular cartilage and development of the dense triangle in the acetabular roof. (*b*) Considerable loss of cartilage and increase of the triangle. (*c*) Absence of articular cartilage at the acetabular corner and apparition of cysts in the sclerotic bone. (*d*) Severe destruction of the joint and expanding resorptive cysts

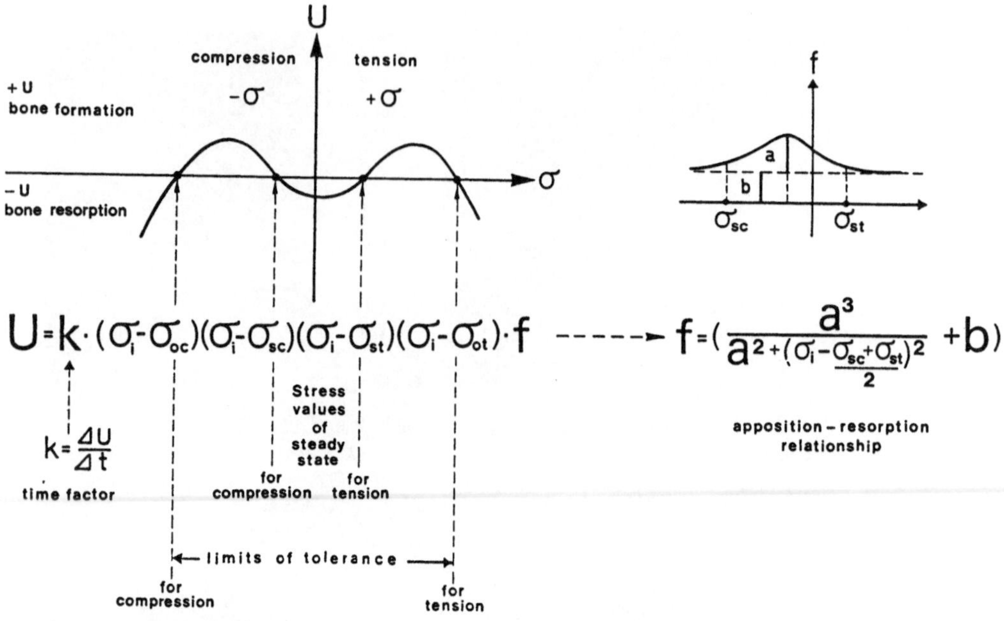

Fig. 8. Mathematical function, describing Pauwels' hypothesis on the functional adaptation of bone. *a* and *b*, are factors, determining the relation between the magnitude of stresses and bone resorption. *U*, rate of remodelling. The other parameters are explained in the figure

The precursors of the long bones of our body are cartilaginous elements of a form, similar to that of the substituting bone. Consequently they are stressed in the same manner. Hydrostatic spots in cartilaginous elements of the skeleton are centers of bone formation (Kummer 1959). Therefore, ossification takes place at the "attractive singular point" in the middle of the cartilaginous precursors of the long bone (Fig. 13). When the diaphyseal bone approaches the articular ends of the skeletal element, new attractive singular points appear and they become again centers of ossification. These "epiphyseal bone centers" remain for a long period separated by cartilage from the diaphyseal bone. This cartilaginous "epiphyseal plate" is the site of longitudinal growth of the bone.

The epiphyseal plate reacts very sensitively to mechanical stresses: its intensity of growth is proportional to the local magnitude of stresses. As a consequence of this mode of reacting, the bone grows straight in the direction of its axis when the stresses are distributed equally over the cross-sectional surfce of the epiphyseal plate. This is only then the case, when the stressing force (the resultant of body weight and muscular forces) acts exactly through the center of the epiphyseal plate. If the force hits the epiphyseal cartilage eccentrically, the stresses are distributed unevenly and the growth becomes more intensive on the side of the greater stress. A curvature of the bone's axis is the consequence. This process stops when the epi-

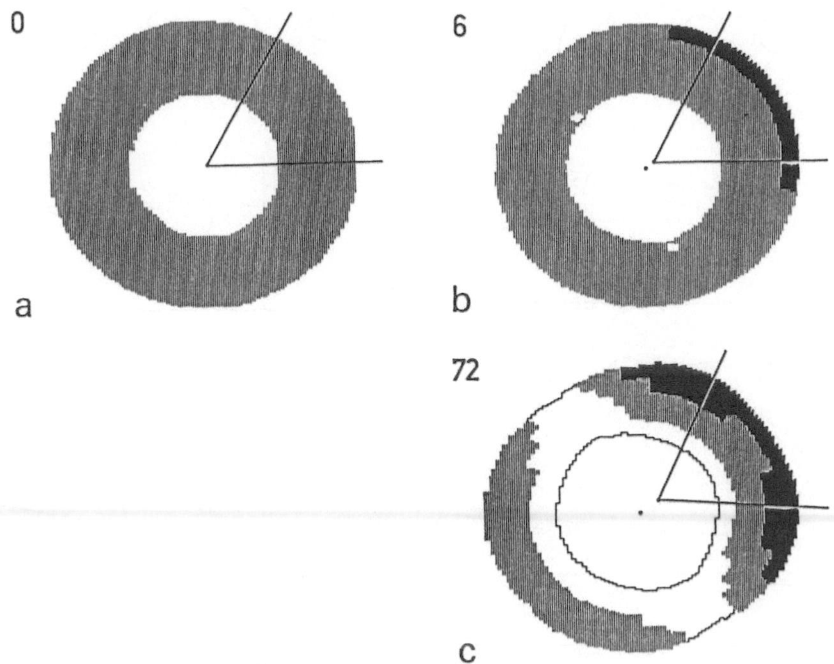

Fig. 9 a-c. Computer simulation of the functional adaptation of a tubular bone cross-section. (*a*) Initial stage. The cross-section is exactly circular and the density is distributed uniformly. It is supposed to be stressed by a pressure force, parallel to the bone's axis. The lever arm of this bending force (black lines) changes its direction in the angle, indicated by the two lines. (*b*) After 6 steps of computer-simulated remodelling, the density in the bone changes. Highest density (at the pressure side of the bending) is represented by the black colour, lowest density is marked by white colour. (*c*) After 72 steps of remodelling, the cross-section has changed its contour and density distribution remarkably. The steady state is reached and the "bone" is adapted to the imposed stress

physeal plate is oriented at a right angle to the stressing force, which is followed by an even stress distribution.
Pauwels (1980) describes the normal curvature of the long bones and the correction of the axes of deformed bones after injury as the result of this process. This modelling of the growing bone can be simulated in a computer mopdel (Fig. 14).

Growth and transformation of the skeletal elements are obviously the result of metabolic and therefore chemical processes. Furthermore, hormones play a decisive role. But it became evenwell clear, that they are strongly influenced by mechanical parameters.

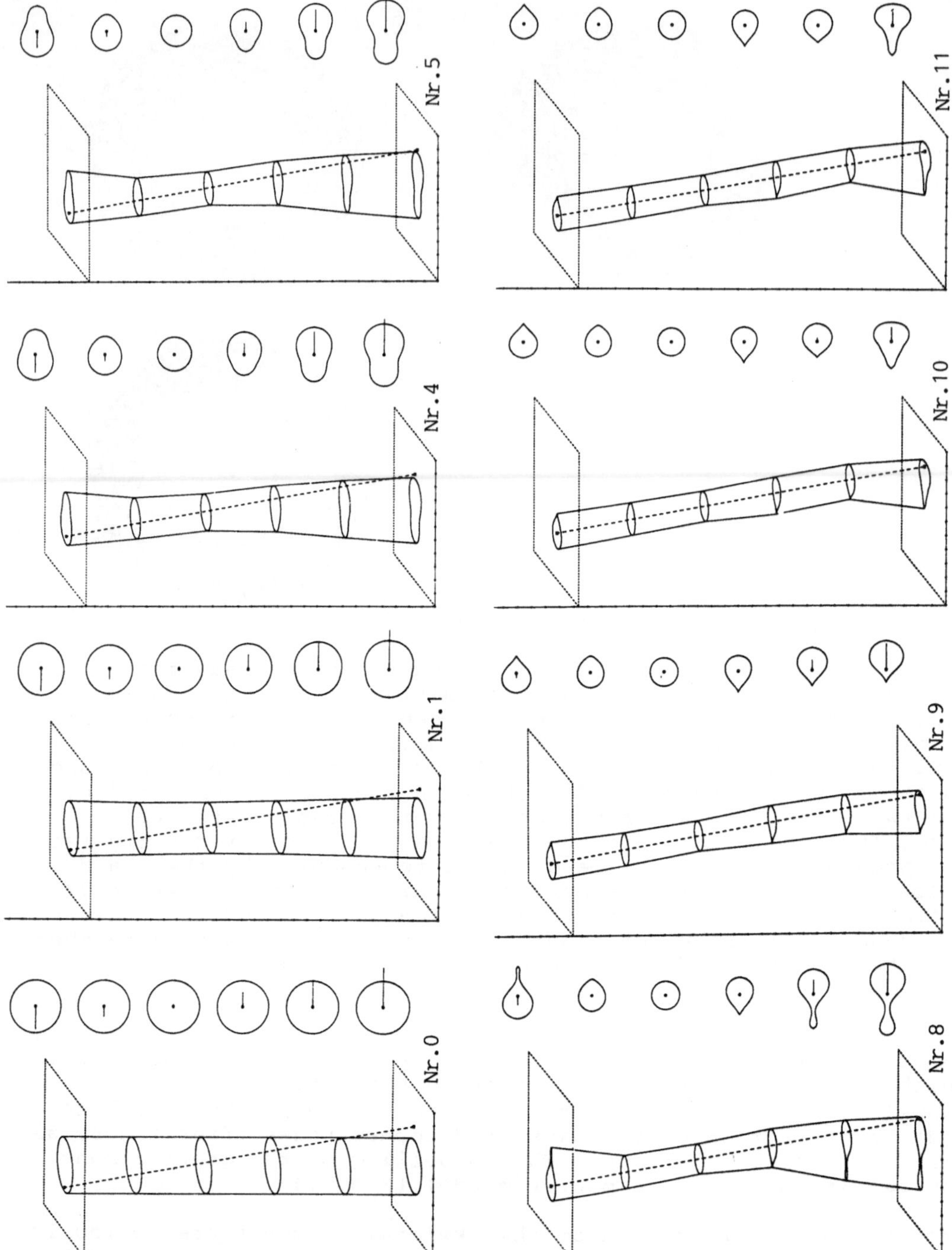

Fig. 10. Computer-simulated remodelling of a spongy trabecula stressed by a compressive force, oblique to its axis (from Lohscheidt 1986) steps from (*0*) to (*11*). (*0*) Shape of the trabecula at the beginning of the process of remodelling. At the side, cross-sections of the trabecula are shown.(*11*) Last step of the remodelling. The trabecula is almost oriented in the direction of the stressing force and its cross-sectional surface is adapted to the magnitude of the force

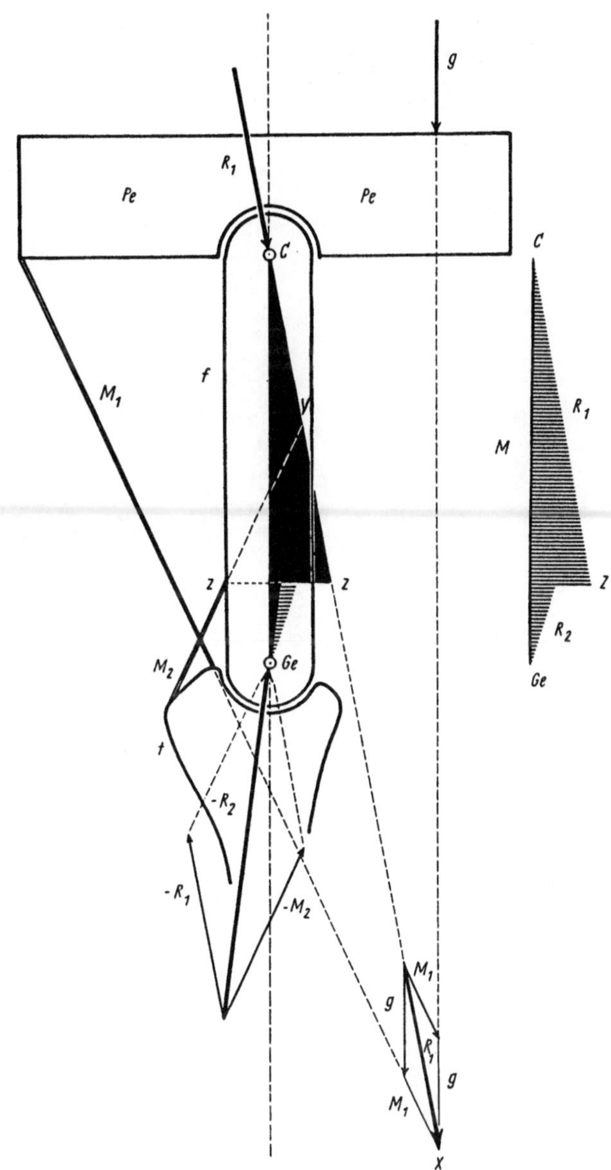

Fig. 12. Model of a long bone, articulating at both ends. *c*, center of the proximal joint; **f**, long bone in question; *g*, body weight; *Ge*, distal joint; *M*, diagram of the bending moment; *M1* and *M2*, muscle forces; *Pe*, proximal articulating element; *R1*, resultant force at the articulation *C*; *R2*, resultant force at the articulation *Ge*; *t*, distal articulating element; *x*, intersection point of *M1* and *g*; *y*, intersection point of *M2* and *R1*; z-z, niveau of the insertion of the muscle *M2*. The two joint resultants *R1* and *R2* are directed obliquely to the bone's axis. The long bone is therefore stressed by bending

Figure 11 see page 14.

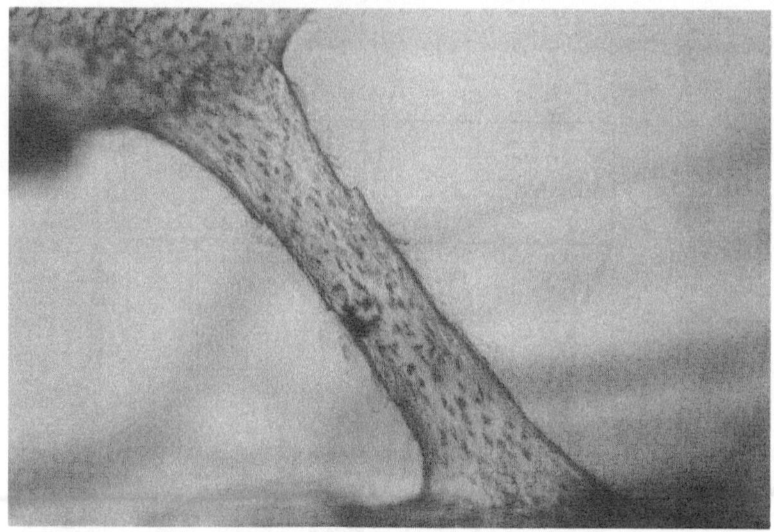

Fig. 11. Bone trabecula from the head of the tibia. The form is very similar to that of the "artificial trabecula", calculated by Lohscheidt (cf. Fig. 10)

Figure 12 see page 13.

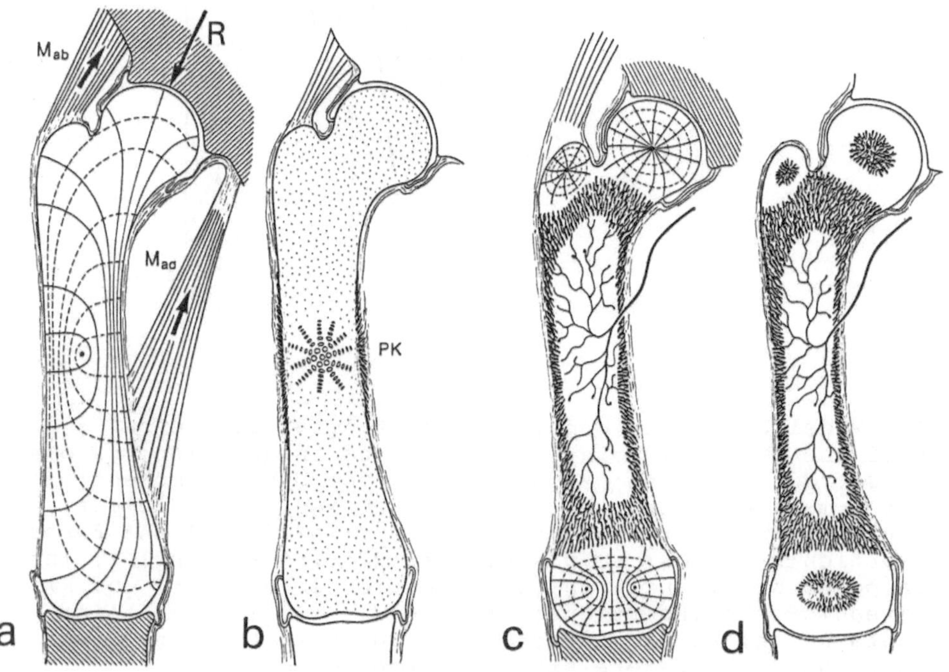

Fig. 13

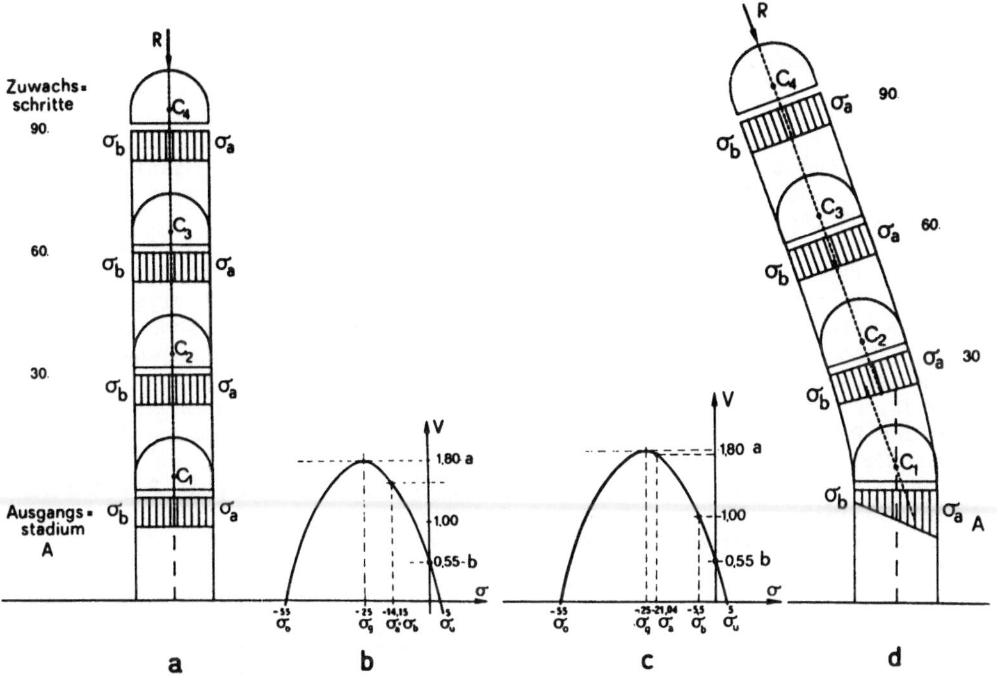

Fig. 14 a-d. Computer model of a growing long bone. (*a*) The epiphyseal plate is stressed by a centric force, and the bone grows straight in the direction of its axis. (*b*,*c*) Graphs of the mathematical function of the reaction of the epiphyseal plate to the stress distribution. The σ-values for the situations (*a*) and (*d*) are indicated by dotted lines. (*d*) The epiphyseal plate is stressed by an eccentric force, the bone's axis is curved until the epiphyseal plate is inclined at a right angle to the stressing force. The figures *a* and *d* represent the actual forms of the model after 30, 60 and 90 steps of simulated "growth". *A*, model in the initial stage; *a*, summit of the growth function; *b*, value of the growth function at $\sigma = 0$. *C1* to *C4*, articular center in the beginning and after 30, 60 and 90 steps of simulated "growth"; *R*, stressing force (joint) resultant; *V*, growth intensity; σ_a and σ_b, marginal stresses at the epiphyseal plate

◁ *Fig. 13 a-d.* Ossification in a developing long bone (femur), depending on the type of mechanical stressing. (*a*) Appearance of an attractive singular (hydrostatic) point in the middle of the shaft. (*b*) Ossification center and perichondrial sleeve at the level of the hydrostatic point. (*c*) Attractive singular points in the cartilaginous apophysis and epiphyses. (*d*) Ossification centers at the attractive singular points. *Mad*, adductor muscle; *Mab*, abductor muscle; *PK*, level of diaphyseal ossification

References

Culmann, K. (1. Aufl. 1866): Die graphische Statik. Bd. I, Zürich

Kummer, B. (1972): Biomechanik des Säugetierskeletts. Kükenthals Handbuch d. Zoologie 6:1-80

Kummer, B. (1972): Biomechanics of bone: Mechanical properties, functional structure, functional adaptation. In: Biomechanics: its foundations and objectives, eds. Y.C. Fung, N. Perrone, M. Anliker, Prentice-Hall, Englewood Cliffs, N.J.

Kummer, B. (1984): The so-called Wolff's law and the adaptation of bone to microgravity. Bone Mineralisation Workshop, Brussels, ESA SP-203:29-34

Kummer, B., Lohscheidt, K. (1984): Mathematische Modelle zur Analyse des Aussagewertes biologischer Theorien. 3. Kölner Biomech. Colloquium 49-86

Kummer, B., Lohscheidt, K. (1985): Mathematisches Modell des Längenwachstums der Röhrenknochen. Anat. Anz. 158:377-393

Lohscheidt, K. (1986): Mathematisches Modell eines Knochenbälkchens zur Analyse der Pauwelsschen Hypothese von der funktionellen Anpassung des Knochens. Med. Diss. Köln

Meyer, H.v. : Die Architektur der Spongiosa. Reichert u. Du Bois-Reymond's Arch. 1867:615

Pauwels, F. (1935): Der Schenkelhalsbruch. Ein mechanisches Problem. Z. Orthop. Chir. Beilageheft 63

Pauwels, F. (1941): Grundriß einer Biomechanik der Frakturheilung. Verh. Dtsch. Orthop. Ges. 34:62

Pauwels, F. (1973): Kurzer Überblick über die mechanische Beanspruchung des Knochens und ihre Bedeutung für die funktionelle Anpassung. Z. Orthop. 111:681

Pauwels, F. (1976): Biomechanics of the normal and diseased hip. Springer, Berlin-Heidelberg-New York

Pauwels, F. (1980): Biomechanics of the locomotor apparatus. Springer, Berlin-Heidelberg-New York

Roux, W. (1881): Der züchtende Kampf der Teile oder die "Teilauslese" im Organismus, zugleich eine Theorie der funktionellen Anpassung. Ges. Abh. I:135-422

Roux, W. (1895): Gesammelte Abhandlungen über Entwicklungsmechanik der Organismen. Bd. 1 u. 2, Engelmann, Leipzig

Wolff, J. (1892): Das Gesetz der Transformation der Knochen. Berlin

I. Genetische Erkrankungen des Skeletts

Genetische Erkrankungen des Skeletts

B. F. Pontz

Kinderklinik und Kinderpoliklinik, Technische Universität, Kölner Platz 1, 8000 München 40, FRG[1]

Angeborene Erkrankungen mit Skelettbeteiligung treten bei schätzungsweise etwa 2-4:1000 Neugeborenen auf und stellen damit eine Gruppe seltener Krankheitsbilder dar (4): Man kennt mehr als 100 verschiedene wohl definifierte Erkrankungen. Darunter gibt es Krankheitsbilder, die sich bereits bei Geburt oder im Säuglingsalter manifestieren. Bei anderen sind die Merkmalausprägungen erst im späteren Leben (Jugend- oder Erwachsenenalter) so typisch, daß sie erkennbar sind. Oft ist es schwierig, beim jungen Säugling zu entscheiden, ob eine genetisch bedingte oder durch andere Umstände ausgelöste Störung der Skelettentwicklung vorliegt. Allgemein lassen sich morphologische Anomalien in verschiedene Entwicklungsdefekte unterteilen. Man unterscheidet Fehlbildungen, Disruptionen, Deformationen und Dysplasien (Abb. 1) (9).

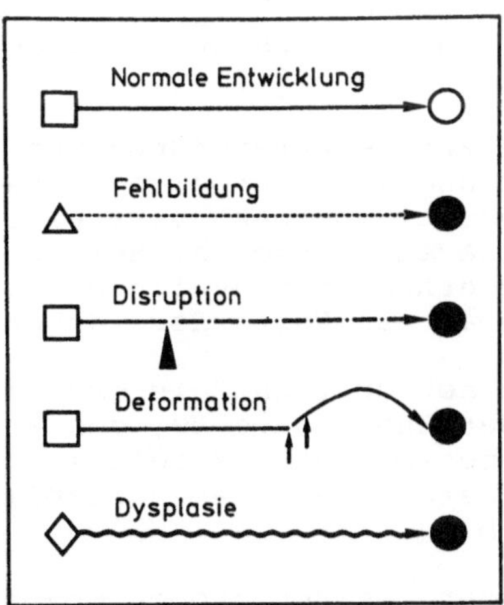

Abb. 1. Schematische Darstellung der unterschiedlichen Störung der morphologischen Entwicklung

[1] (Seit 1.11.1988).

F. H. W. Heuck E. Keck (Hrsg.)
Fortschritte der Osteologie in Diagnostik und Therapie

Eine Fehlbildung (früher als primäre Fehlbildung oder Mißbildung bezeichnet) eines Organs, mehrerer Organgruppen oder eines Organteiles liegt vor, wenn die Anlage ab ovo gestört ist. Das betroffene Organ kann sich nicht normal entwickeln. Ein Beispiel sind Patienten mit situs inversus.

Disruptionen sind später eintretende Entwicklungsstörungen von Organen, Organgruppen oder Organteilen durch exogene Faktoren bei einem ursprünglich normalen Entwicklungsprozeß. Dieser Begriff ist gleichzusetzen der "sekundären Fehlbildung" in der älteren Literatur. Beispiele sind Schnürfurchen oder die Thalidomidembryopathie.

Deformationen sind durch mechanische Einflüsse verursachte Form- oder Lageanomalien von Körperteilen. Sie verschwinden oder neigen dazu auszuheilen, wenn der mechanische Faktor eliminiert wird und wenn die Organentwicklung noch nicht abgeschlossen ist. Ein Beispiel ist die lagebedingte Skoliose durch intrauterine Zwangshaltung.

Dysplasien schließlich sind Anomalien, die durch fehlerhafte gewebliche Organisation und/oder Funktion von Geweben oder Gewebskomponenten bedingt sind. Sie können lokal oder generalisiert sein. Angeborene Stoffwechselstörungen äußern sich primär in Dysplasien.

Nach der internationalen Nomenklaturkonferenz aus dem Jahre 1983 teilt man die Skelettdysplasien in sechs große Gruppen ein (Tabelle 1) (3).

Die erste Gruppe sind die Osteochondrodysplasien, Erkrankungen mit Wachstums- und Entwicklungsanomalien von Knorpel- und/oder Knochengewebe.

Diese Gruppe wird in drei Untergruppen unterteilt. Bei der ersten Untergruppe sind die langen Röhrenknochen und/oder die Wirbelsäule betroffen. Die Erkrankungen manifestieren sich bei Geburt oder im späteren Leben. Als Beispiele seien die mit dem Leben nicht vereinbare Achondrogenesis bzw. die dysproportioniert minderwüchsigen Patienten mit Hypochondroplasie genannt (zur näheren Beschreibung der im folgenden erwähnten Krankheitsbilder siehe (8)).

Eine zweite Untergruppe von Erkrankungen zeigen eine Fehlentwicklung von Knorpel oder Fasergewebe. Ein Beispiel ist die autosomal dominant vererbliche Erkrankung der multiplen kartilaginären Exostosen. Bei den Betroffenen kommt es zu multiplen knöchernen, vom hyalinen Knorpel überzogenen Auswüchsen besonders an den Enden der langen Röhrenknochen.

In einer dritten Untergruppe faßt man Erkrankungen mit Störungen in der Knochendichte, der kortikalen diaphysären Struktur und/oder der metaphysären Modellierung zusammen. Klassisches Beispiel ist das heterogene Krankheitsbild der Osteogenesis imperfecta (Abb. 3 a,b).

Bei der zweiten großen Gruppe, den Dysostosen, findet man Krankheitsbilder mit Fehlbildungen einzelner Skeletteile, ein-

Tabelle 1. Internationale Nomenklatur konstitutioneller Knochenerkrankungen (1983)

I. Osteochondrodysplasien
(Wachstums- und Entwicklungsanomalie von Knorpel- und/oder Knochengewebe)
1. Wachstums- und Entwicklungsstörungen von Röhrenknochen und/oder Wirbelsäule
   a) Manifestation bei Geburt
   b) Manifestation im späteren Leben
2. Anarchische Entwicklung von Knorpel- und Fasergewebe
3. Anomalien von Knochendichte, kortikaler Struktur und/oder metaphysären Modellierungsdefekten

II. Dysostosen
(Fehlbildung einzelner Skeletteile, einzeln oder in Kombination)
1. Kraniofaziale Dysostosen
2. Dysostosen mit vorwiegendem Befall des Achsenskeletts
3. Dysostosen mit vorwiegendem Befall der Extremitäten

III. Idiopathische Osteolysen

IV. "Gemischte" Erkrankungen mit Skelettbeteiligung

V. Chromosomale Aberrationen

VI. Primäre Stoffwechselerkrankungen

---

zeln oder in Kombination. Je nach Lokalisation unterscheidet man kraniofaziale Dysostosen (z.B. die autosomal dominant vererbliche kraniofaziale Dysostose, M. Crouzon) oder Dysostosen mit vorwiegendem Befall des Achsenskeletts (z.B. die autosomal dominante Osteo-onychodysostose mit Nagelhypoplasie und Skelettanomalien) oder andere mit vorwiegendem Befall der Extremitäten (z.B. das Oro-fazio-digitale Syndrom, verschiedene Typen mit unterschiedlichem Vererbungsmodus).

Die dritte Gruppe sind Krankheitsbilder mit dem gemeinsamen Merkmal von Osteolysen. Beispiel sind Patienten mit Hajdu-Cheney Syndrom. Diese Erkrankung ist gekennzeichnet durch eine besondere Fazies, Persistenz der Schädelnähte und Fontanellen, Überstreckbarkeit der Gelenke, Minderwuchs, erhöhte Knochenbrüchigkeit, vorzeitiger Zahnverlust und - radiologisch - Osteolysen.

In der vierten Gruppe sind "gemischte" Erkrankungen mit überwiegender Skelettbeteiligung zusammengefaßt. Ein Beispiel ist das autosomal dominant vererbliche Marfan Syndrom. Die Patienten sind dysproportioniert hochwüchsig, weisen eine generalisierte Bindegewebsschwäche auf und neigen zu Aortenaneurysma und Augenproblemen (Linsenluxation).

Schließlich gibt es Skelettanomalien, denen Stoffwechselstörungen oder Chromosomenanomalien zugrunde liegen.

Während bei einem Teil dieser Erkrankungen Ätiologie und Pathogenese gut bekannt sind, ist das Wissen über die Ursache bei dem überwiegenden Teil der Skelettdysplasien gering.

Eine der am besten untersuchten Krankheitsgruppen ist die "Dysostosis multiplex". Unter diesem Begriff faßt man Erkrankungen mit einer Störung im Stoffwechsel der komplexen Kohlehydrate zusammen, insbesondere die Mucopolysaccharidosen und Oligosaccharidosen.

Ursache und Pathogenese dieser Erkrankungen sind bekannt (Abb. 2). Durch den Defekt eines lysosomalen Enzyms ist der Abbau der Proteoglykane bzw. Glykoproteine gestört und es kommt zur intrazellulären Anhäufung und zur Ablagerung von Speicherprodukten. Damit erklären sich klinische Phänomene der Organomegalie, die Verdickung von Haut, die Entwicklung von Gelenkkontrakturen oder die zunehmende geistige Retardierung.

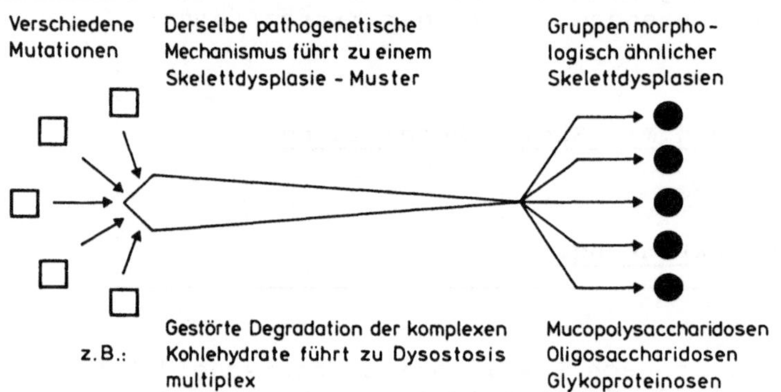

Abb. 2. Schematische Darstellung der Entstehung von ähnlichen Skelettdysplasien bei verschiedenen Mutationen aber gleichem oder ähnlichem pathogenetischen Mechanismus

Allerdings ist unser Wissen noch unbefriedigend. So ist nicht bekannt, warum es bei ein- und demselben biochemisch meßbaren Enzymdefekt so unterschiedliche klinische Ausprägungen gibt. Beispiel ist die Mucopolysaccharidose Typ I, bei der es eine schwere (Typ Hurler) und leichte (Typ Scheie) Verlaufsform gibt. Andererseits zeigt die Mucopolysaccharidose Typ III (M. Sanfilippo), daß vier verschiedene Enzymdefekte (Typen A, B, C und D) zu klinisch nicht unterscheidbaren Phänotypen führen.

Ein weiteres Beispiel einer Gruppe von Krankheitsbildern mit gemeinsamen klinisch/radiologischen Merkmalen sind die Osteopenien mit der Folge einer erhöhten Knochenbrüchigkeit und/oder der Neigung zur Knochendeformierung. Nach der internationalen Nomenklatur faßt man diese Krankheitsbilder als soche mit verringerter Knochendichte zusammen. Obwohl dies nur eine ganz grobe Unterteilung ist, hat sie sich aus praktischen Gründen und vor allem, weil über Ätiologie und Pathogenese zum Teil noch wenig bekannt ist, bewährt.

Es sind zum einen genetisch, klinisch und auch morphologisch sehr unterschiedliche Krankheitsbilder, die man als Osteogenesis imperfecta bezeichnet.

Auch hier kann die Ausprägung des Phänotyps erheblich klaffen. Zwei Beispiele sind Abb. 3 zu entnehmen.

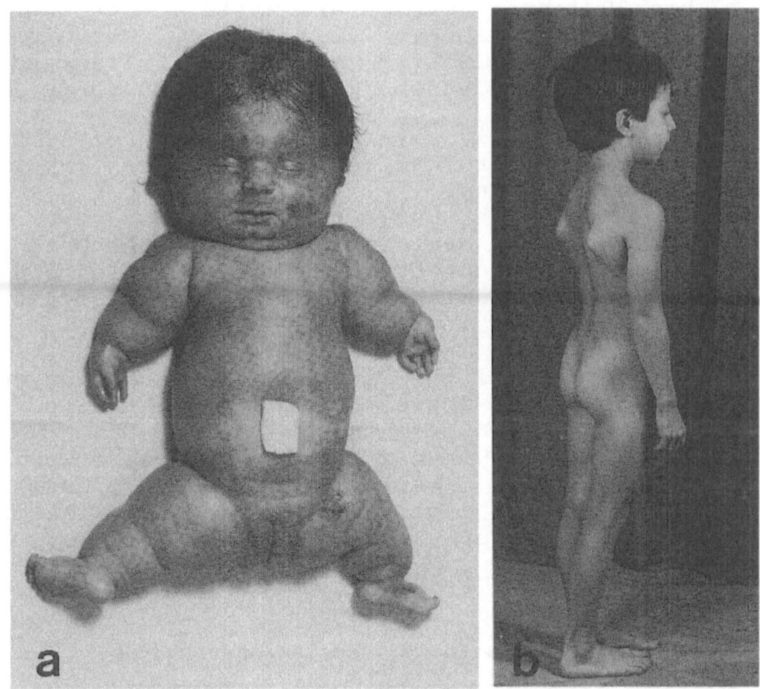

Abb. 3 a,b. (*a*) 7 Tage altes Neugeborenes mit der letalen Form der Osteogenesis imperfecta, Typ IIA. Dysproportionierter Minderwuchs durch multiple intrauterine Frakturen mit Verkürzung und Verformung der Röhrenknochen, ausladender Schädel mit kaum ossifizierten Schädelknochen; Tod durch Ateminsuffizienz bei skelettbedingter Thoraxinstabilität. (*b*) 8 Jahre alter, dystropher, minderwüchsiger Junge mit der klinisch variablen Form IV der Erkrankung. Generalisierte leichte Muskelschwäche, leichte S-förmige Skoliose, Senkfüße beidseits, säbelscheidenartige Verkrümmmung der Oberschenkel, durchscheinende Zähne (Dentinogenesis imperfecta)

Bei einem Teil der Patienten mit Osteogenesis imperfecta konnte eine Störung im Biosyntheseverlauf und/oder der Struktur des Bindegewebsproteins Kollagen nachgewiesen werden (Überblick bei (7)). Zudem wurden (sekundäre) Störungen im Stoffwechsel der Proteoglykane gefunden. Eine Korrelation der biochemischen Befunde mit der klinischen Ausprägung war bisher nicht möglich.

Ein von der Osteogenesis imperfecta schwer zu unterscheidendes Krankheitsbild ist die idiopathische juvenile Osteoporose. Die Krankheitsbezeichnung beschreibt die Unkenntnis über die Ursache, zum anderen die klinische Symptomatik. Die Erkrankung tritt sporadisch im Jugendalter auf, äußert sich in einer Osteopenie bzw. Osteoporose mit den Folgen der erhöhten Knochenbrüchigkeit, einer Skelettdeformierung vor allem im Bereich der Wirbelsäule. Sie heilt spontan nach der Pubertät etwa im Alter von 17 bis 20 Jahren aus. Neuere Mitteilungen über Stabilisierung des Skeletts durch Gabe von Vitamin D (5) und das sporadische Auftreten lassen den Schluß zu, daß der Erkrankung eher eine exogene Ursache als ein angeborener Defekt zugrunde liegt.

Ein weiteres ebenfalls seltenes autosomal rezessives Krankheitsbild ist die Osteoporose mit Pseudogliom und fakultativ milder geistiger Retardierung.

Bei anderen Erkrankungen mit generalisierter Osteoporose sind die Ursachen besser untersucht. Beispiele sind die verschiedenen Formen der Hypophosphatasie oder die verschiedenen Rachitisformen.

Ein weiteres Beispiel mit Osteoporose ist das durch eine Störung des Kupferstoffwechsels bedingte Menkes Syndrom.

Die verschiedenen Erkrankungen mit Osteopenie wurden etwas ausführlicher aufgeführt, weil auch hier der Kollagenstoffwechsel betroffen ist und es eine Wechselbeziehung zwischen Mineralisation und Kollagenbiosynthese gibt (Abb. 4).

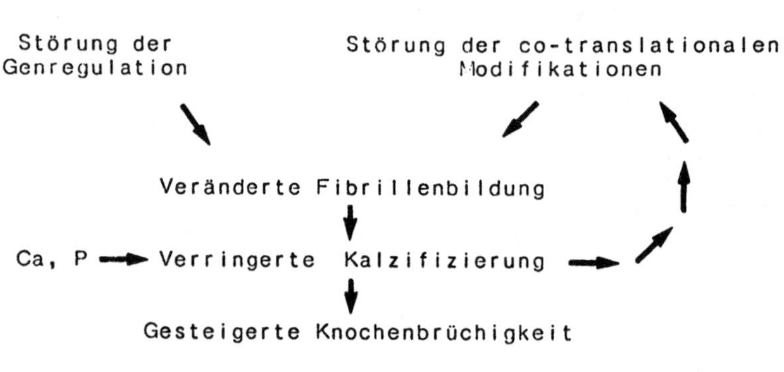

Abb. 4. Zusammenhang zwischen Mineralisation des Knochens und Biosyntheseablauf von Typ I Kollagen

Bei einem Teil der Fälle mit Osteogenesis imperfecta konnte als gemeinsamer biochemischer Befund nachgewiesen werden, daß ein Schritt im Biosyntheseablauf des Kollagens, die Hydroxylierung von Lysinresten durch die Hydroxylysinhydroxylase gesteigert ist. Die Aminosäureanalyse zeigt einen erhöhten Hydroxylysingehalt bei entsprechend vermindertem Lysinanteil. Als Ursache wird eine verzögerte Ausbildung der kollagenen Tripelhelix angenommen, die dem Enzym "Zeit" für die vermehrte Hydroxylierung von Lysinresten erlaubt.

Die erhöhte Hydroxylierung der Lysinreste konnte in eigenen Untersuchungen auch bei der Hypophosphatasie nachgewiesen werden (6). Auszulösen ist die Erhöhung der Hydroxylierung der Lysinreste experimentell auch durch Ca-Mangeldiät (2) oder durch induzierte Rachitis (1) bei Ratten.

Der einleitende Schritt der Kollagenquervernetzung, die Lysinoxidase, benötigt als Co-Faktor das Schwermetall Kupfer. Es ist naheliegend, daß es durch eine Störung im Kupferstoffwechsel wie beim Menkes' Syndrom zu einer Störung in der Ausbildung von stabilisierenden Kollagenquervernetzungen kommt. Damit sind die weniger gut quervernetzten Kollagenfibrillen leichter enzymatisch abzubauen. Es kommt zu einem qualitativ weniger gut belastbaren Bindegewebe, damit zu einem weniger stabilen Skelett bei Patienten mit Menkes Syndrom.

Die Erkenntnisse der Grundlagenforschung zeigen, daß es einen wenn auch noch nicht näher bekannten Zusammenhang gibt zwischen der Mineralisation und dem Hydroxylierungsgrad des Kollagens. Unser Wissen über die Pathogenese dieser Krankheitsbilder ist ungleich dürftiger als bei den Störungen der komplexen Kohlehydrate.

Viel weniger sind Ätiologie und Pathogenese bei vielen anderen Skelettdysplasien bekannt. Aus praktischen Überlegungen hat man eine Einteilung nach gemeinsamen Merkmalen getroffen. Ein Beispiel dafür ist die Gruppe der Erkrankungen mit idiopathischen Osteolysen. Es ist naheliegend, bei diesen Krankheitsbildern einen gemeinsamen oder ähnlichen pathogenetischen Mechanismus anzunehmen. Nach gemeinsamen oder ähnlichen radiologischen Skelettveränderungen war es daher naheliegend, andere Skelettdysplasien ebenfalls in Gruppen zusammenzufassen (10). Zwei Beispiele mögen dies veranschaulichen:
Der "Achondroplasie-Familie" sind durch eine Störung der enchondralen Wachstumszonen Veränderungen im Bereich der Schädelbasis, Anomalien der Wirbelkörper mit vorne verkürzten Wirbelkörpern und kurzen Wirbelbögen, ferner kurzen, quadratischen langen Röhrenknochen mit metaphysärer Verbreiterung und normalen Epiphysen gemeinsam.

Zu dieser "Familie" zählen die Achondroplasie, die häufigste skelettbedingte Form des dysproportionierten Minderwuchses, die klinisch schwächer ausgeprägte Hypochondroplasie, beide Krankheitsbilder mit autosomal dominantem Erbgang und die thanatophore Dysplasie mit verschiedenen Subtypen, eine stets letal verlaufende Skelettdysplasie mit autosomal rezessiver Vererbung.

Eine zweite Gruppe von Skelettdysplasien mit radiologisch ähnlichen Merkmalen ist die "Familie der congenitalen spondyloepiphysären Dysplasien".

Man kann eine autosomal dominant vererbliche und eine autosomal rezessive, klinisch schwerer ausgeprägte Form der congenitalen spondyloepiphysären Dysplasie unterscheiden. Bei beiden Krankheitsbildern ist die Ossifikation der Wirbelkörper und der proximalen Epiphysen der langen Röhrenknochen verzögert.

Dasselbe Muster von Knochenveränderungen im Neugeborenenalter mit flachen, ovoid verformten Wirbelkörpern, fehlender Ossifizierung der Halswirbelkörper, der Beckenknochen und Epiphysen der Kniegelenke in wechselnder Ausprägung findet man bei der Hypochondrogenesis. Der Begriff "Hypochondrogenesis" wurde wegen der histologisch ähnlichen Auffälligkeiten mit denen von Neugeborenen mit Achondrogenesis Typ II gewählt. Die Skelettveränderungen bei Achondrogenesis Typ II sind schwerer als bei der Hypochondrogenesis.

Die aufgeführten Beispiele mögen veranschaulichen, daß sich die genetisch unterschiedlich vererbten Skelettdysplasien klinisch-radiologisch in ähnlichen Mustern von Skelettanomalien ausprägen können. Der Versuch, Krankheitsbilder mit ähnlichen Skelettveränderungen in "Familien" zusammenzufassen, soll beitragen, unsere Kenntnis über die pathogenetische Entwicklung zu verbessern. Sie soll ferner dazu dienen, sich zum einen der vorläufigen diagnostischen Beschreibung eines Krankheitsbildes bewußt zu sein, aber auch andererseits dazu ermutigen, eine sorgfältigere Beschreibung zu wagen, um zu einer endgültigen, spezifischen Diagnose zu gelangen.
Die Aufklärung der Ursachen der "Dysostosis multiplex" ist ein Beispiel für die erfolgreiche Suche nach anderen Störungen im Stoffwechsel der komplexen Kohlehydrate, nachdem bekannt wurde, daß der Abbau dieser Makromoleküle gestört ist.

Literatur

1. Barnes MJ, Constable BJ, Morton LF, Kodicek E (1973) Bone collagen metabolism in vitamin D deficiency. Biochem J 132:113-115
2. Barnes MJ, Constable BJ, Morton LF, Kodicek E (1973) The influence of dietary calcium deficiency and parathyroidectomy on bone collagen structure. Biochim Biophys Acta 328:373-382
3. International nomenclature of constitutional diseases of bone (1983) Ann Radiol 26:457-462
4. Kozlowski K (1985) The radiographic clues in the diagnosis of bone dysplasia. Pediatr Radiol 15:1-3
5. Marder HK, Tsang RC, Hug G, Crawford AC (1982) Calcitriol deficiency in idiopathic juvenile osteoporosis. Am J Dis Child 136:914-917
6. Pontz BF, Stöß H, Segerer H, Lubec G (1983) Alteration of collagen metabolism in hypophosphatasia (infantile form). Calc Tiss Int Suppl 35:A17
7. Prockop DJ, Kuivaniemi H (1986) Inborn errors of collagen. Rheumatol 10: 246-271. Karger, Basel
8. Spranger J, Langer LO, Wiedemann MR (1974) Bone dysplasias. Fischer, Stuttgart

9. Spranger J, Benirschke K, Hall JG, Lowry RB, Opitz JM, Pinsky L, Schwarzacher HG, Smith DW (1982) Errors of morphogenesis: Concepts and terms. J Pediat 100:160-165
10. Spranger J (1985) Pattern recognition in bone dysplasias. In: Endrocrine Genet and Genet of Growth 315-342, Alan R. Liss Inc.

Genetische Aspekte ausgewählter Erkrankungen des Skeletts

J. Kunze

Kinderklinik, Freie Universität Berlin, Heubnerweg 6,
1000 Berlin 19, FRG

Die Kenntnis genetischer Skeletterkrankungen nimmt seit Jahren zu. Diagnosen wie acrorenales Syndrom, die Subtypen der Achondrogenesis, das acrocallosale Syndrom, die Brachyolmie, die dyssegmentale Dysplasie, die Fibrochondrogenesis, die geleophysische Dysplasie, die diversen Formen der metatropen Dysplasie, die metaphysäre Chondrodysplasie Typ Sedagathian, die 4 Hauptklassen der Osteogenesis imperfecta mit ihren weiteren Subtypen, die osteoglyphone Dysplasie, die Opsismodysplasie, die Schnecken-Becken-Dysplasie, die Sponastrime-Dysplasie sind Ihnen wahrscheinlich ebensowenig vertraut wie mir. Bevor wir aber Neues lernen, müssen wir Altes können.

So möchte ich versuchen, anhand einiger bekannter Skeletterkrankungen aufzuzeigen, welche genetischen Probleme uns erwachsen können. Fragen nach Prognose, Therapie und Wiederholungsrisiko sind uns in den Kliniken tagtäglich gegenwärtig.

Die *Vitamin-D-resistente Rachitis* wird häufig erst über die Minderwuchssprechstunde in der Pubertät diagnostiziert. Für das Patienten-Eltern-Gespräch ist die Kenntnis des X-chromosomal dominanten Erbganges Voraussetzung: der erkrankte Vater wird diese Erkrankung an alle seine Töchter weitergeben und nie an seine Söhne, die Mutter ihre Erkrankung an die Hälfte ihrer Töchter und die Hälfte ihrer Söhne. Die Söhne werden in der Regel schwerer erkranken.

Minderwuchs als Ursache der *Léri-Weill Erkrankung* wird zu selten erkannt. Über die Madelung-Deformität kann häufig die Diagnose gestellt werden. Ob die Madelung-Deformität per se eine autosomal-dominante Erkrankung bei normalen Körperproportionen darstellt oder Teilaspekt einer Dyschondrosteosis ist - aber ebenso bei Turner-Patientinnen überzählig häufig nachzuweisen ist - ist gegenwärtig nicht eindeutig geklärt. Wichtig erscheint die Information einer 50%igen Weitergabe in die nächste Generation.

F. H. W. Heuck E. Keck (Hrsg.)
Fortschritte der Osteologie in Diagnostik und Therapie

Entgegen dem allgemeinen biologischen Prinzip sind wohl die Mädchen/Frauen stärker vom Minderwuchs betroffen als die Jungen und zwar im Verhältnis 4:1.

Genetisch interessant wird diese Erkrankung darüberhinaus, wenn wir Kinder/Familien mit der Diagnose *mesomele Dysplasie, Typ Langer* diagnostizieren und beraten müssen. Die Literatur kennt 3 Familien, wir beobachteten 2 Familien, in denen beide Elternteile eine Dyschondrosteosis mit Madelung-Deformität haben. Die mesomele Dysplasie Langer stellt also den homozygot-dominanten Zustand der Dyschondrosteosis Léri-Weill dar. Das muß diagnostiziert und gewußt werden, da Eltern mit Léri-Weill 25% Risiko tragen, Kinder mit einer mesomelen Dysplasie zu erwarten, 50% der Kinder wiederum die Dyschondrosteosis in unterschiedlicher klinischer Manifestation aufweisen und nur 25% der Kinder frei von skelettären Symptomen sind.

Genua recurvata, eine auffällige Facies mit chondrodysplasieähnlichem Aspekt und einem charakteristischen Carpogramm bei einem Neugeborenen lassen die Diagnose eines *Larsen-Syndroms* stellen. Es ist häufig sporadisch, wird aber autosomal-dominant vererbt und ist bisher nur einmal praenatal durch Ultraschall diagnostiziert worden.

Geradezu dramatisch verändert hat sich die Kenntnis und Diagnostik der *Osteogenesis imperfecta*. Darüber wird aber mein Nachredner referieren.

Dem Pädiater vertraut ist der Gedanke an den Phänotyp der Eltern. In der Minderwuchssprechstunde einer Kinderklinik wird die Diagnose einer *Hypochondrodysplasie* vor dem 5. Lebensjahr kaum zu stellen sein, wenn nicht der erkrankte Elternteil mitanwesend ist. Diese autosomal-dominante Erkrankung ist praenatal bisher nicht zu diagnostizieren.

Ein Neugeborenes junger, gesunder Eltern hat eine beidseitige postaxiale Hexadaktylie mit Nageldysplasien. Den Schwestern auf der Station fällt bei der Mundhygiene auf, daß es ihnen nicht gelingt, das Vestibulum oris z.B. mit Moronal auszupinseln: breite Frenula bedingen eine Verwachsung der Gingiva mit der Oberlippe, aber auch Unterlippe. Wenige Tage später kann das Kind ohne Probleme nach Hause entlassen werden. Bei einem zweiten Vergleichsfall muß das Kind von Geburt an beatmet werden und stirbt an einer respiratorischen Insuffizienz am 24. Tag. Die Diagnose: *Ellis-van Creveld Syndrom*, autosomal-recessive Vererbung mit unterschiedlicher Expressivität. Wichtig ist die sichere Abgrenzung von der asphyxierenden Thoraxdysplasie Jeune.

Eine Trisomie 18-ähnliche Fingerhaltung bei einem 3 Monate alten Säugling war der Vorstellungsgrund in der Poliklinik: es zeigte sich eine Flexionsdeformität der Finger, aber auch der Zehen. Erst als sich auch der Vater zu einem weiteren Termin vorstellte, konnte die exakte Diagnose gestellt werden: *distale Arthrogrypose Typ I*. Hintergrund der erbetenen elterlichen Vorstellung ist das Wissen um 17 unterschiedlich genetisch differente Unterklassen der distalen Arthrogryposen.

Gerade bei den morphologischen Diagnosen ist der sich mit dem Alter verändernde Phänotyp mit einem Risiko der Fehldiagnose behaftet. Wir kennen einen Säugling, der klinisch und radiologisch als *spondyloepiphysäre Dysplasie congenita* diagnostiziert wurde. Das Gespräch mit den Eltern ging von einer autosomal-dominanten Neumutation aus. 5 Jahre später stellt sich das Kind wieder vor: jetziger Phänotyp läßt sofort die Diagnose einer diastrophen Dysplasie erkennen. Hier ist die Genetik aber autosomal-recessiv!

Bei einem 2. Fall wurde klinisch und radiologisch die seltene Diagnose einer *metatropen Dysplasie* gestellt. Die Intensivmaßnahmen des atmungsbedrohten Kindes lassen keine weitere Diagnostik zu. Nach dem Ableben des Kindes und besserer radiologischer Diagnostik wird von einem Sachkenner von Kochendysplasien die Diagnose einer *Fibrochondrogenesis* gestellt. Die wissenschaftliche Literatur kennt gerade 6 Vergleichsfälle.

Zusammenfassung

Skelettdysplasien sollten heute nur noch interdisziplinär diagnostiziert werden: dazu gehören an erster Stelle der Pädiater, der klinische Genetiker und der pädiatrische Radiologe, aber ebenso wichtig sind Biochemiker, Paidopathologen und Orthopäden. Die Spezialisten müssen im Interesse des kranken Kindes zu einem gemeinsamen Gespräch kommen.

Unsere prae- und postnatalen diagnostischen Entscheidungen sollten aber geprägt sein von der Kenntnis, daß auch Patienten mit schweren Skelettdysplasien sich intellektuell normal entwickeln können. Gemeinsam mit den Eltern müssen eine prognostische Abschätzung und eventuelle Konsequenzen getragen werden.

Osteogenesis Imperfecta: Biochemical Aspects and Molecular Defects

P. K. Müller[1], R. Brenner[1], A. Nerlich[2]

[1]Abteilung für Bindegewebsforschung, Max-Planck-Institut für Biochemie, Am Klopferspitz, 8033 Martinsried, FRG

[2]Pathologisches Institut, Universität München, Thalkirchnerstr. 36, 8000 München 70, FRG

Osteogenesis imperfecta (OI) is a general disorder of connective tissue which primarily affects the biomechanical stability of the bones. It is inherited in either a recessive or dominant mode and spontaneous mutations have also been found. It is a rare disease with a frequence of 1:20 000 newborns which implies that some 2000-3000 affected persons live in the FRG. Clinical, genetic and radiological criteria have been used to divide this disease into four subgroups (1). Inspite of major shortcomings this classification has been accepted by a majority of clinicians and scientists all over the world hoping that it could facilitate the data exchange and promote a better understanding of molecular mechanisms causing this disease. In the recent years the effects on improving the basic understanding of OI focused on the search for abnormalities in the gene structure and metabolism of collagen. Two major reasons stimulated this research field: (1) collagen is the predominant structural component of bones and other connective tissue forms; (2) the progress made in basic research fields concerning this polymorphous protein was of such dimensions that a detailed experimental comparison of a healthy with an affected status would make the successful identification of a molecular defect rather likely.

There are some 11 different collagen types known at present and the constituent collagen-chains are coded for by some 20 different collagen genes (2). The genes are not clustered on a single chromosome, instead they are spread on several chromosomes. This implies that a strict control over collagen gene activity is required in order to achieve that the correct collagen type and the appropriate amount of any collagen type is synthesized and full function is established as collagen is deposited in a fibrillar structure. Furthermore, collagen molecules possess the physiological properties only after they had passed through a sequence of enzyme catalysed modifications (3). There are pathological conditions known to be caused by the failure of a single

F. H. W. Heuck E. Keck (Hrsg.)
Fortschritte der Osteologie in Diagnostik und Therapie

enzyme required for collagen modification. In osteogenesis imperfecta, however, mutations in the genes coding for α1 (I) and α2 (I) have been found although in a rather small number of cases. No more than about 20 different mutations have been described out of some 1000 to 1500 patients studied in any detail. So far no patient had a defect identical with that of an other patient (4).

Figure 1 summarizes virtually all mutations found and published and gives also a schematic representation of the location of each mutation along the collagen I molecule. The following features are of general importance (1). The defects are found in both the α1 (I) and α2 (I) collagen chain (2). The defects are found in no particular domain of the type I collagen molecule but are located all along the collagen molecule. There is no "hot spot" prone for mutations (3). There is no obvious correlation between the severity of the disease and the localization of the mutation. It is generally assumed that a mutated collagen molecule is less stable, poorly secreted and overmodified (more hydroxylysyl residues; more sugar moieties). In particular it is claimed that a mutated collagen molecule assumes more slowly a triple helical conformation which in turn would allow the modifying enzymes (lysyl-hydroxylase; sugar transferases) to act longer on a collagen chain thereby causing the overmodification (Fig. 2). In physiological terms it is speculated that an overmodified collagen is more bulky and prevents the formation of tightly packed collagen fibers of a certain diameter which are a prerequisite of an ordered mineralization.

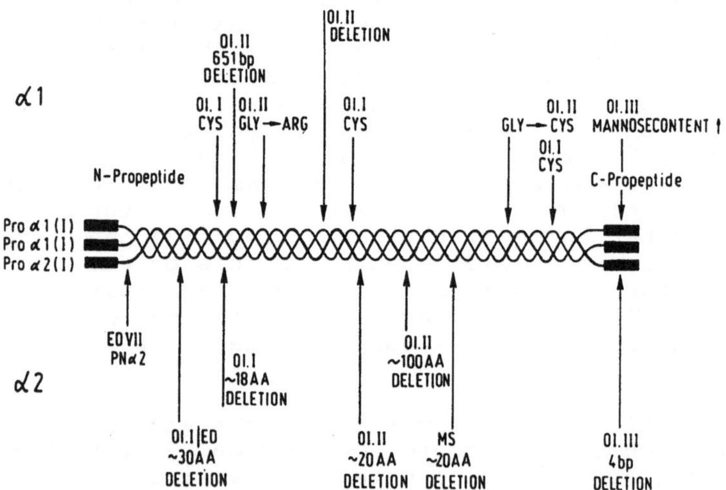

Fig. 1. Localization of mutations found in the α*1* (I) and α*2* (I) collagen chains of type I collagen

There is, however, additional evidence that overmodification of collagen molecules is a general feature during embryonic development and also during repair processes. In these instances it appears that overmodification is a necessary physiological event

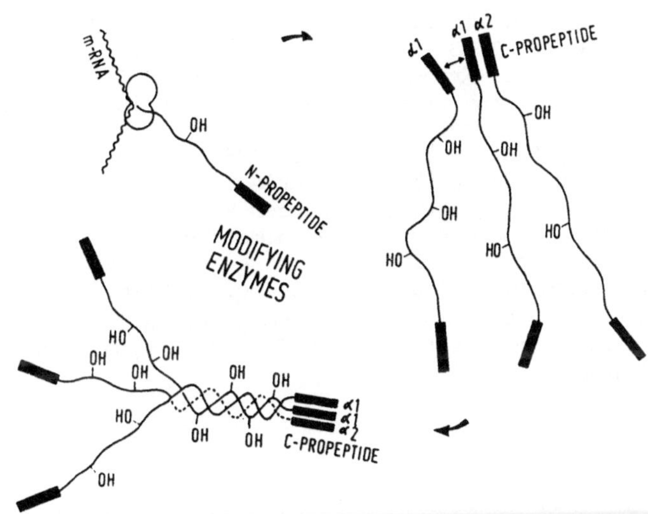

Fig. 2. Triplehelix formation of the type I collagen molecule. The helix formation starts at the carboxyterminal procollagen peptide domains and proceeds towards the aminoterminal position. As long as no helix has formed the modifying enzymes can act on the collagen chains and hydroxylate and glycosylate appropriate aminoacid residues

which is controled by as yet unknown factors. These observations would suggest that besides mutations in the collagen gene an as yet unknown mechanism fails during embryonic development of OI patients so that no downregulation of the modifying enzymes occurs.

It also should be mentioned that genomic analysis of affected families have demonstrated restriction fragment length polymorphisms (RFLP's) which are indicative for the mode of inheritance and could thus be helpful in genetic counseling (6). In summary, major experimental breakthroughs in cell biology and molecular biology have significantly contributed to a better understanding of the pathomechanisms underlying osteogenesis imperfecta. At present, however, no satisfactory biochemical concept has evolved which would complement the clinical and genetic data in such a way that the heterogeneity in symptoms could be explained. Furthermore, no feasible approach for treatment by any medication can be advised except surgery.

Acknowledgement

This study has been supported by the Wilhelm-Sanderstiftung to P.K.M.

References

(1) Sillence D.O., Senn A., Danks D.M. (1979): Genetic heterogeneity in osteogenesis imperfecta, J. Med. Gen. 16:101-106

(2) Martin G.R., Timpl R., Müller P.K., Kühn K. (1985): The gentically distinct collagens, TIBS 285-287

(3) Pinell S.R., Krane S.M., Kenzora M.J., Glimcher M.J. : A heritable disorder of connective tissue: Hydroxylysine-deficient collagen disease, N. Engl. J. Med. 266:1013-1020

(4) Prockop D.J., Kuivaniemi H. (1987): Inborn Errors of collagen, Rheumatology Vol. 10, eds. K. Kühn, T. Krieg: 246-271, Karger, Basel

(5) Kirsch E., Krieg T., Remberger K., Fendel H., Bruckner P., Müller P.K. (1981): Disorder of collagen metabolism in a patient with osteogenesis imperfecta (lethal type): increased degree of hydroxylation of lysine in collagen types I and III, Europ. J. Clin. Invest. 11:39-47

(6) Sykes B., Ogilvie D., Wordsworth P., Anderson J., Jones N. (1986): Osteogenesis imperfecta is linked to both type I collagen structural genes, Lancet II:69-72

Zur unterschiedlichen Lokalisation von Wachstumsstörungen bei Skelettdysplasien. Morphologische Befunde an der Wachstumszone des Beckenkamms

H. Stöß

Pathologisches Institut, Universität Erlangen-Nürnberg, Krankenhausstr. 8-10, 8520 Erlangen, FRG

Skelettdysplasien stellen konstitutionelle, generalisierte bzw. partielle Erkrankungen des Skelettsystems mit einer Störung des Wachstums- und/oder der Knochendichte bei variablem Erbgang dar. Klinisches Leitsymptom ist ein disproportionierter Minderwuchs unterschiedlichen Ausmaßes, der mit Deformierungen an Wirbelsäule und Extremitäten einhergehen kann. Die Krankheitsbilder manifestieren sich teils intrauterin, teils postpartal bzw. in den ersten Lebensmonaten und im frühen Kleinkindesalter. Den einzelnen Krankheitsbildern liegt pathomorphologisch eine kombinierte funktionell-strukturelle Störung von Knorpel und/oder Knochengewebe zugrunde (Stöss et al. 1982), die sowohl intra- als auch extrazellulär lokalisiert sein kann (Stöss und Pesch 1985). Exakte Daten zur Häufigkeit von Skelettdysplasien existieren nicht. Auf 10 000 Geburten kommen schätzungsweise 20-40 Erkrankungen (Spranger 1976 a und b). Nach einem Vorschlag der Europäischen Gesellschaft für Kinderradiologie werden die Skelettdysplasien nach der 1983 revidierten "Pariser Internationalen Nomenklatur" in die sechs Hauptgruppen Osteochondrodysplasien, Dysostosen, Osteolysen, komplexe Störungen mit sekundärer Skelettbeteiligung, Chromosomenaberrationen und Speichelkrankheiten unterteilt (Tabelle 1). Pathomorphologische Gesichtspunkte sind dabei nicht berücksichtigt. Der genetische Schaden kann durch Sekundärphänomene zusätzlich überlagert und modifiziert werden.

Die unterschiedliche Manifestation und Lokalisation der Wachstumsstörungen bei Skelettdysplasien werden beispielhaft an der Dysplasia spondyloepiphysaria congenita (SED congenita), der Pseudoachondroplasie, der Achondroplasie, der diastrophischen Dysplasie, den Mucopolysaccharidosen (MPS) und der Osteogenesis imperfecta (O.i.) dargestellt.

Die sowohl autosomal-dominant als auch autosomal-rezessiv vererbte *Pseudoachondroplasie* ist durch einen disproportionierten achondroplasieähnlichen Minderwuchs mit langem Rumpf, kurzen Extremitäten und akzentuierter Lumbarlordose bei normaler Gesichtsform

F.H.W. Heuck E. Keck (Hrsg.)
Fortschritte der Osteologie in Diagnostik und Therapie

Tabelle 1. "Pariser" Internationale Nomenklatur der konstitutionellen Skeletterkrankungen (Ann. Radiol. 26 (1983) 456)

I. *Osteochondrodysplasien*
   1. Wachstums- und Entwicklungsstörungen von Röhrenknochen und/oder Wirbelsäule mit Manifestation
      a) bei Geburt
      b) im späteren Leben
   2. Anarchische Entwicklung von Knorpel und Fasergewebe
   3. Anomalien der Knochendichte von kortikal diaphysären Strukturen und/oder metaphysären Modellierungsdefekten

II. *Dysostosen*
   1. Dysostosen mit cranialem und facialem Befall
   2. Dysostosen mit vorwiegendem Befall des Achsenskeletts
   3. Dysostosen mit vorwiegendem Befall der Extremitäten

III. *Idiopathische Osteolysen*

IV. *Komplexe Krankheitsbilder mit zusätzlicher knöcherner Beteiligung*

V. *Chromosomenaberrationen*
   1. Numerische Aberrationen
   2. Strukturelle Aberrationen
   3. Aberrationen der Geschlechtschromosomen

VI. *Primäre Stoffwechselstörungen*
   1. Störungen des Calzium- und Phosphatstoffwechsels
   2. Störungen der komplexen Kohlenhydrate
   3. Lipidosen
   4. Störungen des Aminosäurestoffwechsels
   5. Störungen des Nukleinsäurestoffwechsels
   6. Störungen des Metallstoffwechsels

gekennzeichnet. Radiologisch finden sich deformierte proximale Femurepiphysen und stark abgeflachte unscharf begrenzte Hüftgelenkspfannen. Die Wirbelkörper zeigen zunächst eine Abflachung, später kommt es zu einer bikonvexen Verformung mit anfangs intakter, später unregelmäßiger Deckplattenbegrenzung und zungenförmiger ventraler Ausziehung der Wirbelkörper. Diese Veränderungen gleichen sich im Erwachsenenalter der normalen Wirbelkörperform an. An den Händen fallen kurze plumpe Röhrenknochen auf. Eine eindeutige Unterscheidung zwischen der dominanten und der rezessiven Form ist klinisch-radiologisch nicht möglich. Bei der autosomal-dominanten Form fällt ein zellreicher Ruheknorpel auf. Die Knorpelzellproliferation ist aber reduziert und es kommt nur herdförmig zur Ausbildung von verplumpten Knorpelsäulen (Abb. 1a). Ultrastrukturell weisen die Chondrozyten ein teilweise hochgradig dilatiertes endoplasmatisches Retikulum auf. In den erweiterten Zisternen finden sich "finderprintartige" Materialeinschlüsse (Abb. 1b). Bei der autosomal-rezessiven Form dagegen ist der Knorpel deutlich zellärmer und die typischen Einschlüsse in den Chondrozyten fehlen (Stöss et al. 1982).

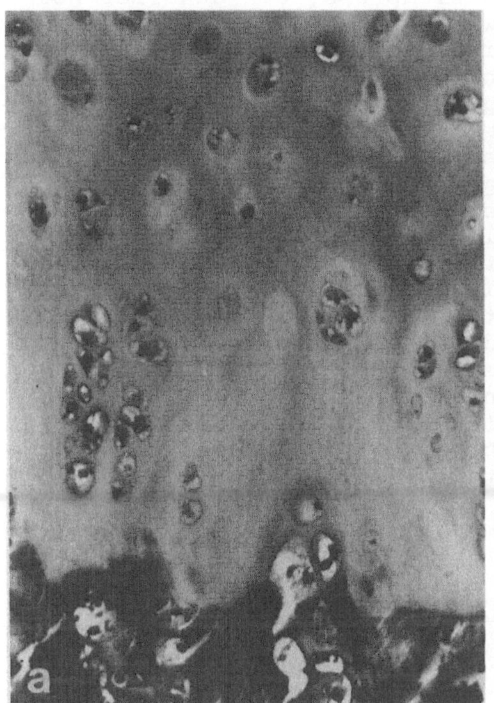

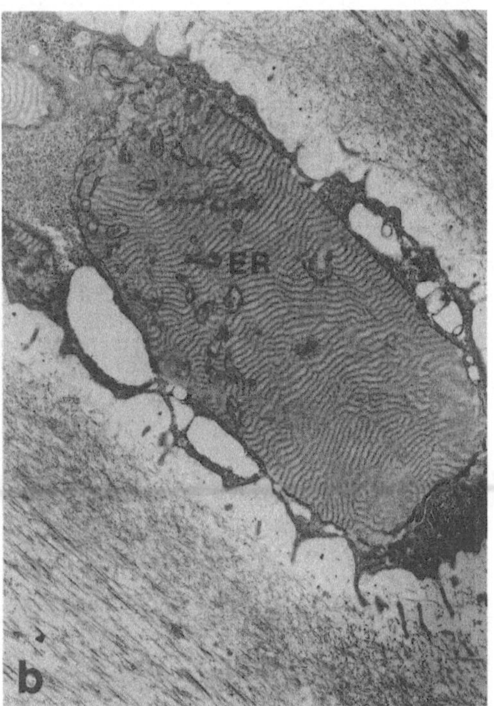

Abb. 1 a,b. Pseudoachondroplasie: (*a*) Reduzierte Knorpelzellproliferation und nur herdförmige Ausbildung von Knorpelsäulen (EvG, 280x). (*b*) Chondrozyt mit "fingerprintartigen" Einschlüssen im endoplasmatischen Retikulum (*ER*), (EM, x4000)

Die autosomal-dominant vererbte *Achondroplasie* ist eine der häufigsten Skelettdysplasien. Sie ist charakterisiert durch einen disproportionierten Minderwuchs mit kurzen Extremitäten und einer rhizomelen Mikromelie sowie einem abnorm großen Kopf mit prominentem Gesichtsschädel und stark abgeflachter Nasenwurzel sowie einer Kyphoskoliose. Radiologisch finden sich verkürzte metaphysär unregelmäßig gestaltete Röhrenknochen sowie flache, abgerundete Hüftknochen und ein enger Spinalkanal. Die Schädelbasis ist verkürzt mit einer Einengung des Foramen ovale. Histologisch ist der Ruheknorpel zellreich, die Chondrozyten sind herdförmig disseminiert verteilt. Die Knorpelzellproliferation ist in unterschiedlichem Ausmaß vermindert und geht in eine Wachstumszone mit ungenügend entwickelter Knorpelsäulenbildung über. Die Knorpelsäulen sind dabei zwar regelmäßig aufgebaut, die Chondrozyten aber zahlenmäßig reduziert. Elektronenmikroskopisch zeigen die Chondrozyten vermehrt Vakuolen im Zytoplasma und besitzen teilweise deutlich erweiterte Zisternen des rauhen endoplasmatischen Retikulums. In der Proliferations- und Wachstumszone finden sich vermehrt degenerativ veränderte Chondrozyten.

Bei der autosomal-rezessiv vererbten *diastrophischen Dysplasie* handelt es sich um einen mikromelen Minderwuchs, der bereits postpartal auffällt. Es finden sich Klumpfüße, ein abnormer hochsitzender sog. "Anhalterdaumen" sowie Gelenkkontraktionen und während des Heranwachsens eine variabel ausgeprägte thoracolumbale Kyphoskoliose. Radiologisch finden sich kurze metaphysär aufgetriebene Röhrenknochen mit abgeflachten Epiphysen. Femur und Radius sind im distalen Bereich deltaartig verbreitert. Die Wirbelkörper sind irregulär aufgebaut. Der klinische Verlauf kann sehr stark variieren mit einer endgültigen Körpergröße zwischen 79 und 137 cm (Rimoin 1975; Karbowski et al. 1986). Das Krankheitsbild zeigt jedoch nicht nur klinisch sondern auch pathomorphologisch eine starke Variabilität (Stöss et al. 1982). In Fällen mit hochgradigem Minderwuchs findet sich ein sehr zellarmer Knorpel mit disseminiert angeordneten Chondrozyten. Die Knorpelsäulen sind stark verplumpt und rudimentär ausgebildet. Die Grundsubstanz weist eine starke pseudozystische Transformation auf. Im Bereich der Knorpelhöfe sind konzentrische Verdichtungen der Grundsubstanz nachweisbar (Abb. 2a). Diese Veränderungen entsprechen elektronenmikroskopisch konzentrisch angeordneten, atypischen, in ihrem Durchmesser stark variierenden Kollagenfibrillen (Abb. 2b). In Fällen mit geringer ausgebildetem Minder-

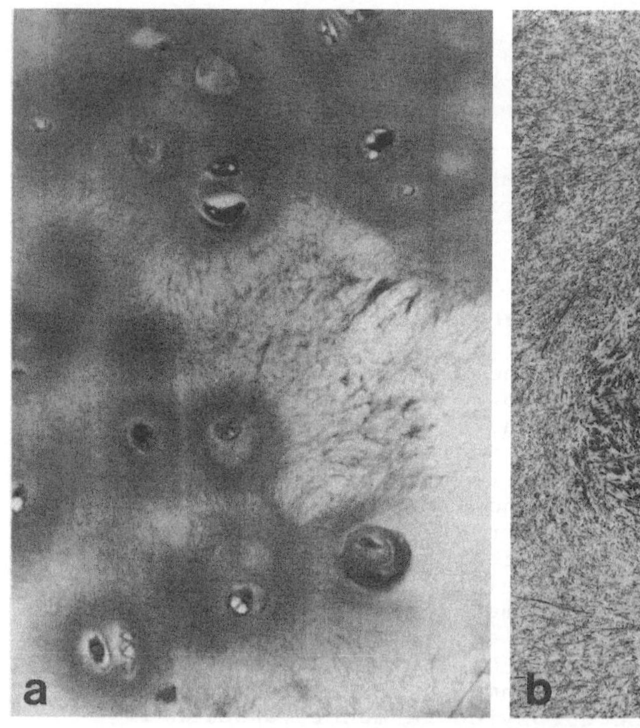

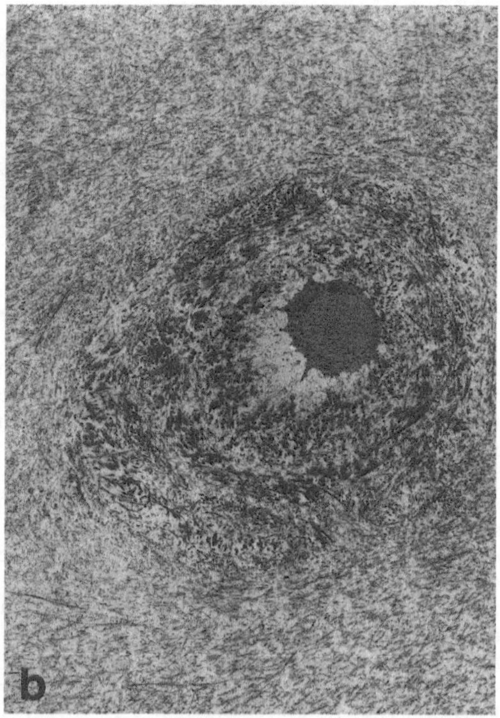

Abb. 2 a,b. Diastrophische Dysplasie: (*a*) Pseudozystische Transformation der Knorpelgrundsubstanz sowie herdförmige konzentrische Verdichtung der Grundsubstanz im Bereich der Knorpelhöfe (PAS, x480). (*b*) Chondrozyt mit konzentrisch angeordneten atypischen Kollagenfibrillen im Bereich der Knorpelhöfe (EM, x6000)

wuchs sind diese Veränderungen weniger stark ausgeprägt. Die Knorpelgrundsubstanz ist nur herdförmig im Bereich der Ruhezone pseudozystisch aufgelockert. Knorpelzellproliferation und Knorpelssäulenbildung dagegen sind zumeist regelrecht ausgebildet.

Die mit variabler Expression autosomal dominant vererbte, von Spranger und Wiedemann (1966) erstmals beschriebene *Dysplasia spondyloepiphysaria congenita* (SED congenita) manifestiert sich bereits bei Geburt oder im frühen Säuglingsalter. Klinisch ist die SED congenita durch einen kurzrumpfigen, disproportionierten Minderwuchs mit kurzen Extremitäten sowie einer Hyperlordose der LWS und einem flachen Mittelgesicht gekennzeichnet. Fakultativ können Gaumenspalten, Schwerhörigkeit, Myopie sowie Netzhautdegenerationen und -ablösungen das Krankheitsbild komplizieren. Radiologisch sind die Wirbelkörper abgeflacht, ovoid verformt und ventral zugespitzt. Femurhals, Femurkopf und Schambein zeigen eine stark verzögernde bzw. fehlende Ossifikation und eine unregelmäßige Ossifikation der Epiphysen. Histologisch findet sich ein zellulär reduzierter Knorpel mit gestörtem Aufbau. Die Chondrozyten sind disseminiert verteilt und teilweise polymorph gestaltet mit Vakuolen im Zytoplasma. Eine typische Knorpelzellproliferation und die Ausbildung von Knorpelsäulen fehlen. Die Knorpelgrundsubstanz ist im Bereich der Wachstumszone häufig demaskiert. Herdförmig sind auch persistierende Knorpelkanälchen nachzuweisen. Ultrastrukturell weisen die Chondrozyten vielgestaltige Dilatationen der Zisternen des rauhen endoplasmatischen Retikulum auf (Abb. 3). Die Zisternen enthalten ein teils dichtes grobgranuläres, teils feingranuläres Material. Die Golgi-Apparate sind vergrößert mit teilweise erweiterten Sacculi.

Bei den *Mucopolysaccharidosen* (MPS) handelt es sich um angeborene Stoffwechselstörungen der komplexen Kohlenhydrate. Die verschiedenen Enzymdefekte führen zu einer Speicherung von Glykosaminoglykanen im mesenchymalen Gewebe, den viszeralen Organen und im Nervensystem bei gleichzeitiger Ausscheidung von Mucopolysacchariden im Harn (Spranger 1972 und 1974). Auf Grund unterschiedlicher Enzymdefekte werden sechs verschiedene Typen (Spranger 1987) voneinander abgegrenzt (Tabelle 2), die bis auf die X-chomosomal rezessiv vererbte MPS-II-Hunter autosomal rezessiv vererbt werden. Die MPSs manifestieren sich im frühen Säuglings- und Kleinkindesalter, sie sind charakterisiert durch einen disproportionierten Minderwuchs, eine Vergröberung der Gesichtszüge, Gelenkkontrakturen und eine Hepatosplenomegalie. Bei den schweren Verlaufsformen sind die Patienten geistig retardiert und sterben meist vor dem 20. Lebensjahr. Die lysosomale Speicherung führt am Skelett zur charakteristischen Dysostosis multiplex (Spranger 1972 und 1974) mit einer Verdickung der Schädelkalotte, einer erweiterten Sella turica, deformierten Wirbelkörpern und unregelmäßig aufgebauten Epiphysenfugen. Im Frühstadium findet sich lichtmikroskopisch noch ein normaler Knorpelaufbau. Im Verlauf der Krankheit kommt es jedoch zu einer Reduktion der Chondrozyten mit einer Störung der Knorpelzellproliferation und nur noch rudimentärer Knorpelsäulenbildung im Bereich der Wachstumszonen. Intrazytoplasmatisch sind reichlich alzianophile saure Mucopolysaccharide nachweisbar. Die Chondrozyten sind am Anfang nur gering vergrößert und werden mit zunehmendem Alter großleibiger. Das Ausmaß der Speichervakuolen variiert dabei je nach Typ und

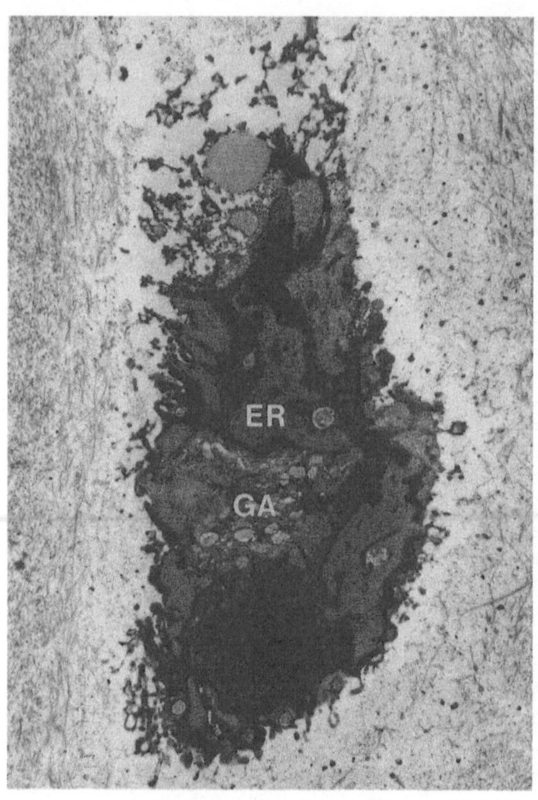

Abb. 3. SED congenita: Chondrozyt mit unterschiedlich stark dilatiertem endoplasmatischem Retikulum (*ER*), großem Golgi-Apparat und erweiterten Golgi-Vesikeln (*GA*), (EM, x5000)

Schwere des Krankheitsverlaufes. Bei den prognostisch ungünstigen MPS-Formen wie der MPS I oder der MPS III findet sich eine massive Ansammlung von lysosomalen Speicherungsvakuolen im Zytoplasma (Abb. 4a). Bei der weniger schwer verlaufenden MPS-II-Hunter ist diese intrazytoplasmatische Speicherung weniger stark ausgeprägt (Abb. 4b). Bei den schwereren Verlaufsformen sind zudem vermehrt Speicherungsvakuolen in Osteoblasten und Osteozyten nachweisbar.

Die autosomal-dominant bzw. autosomal-rezessiv vererbte *Osteogenesis imperfecta* (O.i.) stellt eine generalisierte Störung des Binde- und Stützgewebes dar (Bauer 1920). Sie beruht auf einer Störung des Kollagenstoffwechsels mit Insuffizienz der Osteoblasten und ungenügender Osteoid- und Knochenbildung. Auf Grund ihrer klinisch-radiologisch-genetischen Heterogenität wird die O.i. in vier Subtypen untergliedert (Sillence et al. 1979). Die O.i. ist durch eine abnorme, sich teilweise schon intrauterin manifestierende Knochenbrüchigkeit und mehr oder minder ausgeprägte blaue Skleren gekennzeichnet. Fakultativ können eine Dentinogenesis imperfecta und eine sich bereits im frühen Erwachsenenalter manifestierende Schwerhörigkeit hinzukommen. Pa-

Tabelle 2. Mukopolysaccharidosen

MPS-Typ		Eponym	Enzymdefekt
I	H	Hurler	-L-Iduronidase
	S	Scheie	-L-Iduronidase
	HS	Hurler/Scheie	-L-Iduronidase
II		Hunter	Iduronidat-sulfat-sulfatase
		schwere Form	Iduronidat-sulfat-sulfatase
		leichte Form	
III	A	Sanfilippo	Heparan-N-sulfatase
	B	Sanfilippo	-N-Acetyl-glukosaminidase
	C	Sanfilippo	-Glukosaminid-N-Acetyltransfer
	D	Sanfilippo	N-Acetyl-glukosaminid-6-Sulfat
IV	A	Morquio	
		schwere Form	Galactosamin-6-sulfat-sulfatas
		intermediäre Form	Galactosamin-6-sulfat-sulfatas
		leichte Form	Galactosamin-6-sulfat-sulfatas
	B	Morquio	-Galactosidase
VI		Maroteaux-Lamy	N-Acetylgalaktosamin-4-sulfat-sulfatase
		schwere Form	
		leichte Form	
VII		Sly	-Glukuronidase
		schwere Form	
		leichte Form	

thomorphologisch ist die O.i. durch fünf in ihrer Gesamtheit pathognomonische elektronenmikroskopische Kriterien gekennzeichnet (Stöss 1986). Die Osteoblasten besitzen ein dilatiertes endoplasmatisches Retikulum, geschwollene Mitochondrien und große Golgi-Apparate mit teilweise erweiterten Vesikeln (Abb. 5). Das Osteoid ist in unterschiedlichem Ausmaß verschmälert (Abb. 5) und die Mineralisation teils fleckförmig, teils diffus reduziert. Diese elektronenmikroskopischen Kriterien erlauben eine exakte differentialdiagnostische Abgrenzung von anderen kongenitalen Osteopenien (Stöss und Spranger 1985). In ca. 1/3 der untersuchten O.i.-Fälle sind zudem ein gestörter Knorpelaufbau mit unregelmäßig gestalteter Wachstumszone nachweisbar (Stöss 1985). Die Chondrozyten zeigen dilatierte Zisternen des rauhen endoplasmatischen Retikulums und geschwollene Mitochondrien sowie in einem Teil der Fälle zudem lysosomenartige Vakuolen im Zytoplasma. Die Knorpelgrundsubstanz ist abschnittsweise aus in Länge und Breite stark variierenden, teilweise auch an den Enden aufgesplitterten Kollagenfibrillen aufgebaut.

Die dargestellten Skelettdysplasien sind klinisch-radiologisch durch einen disproportionierten Minderwuchs bzw. eine Osteopenie gekennzeichnet (Spranger et al. 1974). Pathogenetisch liegt den Krankheitsbildern eine enchondrale Wachstums- bzw. Mineralisa-

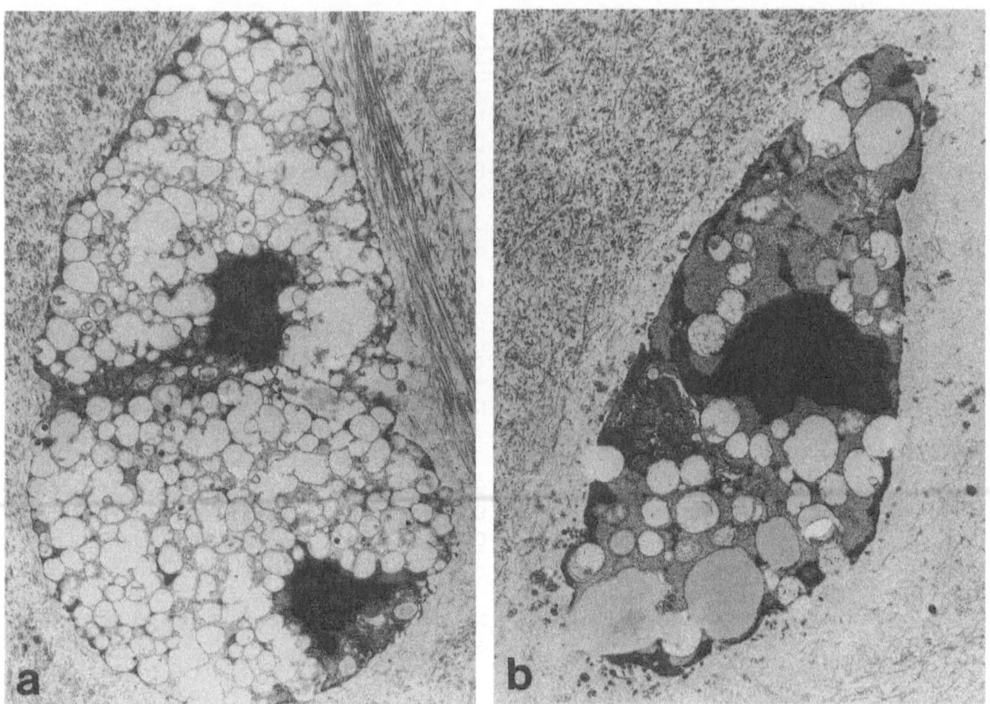

Abb. 4 a,b. Mucopolysaccharidosen: (*a*) MPS I-Chondrozyt mit massiver intrazytoplasmatischer lysosomaler Speicherung (EM, x4000). (*b*) MPS II - leichte Form - Chondrozyt mit nur partieller lysosomaler Speicherung (EM, x5000)

tionsstörung zugrunde (Maroteaux 1979; Rimoin 1977; Sillence et. al. 1979). Sie sind nicht nur klinisch-radiologisch, sondern auch durch pathomorphologische Befunde exakt voneinander abzugrenzen. Die zellulären und geweblichen Veränderungen lassen eine eindeutige Aussage über Umfang und Manifestation der Wachstumsstörung sowie ihre Lokalisation zu. Nach allgemein-pathologischen Gesichtspunkten sind die Veränderungen bei der Pseudoachondroplasie, der diastrophischen Dysplasie und der O.i. pathognomonisch, die lysosomalen Speicherungsvakuolen der MPSs spezifisch und die Veränderungen bei der SED congenita und der Achondroplasie unspezifisch (Pesch und Stöss 1982).

Das Ausmaß der enchondralen Wachstums- bzw. Mineralisationsstörung variiert bei den einzelnen Krankheitsbildern. Bei der SED congenita ist der gesamte Knorpelaufbau gestört, bei der Achondroplasie dagegen nur Teile der Proliferations- und Wachstumszone mit Reduktion der Chondrozytenzahl. Bei der diastrophischen Dysplasie können je nach Schweregrad des klinischen Verlaufs der gesamte Knorpel oder nur bestimmte Abschnitte, vor allem die Ruhezone, betroffen sein. Die autosomal dominante Pseudoachondroplasie ist sowohl durch eine zelluläre Störung mit intrazytoplasmatischer Materialspeicherung als auch durch eine gewebliche Aufbaustörung charakterisiert. Während es sich bei diesen

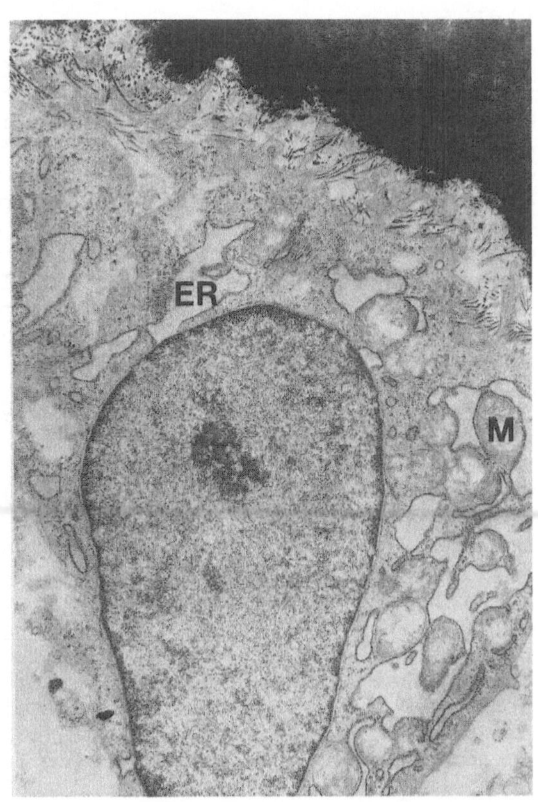

Abb. 5. Osteogenesis imperfecta: Osteoblast mit geschwollenen Mitochondrien (*M*) und dilatiertem endoplasmatischem Retikulum (*ER*) sowie massive Reduktion des Osteoids (EM, x5000)

Krankheitsbildern um einen primären Wachstumsdefekt handelt, beruht die Wachstumsstörung bei den MPSs auf einer sekundären Störung, verursacht durch die während des Heranwachsens zunehmende intrazytoplasmatische lysosomale Speicherung in den Chondrozyten. Bei der O.i. kommt es auf dem Boden einer Osteoblasteninsuffizienz zur Störung im Kollagenstoffwechsel und zur ungenügenden Mineralisation der Knochen. Vermehrte Frakturen und Deformationen führen dann sekundär zum Minderwuchs. Bei einem Teil der O.i.-Patienten wird dieser durch einen gestörten Knorpelaufbau offensichtlich zusätzlich verstärkt.

Licht- und elektronenmikroskopische Untersuchungen dienen nicht nur der Differentialdiagnose von Primärschaden und Sekundärphänomenen bei Skelettdysplasien, sondern auch der eindeutigen verbindlichen Diagnose. Sie erlauben damit auch Rückschlüsse zur Pathogenese und insbesondere durch vergleichende Untersuchungen Aussagen zum Verlauf. Darüber hinaus sind eindeutige Aussagen zu Ausmaß und Lokalisation der Wachstumsstörung sowie Hinweise zur Pathogenese dieser Erbkrankheiten möglich.

Literatur

1. Bauer KH (1920) Über Osteogenesis imperfecta. Zugleich ein Beitrag zur Frage einer allgemeinen Erkrankung. Dtsch Z Chirurg 154:166
2. International Nomenclature of Constitutional Diseases of Bone (1983) Ann Radiol 26:457
3. Karbowski A, Stöss H, Baur W, Matthiass HH (1986) Längenwachstum und Epiphysenfugenstörungen bei der Diastrophischen Dysplasie. In: G Chapchal (Ed) Congenitale Dysplasien und Defekte der unteren Extremität. G Thieme, Stuttgart, 11
4. Maroteaux P (1979) Bone diseases of children. JB Lippincott, Philadelphia
5. Pesch H-J, Stöss H (1982) Pattern of Intra- and Extracellular Disorders in Skeletal Dysplasias. In: Papadatos CJ und Bartsocas CS: "Skeletal Dysplasias". Alan R Liss, New York, 441
6. Rimoin DL (1975) The condrodystrophies. In: Human genetics 5. Harris H, K. Hirschhorn (eds). Plenum Press, New York-London
7. Sillence DO, Senn A, Danks DM (1979) Genetic Heterogeneity in Osteogenesis Imperfecta. J Medical Genetics 16:101
8. Sillence DO, Horton WA, Rimoin DL (1979) Morphologic studies in the skeletal dysplasias. Am J Path 99:815
9. Spranger J (1972) The systemic mucopolysaccharidose. Ergebn Inn Med NF 32:165
10. Spranger J (1974) Mukopolysaccharidosen. In: Handbuch der Inneren Medizin, Bd VII, Teil 1, Schwiegk H (Hrsg) Springer, Berlin-Heidelberg-New York
11. Spranger J (1976a) Angeborene Entwicklungsstörungen des Skeletts: Einteilung, Entstehung, Diagnostik. Orthopädie 5:62
12. Spranger J (1976b) Generalisierte Skelettdysplasien. Nosologie, Häufigkeit und praktische Bedeutung. Radiologe 16:257
13. Spranger J (1987) Mini Review: Inborn Errors of Complex Carbohydrate Metabolism. Am J Medical Genetics 28:489
14. Spranger J, Wiedemann HR (1966) Dysplasia spondyloepiphysaria congenita. Helv paediat Acta 6:598
15. Spranger J, Langer LO, Wiedemann HR (1974) Bone Dysplasias. Fischer, Stuttgart
16. Stöss H (1985) Cartilaginous changes in osteogenesis imperfecta. In: CJ Papadatos, CS Bartsocas (eds) Endocrine Genetics and Genetics of Growth. Alan R Liss, New York, 343
17. Stöss H (1986) Pathologische Anatomie der Osteogenesis imperfecta. Licht- und elektronenmikroskopische Untersuchungen an Stützgewebe und Haut. Habilitationsschrift, Erlangen
18. Stöss H, Pesch H-J (1985) Structural changes of collagen fibrils in skeletal dysplasias. Virchows Arch A 405:341
19. Stöss H, Spranger J (1985) Differentialdiagnose primärer konstitutioneller Osteopenien. Licht- und elektronenmikroskopische Befunde. Internist 26; 491
20. Stöss H, Pesch H-J, Spranger J (1982) Zur Aussagefähigkeit der Beckenkammbiopsien bei spondyloepiphysären Skeletdysplasien. Licht- und elektronenmikroskopische Befunde am Beckenkamm. Verh Dtsch Ges Path 66:151
21. Stöss H, Pesch H-J, Spranger J (1982) Different morphologic findings and genetic heterogeneity in pseudoachondroplasia. Light- and electronmicroscopic observations in iliac crest bioptic material. In: Skeletal dysplasias, p 379. Papadatos CJ, CS Bartsocas (eds). Alan R Liss, New York
22. Stöss H, Pesch H-J, Spranger J, Burck U, Wagner H (1982) Zur pathomorphologischen Variabilität der diastrophischen Dysplasie. Verh Dtsch Ges Path 66:620

Röntgendiagnose genetischer Skeletterkrankungen

H. J. Kaufmann

Abteilung für Pädiatrische Radiologie, Kinderklinik u. Poliklinik KAVH, Universitätsklinikum Charlottenburg, Freie Universität Berlin, Heubnerweg 6, 1000 Berlin 19, FRG

Kurzfassung

Bei den meisten Skelettdysplasien bietet die Röntgenuntersuchung überhaupt erst die Basis für die diagnostische Zuordnung. Dabei sollte man systematisch vorgehen. Röntgenveränderungen bei diesen Erkrankungen können nach vier prinzipiell verschiedenen Gesichtspunkten geordnet werden, so daß aufgrund der Röntgenmorphe Diagnosen erstellt werden können.

1. *Verläßliche diagnostische Zeichen*. Hier ist besonders die korrekte Diagnose der häufigsten Skelettdysplasie, der Achondroplasie, zu betonen - bei typischer Beckenkonfiguration und Frontalstenose des Wirbelkanals. Bei der Osteoonychodysplasie gehören hierher die Iliacalhörner; dann die typische Tibialuxation im Kniebereich beim Larsen-Syndrom.

2. Für Einzelleiden *typische Kombinationen von Veränderungen*, so an den Metaphysen oder Epiphysen in Kombination mit oder ohne Wirbelsäulenpathologie.

3. *Die horizontale Analyse*. Bei Erkennung einer lokalisierten Veränderung kann diese im Vergleich mit den möglichen anderen Veränderungen aufgrund der Formanalyse zugeordnet werden. Typisches Beispiel: die mesomelen Dysplasieformen.

4. Diagnostischer *Einstieg aufgrund klinischer Symptome*, die dann durch typische Skelettveränderungen bestätigt werden.

Vorstellung einzelner typischer Beispiele unter Betonung der Unmöglichkeit, die heute über 130 Skelettdysplasien und Dysostosen abhandeln zu können.

Oberste Regel: ein erkanntes Muster an radiologischen Skelettveränderungen *muß zwanglos* zur Diagnose *passen*, da nur so eine korrekte individuelle, orthopädische und genetische Beratung möglich ist.

F. H. W. Heuck E. Keck (Hrsg.)
Fortschritte der Osteologie in Diagnostik und Therapie

Osteogenesis Imperfecta: a Longitudinal Clinical Study in Childhood

U. Vetter[1], J. Ermisch[1], O. Wörsdorfer[2], W. M. Teller[1]

[1]Abteilung für Kinderheilkunde; [2]Abteilung für Unfallchirurgie, Universität Ulm, Prittwitzstr. 43, 7900 Ulm, FRG

Introduction

Osteogenesis imperfecta (O.J.) is a rare connective tissue disease characterized by bone fragility, dental abnormalities, progressing skeletal deformities, blue sclerae, maturity onset deafness and joint laxity.

The underlying pathogenetic defect of osteogenesis imperfecta has not yet been conclusively identified, although a variety of collagen abnormalities could be demonstrated in selected patients. Several structural defects in type I procollagen have been shown in addition to a reduced in vitro synthesis of typeI procollagen in fibroblasts of a limited number of O.J. patients (1, 2). It remains an open question if besides of the collagen molecule other connective tissue molecules like proteoglycans and osteonectin are involved in the pathogenesis of the disease (3).

The considerable clinical heterogenity of O.J. has lead to a number of different clinical and genetic classifications (4). The most recent classification has been established by Sillence identifying 4 main types (5). Type I and IV are inherited in an autosomal dominant way. Patients with type I have distinctly blue sclerae and suffer from an usually mild course whereas type IV patients have normal sclerae and can have an either mild or severe clinical course. The lethal form of O.J. has been classified as type II displaying autosomal recessive inheritance, Type III is inherited by an autosomal recessive way and shows normal sclerae and a severe progressive course of the disease. This clinicogenetic classification clearly defines the clinically mild form (type I, former Lobstein type) whereas the clinical classification of more severe clinical forms remains a major problem mainly in the newborn period.

We report in a prospective study the clinical course of 60 children with O.J. during the first 10 years of life.

F. H. W. Heuck E. Keck (Hrsg.)
Fortschritte der Osteologie in Diagnostik und Therapie

Classification of Patients

1. 15 patients could be identified suffering from type I according to the Sillence classification by the autosomal dominant inheritance pattern in 12 of them and the mild clinical course in the remaining 3 patients.

2. 23 patients, which all showed their manifestation of O.J. at birth, were classified belonging to group A, if on neonatal x-rays the femur was broad, deformed and unmodeled (Fig. 1).

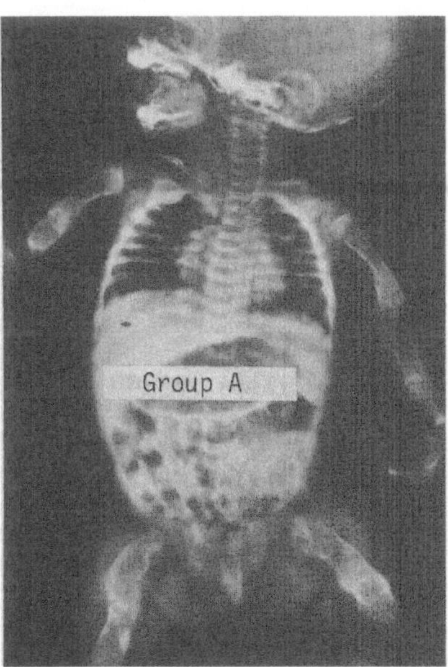

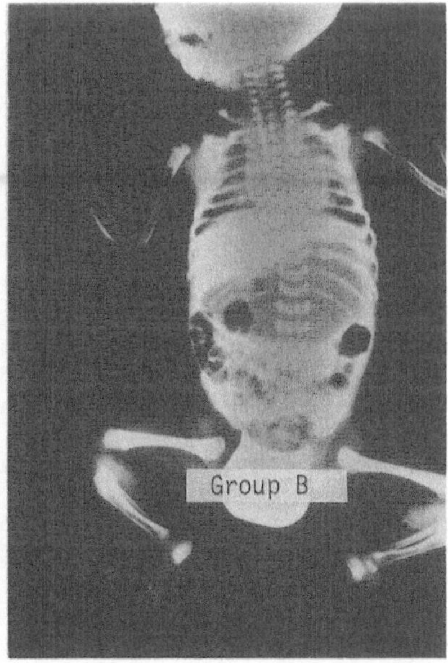

Fig. 1. Neonatal x-rays display thick bone and thin bone femora. These radiological signs were used to classify severely affected O.J. patients in group A and B respectively

3. 22 patients also manifesting their O.J. at birth were classified belonging to group B, if on neonatal x-rays the femur was thin and of normal shape (see Fig. 1).

Skeletal Feature

In Table 1 the skeletal abnormalities are summarized. Skeletal deformities were defined as being present when either severe skoliosis was found or the deformities of the long bones necessitated corrective orthopedic surgery. This kind of skeletal deformities was present in all patients of group A, 70% of patients of group B and 50% of type I patients. Wormian bones a sign of disturbed desmal ossification was found in 85% of patients of group A and 65% of group B. Cystic epiphyses (pre-

Table 1. Pertinent data of skeletal abnormalities of patients belonging to type I, group A and B

	Type I	Group A	Group B
Skeletal deformities	7/15	23/23	15/22
Wormian bones	1/15	17/23	14/22
Dystic epiphyses	0/15	10/23	1/22
Hyperplastic callus formation	0/15	0/23	6/22
Pseudoarthroses	3/15	14/23	7/22
Nonossifying intrasosseous fibroma	2/15	0/23	0/22
Dentinogenesis imperfecta	3/15	16/23	6/22

sence of cartilage in epiphyses and sometimes metaphyses), are signs of severely disturbed enchondral bone formation, and were almost exclusively found in group A (40%).

In contrast hyperplastic callus formation which arises from disturbed tissue growth of subperiosteal cell layers was only detected in group B. Pseudoarthoses the result of disturbed fracture healing were found in more than 50% of patients of group A and to a lesser extent in group B (30%) and type I (20%). Nonossifying fibromas were only present in patients with type I. Dentinogenesis imperfecta was a major problem in group A (70%), whereas its incidence was lower in group B (30%) and type I (20%).

Fractures are the most impressive skeletal feature of O.J. and Fig. 2 shows the comparison of the fracture rates of the 3 groups of patients. The pattern of fractures was similar in group A and B. In both groups connatal fractures were found and the fracture rate remained high during the first 5 years of life and then declined rapidly. In contrast to group A and B patients with type I showed a peak of fracture rate at the age of 5 to 6 years.

Analysis of Growth

The development of extreme short stature can be an important burden for the young patients. The reported data of height, weight and skinfold thickness are expressed in the standard deviation score, which means that from all actual patient data the mean value of a control group was substracted and the obtained value was then devided by the standard deviation of the control group. The data of the control group were obtained from a swiss longitudinal growth study (6).

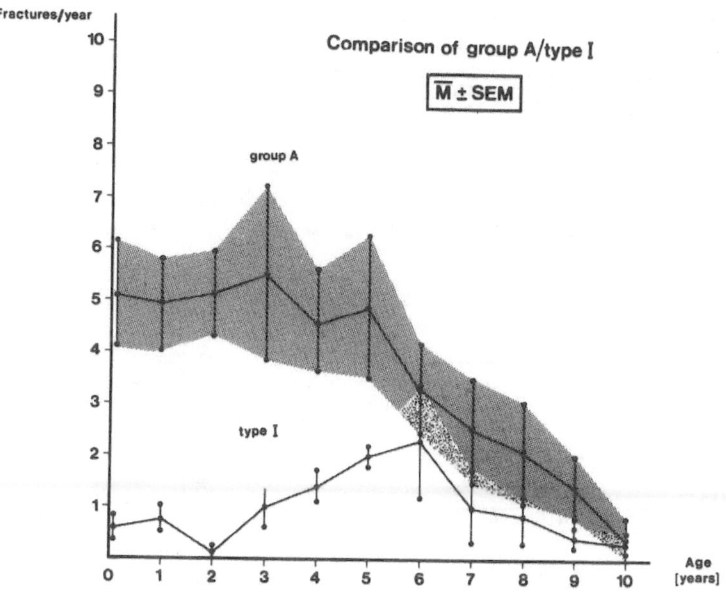

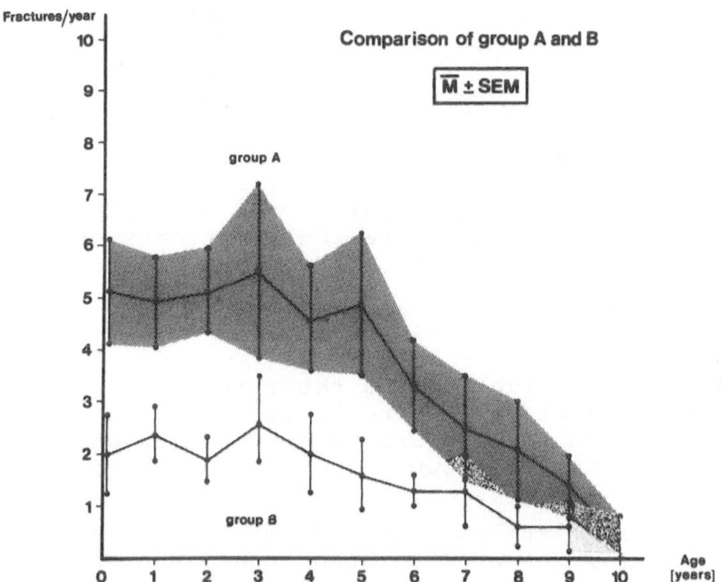

Fig. 2. The number of fractures per year *(mean ± SEM)* of type I and group A and B shows a similar pattern in group A and B during the first 10 years of life

The anthropometric data of type I patients show that no significant reduction of height and weight develops during the first 10 years of life (Fig. 3). However, group A patients and to a lesser extent group B patients suffer from a significant re-

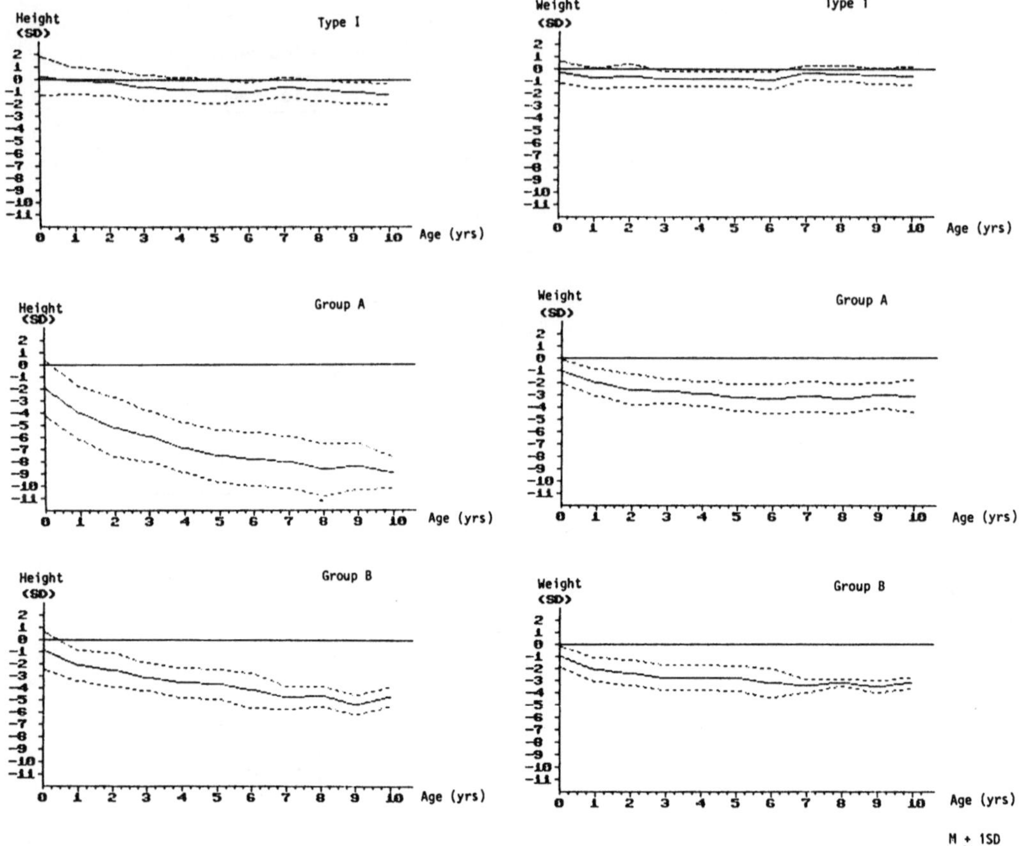

Fig. 3. Height and weight curves are displayed using the standard deviation score. Only patients of group A and B develop severe reduction of height and weight during the first 10 years of life

duction in height during the first 5 years of life. Later on only a slight further reduction of height is observed. The weight data of both groups are similar which however means that the patients of group A develop a considerable overweight compared to group B.

Analysis of the data of skinfold thickness showed that patients of group A compared to group B had a higher skinfold thickness in all areas measured. However with the exception of the biceps area type I O.J. patients displayed the highest skinfold thickness. The most important finding was the relative centrifugal body fat distribution displaying relative high values in biceps and triceps compared to trunk areas.

Extraskeletal Feature

Because of the overwhelming skeletal feature extraskeletal problems in O.J. have been often neglected. Table 2 summarizes

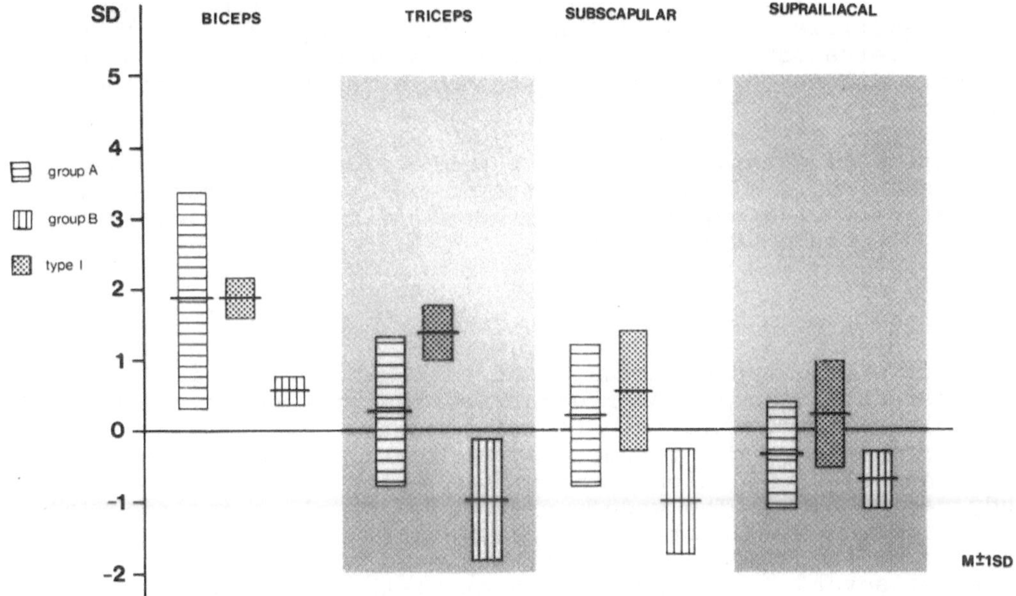

Fig. 4. Measurements of skinfold thickness in patients belonging to group A and B and type I demonstrate a centrifugal body fat distribution

Table 2. Pertinent data of extraskeletal abnormalities of patients belonging to type I, group A and B

	Type I	Group A	Group B
Blue sclerae	15/15	9/23	12/22
Hearing loss	0/15	0/23	0/23
Cardiac malformations	1/15	4/23	1/22
Nephrolithiasis	1/15	2/23	1/22
Hyperplastic scar formation	0/15	2/23	2/23
Contractures	0/15	2/23	2/22
Mode of inheritance	12 AD	2 AR/1 AD	2 AR/2 AD

the extraskeletal feature in our patients. Blue sclerae were present in all type I patients and in less than 50% in group A and more than 50% in group B. Deafness could not be detected in any patient. Severe contractures mimicking an arthogryposis-like clinical picture developed only on group A and B. Hyperplastic scar formation was only found in group A and B. Kidney stones and intrarenal calcification were observed in 4 patients.

Cardiac malformations (2 mitral valve prolapses with mitral valve insufficiency, 2 atrial septal defects of secundum type, 1 Fallot-Tetralogy, 1 bicuspid aortic valve with minimal stenosis) were diagnosed in 6 patients showing the highest incidence in group A.

The pattern of genetic inheritance was obvious in type I patients showing in 12 cases parental disease. In contrast only in 7 patients of group A and B autosomal recessive or dominant inheritance could be detected.

Discussion

Prospective longitudinal studies characterizing the clinical course of osteogenesis imperfecta are presently not available in the literature. This is certainly due to the considerable clinical and genetic heterogeneity of the disease which makes a rational classification difficult on which a prospective study can be based. The widely used Sillence classification (5) clearly defines two subtypes (type I and II) in the wide spectrum of the disease. However, patients with moderately severe to severe forms manifesting at birth cannot be further divided into subtypes because this classification overstresses the mode of inheritance which limits its application in a disease with a high rate of spontaneous new mutations. Since the clinician is often asked to give some prospective information on the probable clinical course of the disease, we have classified our patients according to the shape of the femur in neonatal x-rays. Group A enclosed patients with "broad bone" type femur and group B those with "thin bone" type femur. Patients manifesting later in life showing a mild disease and almost always clear evidence of autosomal inheritance were classified displaying type I O.J. according to the Sillence classification.

Generally the incidence of skeletal abnormalities was significantly higher in patients belonging to group A and B compared to type I, whereas no such difference was obvious analysing the extraskeletal feature of the disease. Group A and B seem to represent two subtypes of the same disease with overlapping clinical severity. This is especially true if one analyses the fracture rate and the anthropometric data. These data parallel during the first 5 years of life on a different level showing a high fracture rate and a significant reduction of height in both groups. Patients with type I O.J. do not display a significant reduction in height and show a peak of their fracture rate when the fracture rates of group A and B are declining. One may speculate that these clinical findings suggest different pathogenetic mechanisms of the presumed defect underlying type I and group A/B. On the other hand group A and B show apart from the reported homogeneity also significant heterogeneity. It is difficult to explain why cystic epiphyses and hyperplastic callus formation are exclusively found in a certain number of patients of group A and B. These patients may represent further subgroups with different or additional defects located in chondrocytes and cells of the subperiostal cell layer.

The observed body fat distribution in all types of patients showing a relatively centrifugal pattern must remain unexplained. These data certainly do not give any evidence of a disturbed growth hormone secretion as an additional cause for the observed short stature.

Our studies clearly demonstrate that besides of blue sclerae the incidence of extraskeletal abnormalities is relatively low. Cardiac malformations show an incidence of 10% in our population of patients. Only in 1 case (Fallot's tetralogy) cardiac surgery was necessary to correct the unfavorable hemodynamic situation whereas all other malformations were not of hemodynamic significance. As to our knowledge our data reveal for the first time that nephrolithiasis is part of the extraskeletal feature of O.J. This is an important extraskeletal complication since recurrent urinary infections and obstruction of the urinary tract needed surgical intervention in 2 patients. Our data confirm earlier observation (7) of a high rate of spontaneous new mutations of early manifesting severe forms of O.J., since in less than 20% of patients of group A and B an autosomal dominant or recessive mode of inheritance could be proven.

The reported longitudinal study can complement earlier cross-sectional studies of O.J. (8, 9) and help the clinician with some new data on the clinical course of the disease which will enable him to provide better advice for his patients and their parents.

References

1. Pope, F.M., Nicholls, A.C., McPheat, J., Talmud, O., Owen, R. (1985): Collagen genes and proteins in osteogenesis imperfecta. J. Med. Genet. 22:466-478
2. Krieg, T., Kirsch, E., Matzen, K., Müller, P.K. (1981): Osteogenesis imperfecta: biochemical and clinical evaluation of 13 cases. Klin. Wochenschr. 59:91-95
3. Fisher, L.W., Drum, M.H., Gehron Robey, P., Conn, K.M., Termine, J.D. (1987) : Osteonectin content in human osteogenesis imperfecta bone shows a range similar to that of two bovine models of O.J. Calcif. Tissue Int. 40:260-264
4. Smith, R., Francis, M.J.O., Houghton, G.R. (1983): The brittle bone syndrome. Butterworth, London
5. Sillence, D.O., Rimoin, D.L. (1987): Classification of osteogenesis imperfecta. Lancet I:1041-1042
6. Prader, A., Issler, Ch., Molinari, L., Largo, R.H.: Physical growth in swiss children from 0-20 years of age (a longitudinal study). Helv. Peadiatr. Acta in preparation
7. Mc Kusick, V.A. (1971): Heritable disorders of connective tissue. 4th ed. C.V. Mosby, St. Louis: P. 390-454
8. Bauze, R.J., Shmith, R., Francis, M.J.O. (1975): A new look at osteogenesis imperfecta. A clinical, radiological and biochemical study of 42 patients. J. Bone Joint Surg. 57B:2-12
9. Wynne-Davies, R., Gormley, J. (1981): Clinical and genetic patterns in osteogenesis imperfecta. Clin. Orthop. Rel. Res. 159:26-35

Groteske Ausprägung einer hyperplastischen Kallusbildung bei Osteogenesis Imperfecta – Falldarstellung

K. Schöppe, S. Döhring, G. Roggenland, E. Keck

Orthopädische Klinik und Poliklinik, Universität Düsseldorf, Moorenstraße 5, 4000 Düsseldorf, FRG

Einleitung

Das Krankheitsbild der Osteogenesis imperfecta wurde bereits 1678 von Malebrache beschrieben. Bordennave erörterte 1763 die Anatomie dieser mesodermalen Dysplasie, die von Vrolik 1849 von der Rachitis abgegrenzt wurde. Im deutschen Schrifttum unterscheiden wir die Osteogenesis imperfacta letalis von der Osteogenesis imperfecta tarda (5), wobei letztgenannte keine Einschränkung der Lebenserwartung aufweist. Nach Follis (2) und Solomons et al. (7) sind beide Formen als Expressivitätsschwankung derselben Grunderkrankung anzusehen.

Janssen (4) sowie Guay u. Mitarb. (3) finden keine signifikanten Veränderungen der sauren und alkalischen Phosphatase bei Routineuntersuchungen, Solomons u. Mitarb. (7) weisen jedoch auf eine erhöhte Serumpyrophosphatase hin.

Eine differentialdiagnostische Abgrenzung ist letztlich nur histochemisch möglich, wobei auch Moore (6) einen vermehrten Einbau von Phenylalanin und Methionin in die organische Knochenmatrix beschreibt. Immer mehr setzt sich eine Klassifizierung durch, welche die Frakturhäufigkeit, das Verhalten der Skleren und den Vererbungsgang berücksichtigen (Sittence und Rimoin 1978).

Im allgemeinen handelt es sich bei der Osteogenesis imperfecta um eine röntgenologisch osteoporotische Veränderung des Knochens, wobei im klinischen Verlauf frische und ältere Frakturen mit hyperplastischer Kallusbildung (callus luxurians) im Vordergrund stehen.

Die meisten Kinder weisen in der postnatalen Phase außer einer tiefblauen Verfärbung der Skleren keine Besonderheiten auf. Mit zunehmender Aktivität kommt es besonders in den ersten beiden Lebensjahren zu vermehrten Frakturen, wobei 70% der Brüche die

F. H. W. Heuck E. Keck (Hrsg.)
Fortschritte der Osteologie in Diagnostik und Therapie

unteren Extremitäten betreffen. Diese Frakturen werden in den meisten Fällen als wenig schmerzhaft empfunden.

Die kritische Phase im Verlauf der Krankheit ist die 1. und 2. Lebensdekade. In Abhängigkeit von Lokalisation, Heilungstendenz und Therapie resultiert aufgrund einer häufig nicht unerheblichen Achsenabweichung von langen Röhrenknochen eine gestörte Biomechanik des Bewegungsapparates.

Fallbeschreibung

Der 25jährige Patient (R.S.) wurde erstmals im Alter von 1 Jahr wegen einer Fraktur des rechten Oberschenkels behandelt (Abb. 1). Aufgrund multipler Frakturen der unteren und oberen Extremitäten war der Patient bereits mit 14 Jahren nicht mehr gehfähig und auf einen Rollstuhl angewiesen. Im weiteren Verlauf war eine progrediente hyperplastische Callusbildung (C.L.) an allen Extremitäten zu verzeichnen.

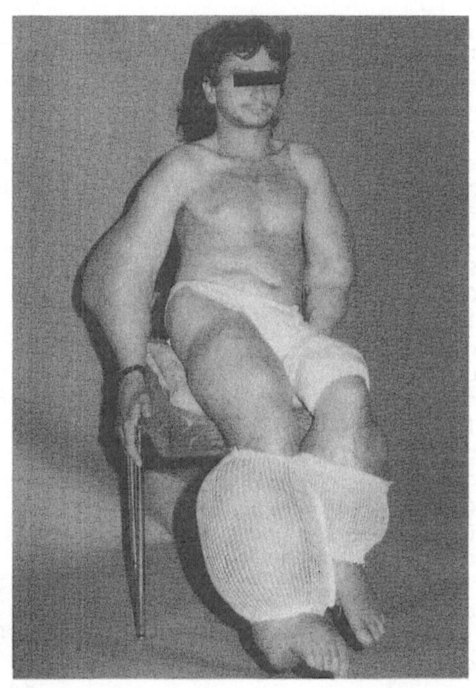

Abb. 1. 25jähriger Patient mit Osteogenesis imperfecta. Groteske Knochenauftreibungen der Extremitäten. Im Bereich des Unterschenkels spannungsbedingte Hautulcera

Zum Zeitpunkt unserer Untersuchung waren beide Ellenbogengelenke, die Hüftgelenke und Kniegelenke sowie die oberen und unteren Sprunggelenke ankylotisch eingesteift. Eine geringgradige Beweglichkeit war ausschließlich in den Schultergelenken sowie den Hand- und Fingergelenken möglich, so daß selbst die tägliche Körperpflege und das Einnehmen von Mahlzeiten nur mit speziell angefertigten Hilfsmitteln möglich ist.

Die extreme hyperplastische Callusbildung führte im Bereich beider Unterschenkel medial aufgrund der beträchtlichen Spannung zu Ulcerationen der Haut. Ähnlich extreme Auftreibungen fanden sich an den oberen Extremitäten und den Oberschenkeln. Trotz dieser massiven Befunde waren klinisch weder neurologische Defizite noch vasculäre Störungen zu objektivieren. Die Wirbelsäule zeigte typische osteoporotische Formen wie Keilwirbel im Bereich der Brustwirbel und Fischwirbel im Lendenwirbelsäulenbereich. Darüberhinaus wies sie eine fixierte Kyphoskoliose auf.

Die von uns erhobenen Laborparameter waren im wesentlichen unauffällig (Tabelle 1). Die von uns entnommenen Knochenbiopsien des hypertrophischen Callus wiesen histologisch nicht das klassische Bild einer Osteogenesis imperfecta auf. Es zeigten sich lediglich vermehrte Faserknochen im Sinne einer Knochenausreifungsstörung.

Tabelle 1. Zusammenstellung der durchgeführten Laboruntersuchungen sowie der Ergebnisse

Natrium	139	mmol/l
Kalium	4,5	mmol/l
Calcium	2,0	mmol/l
Cl	106	mmol/l
Creatinin	0,6	mg/dl
Harnstoff	14,0	mg/dl
Harnsäure	7,4	mg/dl
Ges. Bilirubin	0,4	mg/dl
Cholesterin	148	mg/dl
Triglyzeride	73	mg/dl
GOT	6	U/l
GPT	3	U/l
GGT	11	U/l
Alk. Phos.	1 146	U/l
Anorg. Phos.	0,9	mmol/l
Cu	1,45	mg/l
Testosteron	5,82	mg/ml
HIV AK		negativ
Hbs Ag/Ak		negativ
Core Ak		negativ
Hepatitis A Ak		negativ
TPHA		negativ
Cortisol basal		o.B.
PTH	235	mE/ml
Calcitonin	0,056	ng/ml
TSH basal	5,0	U/l
ges. T4	7,7	µg %
ges. T3	84	ng %
STH	0,2	ng/ml
LH	7,5	mU/ml
FSH	2,2	mU/ml
HPRL	28,0	ng/ml
Hydroxypyrolin (Urin)	76	$mg \cdot m^2/24$ h
Ca (Urin)	1,0	mmol/l
Phos (Urin)	31	mmol/l

Die Skelettszintigraphie mit TC 99 m-Diphosphat zeigt Zonen erhöhter Knochenstoffwechselaktivität im Bereich des linken Unterschenkels, linken Unterarmes und im Sternum rechts lateral.

Die Kernspintomographie zeigt eine Deformität des Unterschenkels, ohne daß Knochen- und Muskelgewebe voneinander zu diskriminieren sind. In der transversalen Schnittführung sind Tibia und Fibula nicht abgrenzbar (Abb. 2).

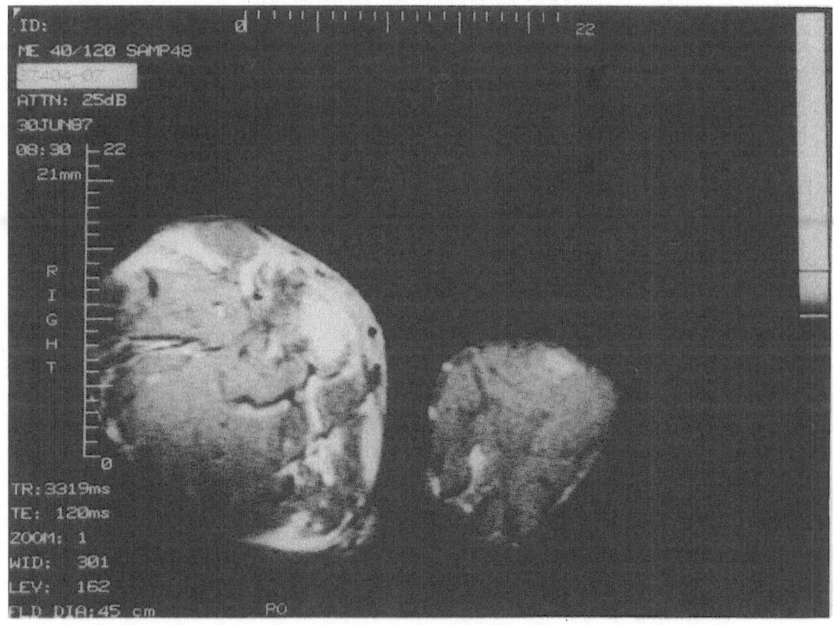

Abb. 2. Kernspintomogramm (MRI) der Unterschenkel (STIR 2000/100, Schnittführung coronar). Eine Differenzierung zwischen Tibia bzw. Fibula und Muskelgewebe ist nicht mehr möglich

Diskussion

Der hier vorgestellte Fall stellt in seinem klinischen Bild eine außergewöhnliche Verlaufsform dar. Im allgemeinen ist der Verlauf der Osteogenesis imperfecta tarda weniger auffällig.

Wenngleich bei diesem Patienten die Osteogenesis imperfecta weder laborchemisch noch histologisch und durch Zellkulturen gesichert werden konnte, sprechen neben Anamnese und klinischem Befund auch die bildgebenden Verfahren für dieses Krankheitsbild.

Aufgrund des klinischen Aspektes ist eine Therapie ausgeschlossen. Unbefriedigend erscheint, daß eine kausale Therapie dieses Leidens nicht möglich ist. Trotz gezielter prophylaktischer Maßnahmen und sinnvoller orthopädischer Therapie läßt sich ein derartig fulminanter Verlauf letztlich nicht verhindern.

Literatur

1. Enderle, A. et al. (1984): Angeborene und erworbene Skeletterkrankungen in Orthopädie, in Klinik und Praxis. Thieme Verlag, Stuttgart/New York: 1-127
2. Follis jr., R.H. (1952): Osteogenesis imperfecta congenita: A connective tissue diathesis. J. Pediat. 41:713-721
3. Guay, F.G., et al. (1968): Primary hyperparathyroidism in osteogenesis imperfecta. Canad. med. Ass. J. 98:960-962
4. Janssen, G. Zur Osteogenesis imperfecta. Klinikkonferenz Balgrist, Zürich, 18.8.1972 (persönliche Mitteilung)
5. Looser, E. (1906): Zur Kenntnis der Osteogenesis imperfecta congenita und tarda (sogenannte idiopathische Osteopsatyroris). Mitt. Grenzgebiete Med. Chir. 15:161-207
6. Moore, T. (1965) Vitamin A deficiency and excess. Proc. Nutr. Soc. 24: 129-135
7. Solomons, C.C. et al. (1973) Osteogenesis imperfecta - new perspectives. Clin. Orthop. 96:299-303

Biochemical Analysis of a Hyperplastic Callus in Osteogenesis Imperfecta Type IV

R. E. Brenner[1], U. Vetter[2], O. Wörsdorfer[3], A. Nerlich[1], W. M. Teller[2], P. K. Müller[1]

[1]Abteilung für Bindegewebsforschung, Max-Planck-Institut für Biochemie, Am Klopferspitz, 8033 Martinsried, FRG
[2]Abteilung für Kinderheilkunde und [3]Abteilung für Unfallchirurgie, Universität Ulm, Prittwitzstr. 43, 7900 Ulm, FRG

Osteogenesis imperfecta (OI) is an inherited disease of connective tissue, which is characterized by a high fracture rate and skeletal deformations. In addition other tissues containing high amounts of type I collagen like the skin, sklerae and teeth can be affected. According to clinical features it has been divided into 4 different types (1). Various metabolic and structural abnormalities of type I collagen have been reported underlining the clinical heterogeneity. Fibroblasts of some patients produce overhydroxylated and overglycosylated type I collagen and in sporadic cases mutations of the α1 (I)- or α2 (I)-genes have been described (2).

Fracture healing is usually normal, but in some cases the formation of hyperplastic callus occurs. This is a rare but typical complication of OI (3). The underlying mechanisms are completely unknown.

We report about a 15 year old boy with a moderately severe form of osteogenesis imperfecta (OI type IV according to Sillence). Until 12 years of age he had 15 fractures. After that time no fracture occurred in the following 3 years. Instead the patient developed a hyperplastic callus at the distal end of his right femur. After resection of that stationary callus and osteotomy to correct deformations he developed a second, excessive hyperplastic callus at the proximal end of the femur. In the course of 3 months he was operated again.

The resected callus tissue had a weight of 300 g. Histologically it consisted of a fibrous capsule (A), a cartilagineous (B) and a cartilagineous-myxoid (C) part and a central bone tissue with osteoid (D). All regions had a high cell density, but there were no atypic, anaplastic cells which would be characteristic for both a chondro- or osteosarcoma. The histological picture was typical for an ongoing mixed desmal and chondral ossification. These results are in accordance with previous

F. H. W. Heuck E. Keck (Hrsg.)
Fortschritte der Osteologie in Diagnostik und Therapie

reports of similar cases (4, 5). In addition to the rapidly growing callus we had the opportunity to investigate bone compacta of the patient and of an age-mathced control. Furthermore cells from the different parts of the callus (A-D) were grown and could be compared with skin fibroblasts of the patient and with those of a control of similar age.

In the first part the results of the authentic tissue are described. The capsule of the hyperplastic callus was not mineralized. Towards the central region the degree of mineralization inclined, but did never each the levels of bone compacta from either the same patient nor from an age-matched control (Table 1). In agreement with histological results cell density measured as mg DNA per g dry weight after demineralization was very high in all callus regions (Table 1). In contrast the protein- and collagen-content per cell was very low and did not increase towards the probably more mature central region (Table 1). Collagen as a fraction of total protein was reduced in the cartilagineous parts B and C indicating a higher portion of non-cartilagineous proteins such as proteoglycans (Table 1).

Pepsin-extracted collagens from different parts of the hyperplastic callus were separated by sequential salt precipitation and polyacrylamide gel electrophoresis. Type I collagen, the most abundant structural protein of bone tissue was found in the capsule (A) and the central part (D). Type II collagen, the main collagen of cartilage, was present in the intermediate parts (B, C) and the central bone tissue (D). Type III collagen could be detected in similar amounts in all regions. The relative amounts of type V and type XI collagen could not be determined. It is not clear, if there were any changes occuring in the different callus regions.

In addition to the authentic tişsue cell cultures from the different regions of the callus were obtained. The morphology was clearly distinguished from that of skin fibroblasts. The callus cells were larger, polygonal in shape and had a higher degree of granulation. To determine collagen synthesis in vitro, cell cultures were incubated with ^{3}H-proline for 24 hours. Cell layer and medium were dialysed to remove not incorporated radioactivity, hydrolysed and finally ^{3}H-proline and ^{3}H-hydroxyproline were separated on an ion-exchange column. While collagen synthesis of skin-fibroblasts from the patient is reduced, the callus cells lay above control fibroblasts. Although these are not ideal cells for direct comparison, the results indicate an active collagen synthesis of the callus cells in vitro (Table 2).

Collagen as a fraction of total protein was higher in cells and medium from the callus compared to skin-fibroblasts of the patient and the age-matched control. The only exception was the central region where the ratio between collagens and other proteins was not altered (Table 2). Secretion of collagen into the medium did not differ in all examined cell cultures (Table 2).

These results are not easily reconciled with the above observation of a low protein- and collagen-content per cell in the

Table 1. Biochemical analysis of the authentic callus tissue and bone compacta of the patient and an age-matched control

	Mineral content (%)	DNA-content (mg/g dw)	Protein per cell (mg/mg DNA)	Collagen as a fraction of total protein (%)
Control compacta	72	0,7	849	62
OI compacta	73	0,8	743	66
Callus A	0	4,9	173	53
Callus B	9	4,4	180	36
Callus C	26	5,6	119	23
Callus D	45	12,1	59	64

dw = dry weight.

Table 2. Collagen synthesis and secretion of callus cells and skin fibroblasts of the patient and an age-matched control

	Collagen synthesis (cpm HYP/10^5 cells)	Collagen as a fraction of total protein (%)		Secretion of collagen (%)
		Cell-layer	Medium	
Control fibroblasts	30 048	2,6	15,2	84
OI IV fibroblasts	26 816	3,5	16,4	80
Callus cells A	124 864	7,3	19,5	70
Callus cells B	139 776	5,8	23,7	77
Callus cells C	140 704	4,0	22,8	85
Callus cells D	95 664	2,5	18,1	87

authentic tissue. Reasons could be a selection of cells during the outgrowth or the influence of regulatory factors in vivo that are lost in the cell culture system. The latter assumption would indicate that the callus cells may react on environmental influences which stimulate cell proliferation instead of appropriate synthesis of extracellular matrix proteins. In summary, an as yet unknown defect causes a locally excessive proliferation of mesenchymal cells, which results in a low protein- and collagen-content per cell and the presence of type III collagen which is not found in normal postnatal bone tissue. These are common features of bone compacta from fetuses and younger patients with osteogenesis imperfecta who are still in an active state of the disease with a high fracture rate. Therefore it is possible that a common developmental defect, which leads to the persistence of a fetal state is underlying both the osteogenesis imperfecta and the hyperplastic callus.

References

(1) Sillence, D.O., Senn, A., Danks, D.M. (1979) Genetic heterogeneity in osteogenesis imperfecta, J. Med. Gen. 16:101-116

(2) Prockop, D., Kuivaniemi, H. (1986) Inborn errors of collagen, Rheumatology vol. 10:246-271, Karger, Basel

(3) Smith, R., Francis, M.J.O., Houghton, G.R. (1983): The brittle bone Syndrome-Osteogenesis imperfecta, Butterworths: 30-33

(4) Fairbank, H.A.T., Baker, S.L. (1948): Hyperplastic callus formation with or without evidence of a fracture in osteogenesis imperfecta with an account of the histology, British J. Surgery. Vol. 36, No 141: 1-16

(5) Krepler, R., Zhuber, K. (1974): Hyperplastische Kallusbildung bei Osteogenesis imperfecta, Z. Orthop. 112:306-313

Untersuchungen zum Phosphatdiabetes im Erwachsenenalter

H.-P. Kruse, M. Vorkefeld, K. J. Woggan

I. Medizinische Klinik, Universität Hamburg, Martinistr. 52, 2000 Hamburg 20, FRG

Einleitung

Der Phosphatdiabetes (Vitamin D-resistente Rachitis/Osteomalazie) ist als genetisch bedingte Erkrankung in zwei Formen bekannt, der X-chromosomal dominanten und der autosomal dominanten Form. Bei gleichen laborchemischen Befunden unterscheiden sich beide in ihrem klinischen Erscheinungsbild, insbesondere Rachitis bzw. Osteomalazie sind bei autosomalem Erbgang geringer ausgeprägt (Scriver et al. 1982). Daneben gibt es die kombinierten renalen Tubulusfunktionsstörungen wie das de Toni-Debré-Fanconi-Syndrom, das in der Regel autosomal rezessiv vererbt wird und durch Störungen des Wasser- und Säure-Basenhaushaltes kompliziert ist (Kruse u. Kuhlencordt 1980). Obwohl die Krankheitsbilder seit Jahrzehnten bekannt sind, gibt es fast keine Publikationen über das weitere Schicksal dieser Patienten im Erwachsenenalter. Neben denjenigen mit typischer Familienanamnese kommen auch sporadische Fälle mit Manifestation einer Osteomalazie im Erwachsenenalter vor, von denen im Einzelfall meist nicht bekannt ist, ob der renale Tubulusdefekt erworben wurde oder ob es sich um eine Spätmanifestation bei Spontanmutation handelt. Bei den zuerst in Deutschland beschriebenen sporadischen Fällen mit Fanconi-Syndrom im Erwachsenenalter mußte eine erworbene Störung angenommen werden, da sich die Tubulusdefekte nach einigen Jahren zurückbildeten (Kuhlencordt 1956).

In der vorliegenden Studie wurden klinische, laborchemische und radiologische Befunde von Fällen mit sporadischem Phosphatdiabetes dokumentiert, mit denen von Erwachsenen mit angeborenem Phosphatdiabetes verglichen und teilweise in mehrjährigem Verlauf beobachtet.

Krankengut

Untersucht wurden 15 Fälle mit sporadischem Phosphatdiabetes, von denen 11 ein proximales Tubulussyndrom und 4 ein proximales und distales Tubulussyndrom aufwiesen. Das mittlere Lebensalter

F. H. W. Heuck E. Keck (Hrsg.)
Fortschritte der Osteologie in Diagnostik und Therapie

betrug zum Zeitpunkt der Diagnosestellung und Erstuntersuchung 48,1 (± 16,0) Jahre. Zum Vergleich wurden 16 Fälle mit angeborenem Phosphatdiabetes herangezogen, die alle ein proximales Tubulussyndrom aufwiesen. Der Erbgang war 14mal X-chromosomal-dominant und 1mal autosomal dominant, in einem Fall konnte er nicht sicher geklärt werden. Zum Untersuchungszeitpunkt betrug das mittlere Lebensalter 36,2 Jahre.

Methoden und Ergebnisse

Klinik

Retrospektiv wurden die ersten Symptome der sporadischen Fälle zwischen dem 20. und 71. Lebensjahr registriert (mittleres Alter 42,8 ± 15,4 Jahre). Frauen (43,2 Jahre) und Männer (42,0 Jahre) unterschieden sich dabei nicht signifikant. Die Diagnose der renalen Tubulusfunktionsstörung bzw. des Phosphatdiabetes wurde durchschnittlich jedoch erst 5,3 Jahre später gestellt. Anamnese und aktuelle Untersuchungen ergaben in keinem Fall einen Hinweis auf eine mögliche Ursache der Störung, insbesondere fanden sich keine Anhaltspunkte für eine Schwermetallintoxikation, vermutet oder beschrieben wurden z.B. Blei-, Quecksilber-, Kupfer- und Cadmiumintoxikationen, oder die Einnahme überalterter Tetrazykline (Kruse u. Kuhlencordt 1980).

Beim angeborenen Phosphatdiabetes konnten in typischer Weise erste rachitische Zeichen im ersten bis zweiten Lebensjahr in 14 Fällen entdeckt werden, nur in zwei Fällen erst im vierten Lebensjahr.

Die Körpergröße der sporadischen Fälle betrug zum Zeitpunkt der Diagnosestellung im Mittel 164,4 ± 7,1 cm (Frauen 162,8 ± 7,6 cm, Männer 167,6 ± 5,1 cm). In einem Beobachtungszeitraum von durchschnittlich 7,2 Jahren entwickelte sich ein Größenverlust von 6,3 cm, die Frauen waren dabei etwas stärker (-6,8 cm) als die Männer (-5,4 cm) betroffen. Dabei wurden alle Fälle während des gesamten Zeitraums nach den heutigen Vorstellungen mit Vitamin D und D-Hormonen, zum Teil auch mit zusätzlichen oralen Phosphatgaben behandelt (Kruse 1985). Die Fälle mit angeborenem Phosphatdiabetes waren dagegen als Erwachsene im Mittel mit 155,2 ± 11,8 cm kleinwüchsig (Frauen 148,8 ± 7,9 cm, Männer 161,6 ± 11,9 cm). Ebenfalls unter ständiger Behandlung konnte jedoch über einen Zeitraum von im Mittel 7,0 Jahren keine signifikante Abnahme der Körpergröße (-0,7 cm) registriert werden.

Radiologie

Deformierungen der Extremitäten, insbesondere Verbiegungen von Femur und Tibia, lagen bei 12 der 16 Fälle mit angeborenem Phosphatdiabetes (4 Frauen, 8 Männer) als Residuen der Rachitis vor. Unter den sporadischen Fällen fand sich nur bei einer Frau eine Varisierung der Tibia, die erst in den letzten Jahren vor Diagnosestellung entstanden war.

Bei allen Fällen wurde röntgenologisch und zum Teil auch szintigraphisch nach Looserschen Umbauzonen gefahndet, die in Tabelle 1 zusammengestellt sind. Dabei wurde das Vorkommen von

Tabelle 1. Häufigkeit und Lokalisation von Looserschen Umbauzonen des Skeletts. Das Vorkommen von mehreren Looser Zonen im Bereich der Rippen wurde pro Fall nur einmal gezählt. Die letzte Zeile gibt die durchschnittliche Anzahl der Umbauzonen pro Patient an

	sporadisch		angeboren	
n =	10♀	5♂	8♀	8♂
Rippen	10	5	-	1
Scapula	1	-	-	-
Radius	2	3	-	-
Metacarp.	1	2	-	-
Becken	7	2	-	1
Femur	9	3	2	3
Tibia	3	-	1	4
Metatars.	5	2	2	-
pro Pat.	3,8	3,4	0,6	1,1

mehreren Looser-Zonen der Rippen beim einzelnen Patienten jeweils nur einmal gewertet, so daß der Tabelle zu entnehmen ist, daß alle sporadischen Fälle Umbauzonen im Bereich des knöchernen Thorax aufwiesen. Am zweithäufigsten waren Femur und Becken betroffen, in der Regel Femurhals, Medialseite des Femurschaftes subtrochantär, Scham- und Sitzbein. Beim angeborenen Phosphatdiabetes waren die Looserschen Umbauzonen von Femur und Tibia meist an der konvexen Seite des deformierten Röhrenknochens anzutreffen, so daß diese eher im Sinne einer Pseudarthrose oder eines "Dauerbruchs" zu werten sind. Vergleichbare Befunde sind beispielsweise bei der Ostitis deformans Paget bekannt.

Der Knochenmineralgehalt des Radius lag bei allen Fällen zum Zeitpunkt der Erstuntersuchung bei rund 86% der alters- und geschlechtsentsprechenden Norm (Tabelle 2). Im Verlauf von rund 7 Jahren kommt es trotz kontinuierlicher Therapie beim sporadischen Phosphatdiabetes zu einem signifikanten Mineralverlust, während die angeborenen Fälle leicht zunehmen. Frauen mit sporadischer Erkrankung nehmen deutlich stärker ab als Männer, ohne daß sich dieses durch den größeren physiologischen Knochenverlust der Frauen mit steigendem Lebensalter erklären läßt, da die angegebenen prozentualen Werte bereits auf die Altersnorm bezogen sind.

Laborchemie

Aus Tabelle 3 geht hervor, daß die Serum-Phosphatkonzentration bei den sporadischen Fällen signifikant niedriger und die alkalische Serumphosphatase signifikant höher als bei den angeborenen Fällen lag. Die Laborbefunde beziehen sich auf die Erstuntersuchung, die im Mittel mehr als 7 Jahre zurückliegt. Daher wurden keine Befunde der D-Hormone angegeben, die damals mit unter-

Tabelle 2. Knochenmineralgehalt des Skeletts, gemessen am distalen Drittelpunkt des Radius mittels ^{125}Jod-Photonenabsorption zum Zeitpunkt der Erstuntersuchung und nach im Mittel 7,2 bzw. 7,0 Jahren (Angaben in Prozent der alters- und geschlechtsentsprechenden Norm)

Knochenmineralgehalt
Radius 1/3 (% der altersentspr. Norm)

Sporadischer P-Diabetes, Verlauf ~ 7,2 Jahre
♀ 85,3 % → 75,4 % (-9,9%)
♂ 86,4 % → 81,6 % (-4,8%)

Angeborener P-Diabetes, Verlauf ~ 7,0 Jahre
♀ 86,4 % → 89,4 % (+3,0%)
♂ 84,3 % → 87,9 % (+3,6%)

Tabelle 3. Mittelwerte ± Standardabweichungen von Kalzium, anorganischem Phosphor und alkalischer Phosphatase im Serum sowie der renalen Phosphat-Clearance

Laboratoriums-Befunde

	normal		sporad. (n=15)	angeb. (n=12)	
Serum Ca	2,13-2,63	mmol/l	2,36±0,13	2,36±0,15	
P	0,80-1,60	mmol/l	0,53±0,10	0,70±0,13	*
				♀ 0,74±0,14	+
				♂ 0,66±0,11	+
alk. Ph.	40-90	U/l	195±141	110±40	**
Clear. p	15	ml/min	25,0±7,9	24,4±17,5	

*p < 0,001, **p < 0,05, +n.s.

schiedlichen Methoden gemessen wurden und so nur schwer vergleichbar sind. Wie aus der Literatur bekannt (Kruse 1987), lagen jedoch die Serumkonzentrationen von 25-Hydroxycholecalciferol und 1,25-Dihydroxycholecalciferol generell im Normbereich.

Diskussion und Zusammenfassung

Beim sporadisch auftretenden Phosphatdiabetes im Erwachsenenalter handelt es sich um eine seltene Erkrankung, die sich in Form einer hochgradigen Osteomalazie manifestiert. Sowohl klinisch als auch radiologisch und laborchemisch sind die Befunde ausgeprägter und im Verlauf progredienter als bei Erwachsenen mit angeborenen Tubulusfunktionsstörungen. Dies wird dokumentiert durch die Abnahme der Körpergröße, die multiplen Looserschen Umbauzonen, den Knochenmineralverlust sowie den signifikant niedrigeren Phosphatspiegel im Serum. Diese klinischen Unterschiede, die leere Familienanamnese und die Tatsache, daß spontane Remissionen vorkommen (Kuhlencordt 1958) sprechen eher für einen erworbenen Defekt als für eine Spätmanifestation einer angeborenen Störung. Allerdings ließ sich bei den hier beschriebenen Fällen keine der möglichen auslösenden Ursachen (Kruse u. Kuhlencordt 1980; Mankin 1974) ermitteln. Der im Erwachsenenalter mäßig verminderte Knochenmineralgehalt der angeborenen Fälle erklärt sich teilweise durch einen vergrößerten Knochendurchmesser, da dieser bei der Berechnung als Nenner in den Quotienten Mineralgehalt pro cm/Durchmesser in cm eingeht. Die ansteigenden Werte im Verlauf von 7 Jahren entsprechen der Beobachtung von Osteoskleroseentwicklung bei positiver Kalziumbilanz bei derartigen Fällen (Oreopoulos et al. 1979). Nicht näher analysiert wurden Verkalkungen von Ligamenten und Gelenkkapseln sowie Gelenkveränderungen, insbesondere der Ileosakralfugen, die nicht selten dem röntgenologischen Aspekt einer Spondylitis ankylopoetica nahekommen (Gerok und Schilling 1968; Polisson et al. 1985). Weitere Untersuchungen des hier vorgestellten Krankengutes sollen den Effekt der medikamentösen Therapie und dabei ein möglicherweise unterschiedliches Ansprechen von angeborenen und sporadischen Fällen ermitteln.

Literatur

Gerok, W., Schilling, F. (1968): Osteopathien durch Störungen renal-tubulärer Partialfunktionen (komplettes und inkomplettes de Toni-Debré-Fanconi-Syndrom beim Erwachsenen). Arch. Klin. Med. 215:40-66

Kruse, H.-P. (1985): Defective bone mineralization in the adult: Pathophysiology and treatment. In: S. Havelka, K. Trnavsky (eds): Proceedings of the XIIIth Symposium of the European Society of Osteoarthrology, p. 257-271. Avicenum, Czechoslovak Medical Press, Prague

Kruse, H.-P. (1987): Clinical and pathophysiological aspects of osteomalacia. In: Generalized bone diseases; F. Kuhlencordt, P. Dietsch, E. Keck, H.-P. Kruse (eds.), p. 95-116. Springer, Berlin Heidelberg New York

Kruse, H.-P., Kuhlencordt, F. (1980): Osteomalazie. In: F. Kuhlencordt u. H. Bartelheimer (Hrsg.): Handbuch der inneren Medizin, 5. Auflg., Bd. 6/T. 1 B; S. 751-820. Springer, Berlin-Heidelberg-New York

Kuhlencordt, F. (1956): Zum sogenannten Fanconi-Syndrom bei Erwachsenen. Verh. Dtsch. Ges. inn. Med. 62:457-461

Kuhlencordt, F. (1958): Die glucosurische Osteopathie. (Das sog. Fanconi-Syndrom beim Erwachsenen). Ergebn. inn. Med. 9:622-665

Mankin, H.J. (1974): Rickets, osteomalacia, and renal osteodystrophy. Part II. J. Bone Jt. Surg. 56-A:352-386

Oreopoulos, D.G., Husdan, H., Harrison J., Meema, H.E., Rabinovich, S., Meindok, H., Murray, T., Rapoport, A. (1979): Osteosclerosis in hypophosphatemic osteomalacia. Mineral Electrolyte Metab. 2:56-62

Polisson, R.P., Martinez, S., Khonry, M., Harell, R.M., Lyles, K.W., Friedman, N., Harrelson, J.M., Reisner, E., Drezner, M.K. (1958): Calcification of entheses associated with X-linked hypophosphatemic osteomalacia. New Engl. J. Med. 313:1-6

Scriver, C.R., Fraser, D., Kooh, S.W. (1982): Hereditary rickets. In: D. Heath (ed.): Clinical Endocrinology 2, Calcium Disorders, p. 1-46. Butterworth Scientific, London

Phosphatinduzierter Hyperparathyreoidismus bei X-chromosomal dominantem Phosphatdiabetes

K. J. Woggan[1], H.-P. Kruse[1], S. C. W. Heik[1], G. Delling[2], P. Clemens[3], H.-W. Müller-Gärtner[4]

[1]I. Medizinische Klinik, [2]Kinderklinik, [3]Institut für Pathologie, [4]Abteilung für Nuklearmedizin, Radiologische Klinik und Strahleninstitut, Universität Hamburg, Martinistr. 52, 2000 Hamburg 20, FRG

Einleitung

Erste Vorstellungen zur Pathogenese des Phosphatdiabetes stammen von Albright (1937). Er sah eine Ca++-Resorptionsstörung im Darm als Ursache dieser Erkrankung an. Eine verminderte Ca++-Resorption im Darm sollte zu einer Hypocalcämie mit nachfolgendem sekundären Hyperparathyreoidismus führen. Die Normocalcämie sollte dann durch eine Ca++-Mobilisation aus dem Skelett bei sekundärem HPT erfolgen. Die typische Hypophosphatämie wurde von ihm ebenfalls dem HPT über eine Verminderung der renalen Phosphatrückresorption zugeschrieben. Der 1938 von Albright und Sulkowitch vorgestellte Fall war die Erstbeschreibung eines HPT bei Patienten mit Phosphatdiabetes.
Heute ist die routinemäßige Bestimmung des PTH im Serum möglich. Bei Patienten mit unbehandeltem Phosphatdiabetes liegt das Serum-PTH in der Regel im Normbereich (Chan et al. 1980; Drezner et al. 1980; Krohn et al. 1977; Fanconi et al. 1974; Arnaud 1971). Das pathophysiologische Konzept des Phosphatdiabetes hat sich dementsprechend gewandelt.

Der X-chromosomal dominante Phosphatdiabetes ist charakterisiert durch eine Hypophosphatämie und Hyperphosphaturie, deren Folge rachitische Fehlbildungen der unteren Extremitäten im Kleinkindalter und Minderwuchs sind. Es ist heute unbestritten, daß die grundlegende und wichtigste Ursache der Erkrankung in einer angeborenen Phosphatrückresorptionsstörung des proximalen Tubulussystems der Niere besteht, wie es von Robertson et al. schon 1942 vermutet wurde. Dieser Defekt am proximalen Tubulussystem konnte indirekt beim Menschen (Harrison et al. 1966; Scriver 1974) und direkt an der Bürstensaummembran der X-chromosomal dominanten hypophosphatämischen HYP-Maus, dem Tiermodell dieser Erkrankung, nachgewiesen werden (Tenenhouse et al. 1978; Cowgill et al. 1979; Giasson et al. 1977). Ob es sich dabei um einen primären Tubulusdefekt oder um einen sekundären durch humorale Faktoren ausgelösten Defekt handelt, ist noch unbekannt.

F. H. W. Heuck E. Keck (Hrsg.)
Fortschritte der Osteologie in Diagnostik und Therapie

Die meisten Studien zeigten, daß bei unbehandelten Patienten mit Phosphatdiabetes normale 25-OH-D3 und 1,25(OH)2D3 Serumspiegel vorliegen (Drezner et al. 1980; Glorieux et al. 1980). Bekanntermaßen ist jedoch eine Hypophosphatämie wie beim Phosphatdiabetes ein enormer Stimulus der 1-α-Hydroxilase Aktivität, so daß normale 1,25(OH)2D3 Spiegel in Hinblick auf die Hypophosphatämie als inadäquate Reaktion angesehen werden müssen (Drezner et al. 1980). Die wird auch unterstrichen durch die Ergebnisse von Lyles und Drezner (1982), die an hypophosphatämischen Patienten zeigen konnten, daß eine PTH-Applikation bei diesen Patienten eine Erhöhung des Serum 1,25(OH)2D3-Spiegels um nur 68% ergab, während er bei einem Vergleichskollektiv um 218% anstieg. Als Ursache dieses inadäquaten Anstiegs wird ein Defekt in der 1-α-Hydroxilase Aktivität angenommen (Chan et al. 1985). Beide Defekte, der proximale Tubulusschaden mit verminderter Phosphatrückresorption sowie die verminderte 1-α-Hydroxilase Aktivität in den Nieren sind die wesentlichen bisher bekannten Ursachen für die Entstehung eines Phosphatdiabetes.

Laborchemisch findet man eine Hypophosphatämie bei Hyperphosphaturie und erniedrigter tubulärer Phosphatrückresorptionsrate TRP. Das Serum Calcium, PTH, 25-OH-D3 und 1,25(OH)2D3 liegen in der Regel im Normbereich. Die alkalische Phosphatase AP und das Osteocalcin gelten als Indikator für die Aktivität der Knochenumbauprozesse und variieren demtentsprechend.

Die Therapie dieser Erkrankung besteht derzeit aus einer Phosphatsubstitution in Kombination mit hochdosierten Vitamin D3 Gaben oder Gaben von 1,25(OH)2D3.

In dieser Fallstudie werden 2 Schwestern vorgestellt, die unter Therapie mit Phosphat und hochdosiertem Vitamin D3 einen HPT entwickelten. Es werden Klinik, laborchemischer Verlauf und die weitere Therapie vorgestellt, sowie die Ursache der Entwicklung des HPT diskutiert. In der Weltliteratur wurden bisher nur 10 Fälle beschrieben, bei denen es unter Behandlung eines X-chromosomal dominanten Phosphatdiabetes zur Ausbildung eines HPT gekommen war (Firth et al. 1985). Bisher waren keine Geschwister beschrieben worden, die unter annähernd gleicher Therapie nach ähnlich langem Verlauf einen HPT entwickelt hatten.

Fallbeschreibung

Es handelt sich um die Geschwister Heike und Kerstin, bei denen sich im Lauflernalter Deformierungen der unteren Extremitäten entwickelten. Bei beiden wurde erstmals 1974 die Diagnose eines Phosphatdiabetes gestellt. Wegweisend für diese Diagnose waren Unterlänge und Beindeformitäten in Kombination mit einer typischen Laborkonstellation. Serum-Phosphatspiegel und tubuläre Phosphatrückresorptionsrate waren erniedrigt, die alkalische Phosphatase leicht erhöht.

Bei Heike wurde die Erstdiagnose im Alter von 11 Jahren, bei Kerstin im Alter von 8 Jahren gestellt. Beide waren zu dieser Zeit mit 2,45 und 2,6 mmol/l normocalcämisch. Als Zeichen des bestehenden Knochenumbaus bei Rachitis/Osteomalazie war die AP auf 850 bzw. 750 U/l erhöht.

Die nachträgliche Erstellung eines Stammbaums ergab, daß Vater und Großmutter väterlicherseits ebenfalls symptomatisch sind, so daß beide als Genträger gelten müssen. Der Vererbungsmodus entspricht demnach dem eines X-chromosomal dominanten Phosphatdiabetes. Dazu paßt auch, daß der Bruder der beiden Geschwister nicht betroffen ist. Erwähnenswert ist, daß die Großmutter zweimal verheiratet war, aus dieser zweiten Ehe entstammt eine ebenfalls erkrankte Tochter.

Nach der Diagnosestellung wurde in der Kinderklinik eine Therapie mit hochdosiertem Vitamin D_3 und Phosphat eingeleitet. Heike erhielt 50 000 IE Vitamin D_3/die und Kerstin 30 000 IE Vitamin D_3/die. Zusätzlich wurden beide mit je 1 g Phosphat täglich behandelt. Unter dieser Therapie kam es bei beiden zu einer Wachstumsakkzeleration und sie erreichten im Erwachsenenalter Körpergrößen um 150 cm.

Die Therapie mit Vitamin D birgt die Gefahr der Vitamin D-Intoxikation in sich. Tatsächlich entwickelten sich bei Heike nach 2 Jahren und bei Kerstin nach 3 Jahren Therapiedauer erstmals Hypercalcämien. Zu dieser Zeit war Heike mit 30 000 IE Vitamin D_3 und 1,5 g Phosphat, Kerstin mit 10 000-40 000 IE Vitamin D_3 und 1-4 g Phosphat täglich therapiert worden. Das Serum-Calcium war bei Heike auf 2,68 mmol/l und bei Kerstin auf 2,95 mmol/l (n 2,13-2,63 mmol/l) erhöht. Wegen des Verdachts auf eine Vitamin D-Intoxikation wurde die Dosis reduziert. Nach 6 bzw. 7 Jahren Therapie mit Vitamin D_3 wurde es bei beiden Geschwistern abgesetzt, so daß Heike seit dem 17. Lebensjahr und Kerstin seit dem 15. Lebensjahr allein mit 2-3 g Phosphat/die in der Kinderklinik weiterbehandelt wurden. Trotzdem hatte sich die Hypercalcämie kontinuierlich weiter verstärkt. Bemerkenswert ist, daß bei Kerstin nach 5 Jahren Therapie erstmals ein auf 26,4 pmol/l ($n<4$ pmol/l) erhöhtes PTH gemessen wurde. Dabei war der Serum Calciumspiegel auf 2,8 mmol/l erhöht, das Serum Phosphat lag im Normbereich. Es erfolgte dann die Übernahme in die Medizinische Klinik zur weiteren Diagnostik und Therapie der persistierenden Hypercalcämie bei Phosphatdiabetes. Die Patientinnen waren mittlerweile 19 und 22 Jahre alt.

Die Differentialdiagnose der Hypercalcämie reduzierte sich anhand von Anamnese, Klinik und Laborbefunden wesentlich. Da Geschwister betroffen waren, wurde insbesondere auch auf familiäre Erkrankungen wie den pHPT, die multiplen endokrinen Neoplasien, bei denen MEN I und MEN IIa mit Nebenschilddrüsenneoplasmen zum HPT führen und auf die familiäre hypocalciurische Hypercalcämie geachtet. Für die MEN-Syndrome fand sich kein Hinweis, die hypocalciurische Hypercalcämie schied bei einem Calcium-Kreatinin-Quotienten von mehr als 0,012 aus (Lyons et al. 1986; Marx 1982).

Die weitere Diagnostik konzentrierte sich auf das Vorliegen eines HPT. In der Thallium-Technetium-Subtraktionsszintigraphie wurde bei Kerstin eine Mehrbelegung in Projektion auf den linken caudalen Schilddrüsenpol nachgewiesen (Abb. 1), die auf eine Nebenschilddrüsenvergrößerung hinweist (Ferlin et al. 1983; Müller et al. 1986). Bei Heike fand sich ein ähnlicher Befund im Bereich des rechten caudalen Schilddrüsenlappens. Radiologisch fanden sich bei Kerstin 2 sogenannte "braune Tumoren" im rechten Femur. Diese cystischen Knochenveränderungen treten typischerweise beim

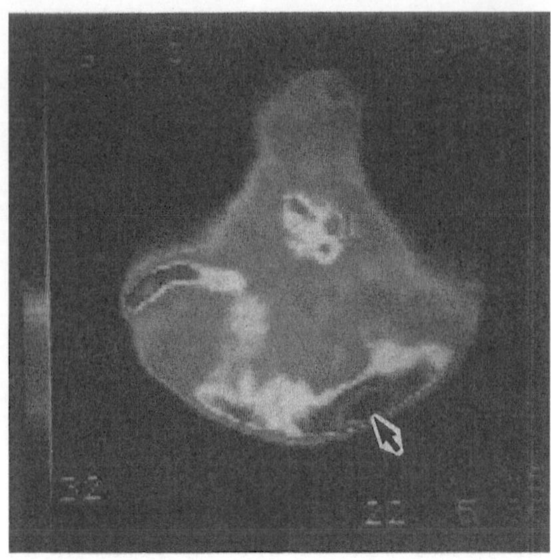

Abb. 1. Thallium^{201}-Technetium^{99m}-Subtraktionsszintigraphie. Mehrbelegung in Projektion auf den linken caudalen Schilddrüsenpol, die einem Nebenschilddrüsenadenom entspricht

HPT auf. Die bei den Geschwistern durchgeführten Beckenkammbiopsien ließen die typischen Zeichen des HPT ebenfalls erkennen. Die Fibroosteoklasie und typische perforierende Resorption durch Osteoklasten fand sich neben Veränderungen mit Vermehrung des Osteoids wie sie beim Phosphatdiabetes vorkommen (Abb. 2).

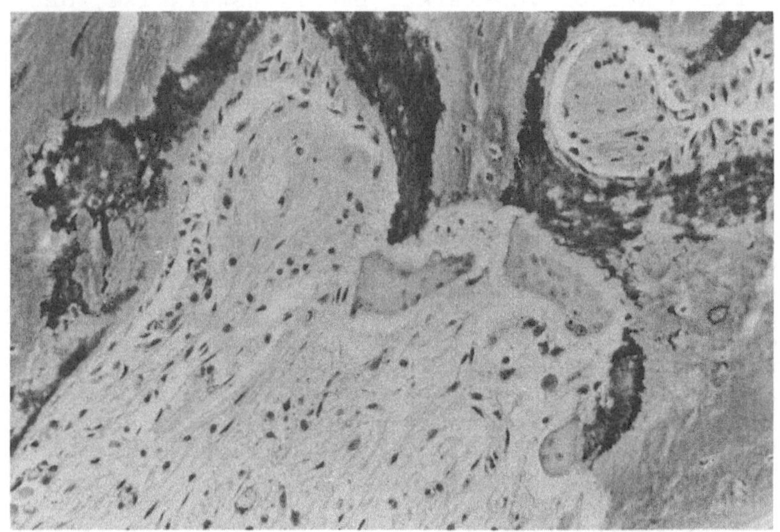

Abb. 2. Histologie der Knochenbiopsie aus der Spina iliaca anterior superior. Als Zeichen des HPT findet sich eine Fibroosteoklasie mit mehrkernigen Osteoklasten. Daneben besteht eine Vermehrung des Osteoids (hier dunkel dargestellt), das als Folge des gesteigerten Knochenumbaus als Faserosteoid vorliegt

Typisch für einen HPT waren auch die laborchemischen Befunde (Tabelle 1) bei Übernahme in die Medizinische Klinik. Bei Heike wurde ein auf 3,1 mmol/l deutlich erhöhtes Serum Calcium gemessen. Das PTH war bei ihr auf 78 pmol/l (n<5,5 pmol/l) erhöht. Bei stärker ausgeprägtem HPT fand sich bei Kerstin ein PTH von 92,4 pmol/l und auch eine entsprechend stärker ausgeprägte Hypercalcämie mit 3,29 mmol/l. Bei normalen 25-OH-D3 Werten konnte eine Vitamin D-Intoxikation bei den Geschwistern ausgeschlossen werden (Tabelle 1). Außerdem bestand bei Übernahme die typische Laborkonstellation für einen Phosphatdiabetes mit erniedrigtem Serum Phosphat und einer verminderten tubulären Phosphatrückresorptionsrate TRP. Für die Aktivität der Knochenprozesse zeugten die erhöhten Werte für Osteocalcin und AP (Tabelle 1), wobei die deutlich höheren Werte bei Kerstin auch Ausdruck der radiologisch nachgewiesenen ausgeprägten Knochenbeteiligung waren.

Tabelle 1. Übersicht der prä- und postoperativen Laborbefunde der Geschwister Heike und Kerstin. Die Pfeile verdeutlichen optisch die Relation der gemessenen Werte zu den entsprechenden Normalwerten

	LEBENSALTER IN JAHREN	Ca^{++} i.S. 2,13-2,63mmol/l	P i.S. 0,77-1,5mmol/l	TRP 85 %	PTH <5,5pmol/l	OSTEOCALCIN 2-5ng/ml	AP 40-90U/l	$25(OH)D_3$ 10-50ng/ml	$1,25(OH)_2D_3$ 20-60pg/ml
HEIKE H. LABORBEFUNDE PRAE- UND POSTOPERATIV									
PRAE-OP	22	3,10 ↑	0,64 ↓	52 ↓	78 ↑	14,9 ↑	148 ↑	26	69,9 ↑
POST-OP	22	2,21	0,56 ↓	69 ↓	1		222 ↑		
AMBULANT	23	2,63	0,55 ↓	74 ↓	1,2		81		
KERSTIN H. LABORBEFUNDE PRAE- UND POSTOPERATIV									
PRAE-OP	19	3,29 ↑	0,83	43 ↓	92,4 ↑	25,0 ↑	1047 ↑	16	92,9 ↑
POST-OP	19	2,01 ↓	0,61 ↓	53 ↓	2,7		559 ↑		
AMBULANT	20	2,48	0,55 ↓	65 ↓	10,1(↑)		142 ↑		

Die Laborkonstellation, die Nebenschilddrüsensono- und -szintigraphie, die radiologischen Befunde, sowie die Beckenkammbiopsie zeigten das Vorliegen eines HPT an. Wir entschlossen uns deshalb zu einer explorativen Neck-dissection, dabei fanden sich bei beiden Schwestern 4 vergrößerte Nebenschilddrüsen. Histologisch wurde eine Hyperplasie aller 4 Nebenschilddrüsen diagnostiziert. Nach subtotaler Parathyroidektomie waren die PTH-Spiegel bei den Geschwistern in den unteren Normbereich abgefallen (Tabelle 1). Im Verlauf sank der Serum Calciumspiegel kontinuierlich, so daß Ca++ substituiert wurde. Unter der nachlassenden PTH-Wirkung kam es zu einer deutlichen Verbesserung der TRP und zu einem Rückgang bzw. Normalisierung der AP (Tabelle 1). Es wurden regelmäßige Nachuntersuchungen bei den Patientinnen durchgeführt. Ein Jahr postoperativ waren die beiden Geschwister unter einer Therapie mit 0,5 µg 1,25(OH)$_2$D$_3$/die weiterhin normocalcämisch.

Diskussion

In der Literatur sind bisher 14 Fälle beschrieben worden, bei denen ein HPT bei Patienten mit Phosphatdiabetes aufgetreten war (Firth et al. 1985). Darunter waren 10 Fälle mit familiärem Phosphatdiabetes. Allen Patienten gemeinsam war eine langjährige Phosphattherapie mit nachfolgendem Auftreten von Hyperplasien mehrerer Epithelkörperchen. Daraus wurde von Firth und Mitarbeitern geschlossen, daß es sich eher um einen tertiären HPT als um einen koinzidentiellen pHPT handelt. Kleerekoper et al. (1977) vermuteten bei der damals noch geringen Anzahl von Phosphatdiabetes-Patienten mit HPT, daß dies der Inzidenz des pHPT mit einer Auftretenswahrscheinlichkeit von 1:1000 in der Bevölkerung entspricht. Schon 1970 zeigten Reiss et al. im Experiment die Stimulation der Nebenschilddrüsen durch orale Phosphatgaben. Nach Applikation des Phosphat erfolgt bei gesunden Menschen ein initialer Abfall des Serum Calcium, der als Stimulus für die PTH-Sekretion dient. Eine erhöhte PTH-Sekretion hält jedoch nur wenige Stunden nach Phosphatgabe an. Bei zusätzlicher Ca++-Substitution in Form einer Infusion unterblieb der Anstieg des PTH. Über einen PTH-Anstieg bei Phosphatdosen von 3 g/die zur Therapie des Phosphatdiabetes berichteten auch Roof et al. (1972) und Arnaud et al. (1971). Unter der Reduzierung auf 1 g Phosphat/die kam es zu einer Normalisierung des PTH.

Beim Phosphatdiabetes besteht bekannterweise einerseits ein renaler Tubulusschaden mit verminderter Phosphatrückresorption, sowie andererseits eine verminderte 1-α-Hydroxilase Aktivität in den Nieren. Die erniedrigte 1-α-Hydroxilase Aktivität führt zu einem inadäquat niedrigen 1,25(OH)$_2$D$_3$-Spiegel im Verhältnis zum verminderten Serum Phosphat. Dies hat in Verbindung mit einer möglichen Endorganresistenz für 1,25(OH)$_2$D$_3$ eine verminderte Ca++- und P-Absorption im Darm zur Folge. Die verminderte Ca++-Absorption beim Phosphatdiabetes kann schon per se eine unterschwellige chronische Stimulation der Nebenschilddrüse bewirken (Kiebzak et al. 1982; Kleerekoper et al. 1977). Trotz der Vorstellung von einer defekten Regulation der 1-α-Hydroxilase beim Phosphatdiabetes könnte durch orale Phosphatgaben eine zusätzliche Suppression der Enzymaktivität erreicht werden. Die Untersuchungen von Reiss et al (1970) und die tierexperimentellen Untersuchungen von Yamaoka et al. (1986) mit HYP/Y-Mäusen zeigten, daß die für den HPT ursächliche intermittierende Hypocalcämie direkt durch die Phosphatapplikation initiiert wird. Yamaoka fand unter Phosphattherapie einen Anstieg der 1-α-Hydroxilase Aktivität bei HYP/Y-Mäusen.

Die Entwicklung des HPT liegt möglicherweise in der Pathophysiologie des Phosphatdiabetes selbst begründet. Geht man von einer Förderung des HPT durch eine langjährige, hochdosierte

Phosphattherapie aus, sollten therapeutische Konsequenzen gezogen werden. Falls möglich, sollten die täglichen Phosphatdosen 1 g/die nicht überschreiten (Roof et al. 1972; Arnaud et al. 1971). Weiterhin sollte eine Phosphattherapie nur in Kombination mit gleichzeitigen Ca++-Gaben (Reiss et al. 1970; Yamaoka et al. 1986) oder besser den pathophysiologischen Vorstellungen vom Phosphatdiabetes entsprechend in Kombination mit 1,25(OH)$_2$D$_3$ erfolgen (Chan und Alon 1985; Chan et al. 1985). Damit werden die Auswirkungen der erniedrigten 1-α-Hydroxilase Aktivität auf eine Therapie mit Vitamin D$_3$ umgangen. Engmaschige Kontrollen des Serum Calciumspiegels sind unter dieser Therapie zur Vermeidung einer Vitamin D Intoxikation unerläßlich.

Literatur

Albright, F., Butler, A.M., Bloomberg, E. (1937): Rickets resistant to Vitamin D therapy. Am. J. Dis. Child. 54:529-547

Albright, R., Sulkowitch, H.W. (1938): The effect of vitamin D on calcium and phosphorus metabolism: Studies on four patients. J. Clin. Invest. 17:305-315

Arnaud, C., Glorieux, F., Scriver, C.R. (1971) Serum parathyroid hormone in X-linked hypophosphatemia. Science 173:845-847

Chan, J.C.M., Lovinger, R.D., Mamunes, P. (1980): Renal hypophosphatemic rickets: growth acceleration after long-term treatment with 1,25-dihydroxivitamin-D$_3$. Pediatrics, Springfield 66:445-454

Chan, J.C.M., Alon, U. (1985): Tubular Disorders of Acid·Base and Phosphate Metabolism. Nephron. 40:257-279

Chan, J.C.M., Alon, U., Hirschman, G.M. (1985): Renal hypophosphatemic rickets. J. pediatrics 106, No.4:533-544

Cowgill, L.J., Goldfarb, S., Lau, K., Slatopolski, E., Agus, Z. (1979): Evidence for an intrinsic renal tubular defect in mice with genetic hypophosphatemic rickets. J. clin. Invest. 63:1203-1210

Drezner, M.K., Lyles, K.W., Haussler, M.R., Harrelson, J. (1980): Evaluation of a role for 1,25-dihydroxivitamin D$_3$ in the pathogenesis and treatment of X-linked hypophosphatemic rickets and osteomalacia. J. clin. Invest. 66:1020-1032

Fanconi, A., Fischer, J.A., Prader, A. (1974): Serum parathyroid hormone concentration in hypophosphatemic vitamin D-resistant rickets. Helv. paediat. Acta 29:187-194

Ferlin, G., Borsato, N., Camerani, M., Conte, N., Zotti, D. (1983): New perspectives in localizing enlarged parathyroids by technetium-thallium subtraction scan. J. Nucl. Med. 24:438-441

Firth, R.G., Grant, C.S., Riggs, B.L. (1985) Development of Hypercalcemic Hyperparathyroidism after Long-Term Phosphate Supplementation in Hypophosphatemic Osteomalacia. Am. J. Med. 78:669-673

Giasson, S.D., Brunette, M.G., Danan, G., Vigneault, N., Carriere, S. (1977): Micropuncture study of renal phosphorus transport in hypophosphatemic vit D-resistant rickets in mice. Pflügers Arch. 371:33-38

Glorieux, F.H., Marie, P.J., Pettifor, J.M., Delvin, E.E. (1980): Bone response to phosphate salts, ergocalciferol, and calcitriol in hypophosphatemic vitamin D-resistant rickets. New Engl. J. Med. 303:1023-1031

Harrison, H.E., Harrison, H.C., Lifshitz, F., Johnson, A.D. (1966): Growth disturbance in hereditary hypophosphatemia. Am. J. Dis. Child. 112:290-297

Kiebzak, G.M., Roos, B.A., Meyer, R.A. (1982): Secondary Hyperparathyroidism in X-linked Hypophosphatemic Mice. Endocrinology, Vol. 111, No. 2:650-652

Klerekoper, M., Coffey, R., Greco, T., Nichols, S., Cooke, N., Murphy, W., Avioli, L.V. (1977): Hypercalciemic Hyperparathyroidism in Hypophosphatemic Rickets. J. Clin. Endocr. 45:86-94

Krohn, H.P., Offermann, G., Brandis, M., Brodehl, J., Hanke, K., Offner, G. (1977): Occurence of hyperparathyroidism in children with X-linked hypophosphatemia under treatment with vitamin D and phosphate. Adv. exp. Med. Biol. 81:345-351

Lyles, K., Drezner, M. (1982): Parathyroid hormone effects on serum 1,25-dihydroxivitamin D levels in patients with X-linked hypophosphatemic rickets: evidence for abnormal 25-hydroxivitamin D-1-hydroxilase activity. J. Clin. Endocr. Metab. 54:638-644

Lyons, T.J., Crookes, P.F., Postlethwaite, W., Sheridan, B., Brown, R.C., Atkinson, A.B. (1986): Familial hypocalciuric hypercalciaemia as a differential diagnosis of hyperparathyroidism: studies in a large kindred and a review of surgical experience in the condition. Br. J. Surg. 73: 188-192

Marx, S.J. (1982): Familial hypocalciuric hypercalciemia. Clinical Endocrinology 2, Calcium Disorders. Eds. Heath and Marx. Butterworths

Müller, H.W., Montz, R., Schneider, C., Kruse, H.-P., Dietel, M., Schumpelick, V. (1985): Lokalisationsdiagnostik vergrößerter Nebenschilddrüsen: die 201 TL-99m Tc-Subtraktionsszintigraphie im Vergleich zur 5 MHz-Sonographie. Fortschr. Röntgenstr. 142, Heft 5:543-547

Reiss, E., Canterbury, J.M., Bercovitz, M.A., Kaplan, E.L. (1970): The Role of Phosphate in the Secretion of Parathyroid Hormone in Man. J. Clin. Invest. 49:2146-2149

Robertson, B.R., Harris, R.C., McCune, D.J. (1942): Refractory rickets: Mechanism of therapeutic action of calciferol. Am. J. Dis. Child. 64: 948-949

Roof, B.S., Piel, C.F., Gordan, G.S. (1972): Nature of defect responsible for familial vitamin D-resistant rickets based on parathormone assay. Trans. Assoc. Am. Physicians 84:172

Scriver, C.R. (1974): Rickets and the pathogenesis of impaired tubular transport of phosphate and other solutes. Am. J. Med. 57:43-49

Tenenhouse, H.S., Scriver, C.R., McInnes, R.R., Glorieux, F.H. (1978): Renal handling of phosphate in vivo and in vitro by the X-linked hypophosphatemic male mouse: evidence for a defect in the brush border membrane. Kidney Int. 14:236-244

Yamaoka, K., Seino, Y., Satomura, K., Tanaka, Y., Yabuuchi, H., Haussler, M.R. (1986): Abnormal Relationship between Serum Phosphate Concentration and Renal 25-Hydroxycholecalciferol-1-Alpha-Hydroxylase Activity in X-linked Hypophosphatemic Mice. Mineral Electrolyte Metab. 12:194-198

Multifocal Osteogenic Sarcoma in a Patient with Congenital Skeletal Dysplasia Associated with Hyperphosphatasemia

A. Nerlich[1], K. Remberger[1], R. Brenner[2], M. Lange[3], P. K. Müller[3]

[1]Pathologisches Institut, Universität München, Thalkirchner Str. 36, 8000 München 2, FRG
[2]Max-Planck-Institut für Biochemie, Am Klopferspitz, 8033 Martinsried, FRG
[3]Neurochirurgische Klinik, Universität München, Marchioninistr. 14, 8000 München 70, FRG

In recent years, the expanding panorama of congenital skeletal dysplasia has increased, of which the differential diagnosis is often difficult to establish. Here, we report a case of a young man suffering from a congenital skeletal dysplasia, associated with hyperphosphatasemia, who additionally developed an osteogenic sarcoma of the skull. Some diagnostic problems of congenital hyperphosphatasemia and the relationship between skeletal dysplasia and malignant bone tumors will be discussed.

Case Report

In early childhood, the 21 year old man suffered from multiple fractures of long bones, often arising from minimal trauma. These fractures were assumed to be the reason for the severe osseous malformations which unabled the patient to walk; his body length was markedly reduced and the extremities were deformed. With the onset of puberty, the rate of fractures diminished, however, the skeleton showed progressive deformation. Since early childhood the patient had been classified as suffering from osteogenesis imperfecta, although further signs of this disease, (blue sclerae, premature deafness, dentinogenesis imperfecta) or any positive family history, were absent.

The skeletal x-rays showed a marked reduction in the limb height with a patchy appearance of the bone, showing radio-dense, sclerotic and radio-lucent, osteopenic areas. The epiphyses were markedly enlarged and contained cystic structures (Fig. 1). Of special interest was the markedly enlarged skull, which showed a Pagetoid appearance, with spicules and partly sclerotic, partly osteopenic areas (Fig. 2). These osseous abnormalities raised the diagnosis of congenital hyperphosphatasemia. Even during early adolescence, the anamnestic evaluation for alkaline phosphatase levels revealed markedly increased values for this enzyme, with values reaching 1600 U/l, thus the diagnosis of congenital hyperphosphatasemia could be confirmed.

F. H. W. Heuck E. Keck (Hrsg.)
Fortschritte der Osteologie in Diagnostik und Therapie

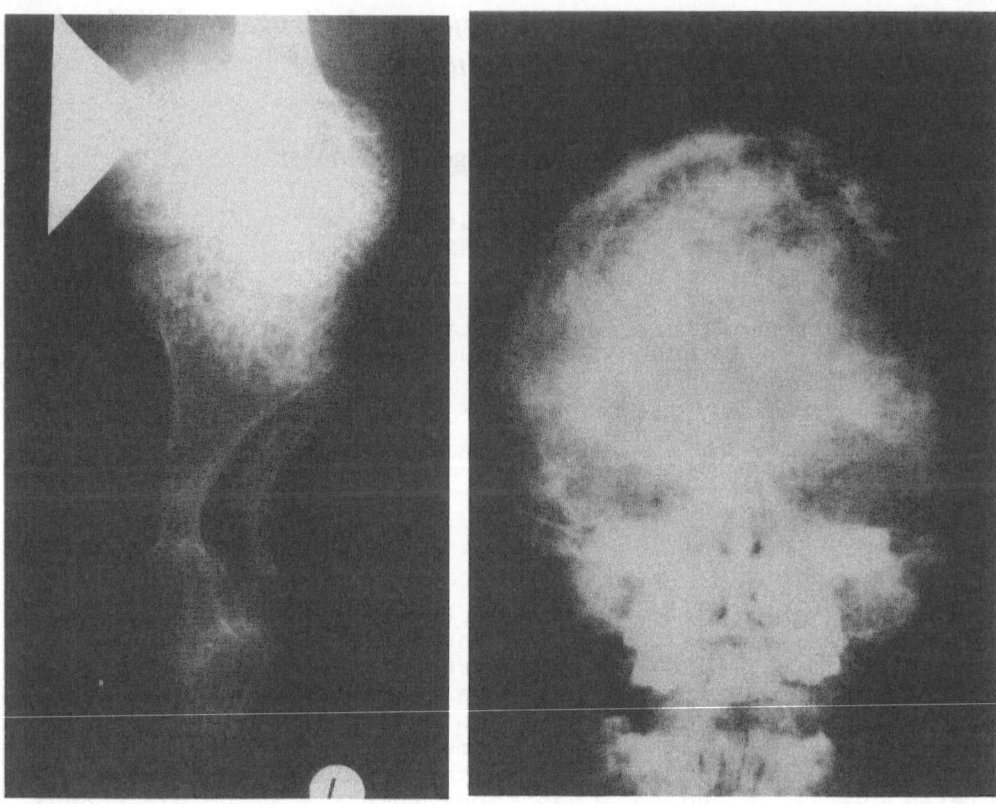

Fig. 1 (left). X-ray of the left lower extremity of the patient demonstrating the marked reduction of limb height, focal osteopenia and bulky enlargement of the epiphysis

Fig. 2 (right). X-ray of the patient's skull showing pagetoid appearance with spicules and partly sclerotic, partly osteopenic areas

Two years prior to his death, the patient noticed a painless, slowly growing swelling of the right forehead and an exophthalamus of the right eye. The surgical resection of the tumor in the anterior cranial fossa (Fig. 3), yielded the diagnosis of osteogenic sarcoma as evidenced by histological examination. Additional biopsies from several parts of the right and left skull, and the ethmoid and maxillary sinuses, revealed in addition to Pagetoid lesions of normal bone, a similar infiltration by sarcoma cells. This enabled the diagnosis of a multifocal osteosarcoma to be established. Two months after the first resection, a local tumour recurrence had to be removed from the anterior cranial fossa. Following this resection, the patient received a two months period of radiation (total 50 Gy) and a 6 months period of systemic cytostatic chemotherapy. During cytostatic treatment, the tumour once again recurred, necessitating a new neurosurgical intervention and ocular enucleation. Adjuvant cytostatic chemotherapy was tried for a further 5 months

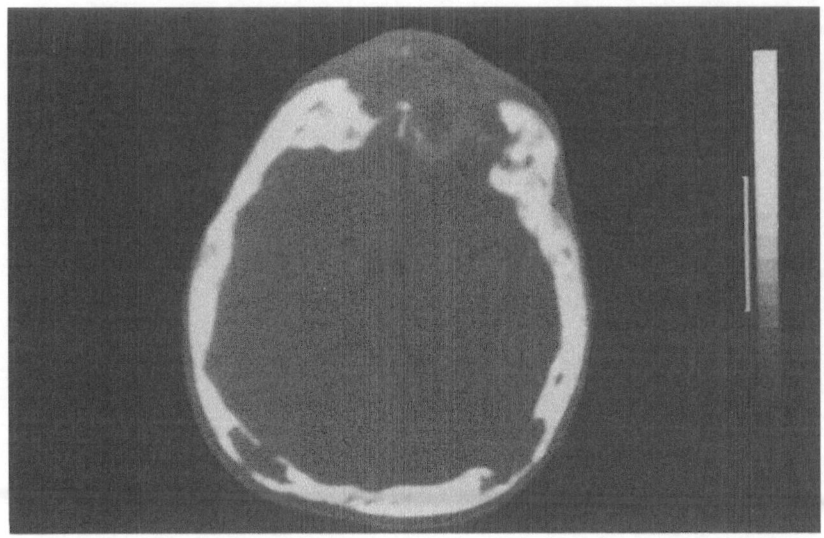

Fig. 3. CT scan of the patient's head with the tumour mass in the right anterior cranial fossa

without apparent success. Finally, the patient died of acute central respiratory failure due to the excessive intracranial tumour masses. Tumour metastases were not detectable at any time of clinical examination. An autopsy was not able to be performed.

Histologically, the normal bone tissue of the patient had a Pagetoid appearance with broad, patchy sclerosed, mosaique-like trabeculas which, however, were mostly normocellular (Fig. 4), and without evidence of increased osteoblastic or osteoclastic activity. The tumour tissue consisted mainly of fibroblastic and osteoblastic small, spindle shaped, tumour cells with dense hyperchromatic nuclei and a focally extensive, cement-like osteoid production (Fig. 5). Occasionally, in less "differentiated" areas, a highly cellular tumour tissue was found, composed of small and giant cells, without extracellular matrix production.

The biochemical analysis of a skin biopsy, revealed a normal collagen concentration per dry weight, unremarkable ratios of types I and III collagen, a normal amino-acid composition, and especially, a normal lysyl hydroxylation. In patients with osteogenesis imperfecta tarda, altered ratios of type I/III collagen have been reported (Krieg et al. 1981), and in several patients with osteogenesis imperfecta congenita, increased lysyl hydroxylation has been found (Kirsch et al. 1987). Typical biochemical features of osteogenesis imperfecta could thus be excluded in the present case. The biochemical analysis of tumour tissue demonstrated a marked collagen content, with significant amounts of types III and V, as well as electrophoretically normal, mobile type I collagen chains.

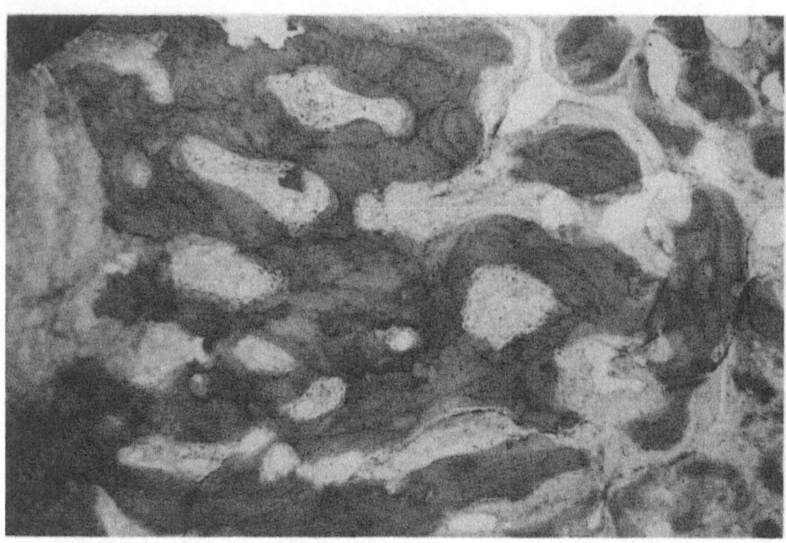

Fig. 4. Micrograph of bone tissue with broad, partly sclerosed and mosaique-like trabeculas (H&E, magnification x100)

Discussion

Familial hyperphosphatasemia is a rare, generalized disorder of growing bone in which primitive fibrous bone fails to mature (Caffey 1973). The disorder usually begins during childhood, with pathologic fractures being a common factor (Maroteaux et al. 1979). Thus, there is a clinical and morphological resemblance to osteogenesis imperfecta. In the present case, the differential diagnosis between hyperphosphatasemia and osteogenesis imperfecta , was extremely difficult and could only be established retrospectively by combined radiographic and biochemical evaluation, with the markedly increased alkaline phosphatase levels being a diagnostic hallmark for hyperphosphatasemia. In osteogenesis imperfecta, increased levels for alkaline phosphatase are rarely seen (Smith et al. 1983).

Additonally, our patient had a multifocal and locally infiltrating osteogenic sarcoma of the skull. Tumour metastases could not be detected at any time of clinical examination. As in the case of osteogenesis imperfecta, it is unclear, whether the osteosarcoma is related to the unknown metabolic defect of hyperphosphatasemia and thus to the chronic process of increasd bone turnover, or if it is an incidental event.

References

1. Caffey, J. (1973): Familial hyperphosphatasemia with ateliosis and hypermetabolism of growing membranous bone; Review of clinical, radiographic and biochemical features. Progr. Pediat. Radiol. 4:438-468

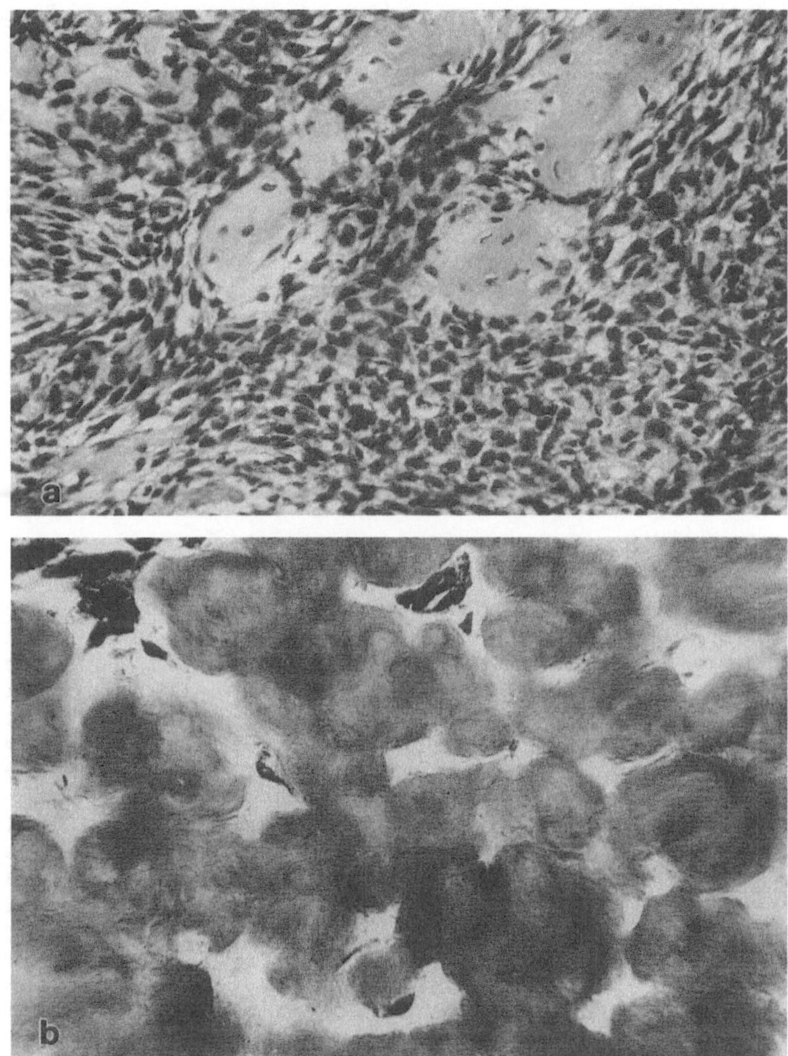

Fig. 5 a (above) and b (below). Micrographs from the tumour tissue with (*a*) fibroblastic and osteoblastic small, spindle shaped tumour cells, (*b*) focally extensive, cement-like osteoid production (H&E, magnification (*a*) x250, (*b*) x500)

2. Kirsch, E., Krieg, T., Nerlich, A., Remberger, K., Meinecke, P., Kunze, D., Müller, P.K. (1987): Compositional analysis of collagen from patients with diverse forms of osteogenesis imperfecta. Calc. Tiss. Int. 41:11-17
3. Krieg, T., Kirsch, E., Matzen, K., Müller, P.K. (1981): Osteogenesis imperfecta: Biochemical and clinical evaluation of 13 cases. Klin. Wschr. 59:91-93
4. Maroteaux, P., Fauré, C., Fessard, C., Rigault, P. (1979): Bone diseases of children. J.B. Lippincott Comp., Philadelphia-Toronto
5. Smith, R., Francis, M.J.O., Houghton, G.R. (1983): The brittle bone syndrome. Butterworths, London

Hereditäre Osteoonychodysplasie mit renaler Osteopathie

T. H. Ittel[1], W. M. Glöckner[1], F. Hofstädter[2], G. Alzen[3], G. Adam[3], R. Effert[4], D. Kistler[5], D. Mainka[1], H. G. Sieberth[1]

[1]Abteilung Innere Medizin II; [2]Abteilung Pathologie; [3]Abteilung Radiologische Diagnostik; [4]Abteilung Augenheilkunde; [5]Abteilung Verbrennungs- und Plastische Wiederherstellungschirurgie, Klinikum der R.W.T.H., Pauwelsstraße, 5100 Aachen, FRG

Die hereditäre Osteo-Onychodysplasie (HOOD) ist eine autosomal dominant vererbliche Fehlbildung von Geweben mesodermalen und ektodermalen Ursprungs, die in einer Häufigkeit von 22 Fällen auf 1 Mio. Einwohner und mit einer Penetranz von 100% auftritt (Valdueza 1973). Seit der Erstbeschreibung 1820 durch de Chatelain sind über 200 Fälle dieses Syndroms unter 22 Synonyma (Nail-patella syndrome, Fong's syndrome, Turner-Kieser-Syndrom, Onychomesodysplasie u.a.) publiziert worden (Vogel und Wiegers 1980). Als charakteristisches Erkennungsmerkmal gilt die Tetralogie von Patellahypoplasie, Ellenbogendysplasie, symmetrischen Beckenhörnern und Nageldystrophie. Darüber hinaus zeigen etwa 30-60% der betroffenen Patienten eine renale Beteiligung mit unterschiedlich stark ausgeprägter Proteinurie und, fakultativ, eine Einschränkung der glomerulären Filtrationsrate, die mitunter bis zur dialysepflichtigen Niereninsuffizienz fortschreitet. Obwohl das verantwortliche Gen auf dem 9. Chromosom in enger Beziehung zu den Loci der ABO-Blutgruppen und der erythrozytären Adenylatkinase lokalisiert werden konnte, ist ein zugrunde liegender metabolischer oder struktureller Defekt bisher nicht definiert worden (Ferguson-Smith et al. 1976). Biochemische und morphologische Untersuchungen des Bindegewebes solcher Patienten haben zu widersprüchlichen Ergebnissen geführt, Arbeiten über histologische Untersuchungen am Knochen liegen nur in geringem Umfang vor. Wir berichten im folgenden über solche Untersuchungen bei einer Familie mit HOOD, die sowohl durch die hohe Variabilität der Expressivität des Syndroms als auch durch die Kombination mit einer renalen Osteopathie bemerkenswert erscheint.

Kasuistik

Bei dem 1943 geborenen Patienten waren seit Geburt Dysplasien der Fingernägel sowie ein Streckdefizit im Ellenbogengelenk aufgefallen. Im 17. Lebensjahr wurde erstmalig eine Proteinurie festgestellt, 6 Jahre später wurde eine Einschränkung der Nie-

F. H. W. Heuck E. Keck (Hrsg.)
Fortschritte der Osteologie in Diagnostik und Therapie

renfunktion bemerkt und seit 1975 bestand eine arterielle Hypertonie. Anamnestisch waren weder Fehlbildungen noch renale Erkrankungen bei den Eltern oder Geschwistern bekannt. Bei einem der beiden Söhne des Patienten bestanden jedoch auch Nagelfehlbildungen und eine eingeschränkte Beweglichkeit im Ellenbogengelenk.

Beide Hände zeigten im Bereich der Nägel dysplastische und dystrophische Veränderungen mit verstärkter longitudinaler Riffelung, verminderter Dicke und splitternder Nagelplatte. Diese Fehlbildungen nahmen von ulnar nach radial an Intensität zu und waren besonders typisch an den Daumen ausgeprägt (Abb. 1). Beide Ellenbogengelenke zeigten auf der Beugeseite häutige Verwachsungen (Abb. 2), die sich flughautähnlich vom distalen Humerus zum proximalen Unterarm erstreckten. Radiologisch ließen sich dysplastische Humeruskondylen und eine Luxation des hypoplastischen Radiusköpfchens demonstrieren (Abb. 3). Auch der Humeruskopf war beidseits verkleinert und zeigte im Bereich der ehemaligen Epiphysenfuge eine laterale Einschnürung. An den Kniegelenken waren extrem hypoplastische Patellae nachweisbar und die Kontur des lateralen Femurkondylus war an der anterioren Gelenkfläche durch eine Enkavität unterbrochen (Abb. 4). An den Beckenschaufeln imponierten symmetrisch ausgebildete hornartige Exostosen, die im mittleren Drittel von der Dorsalfläche des Os ileum ihren Ausgang nahmen (Abb. 5). Das von mesodermalem Gewebe abstammende Stromablatt der Iris zeigte eine atypische heterochrome dunkelbraune Färbung (Abb. 6) und eine kleeblattähnliche Struktur.

Die laborchemischen Untersuchungen ergaben eine hochgradige Einschränkung der Nierenfunktion mit einer endogenen Kreatininclearance von 5 ml/min und bestätigten das Vorliegen einer großen Proteinurie von 10 g/Tag. Die Gradientengelelektrophorese der renal eliminierten Proteine zeigte das Muster einer unselektiv glomerulären Proteinurie in Abwesenheit eines nephritischen Sedimentes. Die Befundkonstellation der osteologischen Serumparameter war vereinbar mit einem sekundären Hyperparathyreoidismus mit niedrig normalem Serumkalzium (2,25 mmol/l), erhöhter Phosphatclearance (3,5 ml/min) bei erhöhtem Serumphosphat (2,03 mmol/l), grenzwertig hoher alkalischer Phosphatase (173 U/l) und deutlich erhöhtem Parathormon (2057 ng/l, Normbereich bis 300 ng/l) bei Messung mit einem mittregionalen Antikörper. Ferner fanden sich erniedrigte 25(OH)-Vitamin D_3-Werte (5,6 ng/ml).

Eine Biopsie aus dem linken Iliakalhorn zeigte lichtmikroskopisch Veränderungen entsprechend einer renalen Osteopathie vom Typ der Osteitis fibrosa mit Osteoidvermehrung, Zunahme der Osteoblasten und Osteoclasten, vermehrten Resorptionslakunen und geringer endostaler Fibrose. Elektronenmikroskopisch ließ das Bindegewebe des peritrabekulären Knochenmarks diskrete Alterationen erkennen (Abb. 7). Die Querschnitte der Mikrofibrillen zeigten eine zweigipfelige Verteilung mit einer normalen Klasse (Durchmesser 1700 $\pm$ 100 Å) und einer Klasse mit verdünntem Querschnitt (700 $\pm$ 100 Å). Die Querstreifung war verstärkt akzentuiert mit einer Periode von 550 $\pm$ 10 Å, das asymmetrische Querbandenmuster wies (bei Uranylacetatkontrastierung) abnormerweise 10 Banden pro Periode auf.

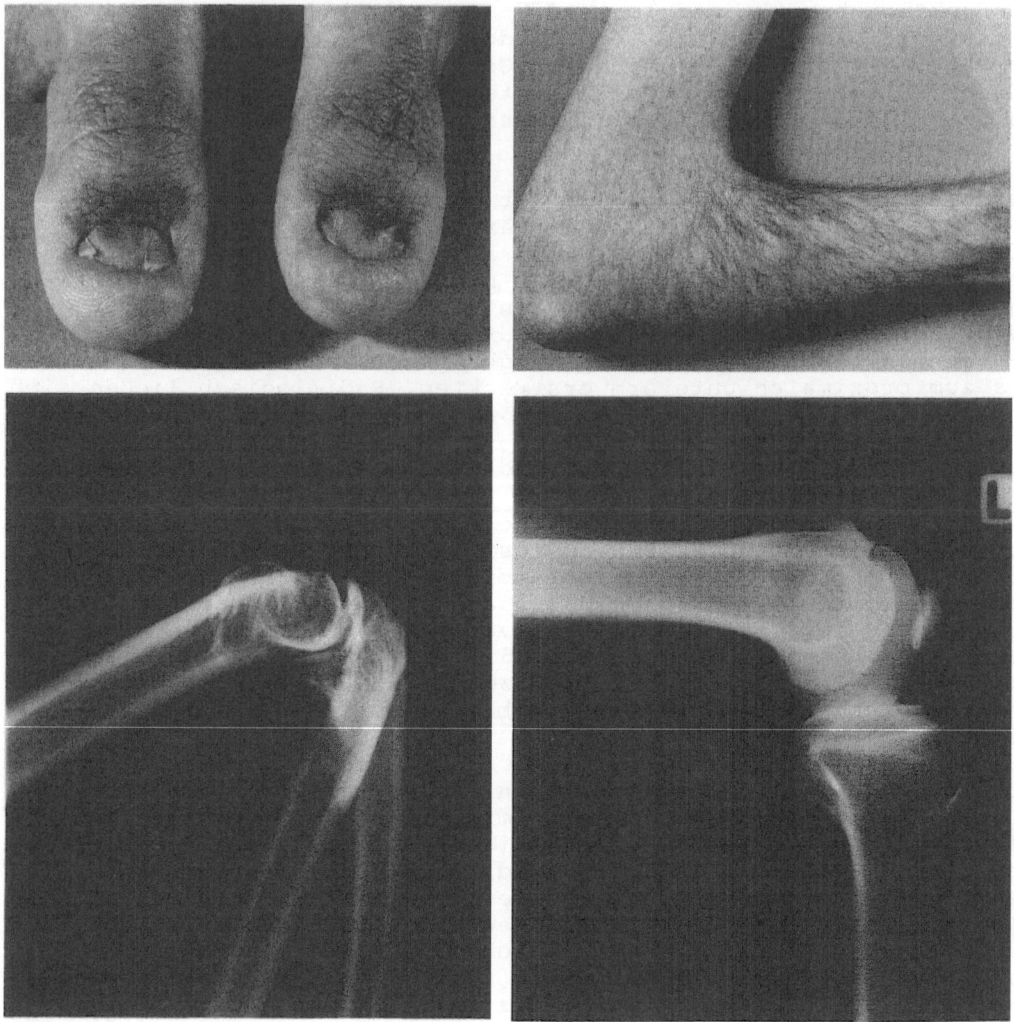

Abb. 1 (oben links). Ausgeprägte Nageldystrophie an den Daumen

Abb. 2 (oben rechts). Flughautähnliche Verwachsung am Ellenbogengelenk

Abb. 3 (unten links). Dysplastischer Condylus humeri mit hypoplastischem Radiusköpfchen in Luxationsstellung

Abb. 4 (unten rechts). Hypoplastische Patella und deformierter lateraler Femurkondylus

Die Untersuchung der beiden Söhne des Patienten ergab bei dem älteren Nagel- und Patelladysplasien mit Pterygien der Ellenbogengelenke. Der jüngere Sohn war ohne Stigmata, bemerkenswerterweise ließen sich jedoch bei beiden Kindern kleeblattähnliche dunkelpigmentierte Areale im zentralen Teil der Iris nachweisen.

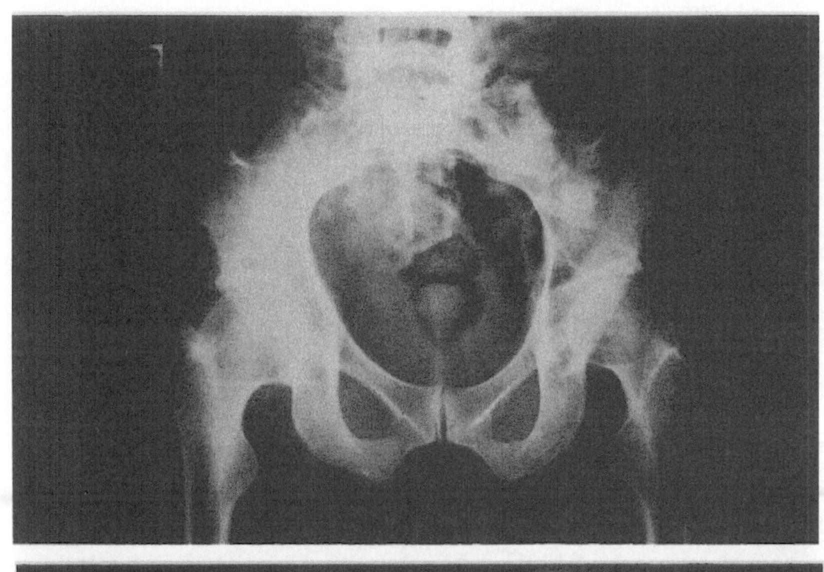

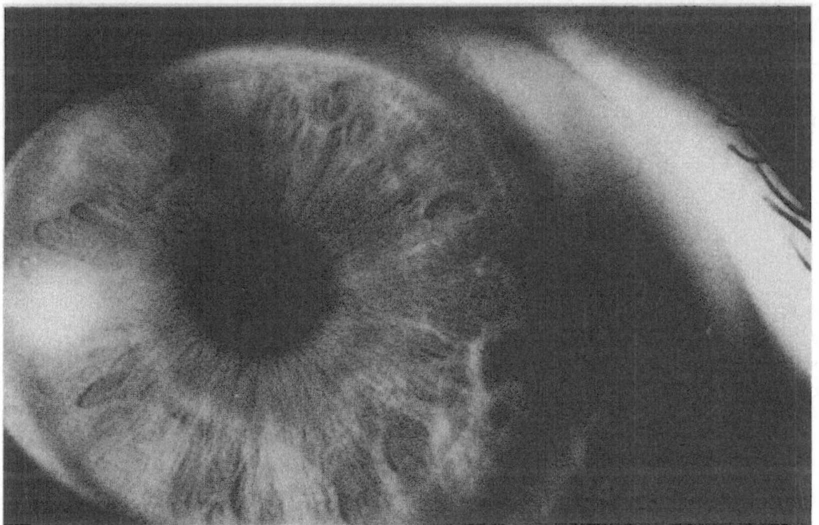

Abb. 5 (oben). Symmetrisch ausgebildete Iliakalhörner von der Dorsalfläche des Os ileum ausgehend

Abb. 6 (unten). Irisanomalie: Heterochrome Färbung, kleeblattähnliche Struktur

Diskussion

Die Befundkombination unseres Patienten mit Beckenhörnern, Ellenbogen- und Kniescheibendysplasien, sowie Nageldystrophien entsprach dem Vollbild einer HOOD. Obwohl die Häufigkeit dieser 4 charakteristischen Defekte von einigen Untersuchern zwischen 81 und 98% angegeben wird, zeigen andere Übersichten deutlich höhere Expressivitätsunterschiede (Falvo und Friedenberg 1971). Bei Fehlen eines oder mehrerer der typischen Befunde sind differen-

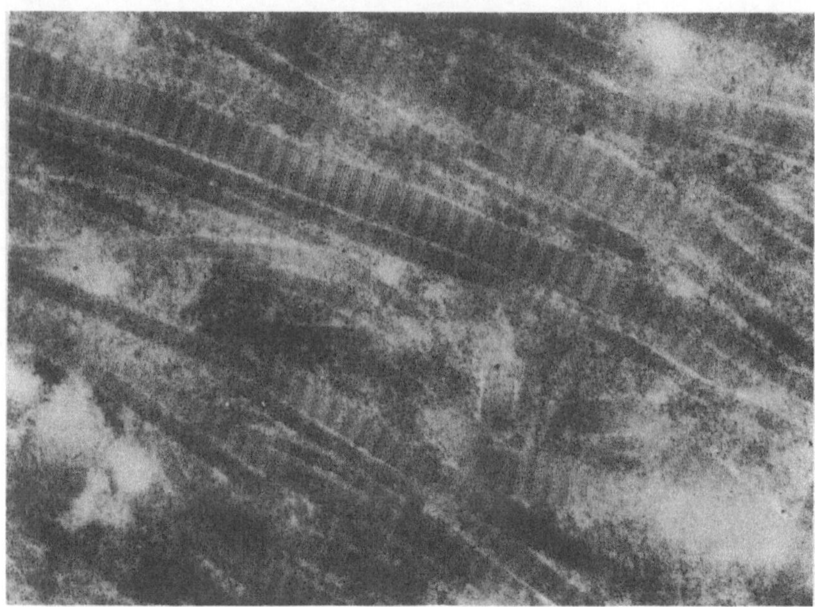

Abb. 7. Peritrabekuläres Bindegewebe des Knochenmarks - Elektronenmikroskopie: Atypische Querschnitte und Querbanden der Mikrofibrillen (Vergr. 56000:1)

tialdiagnostisch das DOOR-Syndrom, das Yellow-nail-Syndrom und eine Trisomie 9 in Betracht zu ziehen. Neben der pathognomischen Tetralogie kann eine Fülle weiterer Anomalien mit der HOOD vergesellschaftet sein, deren Beziehung zu dem Syndrom häufig nicht geklärt ist (Tabelle 1). Die Glomerulopathie der HOOD läßt dagegen elektronenmikroskopisch spezifische Veränderungen erkennen, die eine sichere Abgrenzung von anderen Krankheitsbildern erlaubt (Bennett et al. 1973). In der mesangialen Basalmembran entsteht durch Lücken, die teilweise kollagenähnliche fibrilläre Strukturen enthalten, ein mottenfraßähnliches Bild, dessen Ausprägungsgrad jedoch nicht mit dem Ausmaß der Nierenfunktionseinschränkung korreliert. Auch wenn in dem vorliegenden Fall bei Diagnosestellung wegen der fortgeschrittenen Niereninsuffizienz keine bioptische Sicherung dieser Veränderungen mehr möglich war, so entsprachen dennoch die unselektiv glomeruläre Proteinurie und die protrahierte Progredienz des renalen Funktionsverlustes dem typischen Verlauf dieser familiären Nephropathie.

Die Häufigkeit der nach dem Erstbeschreiber Lester benannten Irisheterochromie bei der HOOD wird mit bis zu 45% angegeben. Bei einem Sohn des Patienten ließ sich die Lester-Iris in Abwesenheit der charakteristischen HOOD-Defekte nachweisen. Da über das singuläre Auftreten der Lester-Iris keine gesicherten Erfahrungen bestehen, muß diskutiert werden, ob sich bei der hier beschriebenen Familie ein sehr breites Variabilitätsspektrum der Expressivität der HOOD manifestiert.

Tabelle 1. Osteo-Onychodysplasie - Synopsis der Symptomatologie

Charakteristische Defekte	Seltene Begleitbefunde
Nageldysplasie	Coxa valga, Coxa vera
Patelladysplasie	Kongenitale Hüftluxation
Ellenbogenhypoplasie	Klumpfuß
Iliakale Hörner	Madelung'sche Deformität
	Brachiemetakarpie IV
Fakultative Anomalien	Mentale Retardierung
	Goodpasture Syndrom
Glomerulopathie	Colonneoplasien
Lester Iris	Frontale Hyperostosen

Die Iliacalhörner sind nach früheren Untersuchungen aus lichtmikroskopisch unauffälligem Knochen aufgebaut (Darlington und Hawkins 1967). Mitteilungen über die gleichzeitige Manifestation mit einer renalen Osteopathie sind selten und beschränken sich auf Röntgenbefunde (Eisenberg et al. 1972). Der vorliegende Fall demonstrierte Veränderungen, die für eine renale Osteopathie vom Typ der Osteitis fibrosa typisch sind. Während sich lichtoptisch keine Modifikation der Osteitis fibrosa durch die HOOD ergab, demonstrierten die elektronenmikroskopischen Befunde einen strukturellen Defekt im peritrabekulären Kollagen. Obwohl mehrfach enzymatische und strukturelle Veränderungen im Bindegewebe als ursächlicher Defekt der HOOD vermutet worden sind, haben Studien an Hautbiopsien bisher nicht zu aussagekräftigen Ergebnissen geführt. Die Einordnung der hier beschriebenen Kollagenfibrillenalteration im Markraum des Iliacalhorns muß daher zunächst weiterführenden Untersuchungen an anderen Geweben mesodermalen Ursprungs vorbehalten bleiben.

Literatur

Bennett, W.M., Musgrave, J.E., Campbell, R.A., et al. (1973): The nephropathy of the nail-patella syndrome. Am. J. Med. 54:304-319

Darlington, D., Hawkins, C.F. (1967): Nail patella syndrome with iliac horns and hereditary nephropathy: Necropsy report and anatomical dissection. J. Bone Joint Surg. 49B:164-174

Eisenberg, K.S., Potter, D.E., Bovill, E.G. (1972): Osteo-onychodystrophy with nephropathy and renal osteodystrophy. J. Bone Joint Surg. 54A: 1301-1305

Falvo, K.A., Friedenberg, Z.B. (1971): Osteo-onychodysplasia. Clin. Orthop. Rel. Res. 81:130-135

Ferguson-Smith, M.A., Aitken, D.A., Turleau, C., de Grouchy, J. (1976): Localisation of the human ABO: Np-1: AK-1 linkage group by regional assignment of AK-1 to 9q 34. Hum. Genet. 34:35-43

Valdueza, A.F. (1973): The nail-patella syndrome. J. Bone Joint Surg. 55B: 145-162

Vogel, H., Wiegers, U. (1980): Das Nail-Patella-Syndrom. Fortschr. Röntgenstr. 133:555-557

Kurzrippen-Polydaktylie-Syndrom – Eine Fallbeschreibung

H. Garcia, A. Roessner, H. Drescher, H. J. Lengerke, E. Grundmann

Gerhard-Domagk-Institut für Pathologie, Universität Münster, Domagkstr. 17, 4400 Münster, FRG

Verschiedene Syndrome mit schmalem Thorax können zu respiratorischer Insuffizienz und zum Tod kurz nach der Geburt führen (Kaufmann et al. 1974; Spranger et al. 1974a). Dabei handelt es sich meist um genetisch bedingte Entwicklungsstörungen des Skeletts. Das Knochengewebe ist quantitativ oder qualitativ falsch angelegt, und meist kommt es durch Wachstumsstörungen zu Skelettmißbildungen, welche bei den verschiedenen Typen unterschiedlich lokalisiert und verschieden schwer ausgeprägt sind (Spranger et al. 1974b).

Im folgenden berichten wir über einen Fall, dessen klinische, anatomisch-pathologische und radiologische Befunde am ehesten zu einem Short-Rib-Polydactyly-Syndrom (SRPS) passen. Die Besonderheiten dieser Beobachtung bestehen 1. im Fehlen einer Polydaktylie, und 2. in den schweren cerebralen Mißbildungen.

Fallbericht

Erstes Kind einer gesunden, ledigen, 21jährigen Mutter. Es handelte sich um ein 2450 g schweres, männliches Frühgeborenes aus der 36. SSW. Exitus 2 Stunden nach der Geburt durch respiratorische Insuffizienz. Es lagen keine Angaben über Knochenerkrankungen in der Familie vor.

Äußerer Aspekt. Allgemeiner Hydrops, flache Nase, tiefsitzende Ohren, mittlere obere Lippenspalte, schmaler Thorax, kurze Gliedmaßen bei regelrechter Rumpflänge, Brachydaktylie.

Sektionsbefunde. Ein 1 cm im Durchmesser messender Nabelbruch. Sichtbare Zähne im Ober- und Unterkiefer, Dystelektase und Hypoplasie der Lungen. Außerdem zeigte sich bei dem Kind ein Ventrikelseptumdefekt, ein offenes Foramen ovale, ein offener Ductus arteriosus Botalli, und eine Malrotation des Colons.

F. H. W. Heuck E. Keck (Hrsg.)
Fortschritte der Osteologie in Diagnostik und Therapie

Neuropathologischer Befund. 430 g schweres Gehirn, Pachygyrie im Bereich der Temporobasalregionen beidseits. In Höhe des Infundibulums lag ein 1,5 cm im Durchmesser messender Tumor vor (Abb. 1), der histologisch einem Hamartom entsprach (Kuchelmeister et al. 1987). Aplasie des Kleinhirnwurms. Dandy-Walker-Zyste. Agenesie des Corpus callosum. Heterotopien von Nerven- und Gliagewebe in den basalen Leptomeningen.

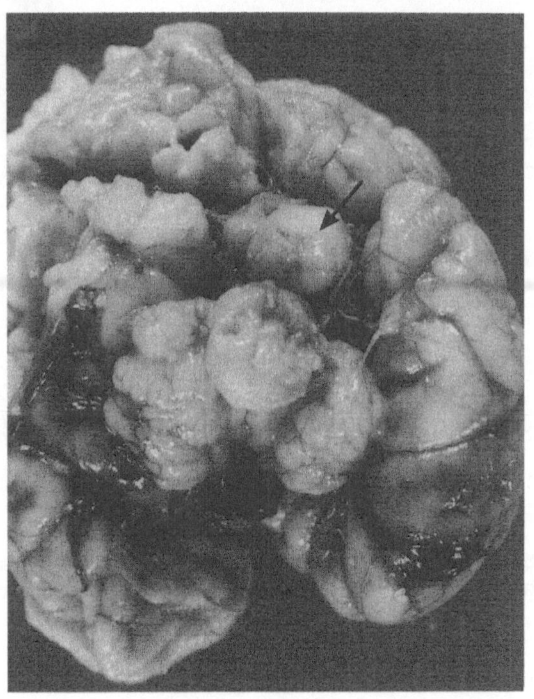

Abb. 1. Basale Ansicht des Gehirns. Artifizielle Zerstörung der fronto-temporobasalen Areale rechts. Das Hamartom in Höhe des Infundibulums (*Pfeil*)

Histologische Untersuchung. Es fand sich eine Störung der osteochondralen Ossifikation, die an verschiedenen Lokalisationen unterschiedlich ausgeprägt war. In den Rippen und im proximalen Femur bildeten die Chondroblasten keine Säulenknorpel (Abb. 2) und zeigten eine minimale Proliferation. Die Verkalkungszone im distalen Abschnitt des Femurs hingegen zeigte eine verschmälerte Säulenknorpelschicht.

Radiologischer Befund. Alle Extremitäten waren verkürzt, insbesondere die Unterarme und Unterschenkel. An den Metaphysen der langen Röhrenknochen fiel eine Abrundung der Verkalkungszonen auf (Abb. 3). Die Rippen waren extrem kurz und ventral aufgetrieben. Weniger stark ausgeprägte Entwicklungsstörungen fanden sich an der Wirbelsäule und am Becken. Insbesondere konnte keine dreizackige Deformität des Os ileum festgestellt werden. Die Tibia war relativ lang.

Diskussion

Durch internationale Nomenklatur-Konferenzen 1971 und 1977 (Delling, (1984)) wurden die konstitutionellen Knochenerkran-

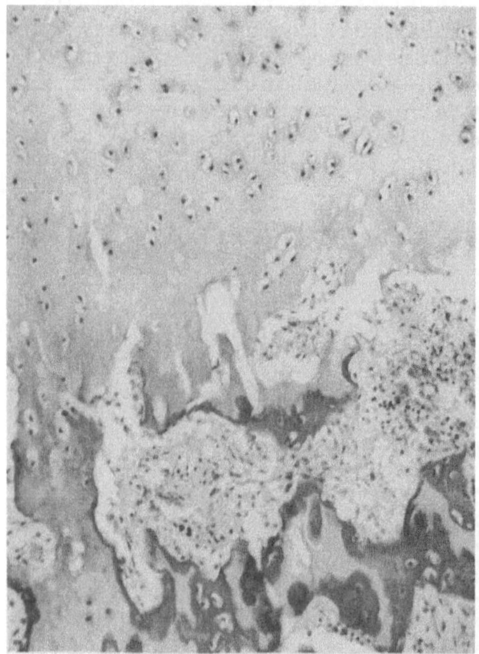

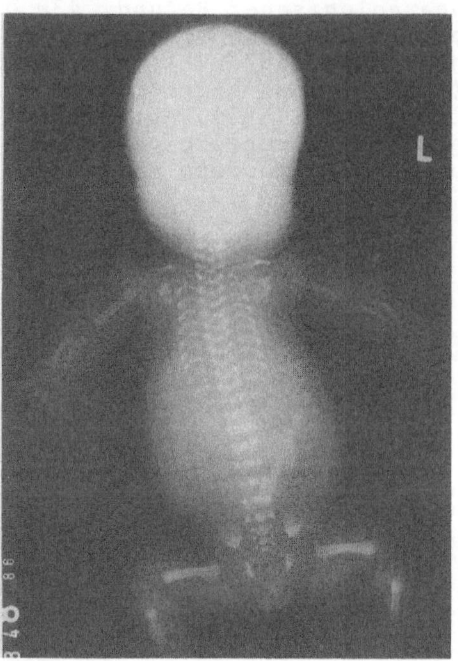

Abb. 2 (links). Knorpel/Knochengrenze im Bereich des proximalen Femurteils

Abb. 3 (rechts). Abrundung der Metaphysen der langen Röhrenknochen. Relativ lange Tibia, extrem kurze Rippen

kungen in Dysplasien und Dysostosen unterteilt, da sich eine zunehmende terminologische Verwirrung ergeben hatte. Die Dysplasien stellen eine generalisierte Defektbildung des Knorpel- und Knochengewebes dar, als Dysostose wird eine lokalisierte Anomalie eines einzelnen Skelettabschnitts bezeichnet. Die Osteochondrodysplasien können nach der Hauptlokalisation und der Art der ursächlichen Schädigung eingeteilt werden (Spranger et al. 1974a).

Differentialdiagnostisch läßt sich der vorliegende Fall in die Gruppe der bei Geburt manifesten Osteochondrodysplasien mit vorwiegender Beteiligung der Metaphysen einreihen. Aufgrund der radiologischen Befunde - insbesondere die Abrundung der Metaphysen der Röhrenknochen - sind folgende Differentialdiagnosen in Erwägung zu ziehen: a) die chondroektodermale Dysplasie (CED), b) die asphyxierende Thoraxdysplasie (ATD), und c) das short rib-polydactyly-Syndrom (SRPS) Typ 2.

Die SRPS wurden bis jetzt in drei Typen unterteilt:

Typ 1 = Saldino-Noonan-Syndrom (Saldino u. Noonan, 1972)
Typ 2 = Majewski-Syndrom (Majewski et al. 1971)
Typ 3 = Verma-Naumoff-Syndrom (Verma et al. 1975; Naumoff et al. 1977)

Charakteristische Befunde dieser Syndrome sind: ein extrem schmaler Thorax, verkürzte Extremitäten, verschiedene viszerale Fehlbildungen, Polydaktylie und ein autosomal-rezessiver Erbgang.

Die chondro-ektodermale Dysplasie (Ellis et al. 1940) geht u.a. einher mit geringem Haarwuchs und Hypoplasie der Nägel sowie Hexadaktylie, dreizackiger Deformität des Os ileum, Herzfehler, und bei der Geburt vorhandenen Zähnen. Sie zeigt viele Ähnlichkeiten mit unserem Fall. Untypisch wären die extrem kurzen Rippen, die fehlende Beckenanomalie und Polydaktylie. Die asphyxierende Thoraxdysplasie ist durch Jeune et al. (1955) beschrieben worden als Krankheitsbild mit sehr schmalem Thorax, wenig auffälligen Störungen anderer Knochen, und familiärer Häufung. Dabei tritt als Hauptsymptom eine respiratorische Insuffizienz auf. Radiologisch sieht man ein auffälliges Becken ähnlich wie bei CED. Innere Mißbildungen sind, abgesehen von einer polyzystischen Nierendysplasie, nicht beschrieben worden.

Da die histologischen Befunde zur Differentialdiagnose dieser Osteochondrodysplasien - CED, ATD und SRPS - bis jetzt nicht in ausreichendem Maße beitragen, wird eine nähere Klassifikation durch die genaue Beschreibung der inneren und äußeren Mißbildungen und der radiologischen Befunde versucht.

Die bei uns aufgefundenen Mißbildungen: die mittlere Lippenspalte, die multiplen viszeralen Fehlbildungen, der extrem schmale Thorax sprechen unserer Meinung nach am ehesten für ein SRPS Typ 2, den Majewski-Typ. Es sind in der Literatur auch einzelne Fälle von SRPS Typ 1 und 3 <u>ohne</u> Polydaktylie bekannt (Sillence et al. 1980; Delling 1984). Die in unserem Fall beobachteten schweren Hirnmißbildungen sind allerdings ungewöhnlich. Entsprechende Veränderungen sind beim thanatophoren Zwergwuchs, der hier radiologisch ausgeschlossen werden konnte, nicht unbekannt.

1983 beschrieben Beemer et al. zwei Fälle, die viele Ähnlichkeiten mit dem hier besprochenen aufwiesen. Die Tibia war relativ lang (nicht so kurz wie beim typischen Majewski-Syndrom), und es lag ebenfalls keine Polydaktylie vor. Wir glauben jedoch, daß es sich bei unserem Fall nicht - wie bei den von Beemer veröffentlichten Fällen - um ein neues Syndrom handelt. Es ist vielmehr wahrscheinlich, daß zwischen den verschiedenen Formen der Osteochondrodysplasie gewisse Übergangsformen bestehen. Von neuen Syndromen sollte man erst sprechen, wenn sich ein anderer genetischer Erbgang oder ein anderer klinischer Verlauf zeigen, oder wenn eine abweichende Genese nachgewiesen werden kann. Da schon früher Fälle von SRPS ohne Polydaktylie beschrieben worden sind, schlagen wir vor, als Oberbegriff für die Gruppe den Terminus "short rib syndrome" zu wählen.

Literatur

Beemer AF, Langer LO, Klep-de Pater JM, Hemmes AM, Bylsma JB, Pauli RM, Myers TL, Haws III CC (1983) A new short rib syndrome: Report of two cases. Am J Med Genetics 14:115-123

Delling G (1984) Skelettsystem. In: Remmele W (Hrsg) Pathologie. Bd. 3: 639-740. Springer, Berlin-Heidelberg-New York

Ellis RWB, van Creveld S (1940) Syndrome characterized by ectodermal dysplasia, polydactyly, chondrodysplasia and congenital morbus cordis: report of 3 cases. Arch Dis Child 15:65-84

Jeune M, Beraud C, Carron R (1955) Dystrophie thoracique asphyxiante de caractère familial. Arch franc pédiat 12:886-891

Kaufmann HJ, Kirkpatrick jr JA (1974) Jeune thoracic dysplasia - a spectrum of disorders? In: Murray, Feingold, Silverman (eds) Skeletal Dysplasias. March of Dimes - Birth Defects, Orig. Art.- Series Vol. X/9:101-116 Alan R Liss, New York

Kuchelmeister K, Garcia H (1987) Schwere cerebrale Mißbildungen bei atypischem Short-Rib-Polydactylie-Syndrom. Zbl allg Pathol, im Druck

Majewski F, Pfeiffer RA, Lenz W, Müller R, Feil G, Seiler R (1971) Polydaktylie, verkürzte Gliedmaßen und Genitalfehlbildungen: Kennzeichen eines selbstständigen Syndroms? Z Kinderheilk 111:118-138

Naumoff P, Young LW, Mazer J, Amortegui AJ (1977) Short rib-polydactyly syndrome type 3. Radiology 122:443-447

Saldino RM, Noonan CD (1972) Severe thoracic dystrophy with striking micromelia, abnormal osseous development including the spine, and multiple visceral anomalies. Am J Roentgenol 114:257-263

Sillence DO (1980) Non-Majewski short rib-polydactyly syndrome. Am J Med Genetics 7:223-229

Spranger J, Grimm B, Weller M, Weissenbach G, Herrmann J, Gilbert E, Krepler R (1974a) Short rib-polydactyly (SRP) syndromes, type Majewski and Saldino-Noonan. Z Kinderheilk 116:73-94

Spranger J, Langer LO, Wiedmann HR (1974b) Bone Dysplasias. Gustav Fischer Verlag, Stuttgart

Verma IC, Bhargava S, Agarwal S (1975) An autosomal recessive form of lethal chondrodystrophy with severe thorax narrowing, rhizoacromelic type of micromelia, polydactyly and genital anomalies. March of Dimes, Birth Defects, Orig. Art. Series Vol. XI/6:167-174. Alan R Liss, New York

II. Primäre Knochentumoren (Fortschritte und Probleme in Diagnostik und Therapie)

Zur Zyto- und Histogenese der Knochentumoren

A. Roessner, E. Grundmann

Gerhard-Domagk-Institut für Pathologie, Universität Münster, Domagkstr. 17, 4400 Münster, FRG

In keinem Organsystem sind das morphologische Erscheinungsbild und die Klassifikation der Tumoren so vielfältig wie im Knochen. Um diese Fülle von Entitäten zu ordnen, haben wir in den letzten Jahren ein einheitliches Konzept entwickelt, das die außerordentliche Heterogenität der Knochentumoren verständlicher macht. Grundlage dazu ist die Erkenntnis, daß die bindegewebsbildenden Zellen des Skelettsystems von den faserbildenden Gerüstzellen des Knochenmarkes abstammen, die Osteoklasten dagegen von Zellen des mononukleären Phagozytensystems (Loutit u. Samson 1976; Burger et al. 1984; Oursler et al. 1985).

Unsere konventionellen lichtmikroskopischen, elektronenmikroskopischen sowie enzymhistochemischen und immunhistologischen Untersuchungen haben gezeigt, daß neoplastisch transformierte lokale Mesenchamzellen die Stammzellen der meisten Knochentumoren sind (Roessner 1984). Diese können eine unterschiedliche Differenzierung erfahren, die sich am typischen hochmalignen Osteosarkom besonders deutlich aufzeigen läßt. In diesen Tumoren finden sich ausgedehnte Areale mit ganz anaplastischen Zellen, die elektronenmikroskopisch überwiegend freie Ribosomen im Zytoplasma enthalten. Es sind kaum Membranen des rauhen endoplasmatischen Retikulums ausgebildet. Der Zellkern ist verhältnismäßig elektronendurchlässig. Die Zellen liegen dicht aneinander. Nur ganz vereinzelt sind schale Kollagenbüschel im Interstitium zu beobachten. Die Reaktion der alkalischen Phosphatase als Indiz für eine osteoblastische Differenzierung ist negativ. Auch bilden die anaplatischen Zellen kein Osteonektin. Im Interstitium lassen sich mit immunhistologischen Methoden nur einzelne Kollagenfasern vom Typ III identifizieren (Roessner et al. 1983).

Die primär anaplastischen Zellen können einen osteoblastischen Differenzierungsweg einschlagen. Elektronenmikroskopisch findet man vermehrt Membranen des rauhen endoplasmatischen Retikulums im Zytoplasma als Hinweis für eine gesteigerte Proteinsynthese (Abb. 1). Auch ist die Anzahl der Mitochondrien erhöht. Inter-

F. H. W. Heuck E. Keck (Hrsg.)
Fortschritte der Osteologie in Diagnostik und Therapie

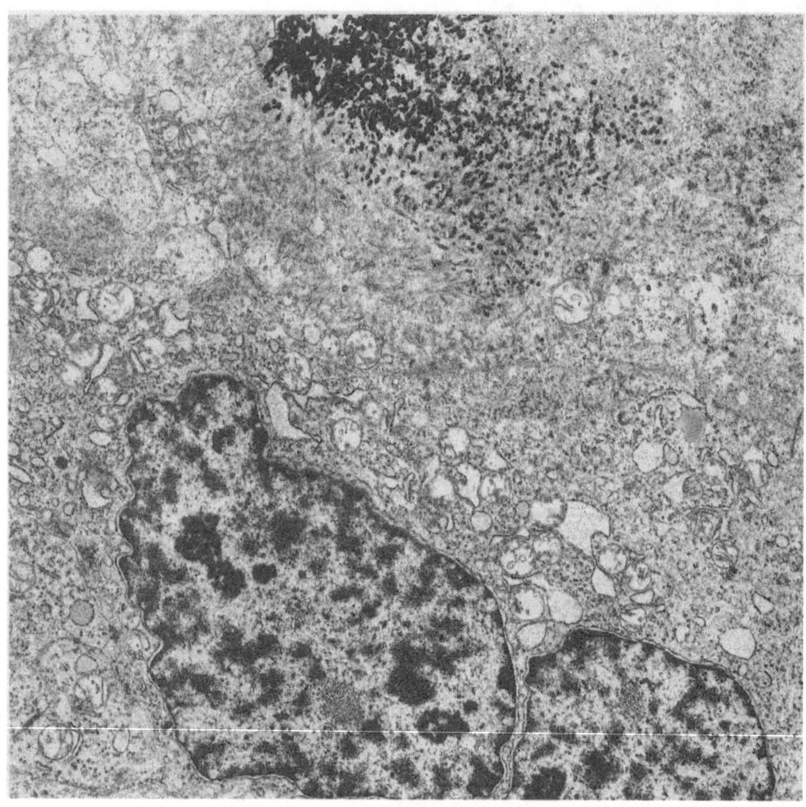

Abb. 1. Elektronenmikroskopische Aufnahme eines osteoblastischen Osteosarkoms. In der Tumorzelle findet man zahlreiche Membranen des rauhen endoplasmatischen Retikulums als Hinweis auf eine vermehrte Proteinsynthese. Im Interstitium zahlreiche Kollagenfibrillen. Herdförmige Mineralisation. Vergr. 5700:1

stitiell liegen zahlreiche Kollagenfasern. Immunfluoreszenzmikroskopisch sind diese zunächst noch als Typ zu identifizieren, zunehmend handelt es sich jedoch um das für reifes Knochengewebe typische Kollagen vom Typ I. Herdförmig findet man im Bereich der Kollagenfasern auch eine anlaufende Mineralisation. Hier sind Kalziumsalze zwischen den Fasern eingelagert. Die Aktivität der alkalischen Phosphatase ist sehr hoch. Auch lassen sich mit Hilfeimmunhistologischer Verfahren ossäre Differenzierungsproteine im Interstitium nachweisen. So wird z.B. das Osteonektin, aber auch das Osteocalcin positiv.

Die ossäre Differenzierung kann in den hochmalignen Osteosarkomen weiter fortschreiten, was zur sogenannten sklerosierenden Variante dieser Tumoren führt. Jetzt sind zahlreiche osteoblastisch differenzierte Tumorzellen zu Osteozyten in sklerosierte Grundsubstanz eingemauert. Elektronenmikroskopisch sieht man osteozytär differenzierte Zellen, die von mineralisierter Matrix vollständig umgeben sind. Die alkalische Phosphatase-Aktivität ist nicht mehr ganz so hoch wie in den osteoblastischen Arealen, im Vergleich zu den anaplastischen Bezirken jedoch noch stark vermehrt (Althoff et al. 1985). Es findet sich überwiegend das für die Knochenmatrix typische Kollagen vom Typ I. Osteocalcin und Osteonektin sind weiterhin nachzuweisen.

Neben dieser osteoblastischen Differenzierung finden sich in den hochmalignen Osteosarkomen hin und wieder ausgedehnte chondroblastische Gewebsareale. Hier liegen die Tumorzellen lichtmikroskopisch wie Chondrozyten und Chondroblasten in kleinen Höfen und sind von einer chrondrogenen Matrix umgeben. Elektronenmikroskopisch zeigen sie multipolare Zytoplasmaausläufer. Die Unterzellularsubstanz ist durch kurze Kollagenfasern in irregulärer Anordnung charakterisiert, die im Gegensatz zum Kollagen bei der ossären Differenzierung nicht in Bündeln angeordnet sind. Es handelt sich bei der immunfluoreszenzmikroskopischen Untersuchung überwiegend um knorpelspezifisches Kollagen vom Typ II (Remberger u. Gay 1977). Osteonektin und Osteocalcin sind negativ. Die Aktivität der alkalischen Phosphatase ist meist negativ, in einzelnen Bereichen gering erhöht.

In Arealen mit fibroblastischer Differenzierung haben die Tumorzellen ein spindeliges Zytoplasma mit zahlreichen Membranen des rauhen endoplasmatischen Retikulums. Sie entsprechen damit in ihrer Ultrastruktur Fibroblasten. In der umgebenden Matrix findet man wiederum zahlreiche Kollagenfasern. Es handelt sich jetzt nach dem Befund der immunhistologischen Untersuchung um Kollagen vom Typ III. Die alkalische Phosphatase-Aktivität ist negativ, Osteocalcin und Osteonektin werden im allgemeinen nicht nachgewiesen.

So läßt sich am Beispiel des hochmalignen Osteosarkoms demonstrieren, daß primär anaplastische, neoplastisch transformierte Mesenchymzellen einen osteoblastischen, chrondroblastischen und fibroblastischen Differenzierungsweg einschlagen können.

Der Grad der Differenzierung ist unterschiedlich, wobei allgemein gilt, daß höher differenzierte Tumoren eine günstigere Prognose haben. Für die osteoblastischen Tumoren läßt sich dies am Beispiel des typischen hochmalignen Osteosarkoms und des gutartigen Osteoblastoms demonstrieren. In letzterem ist die Knochenbildung sehr viel gleichmäßiger. Die Zellen zeigen keine Dyskaryosen. Da es jedoch manchmal schwierig ist, allein nach dem konventionellen histologischen Bild eine exakte Dignitätszuordnung zu treffen (Dorfman u. Weiss 1984), sucht man in der Pathologie nach weiteren Verfahren, die hier eine zusätzliche Hilfe darstellen. Bewährt hat sich der impulszytophotometrische Nachweis von DNA-Aneuploidien, die als ziemlich sicheres Malignitätszeichen gelten (Büchner et al. 1985; Hiddemann et al. 1986). Die hochmalignen Osteosarkome zeigen fast alle DNA-Aneuploidien, wohingegen die Osteoblastome in der Mehrzahl negativ sind (Mellin et al. 1987).

Die Proliferationsrate eines Tumors gilt allgemein als wichtiger Parameter für die Dignitätsbestimmung. Früher war man zu ihrer Ermittlung auf die Auswertung der Mitosenzahl angewiesen. Heute bietet sich hier als eine sehr elegante Methode die immunhistologische Bestimmung mit Hilfe eines monoklonalen Antikörpers gegen ein proliferationsassoziiertes Kernantigen an. Mit diesem Verfahren werden alle Kerne proliferierender Zellen angefärbt (Abb. 2). So ist eine sichere Proliferationsbestimmung möglich (Vollmer et al. 1986).

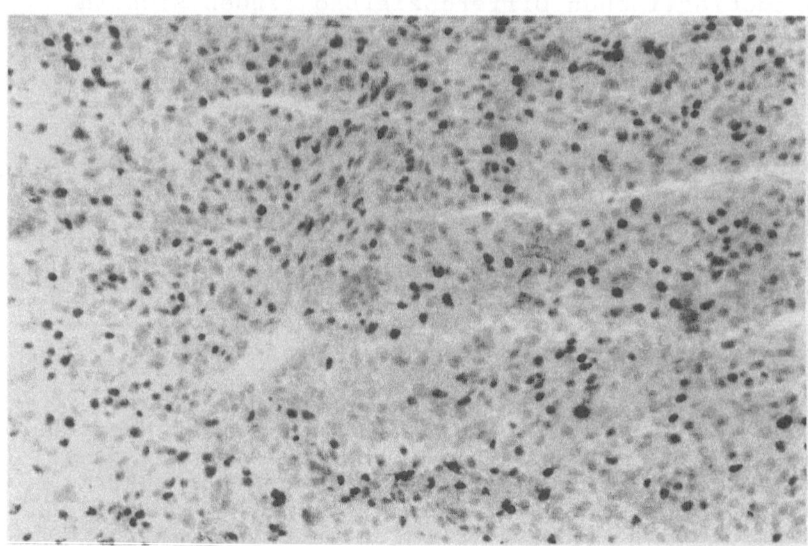

Abb. 2. Immunhistologische Darstellung des proliferationsassoziierten Kernantigens mit Hilfe des monoklonalen Antikörpers Ki-67 im hochmalignen Osteosarkom. Über 30% der Tumorzellen zeigen eine Kernmarkierung. HE 136:1

Die zweite Komponente, die die außerordentliche morphologische Vielfalt der Knochentumoren bedingt, sind die osteoklastenähnlichen Riesenzellen, die in zahlreichen Tumorentitäten vorkommt. Ihre Zytogenese war lange Zeit strittig. Heute weiß man aus elektronenmikroskopischen Untersuchungen, daß sie große Ähnlichkeit mit den Osteoklasten haben (Schulz 1980; Athanasou et al. 1985). Danach entstehen die Riesenzellen durch Fusion mononukleärer Zellen. Die Frage nach der Herkunft dieser Vorläuferzellen ist zur Zeit Gegenstand der Diskussion. Mit einem grösseren Arsenal monoklonaler Antikörper, die gegen spezifische Antigene in Zellen des mononukleären Makrophagensystems gerichtet sind, konnten wir zeigen, daß die osteoklastenähnlichen Riesenzellen im Riesenzelltumor des Knochens, aber auch in anderen riesenzellhaltigen Knochentumorentitäten phänotypische Eigenschaften mit Zellen des mononukleären Makrophagensystems teilen. Dies kann als Beleg dafür angesehen werden, daß die Vorläufer aus dem Makrophagensystem stammen. Analoge Befunde wurden auch von Ourseler et al. (1985) erhoben. Seit längerem ist bekannt, daß die osteoklastenähnlichen Riesenzellen nicht proliferieren. Dies ließ sich erstmals in mikroskopphotometrischen Untersuchungen zeigen (Schajowics 1981). Die Befunde wurden mittlerweile von Adler (1987) bestätigt. Auch autoradiographische

Untersuchungen (Roessner et al. 1984) belegen, daß es sich um postmitotisch fixierte Zellen handelt. Eine weitere Bestätigung fand dieser Befund durch immunhistologische Untersuchungen mit dem bereits erwähnten Antikörper gegen ein proliferationsassoziiertes Kernantigen (Roessner et al. 1987a).

Somit ist das Proliferationsverhalten der Riesenzellen geklärt. Fraglich war bislang die Rolle der mononukleären Makrophagen, wie sie in zahlreichen Knochentumorentitäten zu beobachten sind (Abb. 3) (Roessner et al. 1987b). Die derzeit im allgemeinen vertretene Auffassung zur Histogenese der sogenannten fibrohistoozytären Tumoren geht davon aus, daß fibroblastische und histiozytär differenzierte Zellen als maligne transformierte Zellen das Proliferationsverhalten des entsprechenden Tumors bestimmen (Huvos 1979). Demgegenüber sind Roessner et al.(1984) am Beispiel des Riesenzelltumors im Knochen zu der Auffassung gelangt, daß nur die fibroblastischen Zellen autochtone, proliferierende Tumorzellen sind, die Makrophagen dagegen ein reaktives Infiltrat darstellen. Diese primär elektronenmikroskopisch-autoradiographisch erhobenen Befunde konnten mittlerweile auch durch kombinierte immunhistologische Verfahren bestätigt werden (Roessner et al. 1987). Zu analogen Schlüssen sind jüngst auch andere Arbeitsgruppen gelangt (Roholl et al. 1985; Lawson et al. 1987). Somit gibt es mittlerweile zahlreiche Belege dafür, daß es sich bei den Zellen des mononukleären Makrophagensystens - sowohl den osteoklastenähnlichen Riesenzellen als auch den mononukleären Makrophagen - um ein reaktives Infiltrat in den Kno-

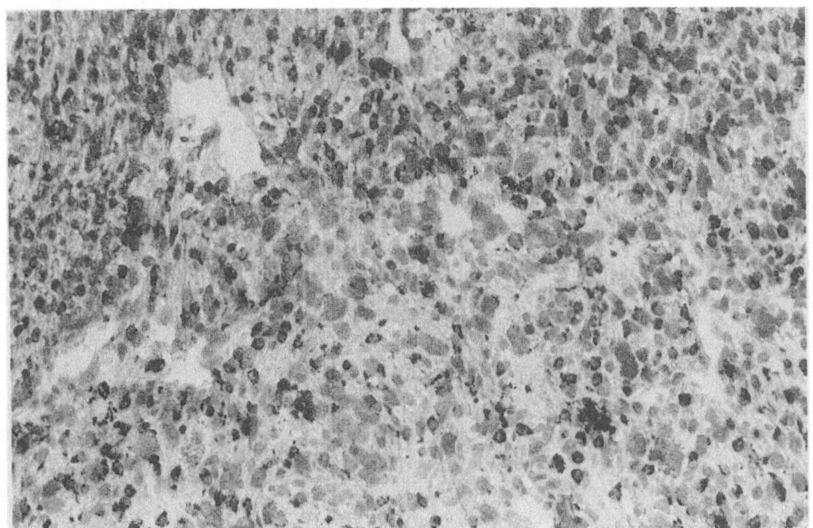

Abb. 3. Erhebliches Makrophageninfiltrat in einem anaplatischen Osteosarkom, dargestellt mit dem Antikörper 25 F 9 gegen reife Gewebsmakrophagen (Zwadlo et al., 1985). Zwischen den positiven Makrophagen liegen dicht markierte anaplastische Tumorzellen. Immunperoxydase 136:1

chentumoren handelt, dessen biologische Bedeutung allerdings noch nicht ausreichend geklärt ist. Die eigentlichen Tumorzellen sind dagegen neoplastisch transformierte Zellen des lokalen Mesenchyms.

Damit ergibt sich zusammenfassend, daß die eingangs betonte morphologische Vielfalt der Knochentumoren im wesentlichen auf zwei Faktoren zurückgeführt werden kann. Zum einen ist die Differenzierungsmöglichkeit der neoplastisch transformierten Gerüstzellen außerordentlich vielfältig. Neben den grundsätzlichen Differenzierungsrichtungen in osteoblastisches, chondroblastisches und fibroblastisches Gewebe kommen alle erdenklichen Mischdifferenzierungen vor. Darüber hinaus wird das Bild kompliziert durch die erhebliche Reaktion der Zellen des mononukleären Makrophagensystems, wobei in der routinehistologischen Untersuchung insbesondere die osteoklastenähnlichen Riesenzellen das Bild bestimmen und für die histologische Klassifikation der Knochentumoren richtunggebender Bestandteil sind (Abb. 4).

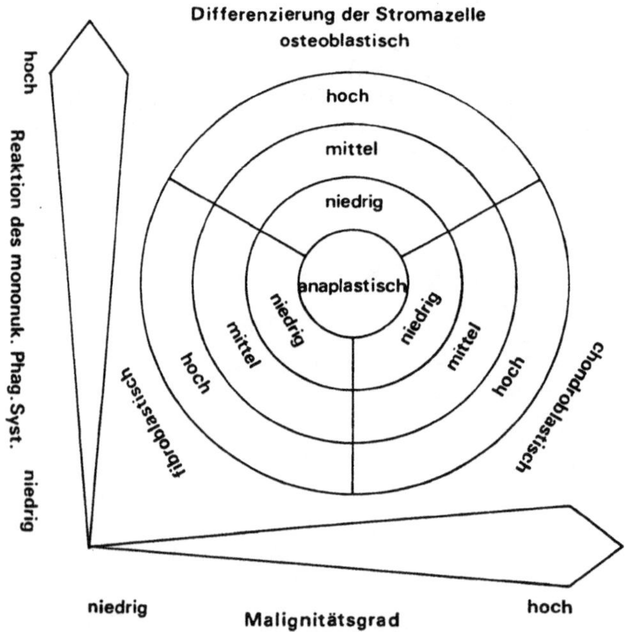

Abb. 4. Klassifikationsschema zur Einordnung der Knochentumoren. In dem Kreis ist die Differenzierung der Stromazellen dargestellt, wobei die anaplastischen Zellen zentral liegen und die osteoblastischen und fibroblastischen Zellen periphere Segmente bilden. Die periphersten Abschnitte symbolisieren dabei jeweils das am höchsten differenzierte Gewebe. Der Malignitätsgrad der Tumoren sowie das Ausmaß der Reaktion des mononukleären Phagozytensystems sind durch die sich verbreiternden Pfeile dargestellt

Literatur

Adler CP (1987) Diagnostische Probleme mit semimalignen Knochentumoren. Osteologia III, im Druck

Althoff J, Quint P, Höhling HJ, Roessner A, Grundmann E (1985) Biologic characterization of human bone tumors. V. Zonal characterization of osteosarcoma: topological biochemical analysis correlated with morphology. Path Res Pract 180:392-399

Athanasou NA; Bliss E, Gatter KC, Heryet A (1985) An immunological study of giant cell tumor of bone: evidence of an osteoclast origin of the giant cells. J Pathol 147:153

Büchner TH, Hiddemann W, Wörmann B, Kleinemeier B, Schumann J, Müller KM, Bassewitz DB v., Roessner A, Grundmann E (1985) Differential patterns of DNA-aneuploidy in human malignancies. Path Res Pract 179:310-317

Burger EH, van der Meer JWM, Nijweide PJ (1984) Osteoclast formation from mononuclear phagocytes: role of bone forming cells. J Cell Biol 99:1901

Dorfman HD, Weiss SW (1984) Borderline osteoblastic tumors: Problems in the differential diagnosis of aggressive osteoblastoma and low-grade osteosarcoma. Sem Diagn Pathol 1:215-234

Hiddemann W, Roessner A, Wörmann B, Mellin W, Klockenkemper B, Bösing TH, Büchner TH, Grundmann E (1987) Tumor heterogeneity in osteosarcoma as identified by DNA flow cytometry. Cancer 59:324-328

Huvos AG (1979) Bone Tumors. Diagnosis, Treatment and Prognosis. W.B. Saunders Co., Philadelphia-London-Toronto

Lawson CW, Fisher C, Gatter KC (1987) An immunhistochemical study of differentiation in malignant fibrous histiocytoma. Histopathol. 11:375-383

Loutit JF, Sansom JM (1976) Osteopetrosis of microphthalmic mice - a defect of the hematopoietic stem cells? Calcif Tiss Res 20:251

Mellin W, Roessner A, Pill CH, Edel G, Grundmann E (1987) Zur durchflußzytophotometrischen DNA-Analyse bei Osteoblastomen. Verh Dtsch Ges Path, im Druck

Oursler MJ, Bell LV, Clevinger B, Osdoby PH (1985) Identification of osteoblast-specific monoclonal antibodies. J Cell Biol 100:1592

Remberger K, Gay S (1977) Immunohistochemical demonstration of different collagen types in the normal epiphyseal plate and in benign and malignant tumors of bone and cartilage. Z Krebsforsch 90:95-106

Roessner A, Voss B, Rauterberg J, Immenkamp M, Grundmann E (1983) Biologic characterization of human bone tumors. II. Distribution of different collagen types in osteosarcoma - a combined histologic, immunfluorescence and electron microscopic study. J Cancer Res Clin Oncol 196:234-239

Roessner A (1984) Zur Cyto- und Histogenese der malignen und semimalignen Knochentumoren. Gustav Fischer Verlag, Stuttgart-New York

Roessner A, Bassewitz DB v., Schlake W, Thorwesten B, Grundmann E (1984) Biologic characterization of human bone tumors. III. Giant cell tumor of bone. Path Res Pract 178:431-440

Roessner A, Vassallo J, Vollmer E, Zwadlo G, Sorg C, Grundmann E (1987a) Biologic characterization of human bone tumors. X. The proliferation behavior of macrophages as compared to fibroblastic cells in malignant fibrous histiocytoma and giant cell tumor of bone. J Cancer Res Clin Oncol 113:1-5

Roessner A, Zwadlo G, Vollmer E, Sorg C, Grundmann E (1987b) Biologic characterization of human bone tumors. IX. Occurrence of macrophages. Path Res Pract 182:336-343

Roholl PJM, Kleijne J, van Basten CDH, van der Putte SCJ, van Unnik JAM (1985) A study to analyze the origin of tumor cells in malignant fibrous histiocytoma. A multiparametric characterization. Cancer 56: 2809-2815

Schajowicz F (1981) Tumors and tumor-like lesions of bone and joints. Springer, Berlin-Heidelberg-New York
Schulz A (1980) Ultrastrukturpathologie der Knochentumoren. Veröffentl Pathol 115, Gustav Fischer Verlag, Stuttgart-New York
Vollmer E, Roessner A, Gerdes J, Mellin W, Stein H, Chong-Schachel S, Grundmann E (1986) Improved grading of bone tumors with the monoclonal antibody Ki-67. J Cancer Res Clin Oncol 112:281-282
Zwadlo G, Bröcker EB, Bassewitz DB v., Feige U, Sorg C (1985) A monoclonal antibody to a differentiation antigen present on mature human macrophages and absent from monocytes. J Immunol 134:1487-1492

Diagnostic Problems with Semimalignant Bone Tumors

C.-P. Adler

Pathologisches Institut, Universität Freiburg, Albertstr. 19, 7800 Freiburg i.Br., FRG

Besides clearly benign bone tumors or tumors with a malignant course, there exist several tumors or tumor-like lesions within the skeleton that show a letal course inspite of benign histological tumor pattern.

For example, in a 19 year old female patient who had suffered from pain in her back, the roentgenograms showed a severe compression of the 12th vertebral body. In the biopsy material, we saw many ectatic lymphatic vessels indicating the diagnosis of an osseal lymphangioma. Indeed, a lymphangiography revealed a convolute of lymphatic vessels in the center of the 12th vertebral body (Wenz et al. 1984). When the surgeons tried to re-erect the involved vertebral body operatively, the patient has got a paraplegia and consequently died. This fatal course of a tumorous disease could be called "semimalignant"; this, however, does not describe a true semimalignant tumor growth.

By definition, semimalignant bone tumors include a group of tumorous or tumor-like bone lesions that show a locally aggressive growth together with a high recurrence rate (Uehlinger 1974). According to Zollinger (1946), semimalignant tumors do not produce any metastases. *Chondromyxoid fibroma* is a typical example of a semimalignant bone tumor. This lesion develops mainly in the metaphyses of long tubular bones (Adler 1985) and radiologically mostly a central ovoid cyst can be seen close to the epiphyseal gap lined by an uncomplete sclerotic zone (Fig. 1a). No malignant signs are usually visible in the X-rays. This semimalignant tumor may arise severe diagnostic problems histologically, especially by analysing biopsy specimens. Most characteristic are lobular areas of myxomatous cartilage together with a denser concentration of the cartilage cells at the periphery of the nodules (Fig. 1b). Here, these cells may possess some bizarre and hyperchromatic nuclei that easily may give rise to the wrong diagnosis of a chondrosarcoma (Jaffe and Lichtenstein 1948; Dahlin 1956). This bone tumor is benign and

F. H. W. Heuck E. Keck (Hrsg.)
Fortschritte der Osteologie in Diagnostik und Therapie

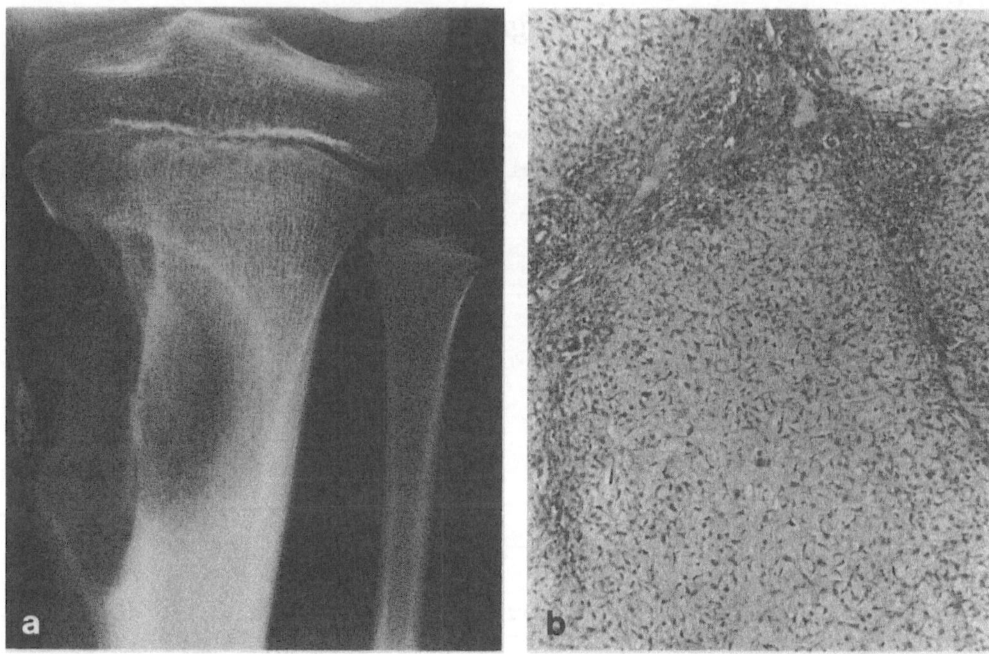

Fig. 1. (*a*) Chondromyxoid fibroma showing a large osteolytic lesion in the proximal metaphysis of the tibia (10 year old girl). (*b*) Lobular areas of myxomatous cartilage tissue with dense concentration of the tumor cells in the periphery of the nodules (HE, x 25).

does not produce metastases, but it shows an obvious invasive local growth. A high recurrence of more than 25% can be noticed (Salzer and Salzer-Kuntschik 1965; Dahlin 1978), and this is characteristic of a semimalignant tumor growth. Consequently, a broad en bloc resection should be performed which may reduce the recurrence rate significantly (Schajowicz 1981).

Among all bone lesions that show a semimalignant growth, we have to differentiate between true neoplasms on the one side and tumor-like lesions on the other (Table 1; Adler 1980). True

Table 1. Semimalignant bone tumors

True neoplasms	Tumor-like bone lesions
Chondromyxoidfibroma	Histiocytosis X
Chondroblastoma	Reparative giant cell granuloma of jaws
Desmoplastic bone fibroma	Giant cell reaction of small tubular bones
Osseous fibromyxoma	Aneurysmal bone cyst
Chordoma	Fibrous cortical defect

neoplasms, like cartilage tumors, fibromatoses or a chordoma, are characterized by progressive proliferation and local destruction whereas tumor-like lesions may show a spontaneous remission. These experiences are decisive for any therapeutical management, and prerequisite therefore is the correct histological diagnosis.

For example, a *desmoplastic fibroma* is a true neoplasm that belongs to the aggressive fibromatoses (Jaffe 1968; Adler and Stock 1985). Usually, the roentgenograms that show a spotty local bone destruction, are not pathognomonic, and the diagnosis has to be cleared up by a bone biopsy. This rare bone tumor may arise severe diagnostic and therapeutical problems (Adler and Stock 1985). On the histological slides, we only see a fibrous tissue of collagen fibres, poor of cells, that obviously has destroyed the bony spongiosa. Hyperchromatic spindel nuclei are rare, and mitoses are absent. Thus, the tumor tissue resembles a fibrous scar, and the exact diagnosis can only be found by regarding the radiological findings. Such a desmoplastic bone fibroma has to be eliminated by a broad en bloc resection. There is a 25% recurrence rate whereas no metastases can be seen (Dominok and Knoch 1982).

A very similar fibroblastic growth can be noted, histologically in the *fibrous cortical defect* or the *periosteal desmoid*. These lesions develop in the metaphyseal regions of long tubular bones and show, radiologically, a destructive erosion of the cortex from the outside. Again, we see a proliferative fibrous tissue in the histological slides, but these lesions are much more harmless, with rare recurrences which means that they are rather benign than semimalignant.

A *chondroblastoma*, on the other hand, may really image a malignant bone tumor on the roentgenograms when showing a large destruction of the epiphysis of a long tubular bone together with cortical penetration. Most chondroblastomas develop within the epiphyses of the humerus, femur or tibia (Adler 1983). Histologically, these lesions are richly cellular and consist of small and large, roundish areas of chondroid tissue which are well circumscribed. Adjacent we find many multinucleated giant cells, and by these a mistaken diagnosis of giant cell tumor may be rendered. Between these chondroid areas a cell-rich stroma and granulation tissue with isomorphic fibrocytes is interposed. Sometimes, however, there are foci of polymorphic spindle cells with hyperchromatic nuclei that give the impression of a sarcoma. Chondroblastomas may also show cartilage cells with polymorphic nuclei, many mitoses, a sarcomatous stroma and depositions of tumor osteoid, and in those cases it may be extremely difficult to differentiate, histologically, between a benign chondroblastoma and a chondrosarcoma or chondroplastic osteosarcoma. These diagnostic problems become even more difficult if the radiologist cannot exclude a malignant bone tumor from the radiologic images.

17% of all chondroblastomas are accompanied by structures of an aneurysmal bone cyst, and this lesion may perforate the cortex that makes a radiological diagnosis even more difficult

(Adler 1983). Among the chondroblastomas some cases may develop a significantly semimalgnant course. More than 5% of these lesions are followed by a recurrence (Dominok and Knoch 1982) or show a severe locally aggressive and destructive tumor growth (Huvos et al. 1977; Dahlin 1978). Some distinct cases have turned into a malignant transformation together with lung metastases (Sweetham and Ross 1967; Kahn et al. 1969; Sirsat and Doctor 1970; Riddell et al. 1973; Green and Whittaker 1975). These experiences should give rise to excise the tumor completely as a whole without performing a mutilating operation.

An osseous *fibromyxoma* in others than the gnatic bones is a very rare bone tumor that shows a typical semimalignant growth (Adler 1981). In a 28 year old man we have seen such a lesion in the right femoral neck that, in the roentgenogram, presented as an osteolytic fuzzy focus (Fig. 2a). This cortex, in this case, is, however, still intact. Anyhow, a malignant bone tumor could not be excluded from the radiological appearance. Histologically, we see a myxoid tumor tissue with rare cells possessing small, isomorphic nuclei, and inbetween are narrow fibrous septa (Fig. 2b). When seeing such a tissue pattern, we have to exclude other tumors with a myxomatous ground matrix (Adler et al. 1979), especially a chondromyxoid fibroma (Adler 1979). In the jaw bones, a fibromyxoma is a benign lesion whereas in all other bones it is a semimalignant tumor growth with locally destructive proliferation and a high tendency of recurrences; metastases, however, are not to be expected. This

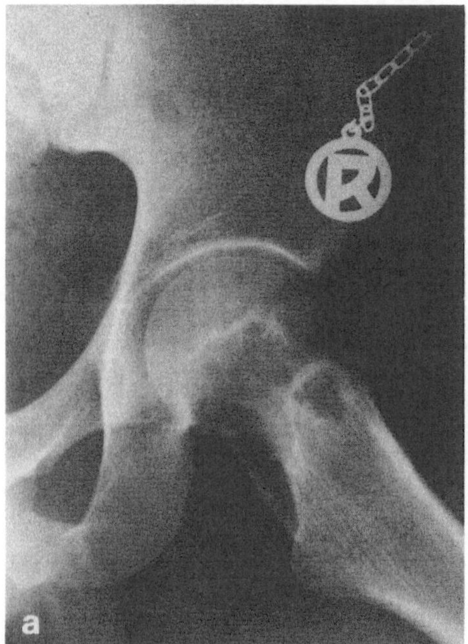

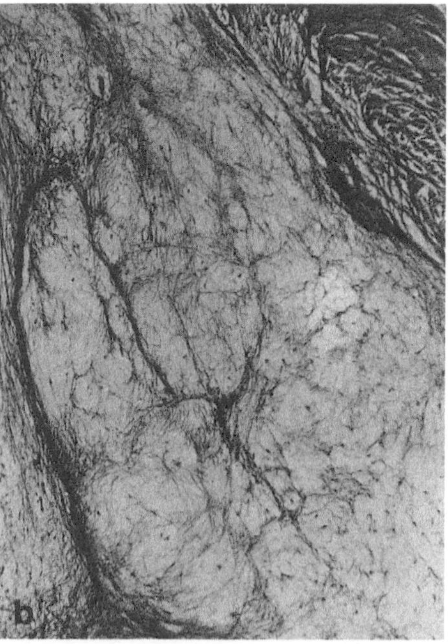

Fig. 2. (*a*) Fibromyxoma showing a fuzzy osteolysis in the femoral neck of a 24 year old patient. (*b*) Fibromyxoid tumor tissue with rare cells possessing small, isomorphic nuclei (PAS, x 25)

tumor is very rare: Among 6476 bone tumors of our register, the diagnosis of an extragnatal osseous fibromyxoma was only made in three cases.

A *chordoma* is usually considered to be a malignant tumor, but metastases are rare (Dahlin 1967: about 10%), and this indicates more likely a semimalignant tumor growth. This tumor develops from residuals of the notochorda and therefore is mainly located at the ends of the spine. In the roentgenograms as well as in the computer tomograms the lesion may be very large showing local bone destructions and may invade large regions of the surrounding soft tissues. This special tumor growth requires a total exstirpation which is the only effective therapy. However, in most cases this is impossible, and from remainders of the tumor tissue a recurrence may develop. From the histological slides, an ordinary chordoma can easily be recognized: We see a lobular tumor tissue with groups of small, mononuclear cells which possess an eosinophilic cytoplasm and sharp borders. So-called physaliferous cells with bright, vacuolated cytoplasm are very characteristic of this lesion. Mitoses are extremely rare.

Some chordomas of the spheno-occipital region show areas of a chondrosarcoma-like tumor tissue histologically. Dahlin (1973) has made the curious observation that such *chondroid chordomas* show twice the survival time of classic chordomas.

Some tumor-like lesions show a semimalignant growth, and this is, for instance, the case in *eosinophilic bone granulomas*. They develop predominantly in children and youngsters within the bones of the skull, ribs, humerus or proximal femur (Spjut et al. 1971). Radiologically, an osteolysis can be seen in the medullary cavity of a bone which may increase in size very fast within short time (Uehlinger 1963). By penetrating the cortex, it simulates a malignant bone tumor. Yet, we are dealing with a mostly harmless proliferation of a reticulo-histiocytic granulation tissue that may disappear spontaneously. In this granulation tissue, many eosinophilic granulocytes are present in the proliferative and granulomatous phase (Adler 1983).; in the xanthomatous phase histiocytes and foam cells prevail. In most cases, an eosinophilic granuloma presents as a solitary focus. Some cases, on the other hand, show multiple foci within the skeleton. In a 28 year old patient we have observed a total of 38 eosinophilic bone granulomas of different sites within the skeleton which have grown within 3 years. Decent radiation therapy was a successful treatment for a while, but afterwards these lesions have recurred again.

Lichtenstein (1953) has classified eosinophilic granuloma as a member of the reticulo-histiocytic proliferative disorders that include Abt-Letterer-Siwe disease and Hand-Schüller-Christian disease. All these lesions of unknown etiology are nowadays called *"Histiocytosis X"*, and often eosinophils are lacking. The disease may produce grotesque radiological findings: In the X-rays of a 56 year old patient we have seen a polycystic expansion of the proximal femur (Fig. 3a) and in the histological slides a cell-rich granulation tissue with many histiocytes and histiocytic giant cells was visible (Fig. 3b).

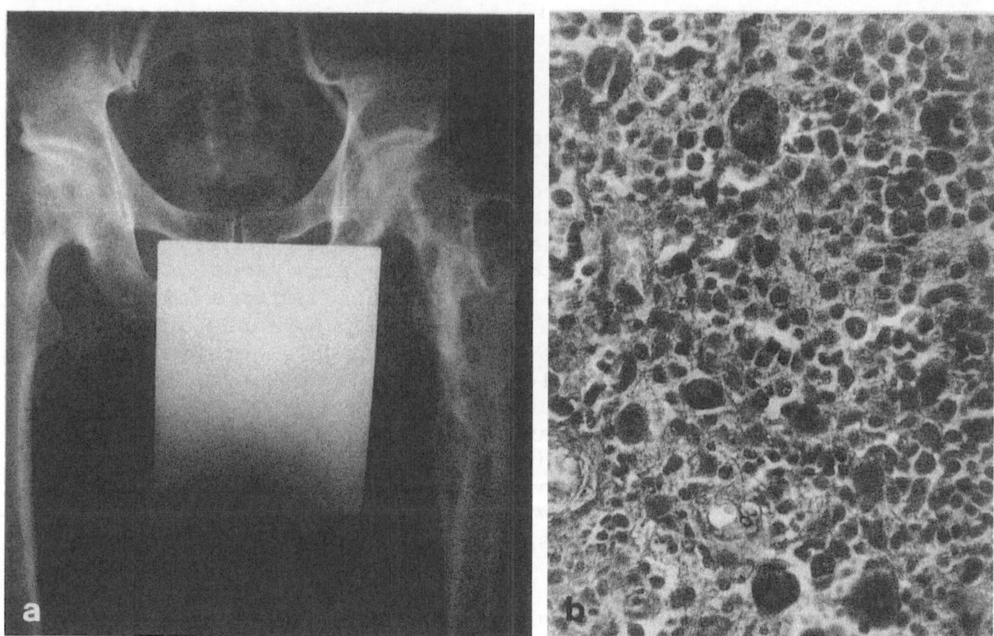

Fig. 3. (*a*) Histiocytosis X with polycystic expansion of the whole proximal left femur in a 56 year old patient. (*b*) Cell-rich granulation tissue with many histiocytes and histiocytic giant cells (PAS, x 64)

Regarding histiocytic proliferations, it should be mentioned that also a *malignant histiocytosis* may occur within the bones (Warnke et al. 1975; Dunmick et al. 1976; Esseltine et al. 1983). This hematological disease goes along with lymphadenopathy and hepatosplenomegaly. The roentgenograms may either show a local bony destruction or a tumorous sclerosis. Histologically, the bone marrow is infiltrated by atypical histiocytes with polymorphic nuclei. Diagnostic difficulties may arise when we have to distinguish between a malignant histiocytosis and histiocytosis X.

Most of the giant cell lesions of the bones may image a semimalignant bone tumor, because they often provoke a rapidly progressive osteolysis. In these cases, the radiological findings imitate a malignant tumor growth and often a giant cell tumor is diagnosed histologically. A very typical example for this is the so-called *reparative giant cell granuloma of the jaw bones*. Jaffe (1953) and Bernier (1960) have separated this lesion from true giant cell tumors. In the histological slides, we see a granulation tissue with many giant cells, and this is a reaction and organisation of a traumatic hemorrhage within the jaw bones. This non-tumorous granulation tissue may heal even if the lesion cannot be removed completely. Regarding the histological pattern, the lesion is practically identic with a *resorptive giant cell granuloma* in hyperparathyreoidism (Adler 1983). When diagnosing sich a giant cell granuloma, hyperparathyreoidism must be excluded clinically.

In 1962, Ackerman and Spjut have described the so-called *giant cell reaction of short tubular bones*. In these cases, again a benign, non-tumorous granulation tissue develops within the medullary cavity which contains many multinucleated giant cells. In the roentgenograms, we see a spindle-shaped expansion of the bone together with a central osteolysis without sclerotic boardering. The cortex is extremely rarefied and may be partly dissolved. This may impose the impression of a malignant bone tumor. If the pathologist gets a bone biopsy or curretage from such a lesion with clinical suspicion of malignancy, he may have great diagnostic problems (Seemann et al. 1985). For, a granulation tissue rich of giant cells is recognized together with deposites of tumorous osteoid - and the latter is characteristic of osteosarcoma. In addition, many mitoses and polymorphic nuclei can be seen. Consequently, these features may lead to an over-radical therapy such as amputation of the foot or hand. This peculiar bone lesion must be known by orthopedists, radiologists and pathologists in order to perform the right diagnosis as well as the adequate therapy. A simple curettage of the granulation tissue is sufficient to cure the disease. The lesion shows a semimalignant growth in so far as it causes destruction and may recur; but metastases are absent. A local trauma or over-stress is the cause of this lesion.

Bone tumors of uncertain course must be separated from semimalignant bone tumors. They may also show a semimalignant growth. Some cartilage tumors as well as true giant cell tumors (osteoclastomas) belong to this group; in addition, osteoblastoma and hemangiopericytoma are also tumors of uncertain course.

Enchondromas of the short tubular bones are mostly benign tumors; but, in contrast, such chondromas of the pelvic bones have to be diagnosed as chondrosarcomas, regardless of the histological pattern. The decision between benign or malignant tumor growth is much more problematic in cases of *enchondromas of the long tubular bones*. All these lesions must be regarded to possess malignant potency (Adler 1979). In order to estimate its tendency to proliferate, all radiological investigations, including bone scan, must be analyzed. In the roentgenograms, centrally located, patchy calcifications are very typical of this tumor. Arrosion of the cortex or periost reactions point to malignant proliferation. Regarding a bone biopsy, restraint has to be exercised, for the tumorous cartilage tissue "may not see day-light". It is our experience that following a biopsy, an increased proliferation and finally a chondrosarcoma may develop. In the histological slides, it is, on the one hand, easy to recognize the lobular tumorous cartilage tissue; but, on the other, it usually becomes extremely difficult to differentiate between an enchondroma and a highly differentiated chondrosarcoma. In any case, this means that after a biopsy all of the tumor tissue has to be removed totally.

Similar problems may arise with *giant cell tumors (osteoclastomas)* of the bone. First of all, osteoclastomas must be differentiated from other giant cell bone reactions. This tumor growth develops within the epiphyses mainly in the knee region, and females around 30 years of age are predominantly involved (Adler 1983). On X-rays, a large osteolysis without demarcating osteosclerosis is obvious. The involved bone shows a soap-bubble-like expansion. Histiologically, the tumor tissue is built up of a fibro-histiocytic stroma in which many multinuclear giant cells are scattered in regular distribution. These giant cells contain, many times, more than 20 bubble-shaped nuclei. Some authors have found out by histiochemical (Schajowicz 1961; Kraievski et al. 1970) and electron microscopic investigations (Horie 1961; Hirohata and Morimoto 1971) that the osteoclastic giant cells are the actual tumor cells whereas recent investigations have shown that osteoclastoma derives from the cells of the mononuclear phagocytic system (Schulz 1980; Yoshida et al. 1982; Grundmann and Roessner 1984). In this tumorous lesion, fibroblast-like or histiocytic cells are the actual proliferating cells (Aparisi et al. 1977; Roessner and Grundmann 1982). Most of the osteoclastomas have a fibroblastic character together with a strong reaction of the mononuclear phagocytic system (Roessner et al. 1984). Our personal histochemical investigations have shown that in giant cell bone lesions the multinucleated giant cells are not true tumor cells but rather reactive concomitant cells (Adler and Thiel 1987).

Osteoclastomas always have an uncertain course and at least show a semimalignant growth. Thus, there does not exist a "benign osteoclastoma". Uring the method of DNA cytophotometry, we are able to determine different grades of malignancy: In a *low-grade osteoclastoma* we have found 16% diploid and 84% polyploid and aneuploid fibroblastic tumor cells which means a DNA malignancy of grade 1.40. All the multinucleated giant cells, however, have included exclusively diploid nuclei which means that they are benign (Fig. 4). - In a definitely *malignant osteoclastoma* of the femoral neck, all histio-fibroblastic tumor cells show an aneuploid DNA distribution pattern with a DNA malignancy grade of 2.14 whereas all osteoclastic giant cells have no signs of malignancy (Fig. 5). Giant cell tumors of bone induce several diagnostic and therapeutic problems. In any case, the tumor tissue has to be removed totally.

As in soft tissue tumors, *hemangiopericytoma of bone* show an uncertain course. In the roentgenograms, such a tumor mostly develops an unsharply demarkated osteolysis which is suspect of a malignant growth. In the histological slides, we see many capillaries within the tumor tissue that are surrounded by polymorph pericytes. This is a very seldom tumor of bones and only single cases are presented in literature (Stout 1949; Unni et al. 1971; Dahlin 1978). Even in cases with a monomorphous tissue pattern - fitting to a semimalignant tumor - the tumor has to be excised totally and in great extension.

Up to now, *osteoblastomas* have been regarded to be benign bone tumors (Spjut et al. 1971; Dahlin 1978; Mirra 1980; Dominok and Knoch 1982), but a progressive semimalignant growth may happen (Huvos 1979). On the last meeting of the International Skeletal Society in Cannes/France (September 1987), this tumor was, however, declared to be a bone tumor of uncertain course. Usually, the X-rays show a large osteolytic focus surrounded by

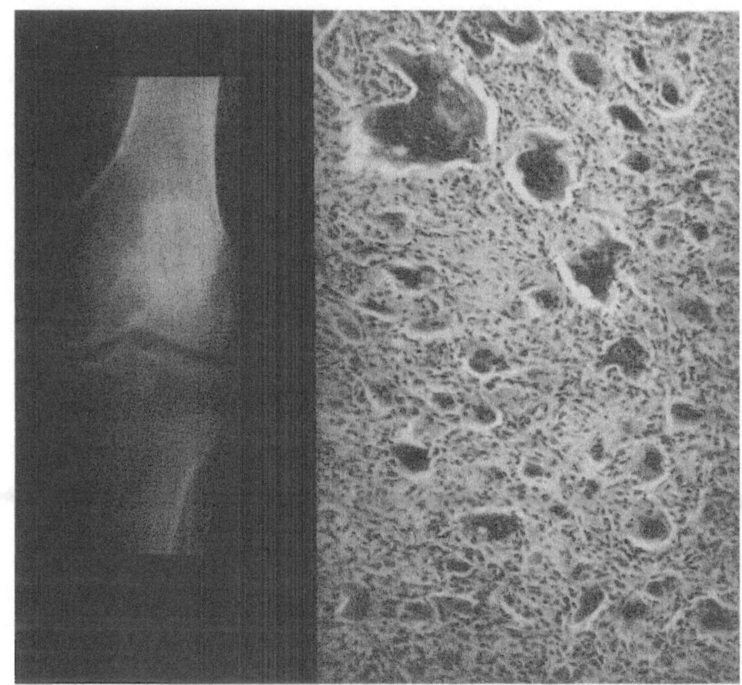

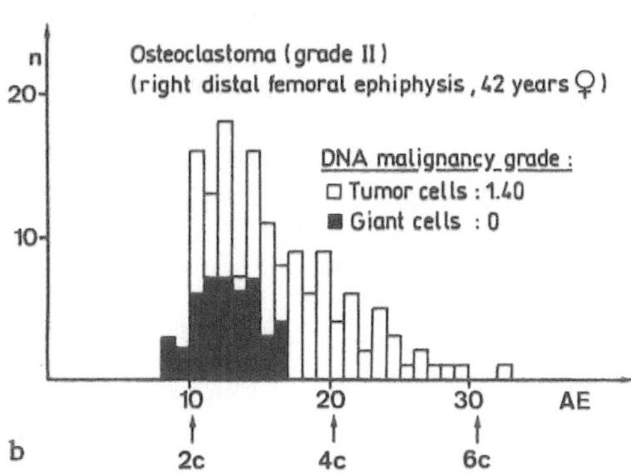

Fig. 4. (*a*) Osteoclastoma, grade 2, showing a large osteolytic defect in the distal femoral epiphysis radiologically, and evenly distributed multinucleated giant cells within a vascularised stroma histologically (HE, x40). (*b*) DNA distribution within the stromal tumor cells with 84% aneuploid cells and within the giant cells that are euploid

a sclerotic rim. In some cases, the tumor penetrates the cortex and may invade into the parosteal tissues. Histologically, broad and plump osteoid trabeculas adjacent by activated osteoblasts and osteoclasts within a vascularized stroma are characteristic structures. Local excision of the tumor tissue is in most cases successful in curing these cases.

In 1973, Dorfman has described a malignant transformation of an osteoblastoma and in 1976, Schajowicz and Lemos have described 8 cases in which malignant tumor growth had occurred. These authors have cointed the term "malignant osteoblastoma". Nowadays, this kind of tumors are known as *"aggressive osteoblastoma"* (Spjut et al. 1981). In the roentgenograms, such a lesion is demonstrated as a faint, spotty bone destruction. Histologically, the tumor pattern is essentially the same as in

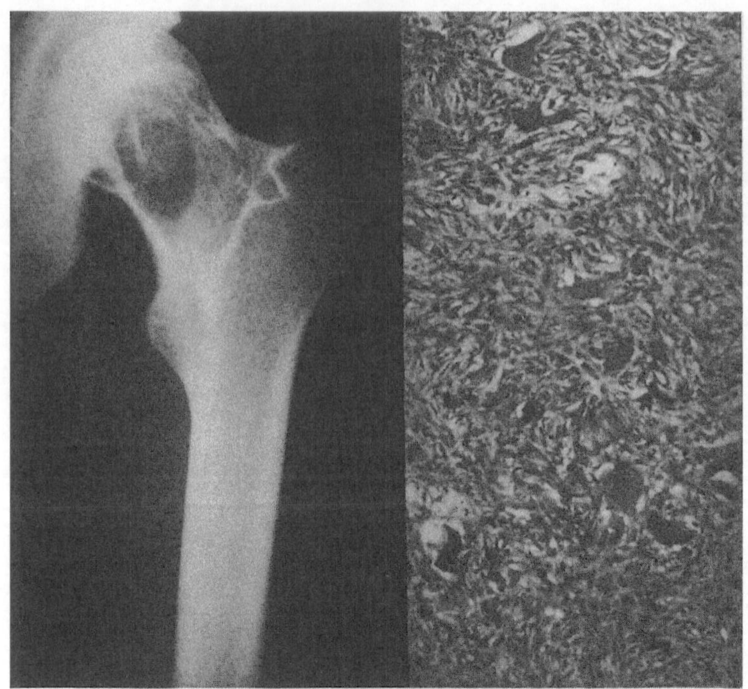

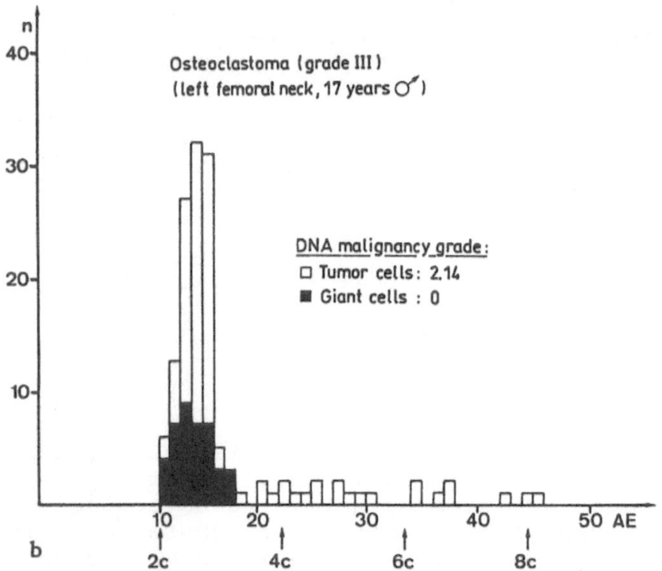

Fig. 5. (*a*) Osteoclastoma, grade 3, showing an osteolytic defect in the femoral neck of a 17 year old patient radiologically, and a sarcomatous stroma with few, small giant cells (HE, x 40). (*b*) DNA distribution within the stromal tumor cells with aneuploid cells and within the giant cells that are euploid

osteoblastoma. The only difference is a slightly polymorphy and hyperchromasy of the cell nuclei together with more mitoses. In addition, there are some atypical depositions of osteoid that Schajowicz (1981) has called "spiculated blue bone" which are respected typical for this lesion.

Most osteoblastomas are benign, but some show obviously a semimalignant growth and some even behave as a malignant tumor. Consequently, all osteoblastomas must be regarded as tumors of uncertain course.

Regarding the biological behaviour, some bone tumors or tumor-like lesions may show a semimalignant growth for a long time. In chondromas or some special osteosarcomas, the malignant behaviour of the tumor growth is primarily not obvious radiologically as well as histologically. These cases are usually called *"border-line cases"*. Some tumor-like skeletal lesions - such as aneurysmal bone cyst or Paget's disease - belong into this group.

For example, a *parosteal osteosarcoma*, mostly located in the popliteal fossa, shows a very slow growth over years that image the impression of a benign growth, In the roentgenograms, dense and rugged bone masses are seen on the back side of the distal femoral metaphysis that may involve the cortex. In the histological slides we see a plump network of fibrous bone trabeculas amongst a fibrous stroma that does not indicate a tumor tissue at all. Occasionally, we may observe some spindle cells with polymorph and hyperchromatic cell nuclei, but on the whole, the tumor pattern appears unsuspicious. A histological diagnosis of this lesion can only be established together with regarding the radiological findings. Parosteal osteosarcoma shows a slow destructive and infiltrative growth and shows - like all semimalignant bone tumors - a high rate of recurrences. Metastases are, however, seldom and possibly very late. In order to prevent such a fatal course, the total tumor tissue has to be removed by a large en-bloc-resection.

In an *intraosseous well differentiated osteosarcoma* the radiological findings give the impression of a malignant bone destruction, but histologically the tumor tissue only shows a fibrous stroma with some plump woven bone trabeculas which reminds more of a reactive bone proliferation than of a malignant tumor growth. There exists only a minimal nuclear polymorphism and atypism, and mitoses are very rare.- This extremely rare bone tumor has been firstly described by Unni and Dahlin (Unni et al. 1977). It shows, typically, a very slow semimalignant growth, but finally, lung metastases may occur. Diagnostic problems may occur because of discrepancy of a more malignant appearing radiologic image compared with the more benign histological pattern.

Similar diagnostic problems may arise in each *aneurysmal bone cyst*: Once, we have seen a small osteolysis of the right distal femoral metaphysis in the roentgenogram of a 17 year old patient (Adler 1980). In the curettage material, the histological pattern of a typical aneurysmal bone cyst with a giant cell granulation tissue was obvious. No malignant tumor tissue could be observed. Following this operation, severe pain and uncontrollable haemorrhages occurred. An angiogram showed pathological vessels indicating malignancy. Again a curettage was performed, and histologically we again identified exclusively the pattern of an aneurysmal bone cyst without any malignant tumor tissue. Because of incessant pain and bleeding, finally an amputation of the leg has to be performed - and again the diagnosis of aneurysmal bone cyst was established. In the end, lung metastases occurred and the patient died. Within these metastases we finally observed tumor osteoid and the final diagnosis of a *teleangiectatic osteosarcoma* could be made. This experience teaches us that each aneurysmal bone cyst should be regarded as a semimalignant tumor, and even a highly malignant bone tumor may underlie.

Last, *Paget's disease* can be attributed to the semimalignant skeletal lesions getting along with progressive proliferation and bone destruction. In the roentgenograms, an excessive bone remodeling with cystic osteolyses and irregular scleroses is characteristic. Histologically, we see, side by side, activated osteoblasts and osteoclasts forming irregular bone trabeculas with the well-known mosaic pattern of reversal lines. This progressive bone remodeling of semimalignant character induces a *Paget osteosarcoma* in 2% of the cases. A focus of even more dramatic bone destruction points to such a tumor radiologically, and in the histological slides we see besides the Paget bones, a sarcomatous stroma together with depositions of tumor osteoid.

Even some malignant bone tumors may grow like a semimalignant tumor. To this category, for instance, belongs a *myxoid liposarcoma* which shows a local slow destructive growth and seldom induces metastases.

An extremely interesting lesion of this group is the *osteofibrous dysplasia Campanacci* (Campanacci and Leonesa 1970). In children or adolescents, this lesion causes a large expansion and deformation mainly of the tibial bone and, radiologically, inbetween many irregular spotty osteolyses are visible. The histological pattern of a bone biopsy is very similar of an ossifying bone fibroma: Broad woven bone trabeculas with rows of activated osteoblasts are differentiated within a fibrous stroma. This lesion goes along with a progressive growth and bone destruction indicating a semimalignant proliferation.

From our experiences we know that in several cases of osteofibrous dysplasia a so-called *adamantinoma of long tubular bones* may have developed simultaneously (Adler 1988). This, however, is a peculiar bone tumor with close resemblance of an adamantinoma of jaw bone (Cohen and Dahlin 1962; Elliot 1962; Donner and Dikland 1966). For a long period of time, this tumor may only show a locally progressive and destructive growth together with recurrences, but finally, at the late stadium it induces metastases (Unni et al. 1974; Huvos and Marcove 1975; Weiss and Dorfman 1977). This means that we are dealing with a malignant bone tumor that has started with a semimalignant growth. It often is extremely difficult to gain this malignant tumor tissue in a bone biopsy in order to establish the correct diagnosis.

Semimalignant bone tumors, again and again cause difficult problems regarding histological diagnoses, and even to gain representative tissue samples may be difficult. For example, in a *chondroblastoma*, which in 17% of the cases includes structures of an aneurysmal bone cyst (Adler 1983), the chondroid tumor tissue has to be seen in the biopsy material in order to find the precise diagnosis. Alterations of the tumor tissue by previous radiation therapy, inflammation or necroses may disguise the actual tumor tissue which becomes unrecognizable. A biopsy out of proliferating fracture callus or myositis ossificans may mimic an osteosarcoma. Consequently, all radiological findings must be included when diagnosing such a lesion.

Problems with semimalignant bone tumors have different causes:

1. Discrepancy between radiological and histological findings: the roentgenograms may show a benign lesion while we find a sarcomatous tumor pattern histologically - or the other way round.
2. Decision of a complete removal of the tumor operatively avoiding, on the other hand, a mutilating operation.
3. Problems with the strong incidence of recurrences.
4. Dedifferentiation of a semimalignant tumor that becomes a sarcoma.

For radiologists and orthopedic surgeons, but especially for pathologists, this often means a balancing act to find the correct diagnosis and finally the adequate therapy.

References

Ackerman, L.V., Spjut, H.J. (1962): Tumors of bone and cartilage. AFIP, Washington DC (p. 282)

Adler, C.P. (1979): Differential diagnosis of cartilage tumors. Pathol Res Pract 166:45-58

Adler, C.P. (1980) Klassifikation der Knochentumoren und Pathologie der gutartigen und semimalignen Knochentumoren. In: W. Frommhold u. P. Gerhardt (ed.): Knochentumoren. Klin.-radiolog. Seminar, Bd. 10, S. 1-24, Thieme, Stuttgart-New York

Adler, C.P. (1980): Teleangiectatic osteosarcoma of the femur with features of an aneurysmal bone cyst. Skeletal Radiol 5:56-60

Adler, C.P. (1981): Fibromyxoma of the femoral neck. J. Cancer Res. Clin. Oncol. 101:183-189

Adler, C.P. (1983): Knochenkrankheiten. Diagnostik makroskopischer, histologischer und radiologischer Strukturveränderungen des Skeletts. Thieme, Stuttgart-New York

Adler, C.P. (1985): Chondromyxoid fibroma (CMF) of the radius associated with an aneurysmal bone cyst (ABC(. Skeletal Radiol 14:305-308

Adler, C.P. (1988): Adamantinoma of tibia with osteofibrous dysplasia (Campanacci). Skeletal Radiol. (in press)

Adler, C.P., Klümper, A., Wemz, W. (1979): Enchondrome aus radiologischer und pathologisch-anatomischer Sicht. Radiologie 19:341-349

Adler, C.P., Stock, D. (1985): Zur Problematik aggressiver Fibromatosen in der Orthopädie. Zschr. Orthop. 124:355-360

Adler, C.P., Thiel, M. (1987): Die Bedeutung von mehrkernigen Riesenzellen in Knochentumoren und tumorähnlichen Läsionen. Verh Dtsch Ges Path. 71:366

Aparisi, T., Arborgh, B., Ericsson, J.L.E. (1977): Giant cell tumor of bone. Detailed fine structural analysis of different cell components. Virchows Arch. A Path. Anat. 376:273-298

Bernier, J.L., Bhaskar, S.N. (1960): Tumors of the odentogenic apparatus and jaws. Atlas of Tumor Pathology IV/10a, Washington D.C.

Campanacci, M., Leonessa, C. (1970) Displasia Fibrosa dello Scheletro. Chir. Organi Mov. 59:195-225

Cohen, D.M., Dahlin, D.C., Pugh, D.G. (1962): Fibrous dysplasia associated with adamantinoma of the long bones. Cancer (Philad.) 15:515-521

Dahlin, D.C. (1956): Chondromyxoid fibroma of bone, with emphasis on its morphological relationship to benign chondroblastoma. Cancer 9:195-203

Dahlin, D.C. (1967): Bone Tumors, 2d ed., Charles C Thomas, Springfield, Ill.

Dahlin, D.C. (1978): Bone Tumors, 3rd ed., Charles C Thomas, Springfield Ill.

Dominok, G.W., Knoch, H.-G. (1982): Knochengeschwülste und geschwulstähnliche Knochenerkrankungen. 3. Aufl., Gustav Fischer, Stuttgart-New York

Donner, R., Dikland, R. (1966): Adamantinoma of the tibia. A long-standing case with unusual histological features. J. Bone Jt. Surg. 48:138-144

Dorfman, H.D. (1973): Malignant transformation of benign bone lesions in bone and soft tissue sarcomas. Proc. Natl. Cancer Conf. 7:901-913

Dunnick, N.R., Parker, B.R., Warnke, R.A. (1976): Radiographic manifestations of malignant histiocytosis. Am. J. Roentgenol. 127:611-616

Elliott, G.B. (1962): Malignant angioblastoma of long bone. So-called "tibial adamantinoma". J. Bone Jt. Surg. 44-B:25-33

Esseltine, D.W., de Leeuw, N.K.M., Berry, G.R. (1983): Malignant histiocytosis. Cancer 52:1904-1910

Green, P., Whittaker, R.P. (1975): Benign chondroblastoma. Case report with pulmonary metastasis. J. Bone Jt. Surg. (Am.) 57:418-420

Heffelfinger, M.J., Dahlin, D.C., MacCarty, C.S., Beabout, J.W. (1973): Chordomas and cartilaginous tumors at the skull base. Cancer 32:410-420

Hirohata, K., Morimoto, K. (1971): Ultrastructure of bone and joint. Excerpta Medica, Amsterdam

Horie, A. (1961): An electron microscopic observation of giant cells and stromal cells in the benign giant cell tumor of the bone. Fukuoka Acta Med. 52:828

Huvos, A.G. (1979): Bone Tumors. Diagnosis, treatment and prognosis. W.B. Saunders, Philadelphia-London-Toronto

Huvos, A.G., Marcove, R.C. (1975): Adamantinoma of long bones. A clinicopathological study of fourteen cases with vascular origin suggested. J. Bone Jt. Surg. (Am.) 54:148-154

Huvos, A.G., N.L. Higinbotham, N.L., Marcove, R.C. (1977): Aggressive chondroblastoma. Review of the literature on aggressive behavior and metastases with a report of one new case. Clin. Orthop. 126:266-272

Jaffe, H.L. (1953): Giant-cell reparative granuloma, traumatic bone cyst, and fibrous (fibro-osseous) dysplasia of the jawbones. Oral Surg. Med. and Path. 6:159

Jaffe, H.L. (1968): Tumors and tumorous conditions of the bones and joints. Lea & Febiger, Philadelphia

Jaffe, H.L., Lichtenstein, L. (1948): Chondromyxoid fibroma of bone. A distinctive benign tumor likely to be mistaken especially for chondrosarcoma. Arch. Path. 45:541-551

Kahn, L.B., Wood, F.M., Ackerman, L.V. (1969): Malignant chondroblastoma. Report of 2 cases and review of the literature. Arch. Path. 88:371-376

Kravievski, N.A., Raikhlin, N.T., Soloviov, J.N. (1970): Histochemical characteristics of giant cell bone tumors. Folia Histochem. Cytochem. (Krakow) 8:3-10

Lichtenstein, L. (1953): Histiocytosis X. Integration of eosinophilic granuloma of bone, "Letterer-Siwe disease" and "Schüller-Christian disease" as related manifestations of a single nosologic entity. Arch. Path. 56:84-102

Mirra, J.M. (1980): Bone tumors. Diagnosis and treatment. J.B. Lippincott, Philadelphia-Toronto

Riddell, R.J., Louis, C.J., Bromberger, N.A. (1973): Pulmonary metastases from chondroblastoma of the tibia. Report of a case. J. Bone Jt. Surg. (Br.) 55:848-853

Roessner, A., v. Bassewitz, D.B., Schlake, W., Thorwesten, G., Grundmann, E. (1984): Biologic characterization of human bone tumors. III. Giant cell tumor of bone. Path. Res. Pract. 178:431-440

Salzer, M., Salzer.Kuntschik, M. (1965): Das Chondromyxoidfibrom. Langenbecks Arch. Klin. Chir. 312:216-231

Schajowicz, F. (1961): Giant cell tumors of bone (osteoclastoma). A pathological and histochemical study. Bone Jt. Surg. (Am.) 43:1-29

Schajowicz, F. (1981): Tumors and tumorlike lesions of bone and joints. Springer, New York-Heidelberg-Berlin

Schajowicz, F., Lemos, C. (1976): Malignant osteoblastoma. J. Bone Jt. Surg. (Br.) 58:202-211

Schulz, A. (1980): Ultrastrukturpathologie der Knochentumoren. Veröffentl. Path., H 115, Gustav Fischer, Stuttgart-New York

Seemann, W.-R., Genz, T., Gospos, Ch., Adler, C.P. (1985): Die riesenzellige Reaktion der kurzen Röhrenknochen von Hand und Fuß. Fortschr. Röntgenstr. 142:454-457

Sirsat, M.V., Doctor, V.M. (1970): Benign chondroblastoma of bone: report of a case of malignant transformation. J. Bone Jt. Surg. (Br.) 52:741-745

Spjut, H.J., Dorfman, H.D., Fechner, R.E., Ackerman, L.V. (1971): Tumors of bone and cartilage. AFIP, Washington D.C.

Spjut, H.J., Fechner, R.E., Ackerman, L.V. (1981): Tumors of bone and cartilage. AFIP (Suppl.), Washington D.C.

Stout, A.P. (1949): Hemangiopericytoma. A study of twenty-five new cases. Cancer 2:1027-1054

Sweetnam, R., Ross, K. (1967): Surgical treatment of pulmonary metastases from primary tumors of bone. J. Bone Jt. Surg. (Br.) 49:74-79

Uehlinger, E. (1963): Das eosinophile Knochengranulom. In: L. Heilmeyer, A. Hittmair (ed.) Hndb. ges. Hämatol., Bd. IV/2. Urban & Schwarzenberg, München (S. 56-87)

Uehlinger, E. (1974): Pathologische Anatomie der Knochengeschwülste (unter besonderer Berücksichtigung der semimalignen Formen). Chirurg 45:62-70

Unni, K.K., Ivins, J.C., Beabout, J.W., Dahlin, D.C. (1971): Hemangioma, hemangiopericytoma and hemangioendothelioma (angiosarcoma) of bone. Cancer 27:1403-1414

Unni, K.K., Dahlin, D.C., Beabout, J.W., Ivins, J.C. (1974): Adamantinoma of long bones. Cancer 34:1796-1805

Unni, K.K., Dahlin, D.C., McLeod, R.A., Pritchard, D.J. (1977): Intraosseous well-differentiated osteosarcoma. Cancer 40:1337-1347

Warnke, R.A., Kim, H., Dorfman, R.F. (1975): Malignant histiocytosis (histiocytic medullary reticulosis): I. Clinicopathologic study of 29 cases. Cancer 35:215-230

Weiss, S.W., Dorfman, H.D. (1977): Adamantinoma of long bones. An analysis of nine new cases with emphasis on metastasizing lesions and fibrous dysplasia-like changes. Hum. Pathol. 8:141-153

Wenz, W., Reichelt, A., Rau, W.S., Adler, C.P. (1984): Lymphographischer Nachweis eines Wirbellymphangioms. Radiology 24:381-388

Yoshida, H., Akeho, M., Yumoto, T. (1982): Giant cell tumor of bone. Enzyme histochemical, biochemical and tissue culture studies. Virchows Arch. A Path. Anat. 395:319-330

Zollinger, H.U. (1946): Geschwulstprobleme. Vjschr. naturforsch. Ges. 91:81

Die Zeit als Kofaktor des Strahleninduzierten Knochentumors

A. Luz, W. A. Müller, U. Linzner, A. B. Murray, R. R. Wick, W. Gössner

Institut für Pathologie, Gesellschaft für Strahlen- und Umweltforschung München, 8042 Neuherberg, FRG

Die Kenntnis des Knochentumorrisikos nach Einwirkung ionisierender Strahlen beruht im wesentlichen auf epidemiologischen Daten von Personen, welche osteotrope α- Strahler inkorporiert hatten (Gössner et al. 1985 a, b). In experimentellen Studien wurde die Tumorinduktion durch osteotrope Radionuklide besonders ausführlich studiert (Gössner 1986). Hier soll über die Induktion von Osteosarkomen nach Inkorporation osteotroper Radionuklide kurzer Halbwertszeit berichtet werden. Deren physikalisch begrenzte innere Bestrahlungszeit erlaubt es, die Bedeutung des Faktors Zeit für das strahleninduzierte Knochentumorrisiko zu studieren. Das kurzlebige ^{224}Radium (Thorium X) wurde zur Therapie von Knochentuberkulose benützt (Mays 1980). In niederer Dosierung wird das Nuklid zur Therapie des Morbus Bechterew verwendet (Müller u. Ebert 1978).

Material und Methoden

Weibliche NMRI-Mäuse erhielten (sofern nicht anders angegeben) im Alter von 4 Wochen bzw. bei wiederholter Anwendung ab diesem Alter die Radionuklide in isotonischer Lösung intraperitoneal injiziert.

Angewendete Radionuklide und mittlere Skelettdosis nach Inkorporation im Alter von 4 Wochen:

^{224}Radium, α-Strahler, Halbwertszeit 3,6 Tage
(37 kBq oder 1 μCi/kg entsprechen 0,30 Gy);
^{227}Thorium, α-Strahler, Halbwertszeit 18,7 Tage
(37 kBq oder 1 μCi/kg entsprechen 2,00 Gy);
^{177}Lutetium, β-Strahler, Halbwertszeit 6,7 Tage
(37 MBq oder 1 mCi/kg entsprechen 5,60 Gy).

Literatur zum Aufbau der Langzeitversuche in Müller et al. (1983) Zur Dosimetrie, speziell der α-Strahler, in Müller (1987).

F. H. W. Heuck E. Keck (Hrsg.)
Fortschritte der Osteologie in Diagnostik und Therapie

Ergebnisse und Diskussion

Dosis-Zeit-Verteilung

Die Beziehung zwischen der Gesamtmenge inkorporierter Radioaktivität und der Häufigkeit induzierter Osteosarkome wird bei kurzlebigen osteotropen Radionukliden deutlich vom Zeitraum beeinflußt, innerhalb dessen die Aktivität inkorporiert wird (Müller et al. 1983). Dies läßt sich für ^{224}Radium besonders eindrucksvoll belegen: Erhalten Mäuse eine einmalige Injektion von 1332 kBq (36 µCi)/kg ^{224}Radium, so entwickeln 14% (14/100) der Tiere ein Osteosarkom. Wird die gleiche Aktivität in 72 Fraktionen über 36 Wochen verteilt appliziert, so steigt die Häufigkeit des Osteosarkoms auf 97% (96/99). Diese Steigerung des induzierten Knochentumorrisikos durch Verlängerung (Protraktion) der inneren Bestrahlungszeit (und damit Verringerung der Dosisleistung) ist allerdings bei kleinerer Aktivität (in unseren Versuchen bei 148 kBq oder 4 µCi/kg) nicht mehr nachweisbar. Für ^{224}Radium-Patienten hat sich ein positiver Protraktionseffekt ebenfalls belegen lassen (Mays 1980).

Tumorlatenzzeit

Bei einem bestimmten Schema der Dosis-Zeit-Verteilung (hier 2 x 55,5 kBq oder 1,5 µCi/kg pro Woche, Abb. 1) erhält man eine Beziehung zwischen inkorporierter Aktivität (bzw. daraus resultierender Strahlendosis D) und dem Zeitpunkt, an dem 50% der Tiere ein Osteosarkom entwickelt haben (t_{50}, ein gewisses Maß für die echte Tumorlatenzzeit), welche formal der Erfahrung bei chemischer Karzinogenese und UV-Karzinogenese entspricht (Druckrey et al. 1962): $D\ t_{50}^{2,4} = k$ (Abb. 2). Dies bedeutet, daß auch beim strahleninduzierten Osteosarkom in der Induktions- und der Latenzphase eine Verstärkung des Tumorentstehungsprozesses zu beobachten ist.

Fraktionierung der Bestrahlungszeit

Der Effekt einer Unterbrechung der inneren Bestrahlung durch strahlungsfreie Intervalle demonstriert zugleich die unterschiedliche biologische Wirksamkeit von α-Strahlen und β-Strahlen (Abb. 3a, b). In einem Versuch mit dem kurzlebigen β-Strahler ^{177}Lutetium (Abb. 3a) erweist sich eine früher (Alter 12-17 Wochen) applizierte Aktivität mit der späteren Fortsetzung der Inkorporation (Alter 40-45 Wochen) zwar nicht als wirkungslos, denn die Osteosarkome erscheinen gleichzeitig mit denen einer Gruppe, welche die Aktivität später in einer geschlossenen Periode (Alter 40-51 Wochen) erhielt. Der früher in Gang gesetzte Tumorinduktionsprozeß in der Gruppe mit unterbrochener innerer Bestrahlung führt aber nur in einem analogen Experiment mit dem kurzlebigen α-Strahler ^{227}Thorium (Abb. 3b) zu einer Verkürzung der Tumorlatenzphase. Ein Teil der β-Strahlenwirkung wird offenbar während eines bestrahlungsfreien Intervalls wieder rückgängig gemacht, was bedeutet, daß bei dieser Strahlenqualität die Verstärkerwirkung des Faktors Zeit verlorengehen kann.

Lebensalter

Der Termin des Auftretens der strahleninduzierten Osteosarkome läßt sich im kleinen Dosisbereich nicht mehr auf der Basis des

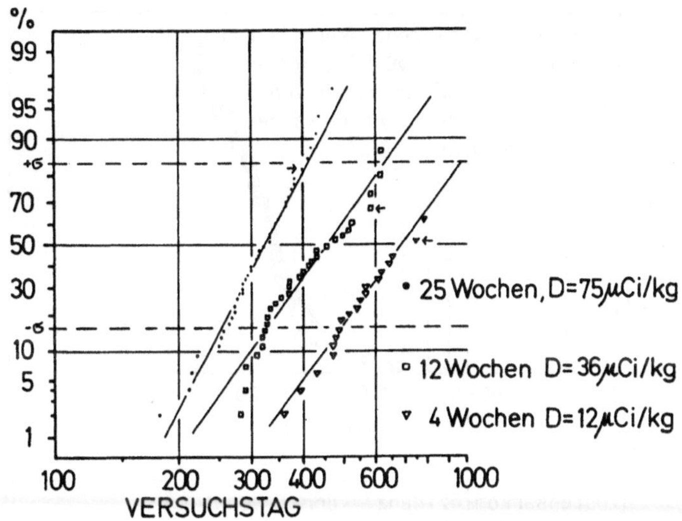

Abb. 1. Dosisabhängigkeit des Auftretens von Osteosarkomfällen bei ^{224}Radium-Behandlung weiblicher NMRI-Mäuse mit konstanter Einzelgabe 55,5 kBq (1,5 µCi)/kg alle 3,5 Tage über einen Zeitraum von 4, 12 und 25 Wochen entsprechend 444 kBq (12 µCi), 1332 kBq (36 µCi) und 2775 kBq (75 µCi)/kg. Kumulative Osteosarkominzidenz (korrigiert nach Miescher et al. 1941) als Funktion der Zeit nach der ersten Radionuklidinjektion. Darstellung im logarithmischen Wahrscheinlichkeitsnetz (Abszisse 5fach gedehnt). Jeder Punkt im Diagramm entspricht einem Tumortier. Die *kleinen Pfeile* bedeuten, daß weniger als 10 Versuchstiere überleben. Es ist die nach Prigge und Schäfer (1939) berechnete Hazen-Ausgleichsgerade eingezeichnet. Für die Beziehung zwischen t_{50} (Zeitpunkt, an dem nach der Funktion der Hazengerade die Tumorinzidenz 50% erreicht ist) und *D* (gesamte inkorporierte Radioaktivität bzw. daraus resultierende Strahlendosis) siehe Abb. 2

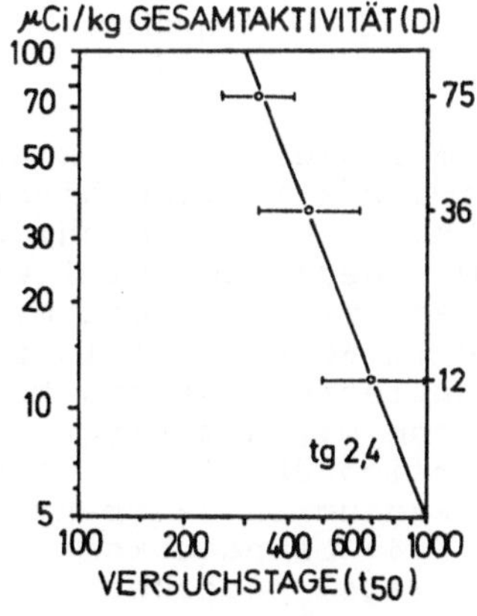

Abb. 2. Lineare Beziehung zwischen dem Logarithmus der Gesamtaktivität (*D*) und dem Logarithmus der Zeit bis zum Auftreten von 50% Osteosarkomfällen (t_{50}) für die in Abb. 1 vorgestellten Versuchsgruppen. Angabe der einfachen Standardabweichung. Es gilt die Beziehung $D\ t_{50}^{2,4} = k$

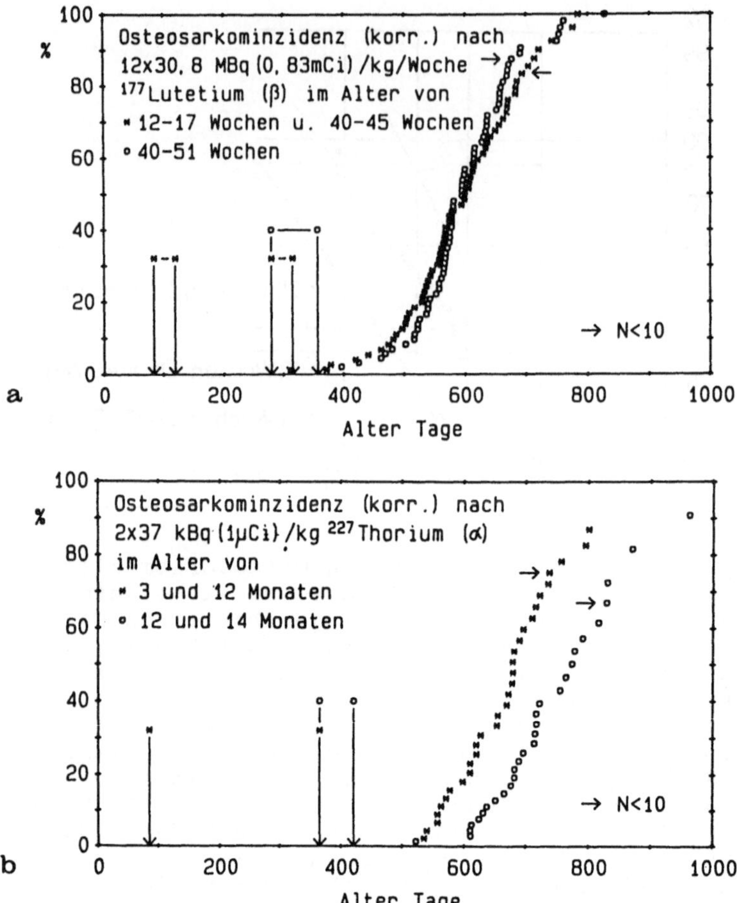

Abb. 3 a,b. Einfluß der Fraktionierung der inneren Bestrahlung auf die Induktion von Osteosarkomen bei weiblichen NMRI-Mäusen. (Korrektur der Tumorinzidenz nach Miescher et al. 1941. Jedes Symbol entspricht einem Tumortier. Die Pfeile bedeuten, daß weniger als 10 Tiere überleben.) (*a*) Versuch mit dem kurzlebigen β-Strahler ^{177}Lutetium, (*b*) Versuch mit dem kurzlebigen α-Strahler ^{227}Thorium

Formalismus $D\ t^n = k$ abschätzen. Der Anstieg der Tumorinzidenz mit der Zeit verschiebt sich nicht - wie im hohen Dosisbereich (Abb. 1) - mit abnehmender Dosis etwa parallel weiter nach rechts zum höheren Lebensalter. Vielmehr wird der Anstiegswinkel der Osteosarkominzidenz mit der Zeit sehr flach. Bemerkenswert ist, daß im Bereich kleiner Dosis und damit kleinen Risikos die induzierten Osteosarkome in einer Altersperiode auftreten, welche mit dem Altersbereich spontan auftretender Osteosarkome deutlich überlappt. Nach Inkorporation von 148 kBq (4 μCi/kg) ^{224}Radium in 72 Fraktionen verteilt über 36 Wochen werden 14% (11/74) Osteosarkomfälle im Alter von 185-838 Tagen (Mittelwert 569 Tage) beobachtet. Die Altersspanne von 13 spontanen Osteosarkomen liegt bei 434-881 Tagen (Mittelwert 589 Tage).

Tabelle 1. Osteosarkominduktion nach Inkorporation von 37 kBq (1 µCi)/kg ^{227}Thorium in verschiedenem Lebensalter. Vergleich mit spontan auftretenden Tumoren

Alter bei Inkorporation		Inzidenz			Zeit nach Inkorporation		Alter bei Auftreten des Tumors	
Monat	(Tage)	absolut		korrigiert[1]	Mittel (Tage)	Spanne (Tage)	Mittel (Tage)	Spanne (Tage)
1	(27-29)	21%	(9/43)	32%	613	344-770	641	372-798
12	(362-373)	16%	(19/122)	43%	391	274-597	759	638-968
18	(545-547)	12%	(11/96)[2]	36%	316	71-448	863	618-943
Kontrollen		0,76%	(13/1710)	2,05%	--		589	434-881

[1] nach Miescher et al. (1941) Angabe des Höchstwertes für minimal 10 Überlebende.
[2] vorläufiges Resultat (Diagnose z.T. nur am Röntgenbild).

Daß das spontane Osteosarkom möglicherweise den Termin des induzierten Osteosarkoms mitbestimmt, läßt sich durch Inkorporation einer kleinen Aktivität von ^{227}Thorium in verschiedenen Altersstufen zeigen (Tabelle 1): Je später die Inkorporation des Radionuklids erfolgt, desto kürzer wird die Zeitspanne bis zum Auftreten der Tumoren. Das Alter ist also gleichsam ein Verstärkungsfaktor der strahleninduzierten Onkogenese im kleinen Dosisbereich. Eine ähnliche Gesetzmäßigkeit gilt möglicherweise auch für die Osteosarkominduktion bei den ^{224}Radium-Patienten. Nach ^{224}Radium-Inkorporation im Jugendalter oder Erwachsenenalter ist die Zeitspanne bis zum Auftreten von Knochensarkomen nicht signifikant verschieden (Mays u. Spiess 1984). Dies, obwohl die Erwachsenen eine wesentlich geringere Strahlendosis (maximal 8,61 Gy) als die Jugendlichen (maximal 49 Gy) erhielten, was eigentlich (ohne die Verstärkerwirkung des Alters) für die Erwachsenen eine längere Latenzzeit plausibel erscheinen ließe. Selbst in der zweiten Lebenshälfte wird also der strahleninduzierte Tumor noch erlebt und möglicherweise ist seine Entwicklung an die spontane Tumorentstehung gekoppelt (Ebbesen et al. 1984).

Danksagung
Wir danken Ulrike Britzelmaier, Sabine Klemt, Anna Nickl, Waltraud Pedit und Gabi Silbermann für ihre sorgfältige Mitarbeit im Rahmen dieser Untersuchungen.
Die Arbeit wurde durch einen EG-Assoziationsvertrag (BI-6-0080-D) gefördert.

Literatur

Druckrey H, Schmähl D, Dischler W, Schildbach A (1962) Quantitative Analyse der experimentellen Krebserzeugung. Naturwissenschaften 49:217-228

Ebbesen P, Villadsen JH, Langjer ST, Bjerring P (1984) Susceptibility of carcinogenic effect of irradiation. Relationship to age at time of exposure. Acta Radiologica Oncology 23:141-145

Gössner W, Luz A, Heuck F (1985a) Knochen. In: Diethelm L, Heuck F, Olsson O, Strnad F, Vieten H, Zuppinger A (Hrsg) Strahlengefährdung und Strahlenschutz. Springer, Berlin Heidelberg New York Tokyo (Handbuch der Medizinischen Radiologie, Bd XX, S 265-316)

Gössner W, Gerber GB, Hagen U, Luz A (eds) (1985b) The radiobiology of radium and thorotrast. Urban und Schwarzenberg, München Wien Baltimore (Supplements to Strahlentherapie Vol 80)

Gössner W (1986) Pathology of radiation-induced bone tumors. Leukemia Res 10:897-904

Mays CW (1980) Die Wirkung von Radium-224 bei Kindern und Erwachsenen. Monatsschr Kinderheilkd 128:595-597

Mays CW, Spiess H (1984) Bone sarcomas in patients given Radium-224. In: Boice JD, Fraumeni Jr JF (eds) Radiation carcinogenesis: Epidemiology and biological significance. Raven Press, New York, p 241-252

Miescher G, Almasy F, Zehender F (1941) Besteht ein Zusammenhang zwischen dem Benzpyrengehalt und der carcinogenen Wirkung des Teers? Schweiz Med Wschr 71:1002-1007

Müller WA, Ebert HG (1978) Biological effects of ^{224}Ra. Benefit and risk of therapeutic application. Martinus Nijhoff Medical Division, The Hague Boston

Müller WA, Luz A, Schäffer EH, Gössner W (1983) The role of time-factor and RBE for the induction of osteosarcomas by incorporated short-lived bone-seekers. Health Physics 44, Suppl No 1:203-212

Müller WA (1987) Age related retention and dose burden after injection of ^{224}Ra and ^{227}Th in mice. In: Gerber GB, Métivier H, Smith H (eds) Age-related factors in radionuclide metabolism and dosimetry. Martinus Nijhoff Publishers, Dordrecht Boston Lancaster, p 145-148
Prigge R, Schäfer W (1939) Methoden der Wertbemessung biologisch wirksamer Substanzen. Naunyn-Schmiedeberg's Archiv für Experimentelle Pathologie u. Pharmakologie 191:281-310

Radiologische Diagnostik der Knochentumoren – Aussagekraft von konventioneller Röntgendiagnostik, Computertomographie und magnetischer Resonanztomographie

M. Reiser[1], R. Erlemann[1], A. Härle[2], A. Roessner[3], P. Wuisman[2], V. Kunze[1], P. E. Peters[1]

[1]Institut für Klinische Radiologie; [2]Orthopädische Klinik und Poliklinik, Universität Münster, Albert-Schweitzer-Str. 33, 4400 Münster, FRG
[3]Gerhard-Domagk-Institut für Pathologie, Universität Münster, Domagkstr. 17, 4400 Münster, FRG

Für die bildgebende Diagnostik von Knochentumoren haben neben der konventionellen Röntgendiagnostik die modernen bildgebenden Verfahren wie Computertomographie und Magnetische Resonanztomographie (MRT) eine zunehmende Bedeutung erlangt. Nicht zuletzt aus Kostengründen und wegen der Begrenzung der Kapazitäten ist es erforderlich, daß die allgemein verfügbare und kostengünstige Röntgen-Nativdiagnostik voll ausgeschöpft wird und daß die weiterführenden Untersuchungen wie Computertomographie und Magnetische Resonanztomographie sinnvoll eingesetzt werden. Liegt im Röntgenbild eine tumorverdächtige Knochenläsion vor, so müssen folgende Fragen geklärt werden: Dignität, Artdiagnose, Ausdehnung des Tumors, Ansprechen auf zytostatische Therapie und Nachweis bzw. Ausschluß eines Tumorrezidivs.

In wöchentlichen Konferenzen im Rahmen des Westfälischen Knochengeschwulstregisters wird gemeinsam von Pathologen, Radiologen und Orthopäden das gesamte Einsendegut anhand der histologischen Schnitte und der Röntgenaufnahmen diskutiert. Oft ist es erst unter Berücksichtigung des radiologischen Befundes möglich, das histologische Bild richtig einzuordnen. Das Röntgenbild stellt sozusagen die "makroskopische" Pathologie des Knochentumors dar.

Im folgenden sollen nicht die einzelnen Tumorentitäten abgehandelt werden. Vielmehr sollen die Kriterien einer systematischen Bildanalyse erläutert und der Stellenwert von Computertomographie und Magnetischer Resonanztomographie diskutiert werden.

Konventionelle Röntgendiagnostik

Neben dem Alter des Patienten kann die Differentialdiagnose der Knochentumoren und tumorähnlichen Läsionen aufgrund der longitudinalen und transversalen Verteilung im Knochen erheblich eingeengt werden (4, 5). So ist das Chondroblastom und das intraossäre Ganglion typischerweise epiphysär gelegen, während der

F. H. W. Heuck E. Keck (Hrsg.)
Fortschritte der Osteologie in Diagnostik und Therapie

Riesenzelltumor epimetaphysär lokalisiert ist. Zahlreiche Tumoren sind in der Metaphyse gelegen oder gehen von dieser aus wie z.B. das Osteosarkom, das Chondromyxoidfibrom, das Osteochondrom und die aneurysmatische Knochenzyste. Dabei muß berücksichtigt werden, daß es sich hierbei umd Prädilektionsorte handelt und Abweichungen durchaus geläufig sind (13, 14).

Bei der systematischen Analyse der Läsion im Röntgenbild sind verschiedene Muster erkennbar:

1. Die innere Begrenzung einer Destruktion,
2. der Nachweis und die Form einer periostalen Reaktion und
3. die Tumormatrixverkalkung.

Entsprechend der Aggressivität des Tumorwachstums wird die innere Begrenzung der Knochendestruktionen nach Lodwick (8, 9) klassifiziert.

Tabelle 1. Muster der Knochendestruktionen nach Lodwick

I	geographische Destruktionen
IA	geographische Destruktionen mit sklerotischem Randsaum - langsames Wachstum, meist benigne Läsion
IB	scharf begrenzte geographische Destruktion ohne Randsklerose - ausgestanzte Defekte mit schmaler Übergangszone, schnelleres Wachstum
IC	unscharf begrenzte geographische Destruktion - lokal infiltratives Wachstum, breitere Übergangszone
II	mottenfraßartige Destruktionen - multiple, meist ovale, teilweise konfluierende Defekte, aggressiver Prozeß. Breite Übergangszone zwischen normalem Knochen und Destruktion. Grenze nicht exakt bestimmbar.
III	permeative Destruktionen - multiple, winzige ovale oder lineare Destruktionen, Tunnelierung der Kortikalis. Breite Übergangszone, die sich über einen größeren Knochenabschnitt ausdehnt.

Die geographische Destruktion stellt eine umschriebene Form des Knochenabbaues dar. Langsam wachsende, benigne Tumoren sind häufig durch einen sklerotischen Randsaum begrenzt. Beim Typ Ib fehlt der sklerotische Randsaum, die Läsion ist jedoch scharf begrenzt, d.h. es besteht eine schmale Übergangszone zwischen ihr und dem gesunden Gewebe (Abb. 1). Eine unscharfe Begrenzung mit einer breiten Übergangszone weist auf ein lokal infiltrierendes Wachstum hin.

Bei mottenfraßartigen Destruktionen sind multiple, teils konfluierende Defekte erkennbar. Diese Form der Knochendestruktion wird vor allem bei malignen Knochentumoren wie dem Osteosarkom gefunden (Abb. 2). Aber auch die akute Osteomyelitis kann ein ähnliches Röntgenbild ergeben. Die permeative Destruktion ist gekennzeichnet durch ausgedehnte Destruktionen von spongiösem Knochen und Kortikalis. Die Kortikalis ist aufgeblättert und

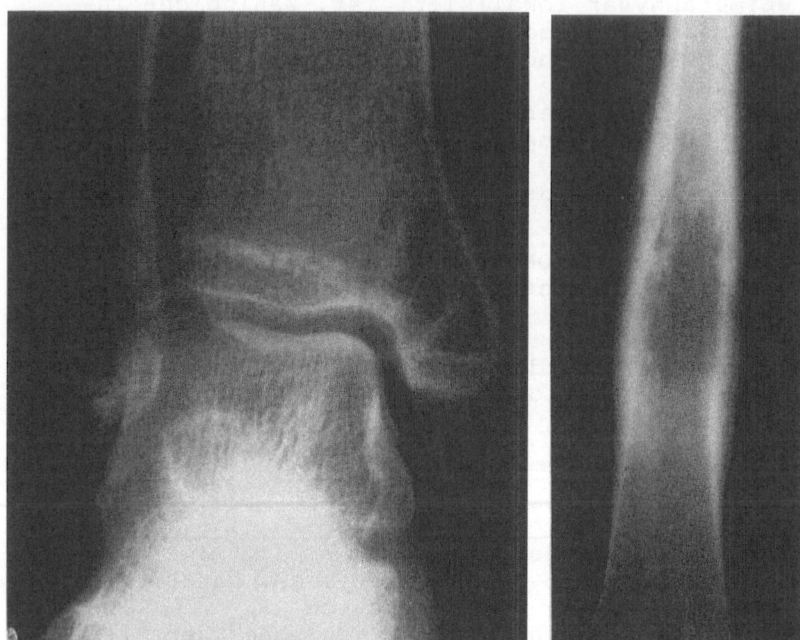

Abb. 1 (links). Intraossäres Ganglion im Innenknöchel. Scharf begrenzte Osteodestruktion in der Epi- und Metaphyse. Trabekulierung der Läsion

Abb. 2 (rechts). Mottenfraßartige Osteolyse in der distalen Femurdiaphyse. Multiple, ovaläre, teilweise konfluierende Destruktionen, die den Markraum und die Kortikalis betreffen. Breite Übergangszone zwischen Destruktion und normalem Knochen. Leichte Auftreibung durch eine periostale, geschichtete Knochenapposition

destruiert. Diese Läsionen erstrecken sich über große Knochenabschnitte. Die Grenze der tumorösen Infiltration ist auf dem Röntgenbild häufig nicht exakt zu bestimmen.

Die Analyse des Destruktionsmusters gestattet meist keine spezifische Artdiagnose. Eine Ausnahme stellen das nicht-ossifizierende Fibrom und das Osteoid-Osteom dar, die zu den Destruktionen vom Typ Ia gehören. Beim nicht-ossifizierenden Fibrom ist die kortikale Lage, der gelappte Aufbau und der sklerotische Randsaum kennzeichnend. Das Osteoid-Osteom geht mit einer ausgedehnten perifokalen Sklerose und einem zentralen Aufhellungsbezirk, dem Nidus, einher. Sehr variabel ist das Destruktionsmuster des Riesenzelltumors. Dieser kann sowohl in Form einer geographischen Läsion mit sklerotischem Randsaum in Erscheinung treten als auch als scharf begrenzte Destruktion ohne Sklerosesaum und als unscharf begrenzte Destruktion mit breiter Übergangszone. Es bleibt jedoch festzuhalten, daß die Form der Knochendestruktion für eine allgemein verständliche Beschreibung und Befundübermittlung wertvoll ist und daß sie wertvolle Rückschlüsse auf die Aggressivität des Tumorwachstums gestattet (6).

Periostale Verknöcherungen sind grundsätzlich als unspezifische Veränderungen aufzufassen, die immer dann auftreten, wenn ein Reiz auf das Periost einwirkt. Dieser kann entzündlicher, chemischer, vaskulärer und neoplastischer Natur sein. Da insbesondere maligne Tumoren gehäuft mit periostalen Knochenneubildungen einhergehen und gelegentlich das einzige radiologisch faßbare Zeichen eines malignen Knochentumors sein können, müssen sie bis zum Beweis des Gegenteiles als Hinweis auf einen möglicherweise malignen Knochentumor gewertet werden. Nach ihrer Form werden solide, lamelläre und zwiebelschalenartige (Abb. 2) sowie spikuläre und kombinierte Formen (Abb. 4) und das sogenannte Codman-Dreieck unterschieden. Bei benignen Knochentumoren kann eine Periostreaktion entstehen, wenn es zu einer Spontanfraktur gekommen ist.

Als *Tumormatrix* wird die zellfreie, interzelluläre Substanz bezeichnet. Radiologisch erkennbar ist sie nur dann, wenn sie mit Verkalkungen einhergeht. Die Form der Verkalkung kann dann hinweisend auf die zugrundeliegende Erkrankung sein. Neben Verkalkungen von Tumorosteoid wie beim Osteosarkom werden enchondrale Verkalkungen bei gut- und bösartigen Knorpeltumoren (Abb. 3, 6) gefunden. Schließlich können metaplastische und reaktive Ossifikationen beobachtet werden.

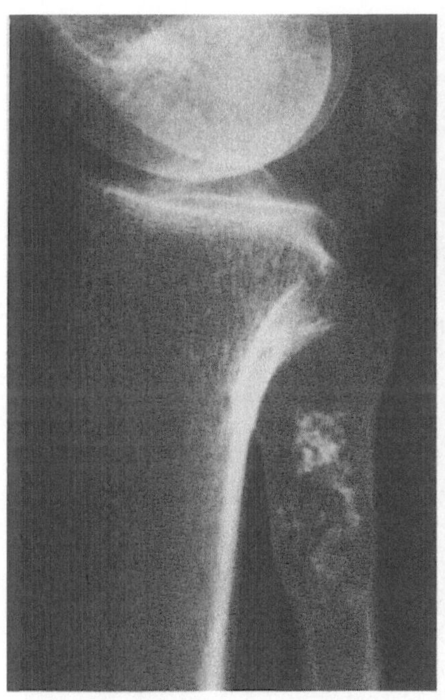

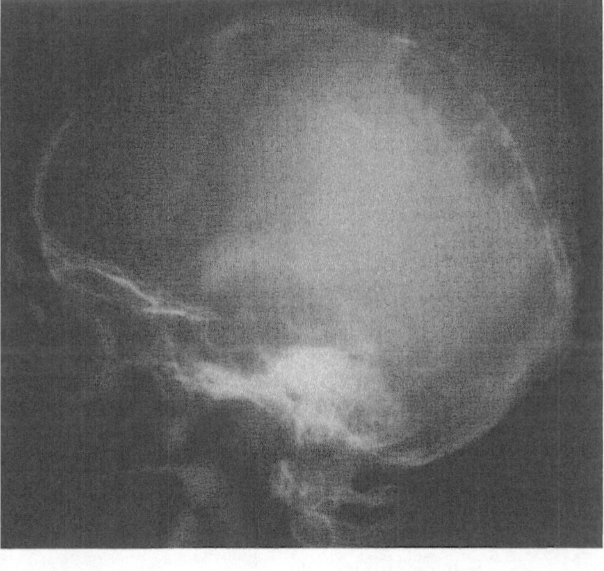

Abb. 3 (links). Benignes Enchondrom in der proximalen Meta-Diaphyse der Fibula mit Auftreibung des Knochens, endostaler Kortikalisverdünnung und ausgeprägten, fleckförmigen endotumoralen Verkalkungen

Abb. 4 (rechts). Metastase eines Mammakarzinoms in der Schädelkalotte. Ausgedehnte Destruktion mit irregulären, senkrecht zur Schädelkalotte verlaufenden Periostreaktionen

Computertomographie

Mit der Computertomographie (CT) werden überlagerungsfreie Querschnittsbilder gewonnen, die durch eine hohe Dichteauflösung gekennzeichnet sind. Im Gegensatz zur konventionellen Röntgenaufnahme, die im Wesentlichen Veränderungen in der Knochenstruktur und -dichte wiedergibt, erlaubt die CT auch eine Erfassung von Weichteilveränderungen (Abb. 6). Durch die intravenöse Gabe von nephrotopen Kontrastmitteln kann die Dichtedifferenz zwischen normalem und pathologisch verändertem Gewebe oft wesentlich gesteigert werden. Nicht selten ist für eine kontrastreiche Abgrenzung der Weichteilkomponente eines Knochentumors eine hochdosierte, ggf. bolusartige Kontrastmittelapplikation erforderlich.

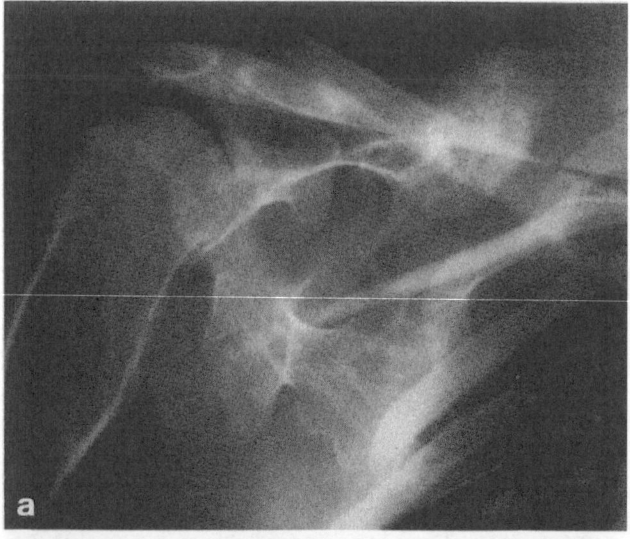

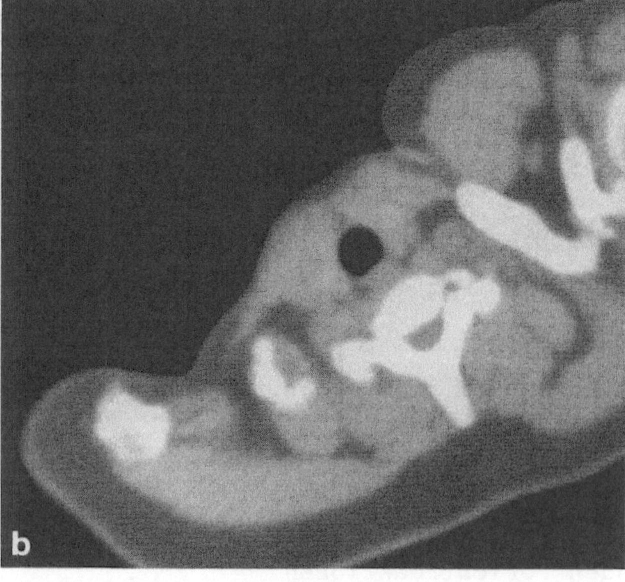

Abb. 5 a,b

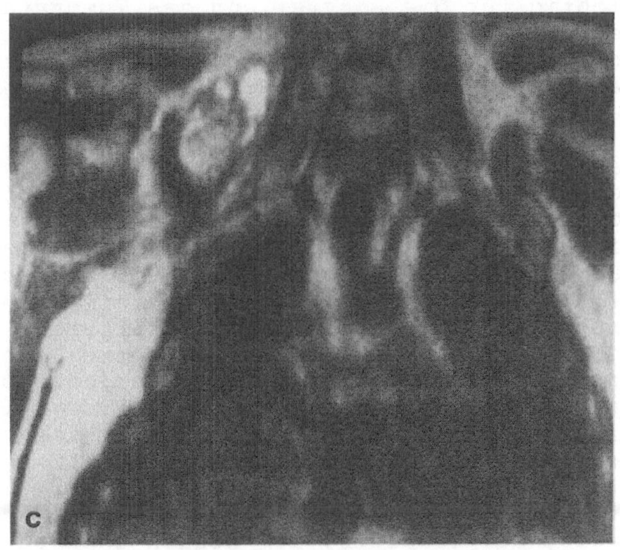

Abb. 5. (*a*) Patient mit multiplen cartilaginären Exostosen. Auftreibung und Deformierungen des proximalen Humerus rechts sowie der Skapula. Irreguläre Verkalkungen im Bereich der Kappe der kranialen Exostose an der Skapula. (*b*) Computertomogramm in Höhe des cranialen Anteils der Skapulaexostose. Kein Nachweis einer größeren Knorpelkappe. (*c*) Coronares MR-Tomogramm (Spin-Echo, TR = 3200 ms, TE = 80 ms). Hohe Signalintensität im cranialen und medialen Abschnitt der Exostose. Die Operation ergab eine maligne Entartung des Osteochondroms

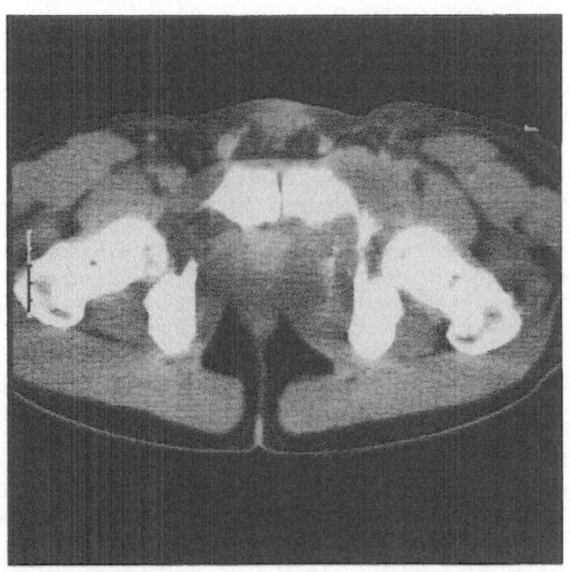

Abb. 6. Rezidiv eines Chondrosarkoms des Beckens. Computertomogramm in Höhe der Symphyse. Ausgedehnte Tumorinfiltration in die Weichteile. Keine sichere Dichtedifferenz gegenüber der Muskulatur. Destruktion im Bereich des Schambeins. Nachweis von diskreten endotumoralen Verkalkungen

Wichtig für die Beurteilung des Tumorstadiums ist der Nachweis der extrakompartimentalen Tumorinfiltration (7), die mit der Computertomographie mit hoher Sicherheit verifiziert werden kann (1). Zentrale Hypodensitäten weisen auf regressive Veränderungen des Tumorgewebes hin.

Das normale Knochenmark zeigt in Folge seines hohen Fettgehaltes niedrige, fettäquivalente Dichtewerte. Dies gilt insbesondere für den diaphysären Knochenabschnitt. In der Metaphyse sind dagegen, aufgrund des größeren Anteiles an blutbildendem Mark in diesen Regionen, höhere Dichtewerte meßbar. Die intramedulläre Tumorausbreitung geht mit einer Dichteerhöhung im Knochenmark einher. Liegen Verkalkungen oder Verknöcherungen der Tumormatrix vor, so ist eine höhere Dichtedifferenz zum normalen Knochenmark gegeben. Die simultane Darstellung der kontralateralen Extremität ist diagnostisch hilfreich. Aufgrund des niedrigeren Fettgehaltes ist die metaphysäre Tumorausdehnung weniger sicher beurteilbar als die in der Diaphyse.

Bei komplex aufgebauten anatomischen Strukturen, wie der Wirbelsäule, der Schulter, dem Becken und dem Rückfuß zeigt sich die Überlegenheit der Computertomographie besonders deutlich.

Für die Bewertung des Therapieerfolges einer zytostatischen Behandlung bei malignen, primären Knochentumoren kann der Rückgang der Weichteiltumorkomponente, die zunehmende Rekalzifizierung oder der Nachweis von regressiven Veränderungen im Tumorgewebe herangezogen werden. Diese Kriterien sind jedoch nicht absolut zuverlässig. Es ergeben sich gelegentlich deutliche Diskrepanzen gegenüber dem histologischen Befund.

Nach operativer Behandlung von Knochentumoren wird der Einsatz der Computertomographie nicht selten durch Metallimplantate eingeschränkt. Diese führen zu erheblichen Störartefakten, die eine hinreichende Beurteilung ausschließen. Es sind derzeit Bemühungen erkennbar zur Entwicklung von Korrekturalgorithmen zur Reduktion der Metallartefakte.

Magnetische Resonanztomographie (MRT)

Bei der MRT werden die Bildkontraste maßgeblich durch die Wahl der Untersuchungsparameter beeinflußt: Die Signalintensität eines Gewebes wird durch folgende gewebsspezifischen Parameter bestimmt: T1- und T2-Relaxationszeit, Protonendichte und ggf. Strömungsgeschwindigkeit. Durch Wahl entsprechender Untersuchungsparameter wird der relative Beitrag dieser gewebsspezifischen Größen zum Bildsignal variiert.

Bei den Spin-Echo-Sequenzen sind T1-gewichtete (kurzes TR, kurzes TE), protonengewichtete (langes TR, kurzes TE) und T2-gewichtete (langes TR, langes TE) Aufnahmen zu unterscheiden. Die Mehrzahl der Knochentumoren zeigt, wie Tumoren anderer Körperregionen, eine niedrige Signalintensität im T1-gewichteten Bild (Abb. 7, 8). Mit vermehrter T2-Gewichtung nimmt die Signalintensität des Tumorgewebes laufend zu. Durch Einführung der Gradienten-Echo-Sequenzen konnte die Untersuchungszeit wesent-

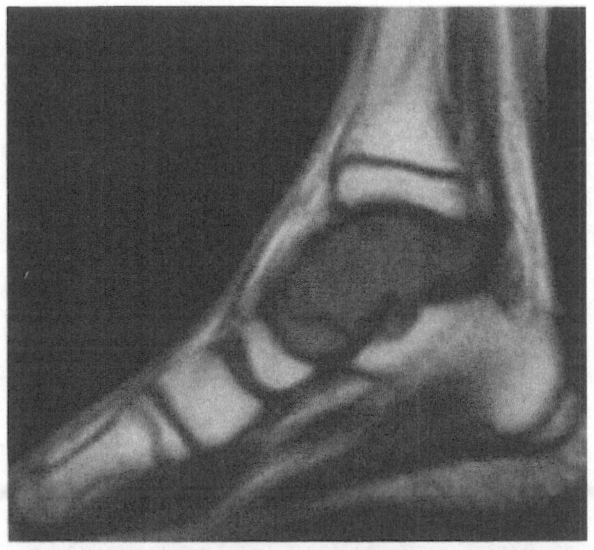

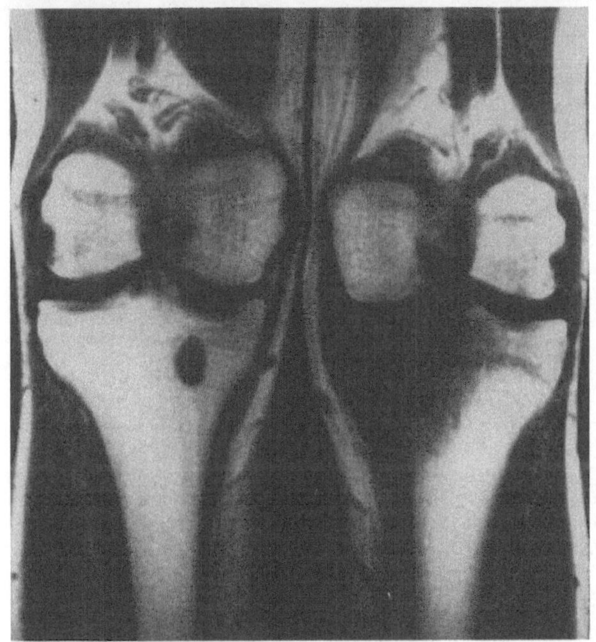

Abb. 7 (oben). Aneurysmatische Knochenzyste des Talus. Sagittale, T1-gewichtete Spin-Echo-Aufnahme (TR = 500 ms, TE = 30 ms). Ausgeprägte Signalminderung im ganzen Talus. Hohe, normale Signalintensität im Knochenmark der übrigen dargestellten Knochen

Abb. 8 (unten). Angiosarkom der proximalen Tibiameta- und epiphyse des linken Femur. Spin-Echo, TR = 600 ms, TE = 22 ms. Deutliche Signalminderung in dem infiltrierten Knochenabschnitt. Kontralaterale Metastase in der rechten Tibiameta-epiphyse

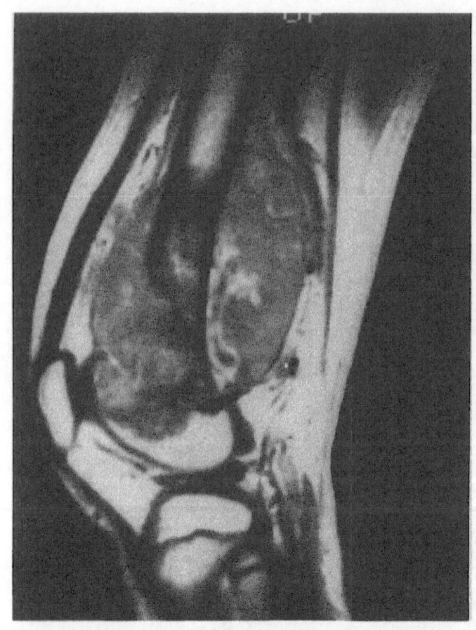

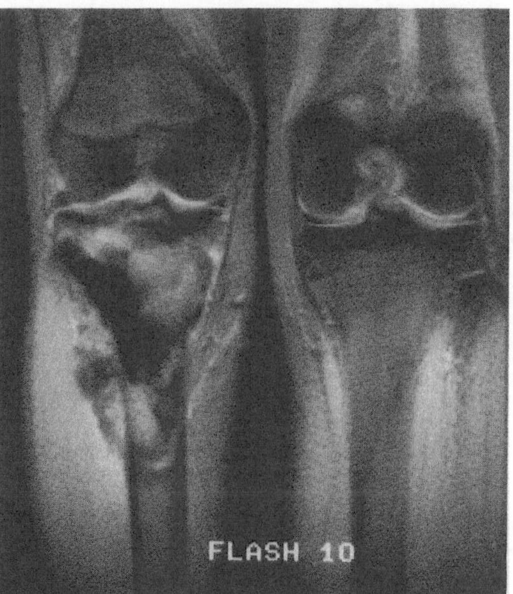

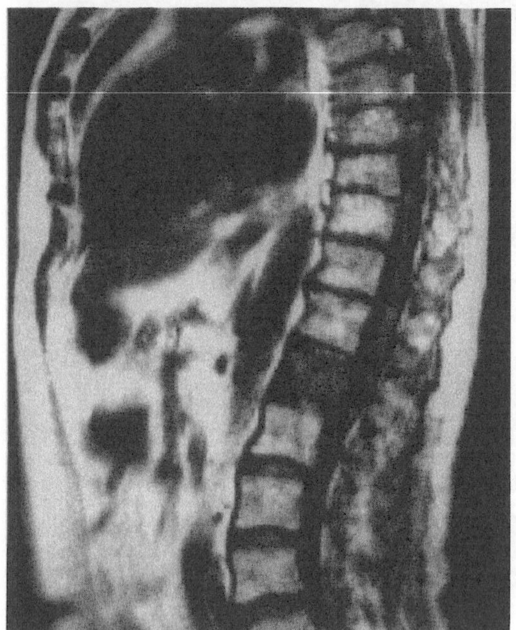

Abb. 9 (links oben). Sagittale Aufnahme des kniegelenksnahen Abschnitts von Femur und Tibia. Osteosarkom. Spin-Echo, TR = 600 ms, TE = 22 ms. Aufnahme nach intravenöser Applikation von Gadolinium-DTPA. Der extraossäre Tumoranteil grenzt sich mit einer Pseudokapsel gegenüber dem umgebenden Fettgewebe ab. Die intraossäre Tumorausdehnung ist als Signalminderung gegenüber dem Fettgewebe dargestellt

◀*Abb. 10 (rechts oben).* Aufnahme beider Kniegelenke (FLASH, Flipwinkel 10°, TR = 40 ms, TE = 13 ms). Infiltration des Tumors in der Epi-, Meta- und Diaphyse der proximalen Tibia rechts. Inhomogene Signalverteilung. Die sklerotische Tumorkomponente ist signalfrei und damit schwarz dargestellt. Weichteilinfiltration nach lateral

Abb. 11 (unten). Metastase im 1. LW bei Bronchialkarzinom. Deutliche Signalminderung im ganzen Wirbelkörper. Die Übersichtsaufnahmen der LWS hatten keinen pathologischen Befund ergeben. Keine szintigraphische Anreicherung

lich verkürzt werden, so daß innerhalb von wenigen Sekunden Aufnahmen erzeugt werden können (Abb. 10). Durch Wahl geeigneter Flipwinkel und Sequenzzeiten sind ähnliche Bildcharakteristika wie mit Spin-Echo-Sequenzen zu erzielen. Dennoch ist keine vollständige Vergleichbarkeit gegeben. Die Kontraste bei Gradienten-Echo-Sequenzen sind generell niedriger als bei Spin-Echo-Aufnahmen. Durch die Gabe des paramagnetischen Kontrastmittels Gadolinium-DTPA wird jedoch meist eine deutliche Kontrastverstärkung erzielt (10).

Hinsichtlich des Nachweises von Knochentumoren ist die MRT allen anderen bildgebenden Verfahren deutlich überlegen (Abb. 5) (3, 11, 15). Insbesondere ist es möglich, eine Knochenmarksinfiltration, die noch zu keiner Veränderung der Spongiosastruktur geführt hat (Abb. 11), nachzuweisen. Auch Tumoren, die keine szintigraphische Aktivitätssteigerung verursachen, können im MRT erfaßt werden (Abb. 11).

Ein besonderer Vorteil für die Operationsplanung ist die Möglichkeit der multiplanaren Bilderzeugung (12). Neben axialen Aufnahmen wie bei der Computertomographie können sagittale, coronare und beliebig schräge (paraxiale) Bildebenen dargestellt werden. Dies erweist sich als besonderer Vorteil für die Beurteilung der longitudinalen Tumorausdehnung (Abb. 8, 9) und für die Untersuchung von Wirbelsäulentumoren. Die intramedulläre Tumorausdehnung, die Infiltration des Gelenkcavum und die longitudinale Ausdehnung der Weichteilkomponente in den Muskelschichten sind ebenso sicher darzustellen wie die Infiltration in das Gefäß-Nerven-Bündel (2). An der Wirbelsäule werden das Rückenmark und der Subarachnoidalraum direkt abgebildet. Dazu ist keine intrathekale Kontrastmittelgabe erforderlich. Die Gefahr der Rückenmarkskompression bzw. der Kompression der Cauda equina und der Nervenwurzeln kann so abgeschätzt werden.

Während im T1-gewichteten Bild die Ausdehnung des Tumors im Knochenmark empfindlich erfaßt werden kann, eignen sich T2-gewichtete Sequenzen vor allem zur Beurteilung der Weichteilinfiltration. Der Kontrast ist dabei der Computertomographie deutlich überlegen. Durch Gadolinium-DTPA wird eine Signalerhöhung im Tumorgewebe erreicht, so daß der Kontrast zur umgebenden Muskulatur deutlich verstärkt wird. Inhomogenitäten im Tumorgewebe sind nach Gadolinium-DTPA häufiger nachweisbar. Auch das paratumorale Ödem ist nach Gadolinium-DTPA mit höherer Sicherheit identifizierbar. Eine peritumorale Ödemzone erwies sich als einziger verläßlicher Parameter für die Dignitätsbeurteilung (2). Maligne Tumoren sind signifikant häufiger von einem peritumoralen Ödem umgeben als benigne Tumoren. Sowohl gut- wie bösartige Tumoren können eine inhomogene Signalverteilung aufweisen. Auch eine fibröse Kapsel oder eine Knochenschale ist nicht beweisend für eine benigne Läsion.

Metallimplantate, wie sie in Form von Endoprothesen oder Osteosyntheseplatten in der Knochentumorchirurgie angewendet werden, verursachen auch in der MRT Störartefakte. Diese sind jedoch lokal begrenzt, so daß eine Tumorinfiltration in der Umgebung, im Gegensatz zur CT, durchaus nachweisbar bleibt. Titanlegierungen verursachen weniger Artefakte als Edelstahlverbindungen.

Bei Verwendung der schnellen Gradienten-Echo-Sequenzen ist es möglich, die Signalintensitätänderungen nach intravenöser Injektion von Gadolinium-DTPA sequentiell aufzuzeichnen. Dabei zeigen sich signifikante Unterschiede zwischen malignen und benignen Knochentumoren sowie anderen Läsionen wie Entzündungen. Der Anstieg der Signalintensität ist bei malignen Tumoren signifikant schneller und höher als bei benignen Veränderungen.

Erste Untersuchungen bei Patienten mit primären, malignen Knochentumoren, die zytostatisch therapiert wurden, zeigten eine gute Korrelation mit dem Ansprechen auf die Behandlung. So war bei Respondern festzustellen, daß nach Therapie der Anstieg der Signalintensität geringer war und deutlich verzögert auftrat. Bei Non-Respondern dagegen zeigte sich keine sichere Änderung gegenüber dem Befund vor Chemotherapie. Diese Befunde stützen sich bisher auf ein relativ kleines Patientenkollektiv, so daß eine abschließende Wertung, insbesondere im Vergleich zu anderen diagnostischen Verfahren, noch nicht möglich ist.

Diskussion

Das konventionelle Röntgen stellt weiterhin die unverzichtbare Basis der bildgebenden Diagnostik von Knochentumoren dar. Sie erlaubt weitgehende Aufschlüsse über die Dignität und Artdiagnose eines Knochentumors, wenngleich nur in wenigen Fällen eine Probebiopsie verzichtbar ist. Bei der Mustererkennung stützt sich die radiologische Diagnostik auf die Kriterien der inneren Begrenzung der Knochendestruktion, der periostalen Knochenreaktionen und der Matrixverkalkung. Bei benignen Tumoren, insbesondere im Bereich der Röhrenknochen, ist der Einsatz von Computertomographie und Magnetischer Resonanztomographie im allgemeinen verzichtbar.

Schwerpunkt der Schnittbildverfahren sind die Erfassung der lokalen Tumorausdehnung bei malignen Knochentumoren. Insbesondere bei komplex aufgebauten anatomischen Regionen wie Schulter, Wirbelsäule, Becken und Rückfuß erweisen sich Computertomographie und MRT als sehr hilfreich. Hier sind kleinere Knochendestruktionen nachweisbar als im Summationsbild der Röntgenaufnahme. Die MRT erlaubt eine kontrastreiche Darstellung der intramedullären und extraossären Tumorausdehnung. Soweit verfügbar kann daher in den meisten Fällen die MRT primär zum Einsatz gelangen.

Nach Chemotherapie, Radiatio und operativer Behandlung von Knochentumoren erlaubt die MRT weitgehend sichere Aufschlüsse hinsichtlich des Ansprechens auf die Zytostase bzw. zur Frage eines Tumorrezidivs. Die MRT wird durch Metallimplantate weniger störend beeinflußt. Günstige Ergebnisse konnten mit den schnellen Gradienten-Echo-Sequenzen erzielt werden. Diese sind dazu geeignet, die Untersuchungszeiten deutlich zu reduzieren. Zum anderen erlauben sie dynamische Studien, mit denen die zeitabhängigen Veränderungen der Signalintensität nach Gabe von Gadolinium-DTPA registriert werden können. Weitere Untersuchungen an größeren Patientenkollektiven müssen klären, ob sie hinsichtlich der Beurteilung der Tumordignität und des Ansprechens auf die zytostatische Chemotherapie entscheidende Vorteile gegenüber der Nativ-MRT und anderen Untersuchungsverfahren erbringen.

Literatur

1. Aisen AM,, Martel W, Braunstein EM, McMillin KI, Phillips WA, Kling TF (1986) MRI and CT evaluation of primary bone and soft tissue tumors. AJR 146:749-756
2. Bohndorf K, Reiser M, Lochner B, Feaux de Lacroix W, Steinbrich W (1987) Magnetic resonance imaging of primary tumours and tumour-like lesions of bone. Skeletal Radiol 15:511-517
3. Daffner RH, Lupetin AR, Dash N, Deeb ZL, Sefczek RJ, Schapiro RL (1986) MRI in the detection of malignant infiltration of bone marrow. AJR 146: 353-358
4. Dahlin C, Unni KK (1986) Bone tumors. General aspects and data on 8 542 cases. Charles C Thomas, Springfield, 4. Auflage
5. Dominok GW, Knoch HG (1982) Knochengeschwülste und geschwulstähnliche Knochenerkrankungen. G. Fischer, Jena, 3. Auflage
6. Erlemann R, Reiser M, Roessner A, Wuismann P, Peters PE, Grundmann E (1987) Primäre Knochentumoren und tumorähnliche Läsionen der Wirbelsäule. Aussagekraft radiologischer Dignitätskriterien. RöFo 147:131-137
7. Enneking GS, Wilson AJ, Farrell C, Virtama P, Dittrich F (1980) Determining growth rates of focal lesions of bone from radiographs. Radiology 134:577-583
9. Lodwick GS, Wilsin AJ, Farrell C, Virtama P, Schmeltzer FM, Dittrich F (1980) Estimating rate of growth in bone lesions: Observer performance and error. Radiology 134:585-590
10. Reiser M, Bohndorf K, Niendorf HP, Friedmann G, Erlemann R, Kunze V (1987) Erste Erfahrungen mit Gadolinium-DTPA in der magnetischen Resonanztomographie (MR) von Knochen- und Weichteiltumoren. Radiologe 27: 467-472
11. Reiser M, Rupp N, Stetter E (1983) Erfahrungen bei der NMR-Tomographie des Skelettsystems. RöFo 139:365-372
12. Reiser M, Rupp N, Biehl Th, Allgayer B, Heller HJ, Lukas P, Fink U (1985) MR in the diagnosis of bone tumours. Europ. J. Radiol. 5:1-7
13. Schajowicz F (1981) Tumors and tumorlike lesions of bone and joints. Springer, New York Heidelberg Berlin
14. Wilner D (1982) Radiology of bone tumors and allied disorders. Saunders, Philadelphia London
15. Zimmer WD, Berquist TH, McLeod RA, Sim FH, Pritchard DJ, Shives TC, Wold LE, May GR (1985) Bone tumors: Magnetic resonance imaging versus computed tomography. Radiology 155:709

Klinik und Therapie maligner Knochentumoren im Kindes- und Jugendalter

H. Jürgens[1], W. Winkelmann[2], K. Winkler[3], U. Göbel[1]

[1]Kinderklinik, Abt. f. Hämatologie und Onkologie, [2]Orthopädische Klinik und Poliklinik, Universität Düsseldorf, Moorenstr. 5, 4000 Düsseldorf 1, FRG
[3]Abt. f. Hämatologie und Onkologie, Universitätskinderklinik, Martinistr. 52, 2000 Hamburg 20, FRG

Kurzfassung

Ca. 10% der malignen Erkrankungen im Kindes- und Jugendalter sind primäre Knochentumoren, pro Jahr ist in der Bundesrepublik mit etwa 200 Neuerkrankungen zu rechnen, davon entfallen 2/3 auf Osteosarkome und 1/3 auf Ewing-Sarkome.

Osteosarkome sind strahlenresistent, die Lokaltherapie muß in einer radikalen Operation bestehen, entweder Amputation oder einer extremitätenerhaltenden weiten Resektion unter Beachtung der Prinzipien onkologischer Radikalität. Die fünf-Jahres-Überlebensrate mit alleiniger chirurgischer Therapie ist 20%, der Verlauf ist durch frühe, meist pulmonale Metastasierung gekennzeichnet. Kooperative Studien in den USA und Europa haben den Stellenwert adjuvanter Chemotherapie eindeutig belegt, so daß die Kombination aus chirurgischer Lokaltherapie und systemischer Chemotherapie heute zum Standard in der Osteosarkombehandlung gehört. Die wirksamen Medikamente sind Adriamycin, alkylierende Substanzen, Cis-Platinum und hochdosiertes Methotrexat mit Citrovorum Faktor Rescue. In einer Serie konsekutiver Therapiestudien der Deutschen Gesellschaft für Pädiatrische Onkologie (GPO) seit 1977 konnte die fünf-Jahres-Überlebensrate mit Einsatz dieser Therapiemodalitäten auf ca. 70% angehoben werden. Das histologisch evaluierbare Ansprechen auf präoperative Chemotherapie nach bioptischer Sicherung der Diagnose hat sich als prognostisch bedeutsamer Faktor herausgestellt, so daß eine Stratifikation der Therapie nach dem biologischen Verhalten unter Chemotherapie Gegenstand aktueller Therapiestudien ist. Extremitätenerhaltende Operationen sind indiziert bei kleinen, gut auf die Therapie ansprechenden Tumoren. Bei großen und bei schlecht ansprechenden Primärtumoren sollte einer Amputation der Vorzug gegeben werden.

Auch beim Ewing-Sarkom ist der Verlauf von früher Disseminierung in Lungen und Knochen gekennzeichnet. Kooperative Studien haben

F. H. W. Heuck E. Keck (Hrsg.)
Fortschritte der Osteologie in Diagnostik und Therapie

den Wert systemischer Chemotherapie in Ergänzung zur Lokaltherapie eindeutig belegt, die Überlebensraten sind von 5% mit alleiniger Lokaltherapie auf 60-70% mit der Kombination aus Lokaltherapie und systemischer Chemotherapie angestiegen. Wirksame Medikamente sind alkylierende Substanzen, Anthrazykline, Actinomycin D und Vincristin. Von prognostischer Bedeutung ist besonders die Größe des Primärtumors sowie - wie beim Osteosarkom - die Tumorregression unter initialer Chemotherapie nach bioptischer Sicherung der Diagnose. Inhalt der aktuellen kooperativen Therapiestudie der GPO ist eine nach dem Tumorvolumen stratifizierte Behandlung: kleine Tumoren werden mit konventionellen Cyclophosphamid-Dosen in Verbindung mit Vincristin, Actinomycin D und Adriamycin behandelt, bei großen und stammnahen Tumoren wird Cyclophosphamid ersetzt durch hochdosiertes Ifosfamid. Das Ewing-Sarkom ist strahlensensibel, zur Lokaltherapie gibt es daher operative und radiotherapeutische Alternativen. Die Radiotherapie beinhaltet jedoch ein ca. 20%iges Lokalrezidivrisiko, so daß für jeden einzelnen Patienten ein individuell abgestimmtes Vorgehen erforderlich ist in Abhängigkeit von Tumorsitz, Operationsmorbidität, Tumorgröße und Ansprechen des Primärtumors auf initiale Chemotherapie.

Orthopädisch-chirurgische Behandlung maligner Knochentumoren im Erwachsenenalter

A. Braun

Orthopädische Krankenanstalt, Vulpius-Klinik, 6927 Bad Rappenau, FRG

Bei aller Vielseitigkeit der klinischen Manifestation maligner primärer Knochentumoren gibt es heute für die verschiedenen Tumorformen weitgehend einheitliche Behandlungsrichtlinien. Neben der Strahlen- und Chemotherapie kommt der orthopädisch-chirurgischen Intervention entscheidende kurative Bedeutung zu.

Die *Biopsie* ist meist die erste chirurgische Maßnahme am Tumor. Dabei soll repräsentatives Gewebe zur patho-histologischen Untersuchung zur Verfügung gestellt werden.

Bei zu erwartend schwieriger Differentialdiagnostik sollte mit dem Pathologen vereinbart werden, ob Material zur immunhistologischen und elektronenmikroskopischen Untersuchung konserviert wird. Vorteilhaft ist es, wenn der Pathologe im Operationssaal das Biopsiematerial zur Fixation entgegennimmt und Kenntnis von der Lokalisation der Gewebeprobe erhält.

Die Schnittführung zur Biopsie sollte so gewählt werden, daß der Tumor gut zugänglich ist, nach Möglichkeit wichtige Gefäße und Nerven nicht tangiert werden und spätere Operationsverfahren (insbesondere Resektionen) unter Exzision der Biopsienarbe möglich sind. Der Schnitt sollte so klein wie nötig sein. Tumorgewebe darf durch Haken und Hebel nicht verletzt und verschleppt werden. Durch Inzision oder Meißelung am Tumor ist ein würfelförmiges Gewebestück zu entnehmen, wobei nach Möglichkeit periphere und zentrale Tumoranteile enthalten sein sollten. Die Biopsiestelle wird zur Hämostase mit Collagenvlies tamponiert und danach die Tumorkapsel durch Naht verschlossen. Die Drainage sollte durch die Wunde oder im Verlauf der Narbe ca. 1 cm vom Wundwinkel entfernt die Haut perforieren. Excisions-Biopsien sind bei malignen primären Knochentumoren selten. Nadelbiopsien werden bei uns nur an der Wirbelsäule durchgeführt. Wir bevorzugen die offene Biopsie, um bei der oft schwierigen Diagnostik ein repräsentatives Gewebestück zu erhalten.

F. H. W. Heuck E. Keck (Hrsg.)
Fortschritte der Osteologie in Diagnostik und Therapie

Die *Dignität* des Tumors wird durch bildgebende Verfahren vermutet und durch die Gewebeprobe gesichert. Gelegentlich kann erst nach Entfernung des gesamten Tumors die Dignität eindeutig beurteilt werden. Benigne Knochentumoren und tumorähnliche Läsionen müssen - falls erforderlich - ausschließlich operativ behandelt werden.

Tumoren nicht abschätzbarer Dignität sind prognostisch schwierig zu beurteilen. Ihr häufigster Vertreter ist der Riesenzell-Tumor. Der gutartige Riesenzell-Tumor kann nach sorgfältiger Kürettage mit primärer oder mit sekundärer Spongiosaplastik nach temporärer Zementplombe versorgt werden. Kommt es zum lokalen Rezidiv, ist der Tumor wie ein maligner Riesenzell-Tumor zu betrachten.

Maligne primäre Knochentumoren lassen sich als *niedrig-* oder *hochmaligne* klassifizieren. Die sogenannten "low grade" Sarkome des Knochens eignen sich meist zu Resektionsverfahren. Adjuvante Therapieverfahren, wie Radiatio und/oder Chemotherapie sind meist nicht erforderlich. Vertreter der niedrig-malignen Sarkome des Knochens sind das "low grade" Chondrosarkom oder das parossale Osteosarkom. An den Extremitäten wird nach Tumorresektion - nach Möglichkeit unter Erhalt des Gefäßnervenbündels - der Knochendefekt überbrückt. Dazu eignen sich:

1. Osteosynthesen mit autologem corticospongiösem Span sowie autogener und/oder allogener Spongiosa. Evtl. Arthrodese (Abb. 1, 2).
2. Endoprothese (Abb. 3).
3. Narben (z.B. Scapulektomie, Schultergürtelresektion, partielle innere Hemipelvektomie (Abb. 4)).

Amputationen werden nur selten erforderlich.

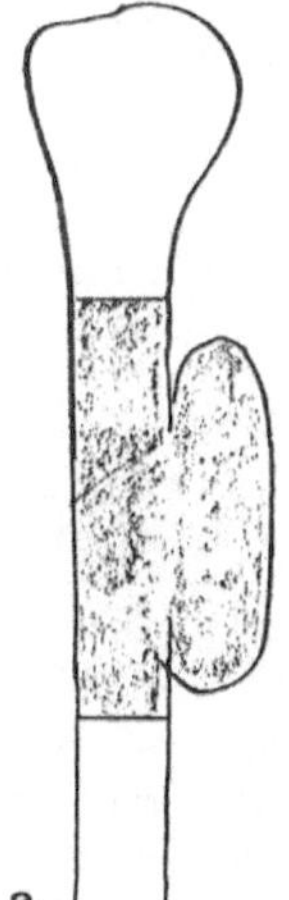

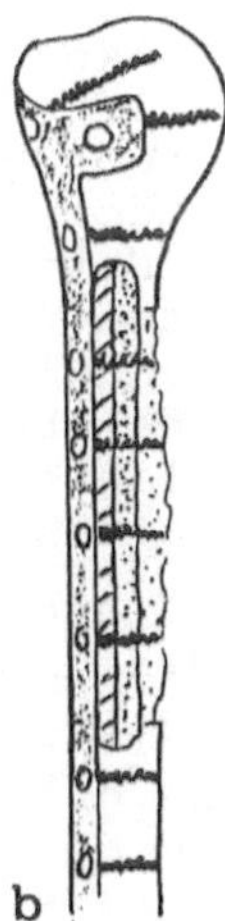

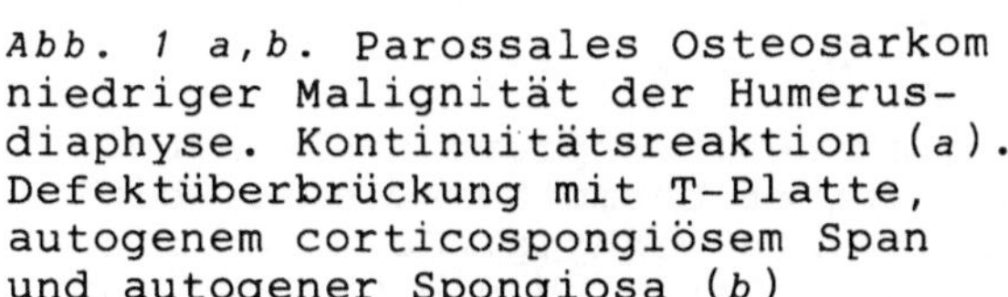

Abb. 1 a,b. Parossales Osteosarkom niedriger Malignität der Humerusdiaphyse. Kontinuitätsreaktion (*a*). Defektüberbrückung mit T-Platte, autogenem corticospongiösem Span und autogener Spongiosa (*b*)

Bei den sogenannten "high grade" Sarkomen des Knochens müssen extremitätenerhaltende Eingriffe wesentlich kritischer betrachtet werden. Therapeutische Priorität hat die kurative Be-

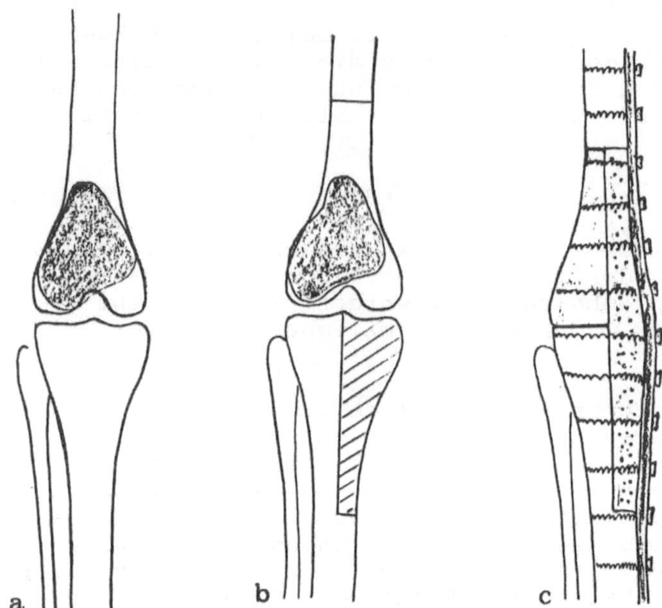

Abb. 2 a-c. Niedrig- oder hochmalignes Sarkom des distalen Femur (*a*). Unter onkologisch radikalen Gesichtspunkten kann das Kniegelenk nicht erhalten werden. Kontinuitätsresektion des distalen Femur und Mobilisation eines corticospongiösen Spans aus der Tibia (*b*). Dieser wird mit Spongiosa zur Defektüberbrückung verwendet und mit ein oder zwei Platten eine Kniegelenksarthrodese angestrebt (*c*)

handlung des Tumors und nicht die extremitätenerheltende Chirurgie um jeden Preis. Die Amputation unter Berücksichtigung der onkologischen Radikalität ist nach wie vor der sicherste Eingriff bei hochmalignen primären Knochentumoren. Die extremitätenerhaltende Chirurgie birgt die Gefahr des Lokalrezidivs und möglicherweise auch einer höheren Inzidenz an Lungenmetastasen. Unter adjuvanter präoperativer Chemotherapie und nach onkologisch radikaler Resektion können die gleichen operativen Verfahren wie bei den niedrig-malignen primären Knochentumoren (siehe oben) angewendet werden. Da der distale Femur die Prädilektionsstelle des osteogenen Sarkoms ist, sei noch auf zwei Operationsverfahren hingewiesen:

1. Arthrodese nach Juvara (Abb. 2)
2. Umkehrplastik nach Borggreve v. Nes (Abb. 5)

Für die Entscheidung des chirurgischen Therapieverfahrens bei "high grade" Sarkomen mit präoperativer Chemotherapie ist die Frage des *Ansprechens der Chemotherapie* wichtig. Je höher die Devitalisierung des Tumors ist, je größer sind die Chancen für Resektionsverfahren einzuschätzen.

Eine sichere Beurteilung der chemotherapiebedingten Tumornekrose läßt sich bisher nur durch histologische Verfahren am

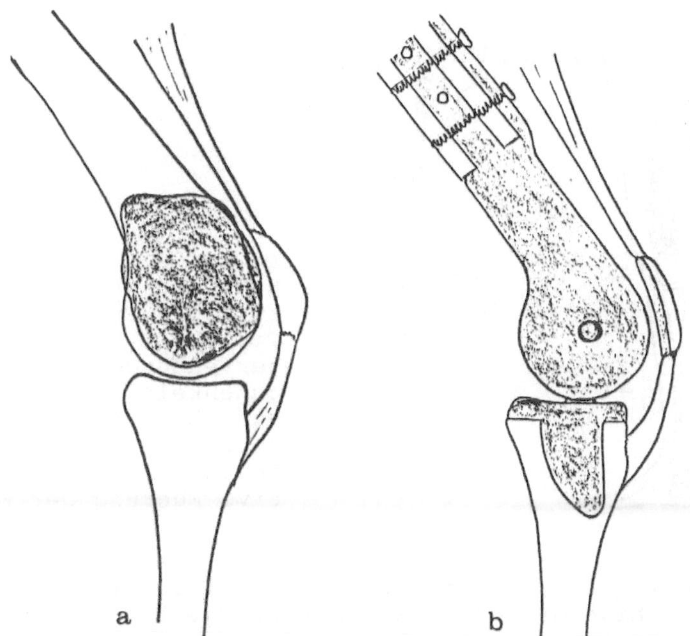

Abb. 3 a,b. Niedrig- oder hochmalignes Sarkom des distalen Femur (*a*). Unter onkologisch radikalen Gesichtspunkten kann das Kniegelenk nicht erhalten werden. Kontinuitätsresektion des distalen Femur mit Kniegelenk und Defektüberbrückung mit Tumorspezial-Endoprothese (*b*)

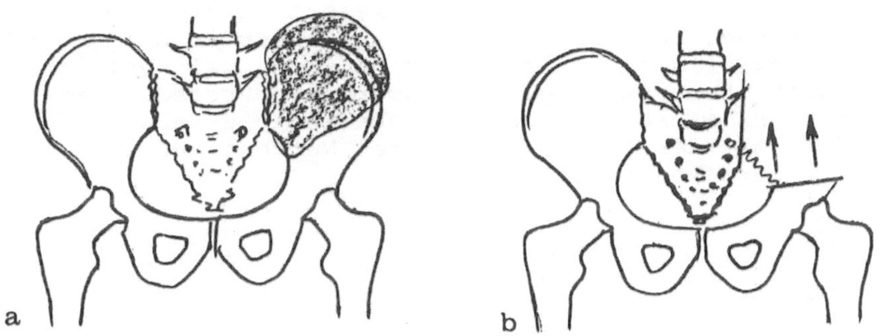

Abb. 4 a,b. Chondrosarkom niedriger Malignität des Os ilium (*a*). Kontinuitätsresektion des Beckenringes durch partielle innere Hemipelvektomie (*b*). Unter Belastung nähert sich Os sacrum und Corpus ossis ilii. Der Defekt wird durch eine kräftige Narbe überbrückt

Resektions- oder Amputationspräparat klären. Durch bildgebende präoperative Verfahren ist nur eine qualitative und noch keine quantitative Analyse möglich. Dies betrifft die konventionelle Röntgendiagnostik, Sequenzszintigraphie, Kernspintomographie und Ultraschall.

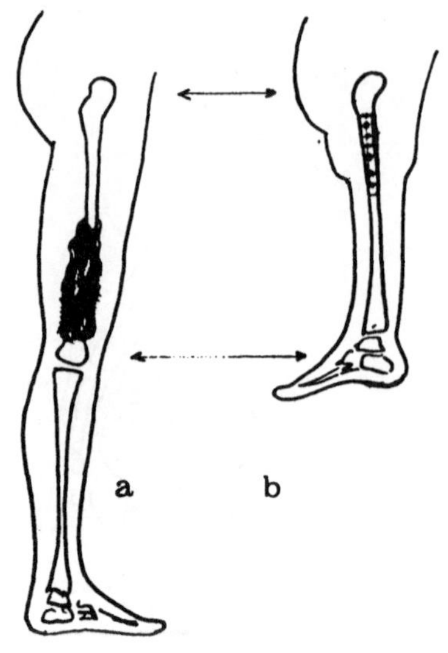

Abb. 5 a,b. Osteosarkom distaler Femur (*a*). Kontinuitätsresektion zwischen subtrochanterem Femur und Tibiakopf unter Erhalt des Gefäßnervenbündels. Rotation des Unterschenkels um 180° und Osteosynthese. Das obere Sprunggelenk wird zum Kniegelenk umfunktioniert (*b*). Die Bewegung des Fußes bewirkt eine aktive Führung der Orthoprothese

Die intra- und extrakompartimentelle Tumorausbreitung (Abb. 6) bei "high grade" Sarkomen kann die Entscheidung zur operativen Therapie wesentlich beeinflussen. Ist der Tumor auf das "Kompartiment" Knochen begrenzt, müssen Resektionsverfahren aus onkologischer Sicht günstiger beurteilt werden, als wenn der Tumor bereits den Knochen verlassen hat. Sowohl bei intra- als auch extrakompartimentell-gelegenen Tumoren muß auf Skip-Metastasen geachtet werden. Knochenszintigraphie und Kernspintomographie sind in der Beurteilung von Skip-Metastasen (Abb. 6) bevorzugt einzusetzen. Da bei extrakompartimenteller Tumorausbreitung und beabsichtigter Resektion die Grenzen zum Gefäßnervenbündel auch unter Verwendung moderner bildgebender Diagnostik schwierig zu beurteilen sind, kann gelegentlich erst intraoperativ über das endgültige operative Procedere entschieden werden. Dabei können operationsbedingte Gefäßdefekte überbrückt werden. Mit der interfaszikulären Nerventransplantation war man bisher zurückhaltend.

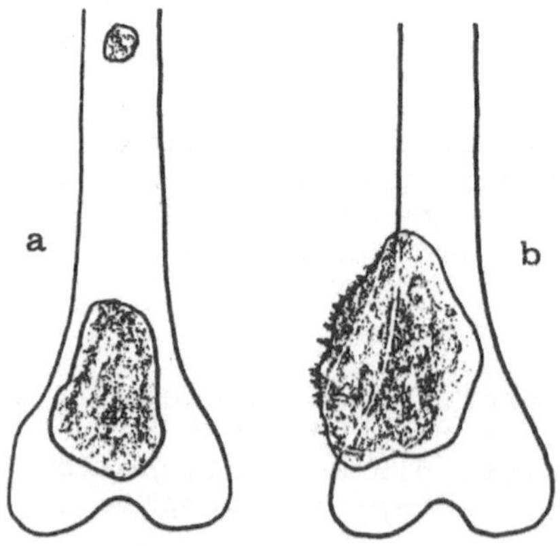

Abb. 6 a,b. Intra- (*a*) oder extrakompartimentelle Tumorausbreitung (*b*). Skip-Metastasen (*a*) sind bei der Operationsplanung zu beachten

Ist es durch den Tumor bereits zur *Regional- oder Fernmetastasierung* gekommen, wird die Chance der kurativen Therapie schlechter, wenn auch nicht hoffnungslos, da durch adjuvante Chemotherapie und Metastasenresektion Vollremissionen erzielt werden können. Ist die Prognose infaust, sind extremitätenerhaltende Operationsverfahren den ablativen vorzuziehen.

Zu den zahlreichen Modalitäten, die die Therapie maligner Knochentumoren beeinflussen, gehören auch die *Akzeptanz* der Behandlung, insbesondere auch des *Operationsverfahrens* durch den Patienten und seiner Angehörigen.

Die Indikation zu einem bestimmten Operationsverfahren darf nicht von dem technisch Machbaren abhängen, sondern soll mit dem Patienten eingehend besprochen werden. Mancher wird eine Amputation akzeptieren, wenn er damit größere Überlebenschancen hat und beispielsweise für Familie und heranwachsende Kinder sorgen kann. Im anderen Fall wird eine Umkehrplastik nach Borggreve v. Nes als verstümmelnde Operation angesehen, obwohl der nach dorsal gerichtete Fuß in Höhe des Kniegelenkes (Abb. 5) eine aktive Führung der Orthoprothese im Kniegelenk ermöglicht.

Bei Endoprothesen muß auf die Gefahr der Infektion und Prothesenlockerung hingewiesen werden. Materialverschleiß kann Reoperationen erforderlich machen. Videofilme helfen Operationsverfahren zu akzeptieren, ebenso Gespräche mit bereits operierten Patienten. Durch die ständigen Fortschritte der technischen Orthopädie können auch durch Prothesen und Orthoprothesen gute funktionelle und kosmetische Ergebnisse erzielt werden.

Die operative Behandlung von malignen primären Knochentumoren fordert ein Höchstmaß an individuellen Therapieverfahren. Im interdisziplinären Arbeitskreis - einer orthopädisch-onkologischen Fallbesprechung - sollen durch die richtigen Verfahren bildgebender Diagnostik und einer umfangreichen Darstellung der Histologie, ggf. unter Konsultation verschiedener Referenzzentren für Knochentumor-Pathologie, die Weichen für die weitere Behandlung gestellt werden. In Abhängigkeit von der Notwendigkeit adjuvanter Chemo- und Strahlentherapie kommt der operativen Behandlung entscheidende Bedeutung zu. Dignität, intra- und extrakompartimentelle Tumorausdehnung, Ansprechen der Chemotherapie, Regional- und Fernmetastasierung und Akzeptanz des Operationsverfahrens durch den Patienten sind die theoretischen Grundlagen der Therapie.

Die Durchführung verschiedener Operationsverfahren stellt die praktische Grundlage dar. Die Kunst der optimalen Therapie liegt in der Mischung von Theorie und Praxis unter Berücksichtigung der Persönlichkeit des tumorkranken Menschen.

Die chirurgische Therapie des Osteosarkoms und Ewing-Sarkoms

K. Parsch, H. Haas

Orthopädische Klinik, Olgahospital, Bismarckstr. 8,
7000 Stuttgart 1, FRG

Kurzfassung

Die deutlich verbesserten chemotherapeutischen Möglichkeiten haben der Chirurgie des Osteo- und Ewing-Sarkoms neue Chancen eröffnet. Die nachteiligen Folgen der Strahlentherapie am Skelett des Kindes hat auch für das Ewing-Sarkom die Chirurgie neben der Chemotherapie als wichtigste Waffe in den Vordergrund gerückt. Wir bieten deshalb dem Ewing-Sarkom-Patienten dieselben chirurgischen Verfahren an, wie dem Patienten mit Osteosarkom.

Das Humerussarkom wird radikal reseziert unter möglichst gesichertem Erhalt der Nerven und Gefäße. Zum Teil wird eine Prothesenüberbrückung eingesetzt. Bei Sarkomen distal des Ellenbogens wird nach wie vor amputiert.

Das Ewing- und Osteosarkom des proximalen Femurs wird radikal reseziert und der Defekt durch Totalendoprothese überbrückt. Für die häufige Tumorlokalisation am distalen Femur bietet sich die Resektion und Umdrehplastik nach Borgreve an. Das primäre Malignom der proximalen Tibia und allen distalen Lokalisationen werden durch Amputation saniert.

Die Gliedmaßen erhaltendenden wie auch die amputierenden chirurgischen Maßnahmen werden entsprechend dem Chemotherapieprotokoll terminiert. Durch die kombinierte zytostatische und chirurgische Therapie werden die Überlebenschancen der Patienten mit primären malignen Knochentumoren auf über 50% angehoben.

F. H. W. Heuck E. Keck (Hrsg.)
Fortschritte der Osteologie in Diagnostik und Therapie

Die Strahlentherapie primärer und metastatischer Knochentumoren

G. Schmitt, H. Pape

Klinik für Strahlentherapie und Radiologische Onkologie,
Universität Düsseldorf, Moorenstr. 5, 4000 Düsseldorf 1, FRG

Die Strahlentherapie wird bei primären Knochentumoren im allgemeinen nur in Verbindung mit Operation und/oder kombinierter Chemotherapie eingesetzt. Bei metastatischen Knochentumoren ist sie dagegen die Therapie der Wahl.

Die folgenden Knochentumoren sind einer kurativen oder palliativen Strahlentherapie zugänglich:

1. Aneurysmatische Knochenzyste,
2. Chordom,
3. Riesenzelltumor (Osteoklastom),
4. Primäres malignes Lymphom,
5. Plasmozytom (multiples Myelom),
6. Ewing-Sarkom,
7. Chondrosarkom,
8. Osteosarkom,
9. Malignes fibröses Histiozytom (MFH)
10. Metastatische Knochentumoren.

1. Aneurysmatische Knochenzyste

Dieser Tumor tritt bevorzugt in der zweiten Lebensdekade auf. Nach operativer Therapie werden bei 32% der Patienten Rezidive beobachtet. Dieser Anteil ist nach ausschließlicher oder ergänzender Strahlentherapie deutlich niedriger (8%), ohne daß bei Nachbeobachtungszeiten bis zu 42 Jahren maligne Entartungen beobachtet wurden (Nobler et al. 1968). Die applizierten Dosen lagen zwischen 0,5 und 3,16 Gy. Eine Strahlentherapie ist deswegen zur Rezidivprophylaxe in Abhängigkeit von der Radikalität der Operation zu erwägen.

2. Chordom

Chordome sind nach Möglichkeit radikal zu operieren. Die 5-Jahres-Überlebensrate nach Operation beträgt 76% und nach

F. H. W. Heuck E. Keck (Hrsg.)
Fortschritte der Osteologie in Diagnostik und Therapie

Bestrahlung von zentralen, inkomplett resezierten oder inoperablen Läsionen mit Dosen von mehr als 65 Gy 50%. Die chondroiden Formen sind biologisch weniger aggressiv als die reinen Chordome. 8 von 9 Patienten, die nach inkompletter Resektion mit einer Kombination von Photonen und Protonen bestrahlt worden waren, blieben bei Nachbestrahlungszeiten bis zu 3 Jahren rezidivfrei und ohne Spätmorbidität (Rich et al. 1985). Verbesserungen der Behandlungsergebnisse nicht operabler oder nur partiell resezierbarer Tumoren sind durch dicht ionisierende Strahlenarten wie Neutronen oder 4 He-Ionen zu erwarten. Wegen des steilen Dosisgradienten außerhalb des Zielvolumens können Protonen und 4 He-Ionen insbesondere in der Nähe von Risikoorganen wie z.B. Augenlinse, Nieren und Rückenmark, in hoher Dosierung von 70 Gy eingesetzt werden (Castro et al. 1986).

3. Riesenzelltumor (Osteoklastom)

Wegen ihrer Fähigkeit zur hämatogenen Metastasierung sind Riesenzelltumoren als maligne einzustufen. Ausgedehnte Tumoren können deswegen nur durch Amputation behandelt werden. Ältere Sammelstatistiken weisen nach subtotaler Operation und/oder ausschließlicher großvolumiger Orthovoltbestrahlung mit starken Dosisinhomogenitäten eine persistierende Tumorkontrollrate von 55% (140/253) bei Nachbeobachtungszeiten von 6-16 Jahren auf. Hierbei betrug die Sarkom-Induktionsrate 8% (Lit. bei Bell et al. 1983).

Neuere Ergebnisse weisen hohe persistierende lokale Tumorkontrollraten von 83% (25/30) nach ausschließlicher Bestrahlung mit Dosen > 35 Gy aus.

Dies gilt insbesonders für Tumorlokalisationen wie z.B. Wirbelkörper, bei denen ausreichend radikale Operationen bei befriedigender Funktion kaum durchführbar sind (Chen et al. 1986). Wird die Strahlentherapie mit Dosen von 32,5-55 Gy nach konservativen Operationen kleinvolumig mit Photonenergien > 1 MeV durchgeführt, so betragen die lokalen Tumorkontrollraten bei Nachbeobachtungszeiten bis zu 12 Jahren 100% (25/25), ohne daß bisher maligne Transformationen nachgewiesen wurden (Bell et al. 1983; Chen et al. 1986).

Bei Riesenzelltumoren mittleren und hohen Malignitätsgrades ist analog zum Osteosarkom und Ewing-Sarkom nach lokaler Sanierung eine adjuvante Chemotherapie vorzuschlagen.

4. Primäres malignes Lymphom des Knochens

Das maligne Lymphom des Knochens tritt am häufigsten in der 4. Lebensdekade als solitärer Tumor auf. Nach Grading und Staging ist bei solitären, kleinvolumigen Lymphomen niedrigen und intermediären Malignitätsgrades die lokale Bestrahlung die Therapie der Wahl. Ebenso wie beim Ewing-Sarkom ist der gesamte Knochen mit 40-45 Gy und der makroskopisch befallene Teil mit einer zusätzlichen Boost-Dosis von 10-15 Gy zu bestrahlen (Moss et al. 1979; Mendenhall et al. 1987). In der älteren Literatur werden tumorfreie 5-Jahres-Überlebensraten bis zu 42% beschrieben, allerdings ohne ausreichendes Grading (Copeland 1967). Nach komb. Radio- und Chemotherapie werden 5-Jahres-Überlebensraten von 83% angegeben (Mendenhall et al. 1987).

5. Plasmozytom (Multiples Myelom)

Die Strahlenbehandlung des Plasmozytoms wird supportiv zur kombinierten Chemotherapie vorwiegend mit den alkylierenden Substanzen Melphalan und Cyclophosphamid sowie Prednison durchgeführt. Die Indikation zur Strahlentherapie ist von der klinischen Symptomatik abhängig, d.h. von Schmerzen oder Frakturgefährdung statisch beanspruchter Knochen, wie z.B. lange Röhrenknochen und Wirbelkörper.

Es sind i. allg. Dosen von 20-30 Gy in 2-3 Wochen erforderlich. Auch Teilkörperbestrahlungen mit 6 Gy in einer Fraktionierung von einmal 3 Gy/Woche können erheblich zur Beschwerdelinderung beitragen (Alberti et al. 1985). Bei solitären Tumoren sind mit Dosen von 40 Gy persistierende Kontrollen zu erreichen.

6. Ewing-Sarkom

Bis zu 70% der Ewing-Sarkome können mit Dosen von 50-55 Gy lokal beherrscht werden, indem 40 Gy auf den gesamten Knochen und 10-15 Gy als Boostdosis auf den makroskopisch befallenen Teil appliziert werden (Mendenhall et al. 1983). Trotz lokaler Kontrolle sterben aber nach ausschließlicher Bestrahlung mehr als 75% der Patienten innerhalb von 5 Jahren an Metastasen. Hierbei ist die Überlebensrate bei Tumoren der Extremitäten mit 35% günstiger als bei Tumoren des Körperstammes mit 20% ($p < 0{,}01$; Sarrazin et al. 1982). Durch adjuvante Chemotherapie mit den Substanzen Cyclophosphamid, Doxorubicin, Dactinomycin und Vincristin wurden die lokalen Kontrollraten auf 85-95% und die Überlebensraten auf 50-80% bei Nachbeobachtungszeiten von 18 bis 42 Monaten erhöht (Donaldson 1985).

Bei kindlichen Tumoren wurden bei konsolidierender Strahlentherapie nach Operation und kombinierter Chemotherapie mit den genannten Substanzen keine Unterschiede in den lokalen Tumorkontrollraten nach 46 Gy und 60 Gy gefunden (Jürgens et al. 1988).

Eine prophylaktische Lungenganzbestrahlung mit 20 Gy in Verbindung mit der operativen Behandlung des Primärtumors verbessert aber die tumorfreie 2-Jahres-Überlebensrate auf 43%, im Vergleich zu 28% in der nichtbestrahlten Gruppe (van der Schueren und Breur 1982).

7. Chondrosarkom

Durch postoperative Bestrahlung des makroskopisch oder mikroskopisch subtotal operierten Chondrosarkoms mit Photonen und/oder Elektronen werden persistierende lokale Kontrollraten von 14-35% erzielt (Harwood et al. 1980; McNaney et al. 1982), gegenüber 8-27% nach ausschließlicher lokaler Resektion (Evans et al. 1977; Londbom et al. 1961).

Die Prognose ist weiterhin abhängig vom Differenzierungsgrad des Tumors: Die Fünfjahresüberlebensrate bei gut und mäßig differenzierten Tumoren beträgt z.B. 48%, gegenüber 22% bei undifferenzierten oder mesenchymalen Tumoren (Krochak et al. 1983).

Zur Verbesserung der Ergebnisse des gut und mäßig differenzierten Chondrosarkoms erscheint eine Behandlung mit dicht ionisierenden Strahlenarten deswegen sinnvoll, weil diese Tumoren langsam proliferieren und große Fraktionen hypoxischer Zellen enthalten. Entsprechend wird die lokale persistierende Kontrollrate vorwiegend großvolumiger Tumoren von verschiedenen Neutronentherapiezentren mit 56% angegeben, im Vergleich zu einer mittleren lokalen Kontrollrate von 30% nach Photonentherapie (Richter et al. 1984).

8. Osteosarkom

Das Osteosarkom ist auch mit hohen Strahlendosen von 65-70 Gy, die den Schwellendosen zur Erzeugung einer Osteoradionekrose entsprechen, nicht zu beherrschen, und wird deswegen vorwiegend palliativ bestrahlt (Jenkin et al. 1972). Die Kombination von Strahlen- und Chemotherapie führt dagegen durch Sensibilisierungseffekte bei Rezidiven und Metastasen zu schnellen und z.T. lang anhaltenden Remissionen (Jaffe et al. 1976; Wilbur et al. 1974). Dieser Therapieansatz verdient deswegen bei Palliativkonzepten zunehmende Beachtung. Eine 5-Jahres-Überlebensrate von 63% wurde bei Kombination einer Neutronenbestrahlung mit lokaler und systematischer Chemotherapie erreicht, im Vergleich zu 18% nach einer Photonenbestrahlung und gleicher Chemotherapie (Tsunemoto et al. 1980). Diese Ergebnisse sind von anderen Arbeitsgruppen bisher aber nicht reproduziert worden. In einer eigenen Pilotstudie von 25 Patienten mit großvolumigen, inoperablen Osteosarkomen, die mit 15,4 Gy Neutronendosis in 16 Fraktionen in 4 Wochen bestrahlt worden waren, betrug die lokale Tumorkontrollrate nach 19 Monaten 30% (Schmitt et al. 1982). Alle Patienten hatten zusätzlich unterschiedliche Chemotherapien erhalten, so daß eine Bewertung dieser Ergebnisse im Vergleich zu einer Photonentherapie kaum möglich ist.

Eine persistierende lokale Tumorkontrollrate von 62% (55/88) wurde von verschiedenen Neutronentherapiezentren ermittelt.

9. Malignes fibröses Histiozytom

Das maligne fibröse Histiozytom (MFH) des Knochens ist durch adäquate Operation in Verbindung mit adjuvanter Chemotherapie offenbar am besten zu behandeln (Weiner et al. 1983; Urban et al. 1983; den Heeten et al. 1985). Hierbei wurde kein Unterschied zwischen extremitätenerhaltender Operation und Amputation gefunden. Langzeitergebnisse liegen bisher aber nicht vor. In einer Sammelstatistik von 119 vorwiegend chirurgisch behandelten Patienten wurde eine Fünfjahresüberlebensrate von 36,5% ermittelt (Ghandur-Mnaymneh et al. 1982), die auf eine deutlich günstigere Prognose als beim Osteosarkom oder Fibrosarkom des Knochens hindeutet. Mit der Strahlenbehandlung liegen bisher nur geringe Erfahrungen vor, die aber gute palliative Ergebnisse beschreiben (Capanna et al. 1984). Die Effektivität der Strahlentherapie bei mikroskopischem Resttumor wurde bisher noch nicht systematisch untersucht (Nakashima et al. 1985).

10. Metastatische Knochentumoren

Metastatische Knochentumoren stellen die größte Gruppe der ossären Neoplasien dar und sind als Domäne der palliativen Strahlentherapie anzusehen. Eine Ausnahme bilden hormonempfindliche Knochenmetastasen bei Prostata- und Mammakarzinomen.

Etwa 60% der Knochenmetastasen zeigen kein Ansprechen auf Analgetika und weitere 30% ein unzureichendes Ansprechen (Barak et al. 1987).

Die palliative Strahlentherapie mit Dosen von 20-40 Gy führt dagegen bei 80% der Patienten zu Schmerzlinderung und funktioneller Stabilisierung (Montague und Delclos 1980). Auch nach Einzeldosen von 8-10 Gy wurde bei mehr als 80% der Patienten Schmerzfreiheit erzielt, die bei 37% 6 Monate und bei 21% 1 Jahr anhielt (Barak et al. 1987). Diese Therapie ist deswegen besonders für schwerkranke und schlecht transportable Patienten geeignet, und mit keinerlei Akut- oder Spätmorbidität verbunden.

Literatur

Alberti, W., Bamberg, M., Waerisch, J., Wendt, F., Scherer, E. (1985): Teilkörperbestrahlung beim fortgeschrittenen Plasmozytom: erste Ergebnisse. Aktuelle Onkologie 23. W. Zuckschwerdt Verlag, München Bern Wien: 203-207

Barak, F., Werner, A., Walach, N., Horn, Y. (1987): The palliative efficacy of a single high dose of radiation in treatment of symptomatic osseous metastases. Int. J. Radiation Oncology Biol. Phys.: 13:1233-1235

Bell, R.S., Harwood, A.R., Goodman, S.B., Fornasier, V.L. (1983): Supervoltage radiotherapy in the treatment of difficult giant cell tumors of bone. Clin. Ortho. Rel. Res. 174:208-216

Capanna, R., Bertoni, F., Bacchini, P., Bacci, G., Guerra, A., Campanacci, M. (1984): Malignant fibrous histiocytoma of bone - the experience at the Rizzoli Institute: Report of 90 cases. Cancer 54:177-187

Castro, J.R., Gademann, G., Collier, J.M., Linstad, D., Pitluck, S., Woodruff, K., Gauger, G., Char, D., Gutin, Ph., Phillips, Th.L., Chu, W., Henderson, Sh. (1987): Strahlentherapie mit schweren Teilchen am Lawrence Berkely Laboratory der Universität von Kalifornien. Strahlentherapie und Onkologie 163:9-16

Chen, Z.X., Gu, D.Z., Yu, Z.H., Qian, T.N., Huang, Y.R., Hu, Y.H., Gu, X.Z. (1984): Radiation therapy of giant cell tumors of bone: Analysis of 35 Patients. Int. J. Radiation Oncology Biol. Phys. 12:329-334

Copeland, M.M. (1967): Primary malignant tumors of bone. Cancer 20:738-746

Den Heeten, G.J., Koops, H.S., Kamps, W.A., Oosterhuis, J.W., Sleijfer, D.T., Oldhoff, J. (1985): Treatment of malignant fibrous histiocytoma of bone. A plea for primary chemotherapy. Cancer 56:37-40

Donaldson, S.S. (1985): The value of adjuvant chemotherapy in the management of sarcomas in children. Cancer 55:2184-2197

Evans, H., Atala, A., Romsdahl, M. (1977): Prognostic factors in chondrosarcoma of bone. Cancer 40:818-831

Ghandur-Mnaymneh, L., Zych, G., Mnaymneh, W. (1982): Primary malignant fibrous histiocytoma of bone: Report of six cases with ultrastructural study and analysis of the literature. Cancer 49:698-707

Harwood, A.R., Krajbich, J.-I., Fornasie, V.L. (1980): Radiotherapy of chondrosarcoma of bone. Cancer 45:2769-2777

Jaffe, N., Traggis, D., Cassady, J.R., Filler, R.M., Watts, H., Frei, E.: Multidisciplinary treatment for macrometastatic osteogenic sarcoma. Brit. Med. J. 2:1039-1041

Jürgens, H., Exner, U., Gadner, H., Harms, D., Michaelis, J., Sauer, R., Treuner, J., Voute, T., Winkelmann, W., Winkler, K., Göbel, U. (1988): Multidisciplinary treatment of primary Ewing's Sarcoma of bone: 6-years experience of a european cooperative trial. Cancer 61:23-32

Krochak, R., Harwood, A.R., Cummings, B.J., Quirt, I.C. (1983): Results of radical radiation for chondrosarcoma of bone. Radiother. Oncol. 1: 109-115

Lindbom, A., Sonderberg, G., Spjut, H. (1961): Primary chondrosarcoma of bone. Acta Radiol. 55:81-96

Naney, D., Lindberg, R., Ayala, A., Barkley, T., Hussey, D. (1982): Fifteen year radiotherapy experience with chondrosarcoma of bone. Int. J. Radiat. Oncol. Biol. Phys. 8:198-190

Mendenhall, C.M., Marcus, R.B., Enneking, W.F., Springfeld, D.S., Thar, T.L., Million, R.R. (1983): The prognostic significance of soft tissue extension in Ewing's sarcoma. Cancer 51:913-914

Mendenhall, N.P., Jones, J.J., Kramer, B.S ., Hudson, T.M., Carter, R.L., Enneking, W.F., Marcus, R.B. Jr., Million, R.R. (1987): The management of primary lymphoma of bone. Radiother. Oncol. 9:85-174

Montague, E., Declos, L. (1980): Palliative radiotherapy on the management of metastatic disease. In: Fletcher, G.H. (ed.), Textbook of Radiotherapy, LEA & Febiger, Philadelphia: 943-948

Moss, W.T. (1979): Radiotherapy for bone tumors. In: Moss, W.T., Brand, W.N., Batifora, H. (eds.) Radiation oncology - rationale, technique, results. C.V. Mosby Company, St. Louis Toronto London: 576-577

Nakashima, Y., Morishita, S., Kotoura, Y., Yamamuro, T., Tamura, K., Onomura, T., Sudo, Y., Awaya, G., Hamashima, Y. (1985): Malignant fibrous histiocytoma of bone - a review of 13 cases and an ultrastructural study. Cancer 55:2804-2811

Nobler, M.P., Higinbotham, N.L., Phillips, R.F. (1968): The cure of aneurysmal bone cyst. Radiology 90:1185-1192

Rich, T.A., Schiller, A., Suit, H.D., Mankin, H.J. (1985): Clinical and pathologic review of 48 cases of chordoma. Cancer 56:182-187

Richter, M.P., Laramore, G.E., Griffin, T.W., Goodman, R.L. (1984): Current status of high linear energy transfer irradiation. Cancer 54:2814-2822

Sarrazin, D., Guivarch, C., Genin, J., Rouesse, J., Contesso, G., Platte, C., Dobousset, J. (1982): Local control and sequelae following irradiation of Ewing's sarcoma. J. Eur. Radiother. 1:9-18

Schmitt, G., Rehwald, U., Bamberg, M. (1982): Neutron irradiation of primary bone tumors - results of a pilot study and presentation of a modified protocol. J. Eur. Radiother. 2:145-146

Tsunemoto, H., Shinroku, M., Arai, T., Kurisu, A., Kawashima, K., Nakamura, Y. (1980): Particle radiation therapy at NIRS. Natl. Inst. Radiol. Sci. Ann. Rept. NIRS 20:62

Urban, C., Rosen, G., Huvos, A.G., Caparros, B., Cavavio, A., Nierenberg, A. (1983): Chemotherapy of malignant fibrous histiocytoma of bone: a report of five cases. Cancer 51:795-802

Van der Schueren, E., Breur, K. (1982): Role of lung irradiation in the adjuvant treatment of osteosarcoma. Recent Results Cancer Res. 80:98-102

Weiner, M., Sedlis, M., Johnson, A.D., Dick, H.M., Wolff, J.A. (1983): Adjuvant chemotherapy of malignant fibrous histiocytoma of bone. Cancer 51:25-29

Wilbur, J.R., Etcubanas, E., Long, T., Glatstein, E., Leavitt, T. (1974): Fourdrug therapy and irradiation in primary and metastatic osteogenic sarcoma. Proc. AACR-ASCO 15:188

Kombinierte biochemische und histologische Untersuchungen verschiedener Typen von Osteosarkomen

P. Quint[1], J. Althoff[1], A. Roessner[2], E. Grundmann[2], H. J. Höhling[1]

[1]Institut für Medizinische Physik, Universität Münster, Hüfferstr. 68, 4400 Münster, FRG
[2]Gerhard-Domagk-Institut für Pathologie, Universität Münster, Domagkstr. 17, 4400 Münster, FRG

Das morphologische Erscheinungsbild der Osteosarkome (OS) ist durch große Heterogenitäten gekennzeichnet, mit unterschiedlichen Knochen-, Knorpel- und Bindegewebsanteilen, je nach Typ oder Wachstumsphase eines bestimmten OS. Dabei treten im Verlauf des Wachstums der OS oft verschiedene Differenzierungsgrade im gleichen Sarkom auf, möglicherweise bedingt durch unterschiedliche metabolische Prozesse. Über die biochemischen Abläufe während des Tumorwachstums ist noch relativ wenig bekannt. Bei Untersuchungen zur enchondralen Ossifikation haben wir ein Verfahren entwickelt, um möglichst viele Stadien der Knochenbildung durch Kombination histologischer mit biochemischen Methoden zu erfassen (Quint et al. 1982). Ziel dieser Arbeit war es, biochemische Parameter zu erfassen, die eine Charakterisierung von Osteosarkomen unterschiedlicher Differenzierungsgrade ermöglichen sollten.

Material und Methoden

Aus dem Knochengeschwulstregister Westfalen wurden vier histologisch klassifizierte Typen von OS ausgewählt: OS 1: ein typisches hochmalignes osteoblastisches OS des rechten Hüftgelenkes einer 48jährigen Patientin, OS 2: eine seltene Variante eines multizentrischen sklerosierenden OS, mit einer unüblich langen stationären Phase von 12 Jahren, an der linken Tibia einer 46jährigen Patientin (Roessner 1984), OS 3: ein hoch differenziertes parosseales OS, Grad I (Mellin et al. 1986) in der Region des distalen Femurs eines 26jährigen Patienten und OS 4: ein hochmalignes anaplastisches, wenig differenziertes OS, im Bereich des distalen Humerus eines 13jährigen Patienten.

Die schockgefrorenen OS-Gewebe wurden im Cryostaten in sich wiederholender Sequenz ca. 5 mm tief bei -25°C geschnitten. Zwischen jeder Schnittfolge von 100 µm wurde ein Schnitt (10 µm) für die lichtmikroskopische Kontrolle (HE-Färbung) ange-

F. H. W. Heuck E. Keck (Hrsg.)
Fortschritte der Osteologie in Diagnostik und Therapie

fertigt. Alternierend wurden Schnittserien (10x10 µm) einem speziellen Extraktionsverfahren mit 0,9% NH_4Cl und 10^{-2} M Glycinpuffer bei pH 8 unterworfen. Nach Zentrifugation wurden im Überstand frei verfügbare Ionen wie Ca, P_i, Na, K, Mg und die Aktivitäten der alkalischen und sauren Phosphatase (APase und ac Pase) bestimmt. Im Rückstand wurden nicht extrahierte Elemente und z.B. der DNA-Gehalt bestimmt. In der nächsten Schnittfolge wurden die Totalgehalte von Ca, P, Mg, Carbonat u.a. bestimmt. Da der Wassergehalt der Gewebe der 4 OS unterschiedlich ist, wurden ferner von größeren Gewebebereichen mit verschiedenen Differenzierungsgraden entsprechende Analysen durchgeführt.

Ergebnisse

Die histologischen Aufnahmen der vier verschiedenen Typen der OS (Abb. 1) geben die unterschiedlichen Differenzierungsgrade wieder. Dementsprechend sind die Gehalte für Ca, die dazugehörigen Ca/P-Verhältnisse und die spezifischen Aktivitäten der APase, entsprechend der Tabelle 1, abhängig vom OS-Typ und dem Differenzierungsgrad: Bei dem osteoblastischen OS 1 ist in den wenig differenzierten Bereichen der Ca-Gehalt niedrig, aber die hohe spezifische Aktivität der APase weist auf eine hohe Calcifizierungsaktivität hin. Außerdem ist bei diesem hochmalignen Sarkom die Aktivität der ac Pase mit 61 $\pm$ 11 mU/mg Protein verglichen mit den anderen OS am höchsten (Althoff et al. 1985b). Ferner ist diese Aktivität auch relativ hoch in hoch differenzierten Bereichen. Dies ist ein Hinweis auf erhebliche Umbauvorgänge, was sich auch in dem molaren Ca/P_i-Verhältnis von 1,03 $\pm$ 0,08 andeutet. So ist z.B. in der Umbauzone bei der enchondralen Ossifikation das Ca/P_i-Verhältnis aus den Extrakten auch 1,0.

Das kleinzellig sklerosierende OS 2 enthält auch in Gewebeschnitten mit gering differenzierten Stadien relativ hohe Ca-Gehalte. Dieser OS-Typ ist insgesamt vorwiegend durch hoch differenziertes Tumorknochengewebe gekennzeichnet. Das Ca/P-Verhältnis von 1,9 entspricht dem, wie es im Bereich der Primärspongiosa beim physiologischen Wachstum von langen Röhrenknochen (Quint et al. 1982) gefunden wurde. Dabei handelt es sich hier entsprechend der Abb. 1 IIc um hoch differenziertes Knochengewebe. Die relativ geringe Aktivität der APase und ein relativ geringer P_i-Gehalt von 47,9 $\pm$ 6,2 mmol/kg Feuchtmasse weisen, verglichen mit dem physiologischen Knochenwachstum (Quint 1986), auf ein Endstadium der Differenzierung hin, mit metabolischen Aktivitäten eines reifen Knochens.

Das parosseale OS 3 ist, wie das OS 1, in der invasiven Phase mit geringen Ca-Gehalten und hoher Aktivität der APase mit einer hohen Calcifizierungsaktivität ausgezeichnet. Es fällt jedoch auf, daß das Gewebe dieses Tumors vorwiegend aus hoch differenziertem Tumorknochen besteht (entspr. Abb. 1 IIIb, c). So enthält dieses vom OS 3 wie vom OS 2 mit ca. 10% Ca den größten knöchernen Anteil, im Vergleich zu OS 1 und OS 4. In den überwiegend hoch differenzierten Bereichen ist die Aktivität der ac Pase mit 3,1 $\pm$ 0,68 mU/mg Protein im Vergleich zu den

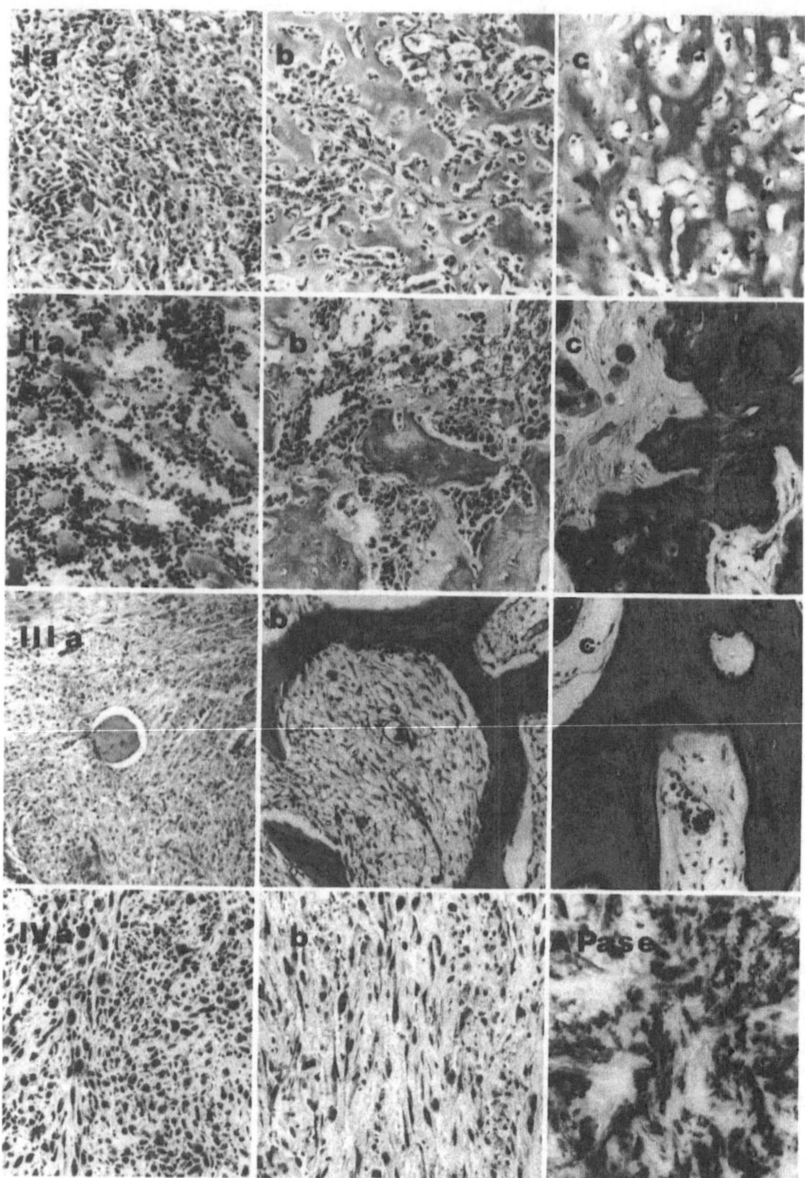

Abb. 1. Histologische Aufnahmen von Gewebsbereichen der untersuchten Osteosarkome mit unterschiedlichen Differenzierungsgraden (HE, x96): (*I*) Typisches osteoblastisches OS 1 mit (*a*) gering differenzierten Bereichen, (*b*) primitiven Trabekeln und (*c*) differenziertem Knochen; (*II*) kleinzellig sklerosierendes OS 2 mit (*a*) invasiver Phase, (*b*) Cluster von Rundzellen und Knochen und (*c*) reifem Tumorknochen; (*III*) parosseales OS 3 mit (*a*) osteoidbildenden Bereichen, (*b*) gut ausgebildeten Knochenbälkchen und (*c*) reifem Tumorknochen; (*IV*) anaplastisches OS 4 mit (*a*) undifferenzierten anaplastischen Bereichen, (*b*) ersten Anzeichen einer Osteoidbildung und (*c*) APase-Färbung bei beginnender Differenzierung

Tabelle 1. Ca-Konzentrationen, molare Ca/P-Verhältnisse und Aktivitäten der alkalischen Phosphatase (APase) von 4 Osteosarkomtypen in Abhängigkeit vom Differenzierungsgrad a, b und c sowie Analysen vom Gesamtgewebe d (± s)

		Ca	(n)	Ca/P	APase	(n)
OS 1	a	3,88 ± 0,90	(8)	1,60 ± 0,04	275 ± 30	(10)
	c	11,5 ± 0,95	(12)	1,64 ± 0,03	121 ± 26	(9)
	d	2,75 ± 0,54	(11)	1,61 ± 0,04	240 ± 70	(21)
OS 2	a	9,70 ± 0,45	(8)	1,66 ± 0,06	171 ± 35	(10)
	c	18,9 ± 1,3	(21)	1,90 ± 0,03	87 ± 28	(10)
	d	10,6 ± 1,0	(11)	1,85 ± 0,05	150 ± 50	(23)
OS 3	a	3,80 ± 1,03	(5)	1,10 ± 0,07	510 ± 178	(15)
	c	15,1 ± 2,4	(23)	1,62 ± 0,01	265 ± 61	(15)
	d	9,81 ± 0,91	(11)	1,60 ± 0,03	420 ± 150	(37)
OS 4	a	0,30 ± 0,07	(39)	0,42 ± 0,06	< 1	(21)
	b	0,46 ± 0,17	(15)	0,63 ± 0,10	180 ± 61	(8)
	d	0,07 ± 0,01	(11)	0,50 ± 0,07	69 ± 23	(24)

Differenzierungsgrade: a: gering differenziert, b: beginnende Differenzierung und c: hoch differenzierter Tumorknochen in % Trockenmasse; APase: spezifische Aktivität in mU/mg Protein; d: Gesamtgewebe in %/Feuchtmasse; n: Anzahl der Bestimmungen

anderen OS die niedrigste. Vergleicht man den Funktionszustand dieses Tumorknochens mit einem ausdifferenzierten gesunden Knochen, so kann angenommen werden, daß die Knochenbildung abgeschlossen ist.

Das hochmaligne anaplastische OS 4 unterscheidet sich von den knochenbildenden OS 1-3 in der Weise, daß das Gewebe überwiegend zellreiche undifferenzierte Bereiche enthält. Die Ca-Gehalte und die nahezu nicht nachweisbare Aktivität der APase in diesen Regionen weisen auf nicht mineralisierendes Bindegewebe hin, bzw. solche Gewebe, die sich im Vorstadium der Mineralisierung befinden (Quint et al. 1980). Mit beginnender Differenzierung und ersten Anzeichen einer Osteoidbildung nimmt die APase Aktivität im Vergleich zu physiologischen Mineralisierungen stärker zu als der Ca-Gehalt. Entsprechendes gilt für diesen hochmalignen Tumortyp für die Aktivität der ac Pase mit 23 ± 3 mU/mg Protein, die hier ein Indikator für andere resorbierende Vorgänge sein kann.

Vergleicht man die 4 OS miteinander, stellte sich im Nachhinein bei den ermittelten K/Na-Verhältnissen heraus, daß die Ergebnisse der Einzelbestimmungen aus den Extrakten der Schnittserien gemittelt werden konnten. Es könnte somit das Gewebe mit dem entsprechenden Puffer insgesamt homogenisiert, zentrifugiert und danach mit relativ einfachen Verfahren das entsprechende molare Verhältnis ermittelt werden. Der Vergleich der verschiedenen OS-Typen ergibt eine interessante Abstufung der molaren K/Na-Verhältnisse in der Reihenfolge OS 4, OS 1, OS 2, OS 3. Diese Abstufung korreliert (entspr. der Tabelle 2) mit dem Proliferationsgrad der Osteosarkome.

Tabelle 2. K-Konzentrationen (%/Trockenmasse ± s) und molare K/Na-Verhältnisse nach Pufferextraktion sowie der Proliferationsgrad der Osteosarkome

	K	(n)	K/Na	Proliferationsgrad
OS 1	0,71 ± 0,21	(41)	0,69 ± 0,18	+ + +
OS 2	0,22 ± 0,01	(46)	0,49 ± 0,09	+ +
OS 3	0,10 ± 0,03	(45)	0,23 ± 0,03	+
OS 4	1,38 ± 0,39	(55)	1,31 ± 0,14	+ + + +

n: Anzahl der Bestimmungen

Diskussion

Die Ca- und P-Gehalte bzw. die spezifischen Aktivitäten der APase und ac Pase der Gewebeschnitte mit unterschiedlichen Differenzierungsgraden der OS weisen bei der pathologischen Knochenbildung auf Abläufe hin, wie sie bestimmten Stadien der enchondralen Ossifikation entsprechen. Das gilt insbesondere bei Mineralisierungsbeginn. Bei dem hochmalignen OS 1 ist die Aktivität der ac Pase relativ hoch, ein Hinweis auf die Intensität des Tumorknochenumbaus. Ebenso ist aber diese Enzymaktivität beim hochmalignen OS 4 pathologisch erhöht, verglichen mit Geweben, die sich im physiologischen Frühstadium der Osteoidbildung befinden. Insgesamt ergeben aber die Absolutwerte der Aktivitäten beider Enzyme, für alle vier OS, keinen unmittelbaren Zusammenhang mit dem Proliferationsgrad der Osteosarkome. Dagegen weisen die molaren K/Na-Verhältnisse, obwohl es sich um eine Studie von nur vier Fällen verschiedener OS-Typen handelt, offensichtlich auf direkte Zusammenhänge mit dem Malignitätsgrad der Sarkome hin.

Zu berücksichtigen ist aber, daß bei dem Extraktionsverfahren auch Vollblutanteile mit erfaßt werden. Beim Vollblut beträgt das molare K/Na-Verhältnis 0,5; die hier gefundenen Verhältnisse liegen zwischen 0,2 bis 1,3, so daß die Vaskularisierung nur eine untergeordnete Rolle spielen kann.

Außerdem kann nicht zwischen intra- und extrazellulären Konzentrationen unterschieden werden. Wird aber das aus den Alkaligehalten bestimmte K/Na-Verhältnis über den DNA-Gehalt (Althoff et al. 1985a) auf die Zellmenge des jeweiligen OS-Gewebes umgerechnet, ergibt das eine Abstufung in der Reihenfolge ($x10^{-3}$) 4,2 (OS 4), 0,7 (OS 1), 0,2 (OS 2), 0,1 (OS 3), (zum Vergleich Proliferationszone der Wachstumsfuge: 0,1 mit einem K/Na-Verhältnis von 0,19 ± 0,05). Aus dieser charakteristischen Abstufung kann abgeleitet werden, daß es sich überwiegend um extrazelluläre K- und Na-Gehalte handelt: Denn in gesunden Ruhezellen ist der intrazelluläre K-Gehalt relativ hoch und Na gering, verglichen mit der extrazellulären Zusammensetzung. Nach Zs.-Nagy et al. (1987) ist bei Tumorzellen der intrazelluläre Na-Gehalt ca. vierfach höher als bei gesunden Zellen. Auf eine Erhöhung des extrazellulären K weisen auch elektronenoptische Untersuchungen an Gewebeschnitten vom OS 1 hin, mit extrazellulären K-Clustern am Zellrand (Dr. R. Barckhaus, Münster, persönliche Mitteilung).

Bei einer Änderung der intra-extrazellulären Ionenverteilung treten an der Zellmembran Potentialänderungen auf. Eine solche Membrandepolarisation kann nach Cone (1971) zu einem allgemeinen Trigger-Signal für eine Zellteilung führen. Dies konnte später auch durch in vitro Studien u.a. von Rozengurt (1980) bestätigt werden, daß dabei erhöhter Na-Influx zu einer gesteigerten Zellproliferation führt; entsprechendes gilt nach Lukacs et al. (1983) für das Tumorwachstum.

Es ist somit davon auszugehen, daß bei Tumoren ein gestörtes Elektrolytgleichgewicht vorliegt. Auf diese Veränderungen weisen die ermittelten K/Na-Verhältnisse mit ihrer charakteristischen Abstufung und dem Proliferationsgrad der Osteosarkome hin.

Literatur

Althoff J, Quint P, Höhling HJ, Roessner A, Grundmann E (1985a) Biological characterization of human bone tumors. IV. Combined biochemical and histological analyses of different osteosarcomas. Path Res Pract 180: 383-391

Althoff J, Quint P, Höhling HJ, Roessner A, Grundmann E (1985b) Biological characterization of human bone tumors. V. Zonal characterization of osteosarcoma: Topological biochemical analysis correlated with morphology. Path Res Pract 180:392-399

Cone CD Jr (1971) Unified theory on the basic mechanism of normal mitotic control and oncogenesis. J Theoret Biol 30:151-181

Lukacs GL, Zs.-Nagy I, Lustyik Gy, Balazs Gy (1983) Microfluorimetric and X-ray microanalytic studies on the DNA-content and Na/K ratios of the cell nuclei in various types of thyroid tumors. J Cancer Res Clin Oncol 105:280-284

Mellin W, Roessner A, Immenkamp M, Boeddinghaus D, Grundmann E (1986) Klassifikation und Differentialdiagnose der juxtakortikalen Osteosarkome. Pathologe 7:94-100

Quint P, Althoff J, Höhling HJ, Boyde A, Laabs WA (1980) Characteristic molar ratios of magnesium, carbon dioxide, calcium and phosphorus in the mineralizing fracture callus and predentine. Calcif Tissue Int 32:257-261

Quint P, Althoff J, Höhling HJ (1982) Untersuchung von regulierenden Komponenten bei der primären Mineral- und Knochenbildung im Bereich der Wachstumsfuge: In: Hackenbroch MH, Refior H-J, Jäger M (Hrsg) Osteogenese und Knochenwachstum. Thieme, Stuttgart New York, S 7-13

Quint P (1986) Chemische Untersuchungen zur Knochenbildung (Mineral- und Spurenelemente). In: Kuhlencordt F, Dietsch P, Kruse H-P, Keck E (Hrsg) Aktuelle Ergebnisse der Osteologie. de Gruyter, Berlin New York, S 282-288

Roessner A (1984) Zur Cyto- und Histogenese der malignen und semimalignen Knochentumoren. Veröffentlichungen aus der Pathologie H. 122. Fischer, Stuttgart New York

Rozengurt E (1980) Stimulation of DNA synthesis in quiescent cultured cells: exogenous agents, internal signals, and early events. Current Topics in Cellular Regulation 17:59-88

Zs.-Nagy I, Toth L, Szallasi Z, Lampe I (1987) On the possible role of intracellular sodium in mitogenesis: X-ray microanalytic measurements of the sodium to potassium ratio in human laryngeal tumors. J Cancer Res Clin Oncol 113:197-202

Osteonectin Expression in Odontogenous and Non-odontogenous Tumors and Tumor-like Lesions of the Skull and Jaw Bones

K. Becker[1], S. Störkel[1], S. Braunstein[1], L. W. Fisher[2]

[1]Pathologisch-Anatomisches Institut, Universität Mainz, Langenbeckstr. 1, 6500 Mainz, FRG
[2]Bone Research Branch, National Institutes of Health, Bethesda, Maryland, USA

Introduction

The organic matrix of osseous and odontogenic tissues is formed mainly by collagen type I. In addition there is a considerable bulk of noncollagenous proteins (Prince et al. 1987) in bone among which osteonectin represents the greatest amount. This protein, first isolated by Termine et al. (1981) has a molecular weight of 29 kD and possibly is involved in the mineralization process of collagenous fibrils in bone (Romberg et al. 1985). Recently osteonectin could be demonstrated in bone tumors and normal bone and has been considered as a marker for bone tumor cells (Schulz et al. 1985; Jundt et al. 1987). The aim of the present study was to examine the expression of osteonectin in odontogenous and non-odontogenous tumors and tumor-like lesions of the jaw bones in order to get further insight into the histogenesis of the bone and odontogenic structure forming process.

Materials and Methods

A total of 60 tumors and tumor-like lesions of the skull and jaws were investigated. These were separated into three groups containing the following entities (Table 1).

Demineralized paraffin sections were incubated with a polyclonal antibody against human osteonectin (dilution 1:200). The reaction product was visualized with an avidin-biotin complex coupled with horseradisch peroxidase and diaminobenzidine as a marker chromogen. Negative controls were obtained by omitting a) the osteonectin antibody and b) by absorption of the antibody after preincubation with native human osteonectin. Unspecific antibody and avidin binding, and unspecific cromogenic reactions were avoided by preincubation of the sections with native goat serum and by blocking with

F. H. W. Heuck E. Keck (Hrsg.)
Fortschritte der Osteologie in Diagnostik und Therapie

Table 1.

Group I bone tumors		Group II odontogenic tumors		Group III tumor-like lesions	
Osteoma	(n=3)	Ameloblastoma	(n=5)		
Osteoid-osteoma	(n=6)	Odontogenic myxoma	(n=3)	Fibrous dysplasia	(n=6)
Osteoblastoma	(n=2)	Cementoblastoma	(n=4)		
Ossifying fibroma	(n=9)	Cementogenic fibroma	(n=5)	Reparative giant cell	(n=5)
Psammous desmo-osteoblastoma	(n=1)	Odontoma	(n=8)	Granuloma	
Osteosarcoma	(n=3)				

methanol/H_2O_2 (Matsumoto 1985). Further control reactions were performed on demineralized paraffin sections of fetal jaws containing normal bone and normal premature teeth as well.

Results

As expected from reactions on fetal bone and cultured osteoblasts (Becker and Fessler, unpublished results) and from other investigations (Jundt et al. 1987) osteonectin was visualized in mature and immature osteoid and in active osteoblasts of fetal jaw bones, whereas cartilage and surrounding connective tissues remained negative. A survey of the results on the odontogenic and nonodontogenic tumors and tumor-like lesions under investigation is given in Table 2.

In *osteomas* osteonectin was expressed in active polar osteoblasts (Fig. 1a), while the *osteoid osteomas* and *osteoblastomas* exhibited a positive reaction in polar and apolar osteoblasts everywhere. In contrast *ossifying fibromas* and psammous *desmo-osteoblastomas* as well as *osteosarcomas* showed a positive osteonectin staining in immature mesenchymal spindle cells in

Fig. 1. (*a*) *Osteoma*, osteonectin positive active osteoblasts and osteocytes (↑) on the surface of newly-synthesized bone besides marrow spaces with mature bone (▲). ABC-peroxidase reaction, x180; (*b*) *Osteoblastic osteosarcoma*, osteonectin positive pleomorphic cells close to tumor-formed irregular osteoid (▲). ABC-peroxidase reaction, x180; (*c*) *Cementoblastoma*, osteonectin positive large polar cementoblasts (↑) and negative cementoclasts (▲) in small lacunes. ABC-peroxidase reaction, x280; (*d*) *Fibrous dysplasia*, small metaplastic bone trabeculae with osteonectin positive polar osteoblasts (↑), and larger whorls of small spindle-shaped immature weakly positive cells (▲). ABC-peroxidase reaction, x280 ▶

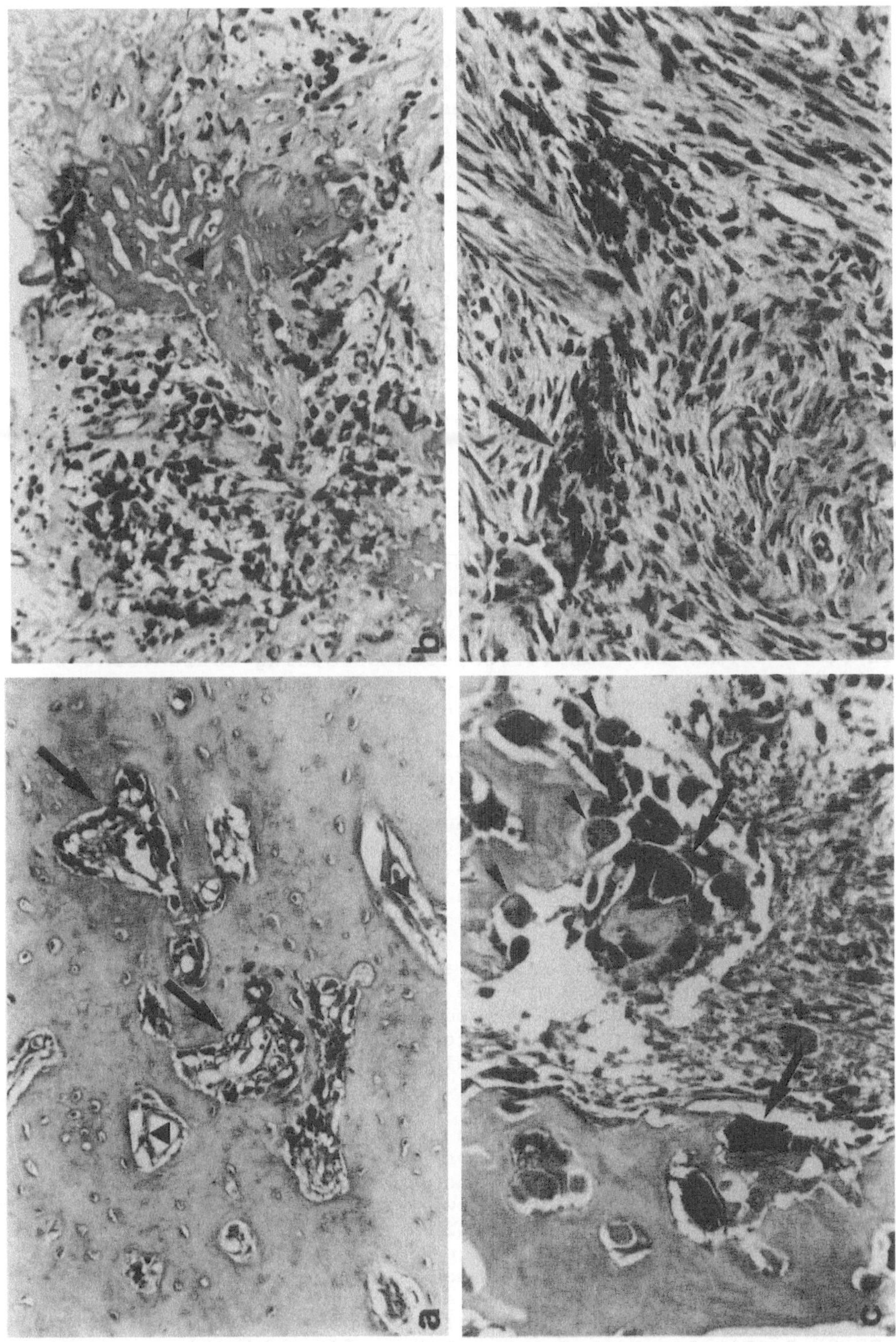

addition to positive osteoblasts and immature osteoid (Fig. 1b), while the psammous bodies were negative.

Enamel and normal ameloblasts as well as the *ameloblastomas* were clearly osteonectin-negative. In only one of the three complex *odontomas* examined some odontoblastic protrudings showed a weakly positive osteonectin expression. However, mature cementoblasts and cement in *odontomas* and *cementoblastomas* (Fig. 1c) were strongly stained. Additionally immature spindle cells in *cementogenic fibromas* reacted positively, comparable with the reaction in ossifying fibromas.

The *fibrous dysplasias* were characterized by a positive osteonectin expression not only in osteoblasts and osteocytes of newly produced metaplastic bone trabeculas but also in the more immature spindle cells of the lesion (Fig. 1d). Finally the *reparative giant cell granulomas* showed a positive reaction only in active osteoblasts surrounding focal islands of osteoid whereas the other cellular elements in these obviously reactive lesions remained negative.

Discussion

From the initial investigations of Termine et al. (1981) osteonectin has to be regarded as a bone specific protein. According to this the concept was deduced and has been proven that osteonectin may be an immunohistochemical marker of bone tumors as well as of normal bone and of osteoid producing cells (Schulz et al. 1985; Jundt et al. 1987). As can be shown by the investigations presented here osteonectin obviously is expressed also in active cementoblasts and in cement of odontogenic tumors. This may support the close similarities between osteoid and cement. However, in only one of the complex odontomas investigated there was a weak positive reaction in some odontoblastic protudings. It remains doubtful whether osteonectin is expressed in odontoblasts and serves as a mineralizing protein in the dentinogenous process. Termine et al. (1981) found a protein component in dentin extracts which cross-reacted with antibodies to osteonectin. By chromatographic methods this protein molecule was shown to be approximately 15-25% smaller than the osteonectin protein. In a preliminary immunhistochemical reaction parallel to the investigations presented here dentin in human fetal teeth showed a weakly positive osteonectin reaction (results not shown). To confirm this further trials on teeth in different phases of fetal and postnatal development are necessary.

Osteonectin was also expressed in immature spindle-shaped cells distant to the mineralisation front in osteogenic and cementogenic tumors and tumor-like lesions. On an ultrastructural level, Schulz (1980) has proposed a stepwise cytogenetic differentiation of osteogenic cells from undetermined stem cells (stage 0) to differentiated mature cells (stage 5). If one transfers the results presented here to an extended cytogenetic model osteonectin is expressed first in cells of stage 3 (premature osteoblasts and cementoblasts), in apolar blasts (stage 4) and finally in polar blasts and mature cells (stage 5) (Table 3).

Table 2. Osteonectin expression pattern in odontogenous and non-odontogenous tumors and tumor-like lesions

Group I bone tumors		Group II odontogenic tumors		Group III tumor-like lesions	
Osteoma:	active osteoblasts	Ameloblastoma:	negative	Fibrous dysplasia:	spindle cells osteoblasts osteocytes
Osteoid-osteoma: osteoblastoma:	polar and apolar osteoblasts	Odontogenic myxoma:	negative		
Ossifying fibroma: Psammous desmo-osteo-blastoma:	spindle cells osteoblasts new osteoid	Cementoblastoma:	cementoblasts cement	Reparative giant cell granuloma:	osteoblasts
		Cementogenic fibroma:	spindle cells cementoblasts cement		
Osteosarcoma:	spindle cells osteoblasts	Odontoma:	(odontoblasts)		

Table 3. Proposed cytogenetic model of chondrogenic, osteogenic, cementogenic, and dentogenic cell differentiation (modified from Schulz 1980); asterix: Cells with osteonectin expression

Stage 0		Undetermined mesenchymal cell		
Stage 1	Progenitor chondroblast	Progenitor osteoblast	Progenitor cementoblast	Progenitor odontoblast
Stage 2	Prechondroblast	Preosteoblast	Precementoblast	Preodontoblast
Stage 3	Chondroblast	Premature Osteoblast*	Premature cementoblast*	Premature odontoblast
Stage 4	Proliferating chondrocyt	Apolar osteoblast*	Apolar cementoblast*	
Stage 5	Mature chondrocyt	Polar osteoblast,* osteocyt*	Polar cementoblast,* cementocyt*	Mature odontoblast

This offers the possibility to estimate the assignment of premature cells in bone and cement forming tumorous and tumor-like processes on a light microscopic level, and to reach a better differentiation between the single entities of the jaw bone lesions. Finally this may support the earlier suggestion that at least in some bone forming lesions, i.e. in fibrous dysplasia (Schulz 1980) the obviously phenotypical fibroblast-like cells are in fact determined osteoblastic cells.

References

Jundt G, Berghäuser KH, Termine JD, Schulz A (1987): Osteonectin - a differentiation marker of bone cells. Cell Tissue Res 248:409-415

Matsumoto Y (1985): Simultaneous inhibition of endogenous avidin-binding activity and peroxidase applicable for the avidin-biotin system using monoclonal antibodies. Histochemistry 83:325-330

Prince CW, Oosawa T, Butler WT, Tomana M, Bhown AS, Bhown M, Schrohenloher RE (1987): Isolation, characterization, and biosynthesis of a phosphorylated glycoprotein from rat bone. J Biol Chem 262:2900-2907

Romberg RW, Werness PG, Lollar P, Riggs BL, Mann KG (1985): Isolation and characterization of native adult osteonectin. J Biol Chem 260:2728-2736

Schulz A (1980): Ultrastrukturpathologie der Knochentumoren. Fischer, Stuttgart New York

Schulz A, Jundt G, Berghäuser KH, Termine JD (1985): Osteonectin - ein immunzytochemischer Marker von Knochentumorzellen. Verh Dtsch Ges Path 69:604

Termine JD, Kleinman HK, Whitson SW, Conn KM, McGarvey ML, Martin GR (1981): Osteonectin - a bone-specific protein linking mineral to collagen. Cell 26:99-105

Stellenwert der Kernspintomographie und Sonographie in der integrierten bildgebenden Diagnostik von Knochentumoren

F. A. Stichnoth, H. Rosenthal, H. Milbradt, P. Heintz, H. Hundeshagen

Abteilung Diagnostische Radiologie I, Medizinische Hochschule Hannover, Konstanty-Gutschow-Str. 8, 3000 Hannover 61, FRG

Die Kernspintomographie und der Ultraschall haben in Ergänzung zum Röntgen durch ihre andere technologische Darstellungsmethodik neue Perspektiven für Planung und Behandlung von Knochentumoren ergeben. So ermöglichen die T_1 und T_2Bilder des MR aufgrund des Protonenresonanzverhaltens kontrastreiche biochemische Darstellungen von Pathologie und Anatomie. Solider Tumor, tumoröses Gewebe umgebendes Ödem, Nekrosen und entzündliches Areal lassen sich differenzieren. In der Sonographie lassen sich insbesondere die Weichteilanteile des Tumors durch seine strukturellen Unterschiede zu Fettgewebe und Muskeln gut abgrenzen. Somit kommt deshalb dem Ultraschall bei der Verlaufsbeurteilung therapeutisch behandelter Knochentumoren eine besondere Bedeutung zu, wenn es z.B. um das Erkennen von Nekrosen und Rezidiven im Weichteil geht.

Grundsätzlich andere physikalische Darstellungsmethoden gegenüber üblichen Röntgenuntersuchungen waren die Leitschiene dieser Studie. Röntgenbilder dokumentieren das Absorptionsverhalten der dargestellten Gewebsabschnitte. Die Kernspintomographie liefert uns dagegen ein elektromagnetisches Resonanzbild in Abhängigkeit von der Protonenbildung. Der Ultraschall wiederum stellt uns ein Bild dar, das anhand der Grenzflächen der verschiedenen Gewebsstrukturen gewonnen wird.

Die Kassenärztliche Bundesvereinigung veröffentlichte in der September-Ausgabe des Deutschen Ärzteblattes die neue Indikationsliste zu Kernspintomographie-Untersuchungen. Über die bisherigen Indikationen im cerebralen Bereich und bei Hüftkopfnekrosen hinaus enthält jetzt die Indikationsliste unter anderem auch die Op.- und Therapieplanung von nicht benignen Tumoren an Extremitäten, Muskeln und Knochen. Zur Vollständigkeit seien hier alle Indikationen, die derzeitig abrechenbar sind, gezeigt (Abb. 1).

Wir untersuchten in unserem Kollektiv 20 Patienten mit verschiedenen Knochentumoren. Über die übliche Röntgennegativuntersuchung

F. H. W. Heuck E. Keck (Hrsg.)
Fortschritte der Osteologie in Diagnostik und Therapie

MR bei:

Tumoren des Gehirns
Temporallappenepilepsie
Raumfordernde Prozesse des Spinalkanals
Multiple Sklerose
Hüftkopfnekrose

Tumoren des Gehirns
Temporallappenepilepsie
Raumfordernde Prozesse des Spinalkanals
Multiple Sklerose
Hüftkopfnekrose

Abb. 1. Indikationskatalog der Kassenärztlichen Bundesvereinigung für Kernspintomographieuntersuchung

hinaus wurden die Patienten mit einem Kernspintomographen und sonographisch untersucht. Teilweise wurde der Therapieverlauf kontrolliert.

Bei einem osteogenen Sarkom zeigte sich anhand der Nativuntersuchung ein verdichteter distaler Femurknochen mit Darstellung von Verkalkungen in den Weichteilen. Die Corticalis schien im wesentlichen regelrecht erhalten. Innerhalb des Knochens stellen sich supracondyläre Verdichtungen dar.

Die Kernspintomographie-Untersuchung zeigt uns in Ergänzung zum Nativröntgen jetzt ein Schichtbild, bei dem sich intramedulläre Veränderungen dokumentieren lassen. Intramedullär erscheint linksseitig die knöcherne Struktur dunkler als im rechten Bein. Der Weichteilanteil des Tumors läßt sich klar von der Umgebung der Muskelmasse abgrenzen. Anhand der coronaren Schichtung wird der Tumor nach cranial nicht genau abgrenzbar, da die Schnittebene schräg verläuft.

Deshalb wurde eine ergänzende Schnittführung in einer paraxialen 6° gekippten Schichtung durchgeführt, wobei sich jetzt, mit einer Bodyspule aufgenommen, etwa 10 cm oberhalb der ursprünglichen Tumorbegrenzung eine weitere intramedulläre Läsion nachweisen läßt , die für die weitere Therapieplanung nicht unwesentlich ist. Eine andere, ein wenig tiefer gelegene umschriebene Läsion war bereits auf der coronaren Schichtung mit der Helmholtzspule einzusehen gewesen (Abb. 2).

Mit dem Ultraschall ergeben sich keine direkten Darstellungsmöglichkeiten des Knochens. Es können jedoch tumoröse Weichteilanteile sowie zystische und liquide Strukturen gut dargestellt werden. Dies ist insbesondere wertvoll, wenn wie in diesem Fall das osteogene Sarkom vor und nach einer vierwöchigen Adriblastin-Therapie beurteilt werden soll. Der Tumor zeigt sich in seiner ursprünglichen Ausdehnung verändert und hat jetzt deutliche Kalkeinlagerungen (Abb. 3).

Ein Ewing-Sarkom soll als Beispiel für einen Tumor im Beckenbereich dienen, bei dem sich lediglich die knöcherne Destruktion

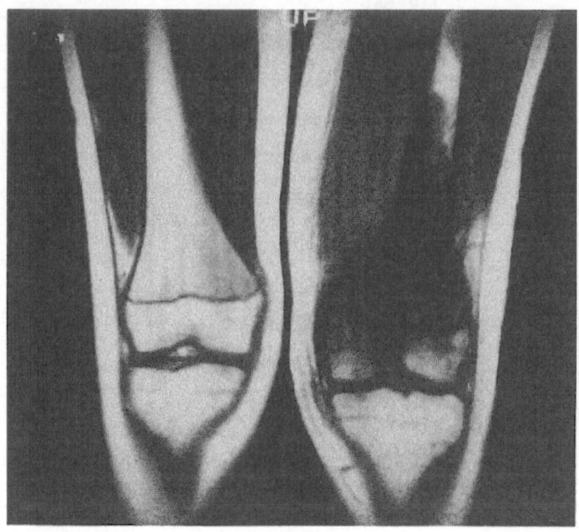
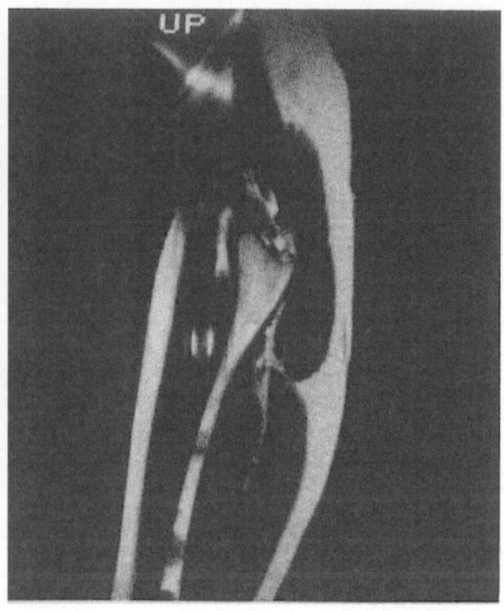

Abb. 2. Osteogenes Sarkom li. in coronarer Schichtung. Rechts in sagittaler Schichtung mit 6° Kippung im Femur

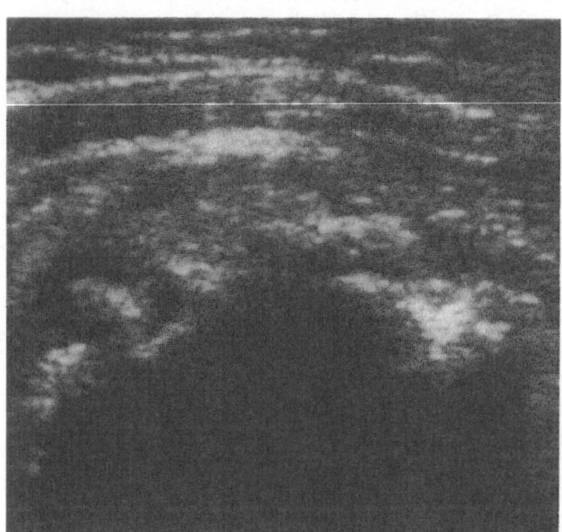
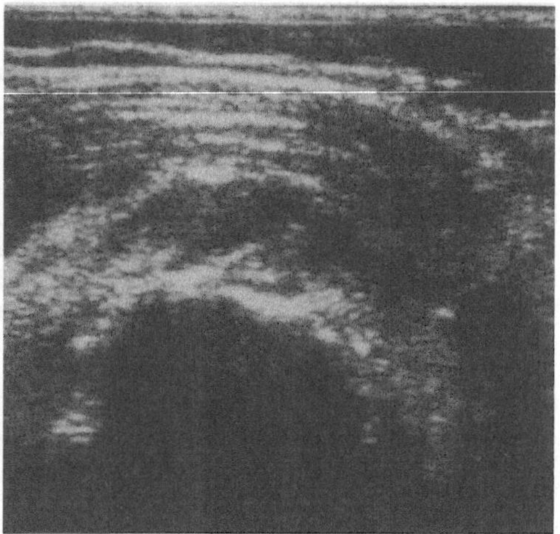

Abb. 3. Li.seitig Ultraschallbild eines Osteosarkoms vor Therapie. Re.seitig Kontrolle nach 4-wöchiger Chemotherapie mit Verkalkungen des Tumors

anhand eines nativen Röntgensummationsbildes abgrenzen ließ. Die Kernspintomographie zeigt ebenfalls hier wieder mit einer hochauflösenden Helmholtzspule aufgenommen - einerseits den knochendestruierenden Anteil, andererseits den großen glatt begrenzten Gewebsanteil des Tumors, der den Musculus psoas nach medial verlagert. So bekommt der Tumor in seiner gesamten Dimension eine plastische Ausdehnung.

Die Ultraschallbilder zeigen den Tumor vor der Chemotherapie und 4 Wochen nach Behandlung. Wir sehen den deutlich kleiner gewordenen Weichteilanteil mit zentralen Verkalkungen.

Der ergänzende Aspekt der Kernspintomographie zur Röntgennativuntersuchung ist die Flexibilität in der 3-dimensionalen Abgrenzbarkeit von Tumoren im Weichteil und im Knochen. Abgrenzen lassen sich auch die intramedullären Infiltrationen, die insbesondere zur Operationsplanung wichtig sind. Im therapeutischen Verlauf können evtl. gut sich entwickelnde liquide oder nekrotisierende Gewebsumwandlungen eingesehen werden. Die Sonographie hat ihren Stellenwert in der einfachen Handhabung der Verlaufsbeurteilung von behandelten Tumoren, insbesondere an Extremitäten, Bauch- und Thoraxwand. Zur Beurteilung gehört jedoch unbedingt die Angabe von Schnitthöhe und -richtung, um einen Vergleichsmaßstab für weitere Untersuchungen zu haben.

Literatur

1. Reiser M, Rupp N, Heller H-J, Allgayer B, Lukas P, Lange I, Pfafferott K, Funk U (1984): MR-Tomography in the Diagnosis of Malignant Soft Tissue Tumors. Europ J Radiol 4:288-293
2. Reiser M, Rupp N, Biehl Th, Allgayer B, Heller H-J, Lukas P, Fink U (1985) MR in Diagnosis of Bone Tumors. Europ J Radiol 5:1-7
3. Bernardino ME, Jing B-S, Thomas JL, Linell MM, Zornozu J (1981) The Extremity Soft-Tissue Lesion: A Comparative Study of Ultra Sound, Computed Tomography and Xeroradiography. Radiology 139:53-59

Aussagekraft der Gradientenechoverfahren bei der Magnetresonanztomographie von Knochentumoren, Weichteiltumoren und Knochenmarkinfiltrationen

R. Erlemann[1], M. Reiser[1], P. E. Peters[1], V. Kunze[1], C. Kusnierz-Glaz[2]

[1]Institut für Klinische Radiologie; [2]Abteilung A, Medizinische Klinik, Universität Münster, Albert-Schweitzer-Str. 33, 4400 Münster, FRG

Material und Methodik

Es wurden 32 Patienten mit primären und sekundären Knochen- und Weichteiltumoren unterschiedlicher Histologie und 19 Patienten mit leukämischen Knochenmarkinfiltrationen untersucht. Zum Einsatz kamen FLASH-Sequenzen (**F**ast **L**ow **A**ngle **SH**ot) mit einem Flipwinkel von 10° und 90° (TR = 40 ms, TE = 10 ms). Zum Vergleich wurden T 1-, T 2- und protonendichtegewichtete Spin-Echo-Sequenzen herangezogen. Zusätzlich wurden bei Knochen- und Weichteiltumoren nach intravenöser Applikation von Gd-DTPA (0,1 mmol/kg KG) die Bildinformation einer FLASH-90 Sequenz mit denen einer T 1-gewichteten Spin-Echo-Sequenz verglichen (Abb. 1, 2). Mittels einer 5-Punkte-Skala wurde bewertet, wie exakt die Ausdehnung einer Läsion innerhalb des Knochenmarks und innerhalb der Weichteile bestimmt werden konnte und wie deutlich die Kontraste zwischen dem pathologischen Befund und den physiologischen Umgebungsstrukturen waren. 5 Punkte wurden bei einem hohen Kontrast sowie einer scharfen Abgrenzbarkeit zwischen dem pathologischen Befund und den Umgebungsstrukturen vergeben. Waren dagegen die Kontraste und die Abgrenzbarkeit schlecht, wurde dieses mit einem Punkt bewertet.

Ergebnisse

Diffuse leukämische Knochenmarkinfiltrationen können mit einer FLASH-90-Sequenz dargestellt werden. Der Kontrast zu dem normalen Fettmark ist dabei jedoch wesentlich schlechter als in einer T 1-gewichteten Spin-Echo-Sequenz und entspricht im Ausmaß etwa dem der protonendichtegewichteten Spin-Echo-Sequenz. Bei der Interpretation des mit einer FLASH-90-Sequenz erhaltenen Bildes besteht die Tendenz, die Ausdehnung der Infiltration zu überschätzen. In der FLASH-10-Sequenz ist nahezu kein Kontrast zwischen leukämischen Infiltrat und normalem Fettmark vorhanden.

F. H. W. Heuck E. Keck (Hrsg.)
Fortschritte der Osteologie in Diagnostik und Therapie

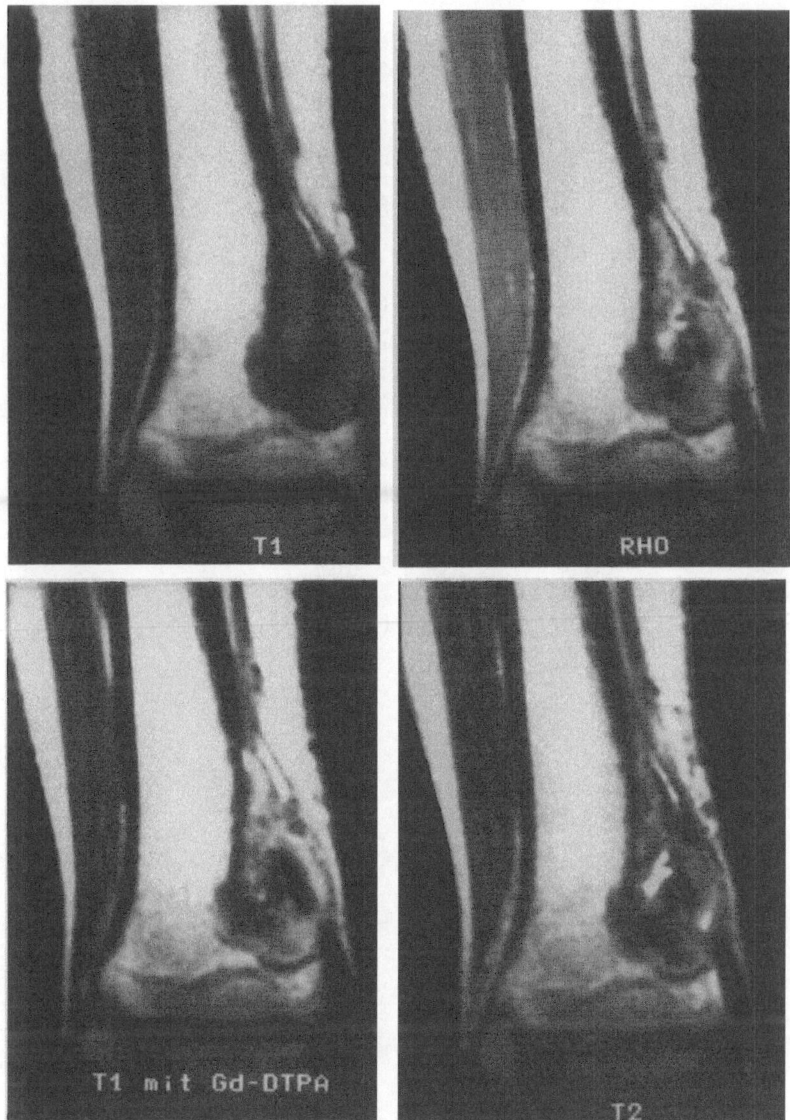

Abb. 1. Kontrastverhältnisse der Spin-Echo-Sequenzen bei einem Osteosarkom der distalen Tibia

Mit dieser Sequenz wird die Ausdehnung des Infiltrats stark unterschätzt. Bei einer kompletten Infiltration des Knochenmarks kann die Diagnose nur mittels T1-gewichteter Spin-Echo-Sequenz und nicht mittels FLASH-Sequenzen gestellt werden (Abb. 3).

Die intraossäre Ausdehnung tumoröser Läsionen kann am besten in einer T1-gewichteten Spin-Echo-Sequenz abgeschätzt werden. Diese Sequenz liefert auch die deutlichsten Kontraste zwischen

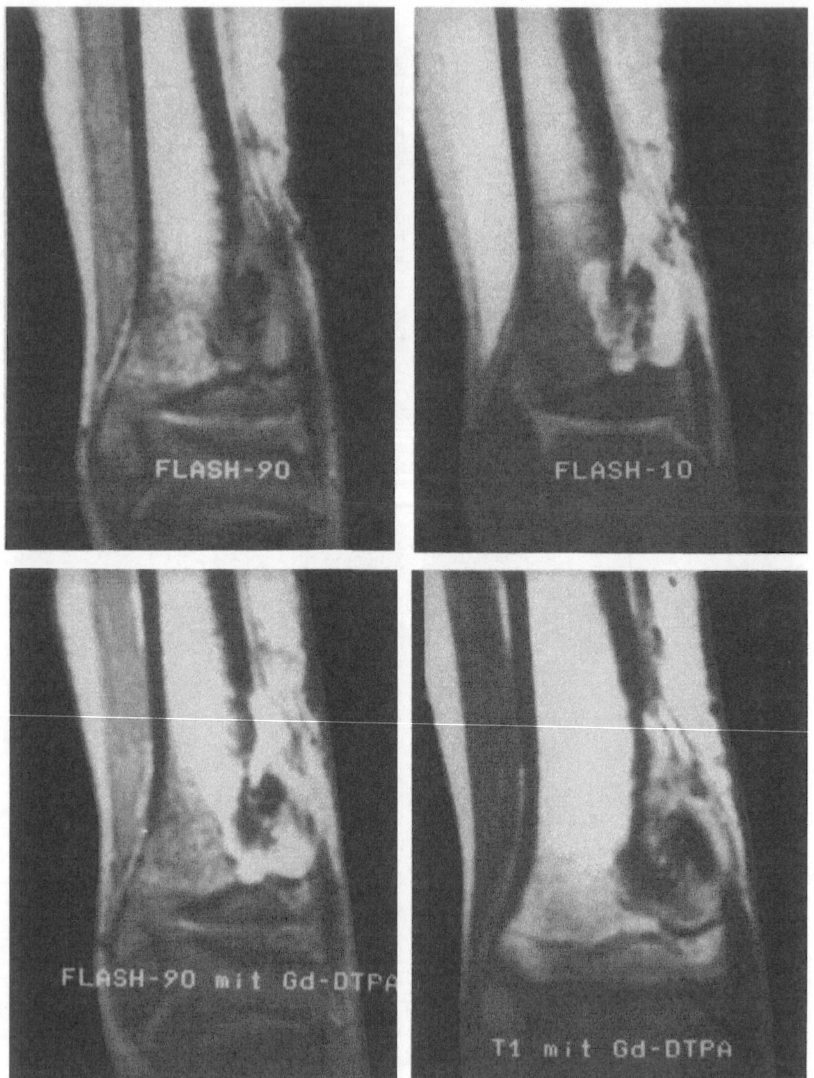

Abb. 2. Kontrastverhältnisse der Gradientenechosequenzen und der nach intravenöser Applikation von Gd-DTPA angefertigten T1-gewichteten Spin-Echo-Sequenz und FLASH-90-Sequenz bei einem Osteosarkom der distalen Tibia

Läsion und normalem Knochenmark. Mit allen anderen Sequenzen gelingt die Bestimmung der intraossären Ausdehnung in etwa gleichem Maße weniger gut. Dagegen erbringt die FLASH-10-Sequenz durchschnittlich deutlichere Kontraste zwischen Läsion und normalem Knochenmark als die FLASH-90-Sequenz und die T2- und protonendichtegewichteten Spin-Echo-Sequenzen. Bemerkenswert ist, daß nach Applikation von Gd-DTPA die intraossäre Ausdehnung eines Tumors in der T1-gewichteten Spin-Echo-Sequenz schlechter als vor Gabe des Kontrastmittels bestimmt werden kann. Gleichzeitig werden auch die Kontrastverhältnisse schlechter (Abb. 4).

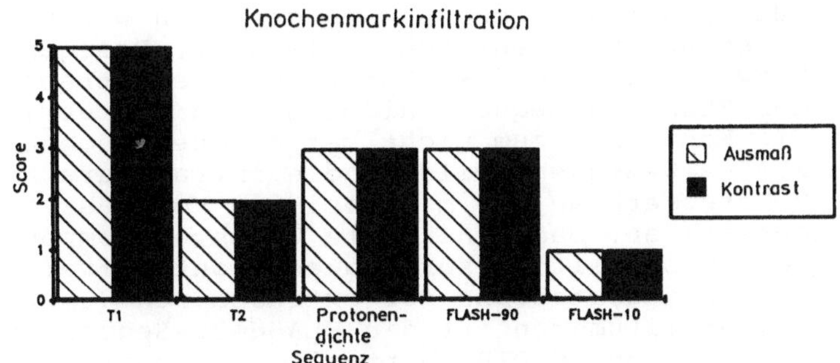

Abb. 3. Wertigkeit der verschiedenen Spin-Echo-Sequenzen und Gradientenechosequenzen in der Darstellung einer leukämischen Knochenmarkinfiltration

Die Ausdehnung einer extraossären Tumorkomponente sowie eines Weichteiltumors können am besten in einer T 2-gewichteten Spin-Echo-Sequenz und nach Applikation von Gd-DTPA in einer T 1-gewichteten Spin-Echo-Sequenz und FLASH-90-Sequenz bestimmt werden. Andererseits ist die Abgrenzung der Weichteilkomponente mit einer FLASH-90-Sequenz ohne vorherige Gabe von Gd-DTPA schlechter als mit allen anderen Sequenzen möglich. Die T 2-gewichtete Spin-Echo-Sequenz liefert die höchsten Kontraste zwischen Tumor und physiologischen Weichteilen, wogegen die geringsten Kontraste bei der T 1-gewichteten Spin-Echo-Sequenz und den Gradientenechosequenzen zu beobachten sind (Abb. 4).

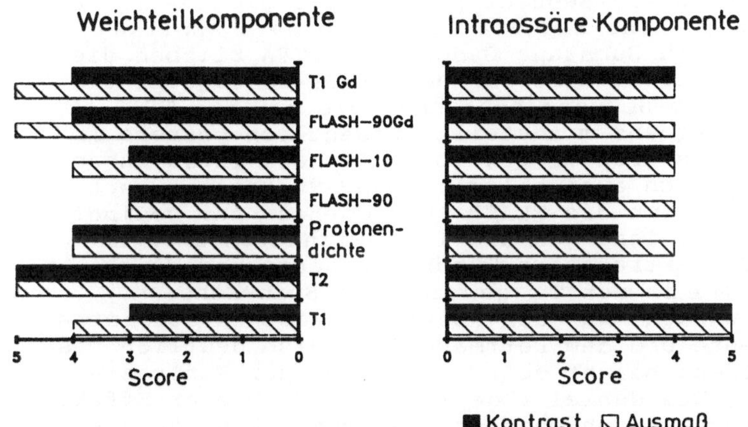

Abb. 4. Wertigkeit der verschiedenen Spin-Echo-Sequenzen und Gradientenechosequenzen in der Darstellung der intraossären und extraossären Knochentumorkomponenten und der Weichteiltumoren

In einem weiteren Schritt wurde die Wertigkeit der Gradientenechosequenzen für die Darstellung der verschiedenen Tumorentitäten bestimmt. Die intraossären Komponenten von 4 der 9 untersuchten Osteosarkomen konnten in der FLASH-90-Sequenz ebenso deutlich wie in der T 1-gewichteten Spin-Echo-Sequenz bestimmt werden. Bei den restlichen 5 Osteosarkomen waren die Kontrastverhältnisse nur unwesentlich schlechter. Dagegen gelang bei 3 der 8 Ewing-Sarkome die Abgrenzung des intraossären Tumoranteils mit der FLASH-90-Sequenz nicht und in den übrigen 5 Fällen waren die Kontraste zum nicht betroffenen Knochenmark nur gering. Die FLASH-10-Sequenz bildete die intraossäre Komponente von 3 der 9 Osteosarkome nur mit geringem Kontrast zu dem normalen Knochenmark ab. Dagegen konnte Weichteilkomponente von 6 der 9 Osteosarkome mit dieser Sequenz kontrastreich dargestellt werden. Zur Darstellung der extraossären Tumorkomponenten und der Weichteiltumoren ist die FLASH-90-Sequenz nach intravenöser Applikation von Gd-DTPA wertvoll. So konnten 7 der 9 Osteosarkome, 4 der 8 Ewing-Sarkome und 5 der 6 Weichteiltumoren kontrastreich abgebildet werden.

Diskussion

Mit den **F**ast-**L**ow-**A**ngle-**SH**ot-Sequenzen (FLASH) kann die Untersuchungszeit auf bis zu ein Hundertstel der Untersuchungszeit der Spin-Echo-Sequenzen verkürzt werden, ohne daß die Ortsauflösung wesentlich schlechter wird (5). Dabei ist bei den FLASH-Sequenzen die auf den Patienten einwirkende Hochfrequenzleistung wesentlich niedriger als bei den Spin-Echo-Sequenzen (5, 7). Je nach Wahl des Flip-Winkels haben die Relaxationsvorgänge einen unterschiedlichen Einfluß auf die Bildkontraste. Für Flip-Winkel über 60 Grad werden die Kontraste durch Differenzen in den T 1-Zeiten bestimmt. Andererseits werden für Flip-Winkel unter 25 Grad die Kontraste durch Unterschiede in den T 2-Zeiten determiniert (3). In dieser Untersuchung stellten sich die Kontrastverhältnisse in der FLASH-90-Sequenz prinzipiell gleich wie in der T 1-gewichteten Spin-Echo-Sequenz dar. Auch nach Applikation der paramagnetsichen Substanz Gadolinium-DTPA blieben die gleichartigen Kontrastverhältnisse in der FLASH-90-Sequenz und T 1-gewichteten Spin-Echo-Sequenz bestehen. Die für die T 1-gewichtete Spin-Echo-Sequenz mitgeteilte wesentlich bessere Abgrenzbarkeit der extraossären Tumorkomponente nach intravenöser Gabe von Gd-DTPA ließ sich auch bei der FLASH-90-Sequenz nachweisen (8). Dagegen zeigten die FLASH-10-Sequenzen nur bedingt ähnliche Kontrastverhältnisse wie die T 2-gewichteten Spin-Echo-Sequenzen. Während die extraossäre Tumorkomponente und Weichteiltumoren ähnlich wie in der T 2-gewichteten Spin-Echo-Sequenz dargestellt wurden, war der Kontrast zwischen der intraossären Tumorkomponente und dem Fettmark teilweise deutlich besser. Der letztere Effekt beruht überwiegend auf der Kontrastumkehr des Fettmarks, das dunkel abgebildet wird. Dieser Effekt wird auf paramagnetische Eigenschaften des Hämoglobins zurückgeführt (6).

Bei dem Einsatz von Gradientenechosequenzen müssen jedoch Faktoren berücksichtigt werden, die die Anwendung einschränken. So bewirken Feldinhomogenitäten eine wesentlich stärkere Artefaktbildung als bei Spin-Echo-Sequenzen (7). Die Feldinhomogenitäten können dabei sowohl durch Magnetinhomogenitäten als auch durch Metalle bedingt sein. Durch Prothesen und Metallclips in der Nähe der Untersuchungsregion kann der diagnostische Aussagewert von Gradientenechosequenzen entfallen. Pulsationen bewirken bei den Gradientenechoverfahren ebenfalls wesentlich stärkere Artefakte als bei den Spin-Echo-Sequenzen und sie können zu einer Einschränkung der möglichen Untersuchungsebenen führen (4, 6).

Für eine zeitsparende Untersuchung von Knochen- und Weichteiltumoren erscheint folgendes Vorgehen sinnvoll: Die Läsion wird mit T1- und T2-gewichteten Spin-Echo-Sequenzen in einer Ebene abgebildet. Dazu eignet sich an den Extremitäten besonders die axiale Ebene, da in dieser die Ausdehnung in die verschiedenen Kompartimente am übersichtlichsten dargestellt werden kann. Je nach Ergebnis dieser Untersuchung können Gradientenechosequenzen eingesetzt werden, um den Befund in weiteren Ebenen zu dokumentieren. Zur Abbildung der extraossären und intraossären Komponente ist besonders die FLASH-90-Sequenz nach intravenöser Gabe von Gd-DTPA geeignet. Für eine gezielte Darstellung der intraossären Komponente kann bevorzugt die FLASH-10-Sequenz benutzt werden. In einigen speziellen Fällen, z.B. bei Osteosarkomen, ist der Einsatz einer FLASH-90-Sequenz ohne vorherige Applikation von Gd-DTPA sinnvoll.

Zum Nachweis einer diffusen Knochenmarkinfiltration sind die in dieser Untersuchung angewandten Gradientenechosequenzen nicht geeignet. Die Untersuchungszeit wird bei dieser Fragestellung auch nur wenig verkürzt, da die diagnostisch entscheidende Sequenz eine T1-gewichtete Spin-Echo-Sequenz ist.

Literatur

1. Aisen, A.M., Martel, W, Braunstein, E.M., McMillin, K.I., Phillips, W.A., Kling, T.F. (1986): MRI and CT evaluation of primary bone and soft tissue tumors. AJR 146:749-756
2. Bohndorf, K., Reiser, M., Lochner, B., Feaux de Lacroix, E., Steinbrich, W. : Magnetic resonance imaging of primary tumors and tumor-like lesions of bone. Skeletal Radiol 15:511-517
3. Buxton, R.B., Edelmann, R.R., Rosen, B.R., Wismer, G.L., Brady, T.J. (1987): Contrast in rapid MR imaging: T1- and T2-weighted imaging. J Comput Assist Tomogr 11:7-16
4. Haase, A., Matthaei, D. (1987): FLASH and LOCUS MR-Tomography and MR-Spectoscopy. Presentation held at CAR 87, Berlin
5. Haase, A., Frahm, J., Matthaei, D., Hänicke, W., Merboldt, K.D. (1986): FLASH imaging. Rapid NMR imaging using low flip-angle pulses. J. Magn. Reson. 67:258-266
6. Krestin, G.P., Friedmann, G., Bunke, J., Steinbrich, W. (1987): Experimentelle Untersuchungen und erste klinische Erfahrungen mit der Fast-Field-Echo-(FFE)Sequenz. Fortschr. Röntgenstr. 147:179-185
7. Mills, T.C., Ortendahl, D.A., Hylton, N.M., Crooks, L.E., Carlson, J.W., Kaufman, L. (1987): Partial Flip Angle MR Imaging. Radiology 162:531-539
8. Reiser, M., Bohndorf, K., Niendorf, H.P., Friedmann, G., Erlemann, R., Kunze, V. : Erste Erfahrungen mit Gadolinium-DTPA in der magnetischen Resonanztomographie (MR) von Knochen- und Weichteiltumoren. Radiologe 27:467-472

Kontrastmittelkinetik von Gd-DTPA bei entzündlichen und neoplastischen Knochenerkrankungen und Weichteiltumoren

R. Erlemann[1], M. Reiser[1], P. Wuisman[2], W. Wiesmann[1], A. Roessner[3], P. E. Peters[1]

[1]Institut für Klinische Radiologie; [2]Orthopädische Klinik und Poliklinik, Universität Münster, Albert-Schweitzer-Str. 33, 4400 Münster, FRG
[3]Gerhard-Domagk-Institut für Pathologie, Universität Münster, Domagkstr. 17, 4400 Münster, FRG

Material und Methodik

Wir haben 37 Patienten mit Knochen- und Weichteiltumoren unterschiedlicher Histologie sowie 5 Patienten mit entzündlichen Knochenerkrankungen untersucht. Von den 30 untersuchten Knochentumoren waren 24 maligne, wobei Osteosarkome und Ewing-Sarkome den überwiegenden Anteil dieser Gruppe ausmachten. In diese Untersuchung wurden 7 Weichteiltumoren unterschiedlichster Histologie einbezogen, von denen 5 benigne waren. Die 5 entzündlichen Knochenerkrankungen setzten sich aus 3 Osteomyelitiden, einer Periostitis und einer Spondylitis zusammen.

Neben den T1- und T2-gewichteten Spin-Echo-Sequenzen haben wir nach intravenöser Gabe von Gd-DTPA in einer Konzentration von 0,1 mmol/kg KG eine FLASH-Gradientenechosequenz mit einem Flipwinkel von 90° eingesetzt. Die Repetitionszeit dieser FLASH-Sequenz betrug 40 ms bei einer Echozeit von 10 ms. Anfänglich benutzten wir 4 Mittelungen pro Bildaufbau, im weiteren Verlauf der Untersuchung reduzierten wir die Mittelungen auf 2. Zur Analyse der Gd-DTPA Kinetik wurde für die gleiche Untersuchungsschicht die Sequenz 12 mal wiederholt, wobei die Bildrekonstruktion unterdrückt wurde. Bei 2 Mittelungen pro Bildaufbau können etwa 3 Sequenzwiederholungen pro Minute durchgeführt werden (Abb. 1).

Für die Auswertung wurden die Signalintensitäten in dem pathologischen Befund und wenn gleichzeitig abgebildet in der Muskulatur, dem Knochenmark und dem Fettgewebe in jedem Bild bestimmt. Diese innerhalb des Beobachtungszeitraums ermittelten Werte wurden für jedes Gewebe graphisch aufgetragen (Abb. 2). Anschliessend wurden für jedes Gewebe der Wert der Signalintensität vor und der maximale Wert nach Injektion von Gd-DTPA sowie die Zeitdauer zwischen Injektionsbeginn und dem Zeitpunkt der maximalen Signalerhöhung bestimmt.

F. H. W. Heuck E. Keck (Hrsg.)
Fortschritte der Osteologie in Diagnostik und Therapie

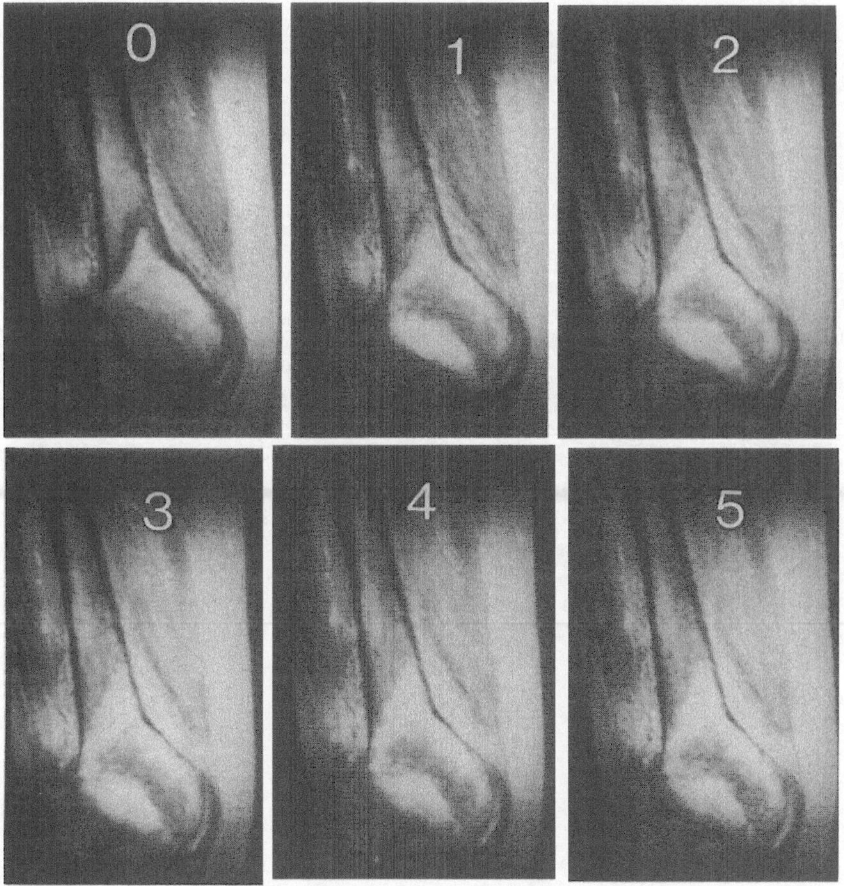

Abb. 1. Ausschnitt aus einer Gd-DTPA Kinetikstudie eines Riesenzelltumors. Auf dem Bild vor der Gd-Applikation (0) stellt sich ein signalarmes mediales Tumorareal dar, das eine rasche Signalerhöhung zeigt (1). In der Tumorperipherie ist dagegen eine verzögerte Signalerhöhung nachweisbar und ein laterales Areal zeigt nahezu keine Veränderungen der Signalintensitäten (3-5)

Schließlich wurde für jedes Gewebe ein Faktor aus dem Wert der maximalen Signalintensität dividiert durch den Wert vor Gabe von Gd-DTPA errechnet.

Ergebnisse

Die verschiedenen Gewebe zeigten unterschiedliche Änderung des Signalverhaltens nach Gabe von Gd-DTPA. In Tumoren konnten Bezirke mit sehr starker Zunahme der Signalintensität von Bezirken mit geringerer Zunahme abgegrenzt werden. Innerhalb der Tumoren stellten sich Inhomogenitäten des Gewebes dar, die in den Spin-Echo-Sequenzen kaum oder nicht nachweisbar waren.

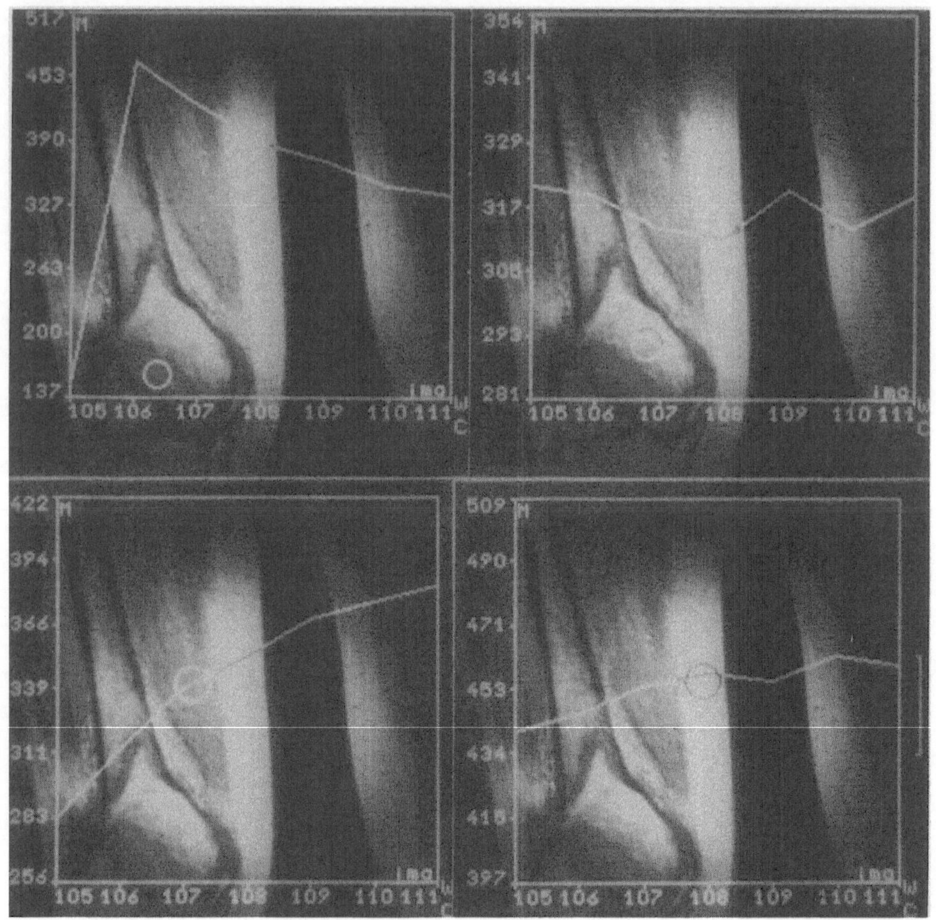

Abb. 2. Graphische Darstellung der Verläufe der Signalintensitäten in einem Riesenzelltumor, der Muskulatur und dem subkutanen Fettgewebe

Nach Gabe von Gd-DTPA traten nur geringe Signalintensitätssteigerungen innerhalb des Fettgewebes und des Knochenmarks auf. Dabei betrug der durchschnittliche Anstieg im Fettgewebe 6% und im Knochenmark 8%. In 36% waren im Fettgewebe und in 54% im Knochenmark keine Signalintensitätserhöhungen nachweisbar. In der Muskulatur wurde dagegen ein wesentlich stärkerer Anstieg der Signalintensitäten von durchschnittlich 24% beobachtet, wobei allerdings in 11% keine Änderungen der Signalintensität vorhanden war. Das tumoröse und entzündliche Gewebe unterschied sich deutlich von den 3 obengenannten Geweben. Maligne Tumoren zeigten durchschnittlich einen Anstieg der Signalintensitäten von 111%, benigne Tumoren von 90% und entzündliches Gewebe von 81% (Abb. 3).

Weniger offensichtlich differierte für die Gewebe die Zeitdauer zwischen Injektionsbeginn und dem Zeitpunkt der maximalen Signal-

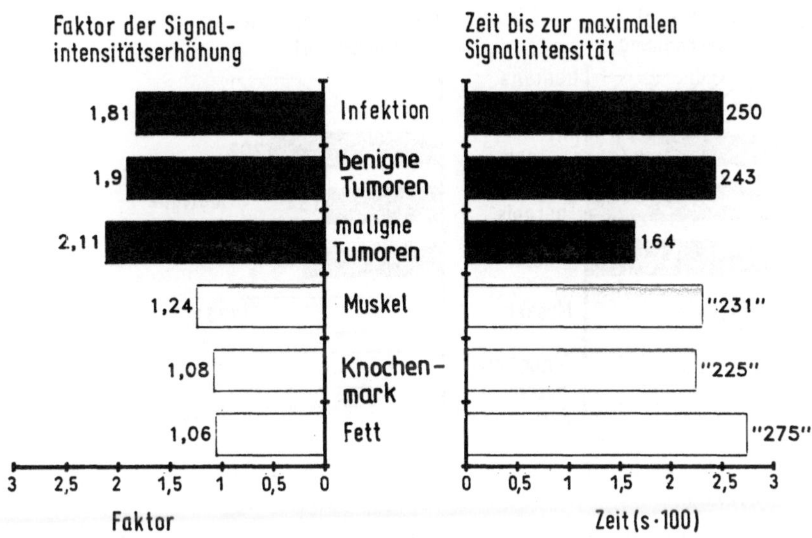

Abb. 3. Ausmaß der Signalerhöhung und Zeitdauer zwischen Injektionsbeginn von Gd-DTPA und maximaler Signalintensität in den untersuchten entzündlichen und neoplastischen sowie physiologischen Geweben (Mittelwerte). Im Knochenmark wurde in 54%, im Fettgewebe in 36% und in der Muskulatur in 11% keine Änderung der Signalintensitäten beobachtet

intensität. In den Fällen, in denen eine Signalintensitätssteigerung beobachtet wurde, war durchschnittlich das Maximum im Fettgewebe nach 275 s, im Knochenmark nach 225 s und in der Muskulatur nach 231 s erreicht. Alle neoplastischen und entzündlichen Läsionen zeigten eine Zunahme der Signalintensitäten. Das Maximum wurde im Durchschnitt bei den malignen Tumoren mit 164 s am frühesten beobachtet. Bei den benignen Läsionen betrug die mittlere Zeitdauer 243 s und für die Entzündungen 250 s (Abb. 3).

Bei den untersuchten malignen Tumoren kann man die Gruppe der zytostatisch therapierten von der der nicht therapierten Patienten differenzieren (Abb. 4). Die Erhöhung der Signalintensitäten erfolgte bei nicht therapierten Patienten wesentlich eher und war deutlicher ausgeprägt. So betrug der Faktor für nicht therapierte Patienten 2,2 verglichen mit einem Faktor von 1,99 bei therapierten Patienten. Offensichtlicher war für beide Patientengruppen der Unterschied in der Zeitdauer zwischen Injektionsbeginn und maximaler Signalintensitätserhöhung. Diese betrug für nicht therapierte Patienten 135 s verglichen mit 202 s für therapierte Patienten.

Überwiegend und komplett nekrotische Areale innerhalb der Tumoren konnten eindeutig von vitalem Tumorgewebe differenziert werden. So betrug der Faktor für nekrotische Areale im Durchschnitt 1,12 und lag zwischen den Werten für Knochenmark und Muskulatur. Die Zeitdauer zwischen Injektionsbeginn und maximalem Signalwert war mit 380 s sehr lang, und 25% der nekrotischen Areale zeigten keine Signalerhöhung. Das peritumoröse und perientzünd-

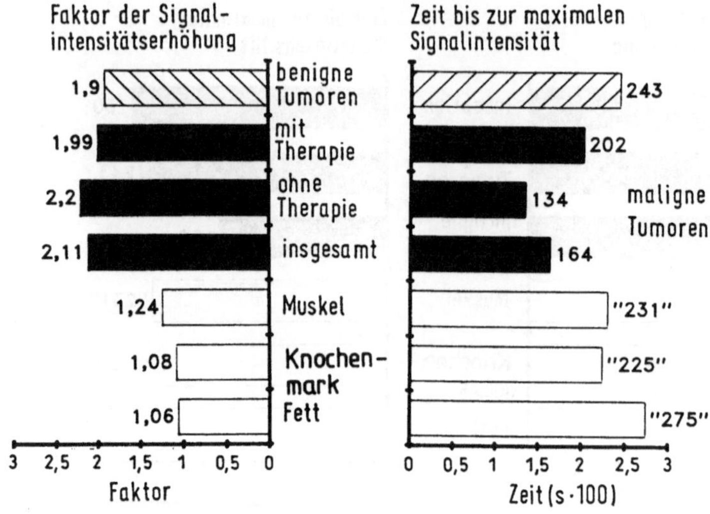

Abb. 4. Ausmaß der Signalerhöhung und Zeitdauer zwischen Injektionsbeginn von Gd-DTPA und maximaler Signalintensität in den malignen Tumoren im Vergleich zu benignen Tumoren und physiologischen Geweben

liche Ödem zeigte mit einem Faktor von 1,71 ähnliche Werte wie die entzündlichen Läsionen. Zusätzlich war die durchschnittliche Zeitdauer zwischen Injektionsbeginn und dem Zeitpunkt der maximalen Signalerhöhung mit 324 s wesentlich länger als die der Läsionen selbst (Abb. 5).

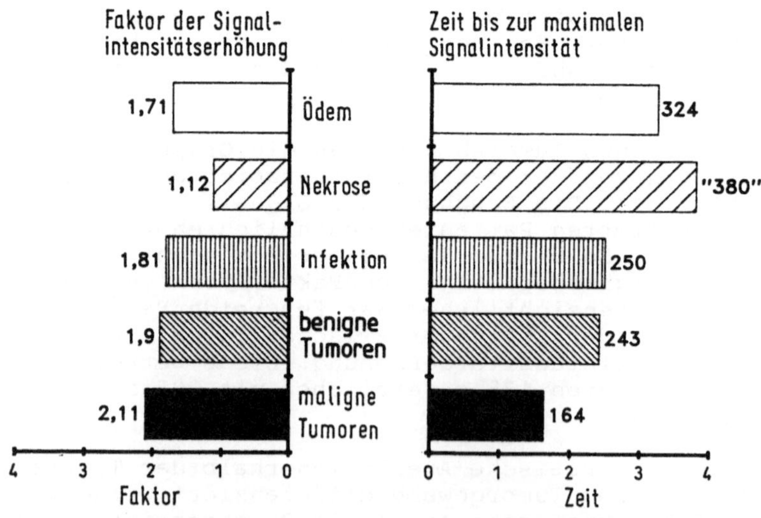

Abb. 5. Ausmaß der Signalerhöhung und Zeitdauer zwischen Injektionsbeginn von Gd-DTPA und maximaler Signalintensität in Nekrosezonen und perifokalen Oedemen im Vergleich zu neoplastischen und entzündlichen Läsionen

Bei Therapieverlaufskontrollen, die von 6 Patienten vorliegen, konnte der Effekt einer zytostatischen Therapie in der Analyse der Gd-DTPA-Kinetik nachvollzogen werden. So war bei einem Patienten mit dem Ewing-Sarkom der Fibula, der histologisch als guter Responder eingestuft wurde, im Tumor nach Zytostase eine deutlich geringere und zeitlich stark verzögerte Signalintensitätserhöhung verglichen mit den Werten vor Zytostase nachweisbar. Vor Therapie betrug der Wert 2,75, der 40 s nach Injektionszeitpunkt erreicht war. Nach zytostatischer Therapie betrug dagegen der Faktor lediglich 1,31, der 160 s nach Injektionszeitpunkt beobachtet wurde. Dagegen blieb bei einer Patientin mit einem Osteosarkom, die histologisch als schlechter Responder eingestuft wurde, der Faktor nach Zytostase nahezu gleich. Vor Zytostase betrug er 2,18 und nach Zytostase 2,33. Ebenso blieb die Zeitdauer zwischen Injektionsbeginn und dem Zeitpunkt maximaler Signalintensitätserhöhung mit 180 s gleich.

Diskussion

Erste Untersuchungsergebnisse über den Einsatz der paramagnetischen Substanz Gadolinium-DTPA bei Knochen- und Weichteiltumoren sowie Entzündungen liegen vor (7, 8, 9). Diese zeigen, daß in den meisten Tumoren und Entzündungsherden eine deutliche Aufnahme der Substanz nachweisbar ist. Die Substanz verteilt sich nach intravenöser Applikation erst intravasal, diffundiert dann schnell in den Extrazellulärraum und wird schließlich über die Nieren ausgeschieden (5).

Anders als die jodhaltigen und cholegraphischen Röntgenkontrastmittel wird Gd-DTPA nicht direkt abgebildet. Vielmehr wird durch die starke paramagnetische Wirkung von Gd-DTPA das lokale Umfeld der Wasserstoffkerne so verändert, daß daraus eine Verkürzung der T 1- und T 2-Relaxationszeiten resultiert (2, 5). Die Substanz bewirkt in den T 1-gewichteten Sequenzen durch die Verkürzung der T 1-Relaxationszeit eine Steigerung der Signalintensitäten. Die Verkürzung der T 2-Relaxationszeit hat bei der in dieser Untersuchung verwandten Konzentrationen keinen negativen Einfluß auf die Bildcharakteristik des T1-gewichteten Bildes (13).

Um die Kinetik von Gd-DTPA analysieren zu können, sind kurze Untersuchungszeiten erforderlich, die mit Spin-Echo-Sequenzen nicht erzielt werden können. Die **F**ast-**L**ow-**A**ngle-**SH**ot-Gradientenechosequenz (FLASH) erlaubt eine starke Verkürzung der Untersuchungszeit, ohne daß die Ortauflösung wesentlich schlechter wird (6). Bei der Anwendung eines Flipwinkels von 90 Grad werden die Kontraste ebenso wie in einer T 1-gewichteten Spin-Echo-Sequenz durch Unterschiede in den T 1-Relaxationswerten bestimmt (3). Daher ist die FLASH-90-Sequenz zur Analyse der Gd-DTPA Kinetik geeignet.

Anders als mit Hilfe des Computertomogramms können die Veränderungen der Helligkeitswerte (im CT Dichtewerte, im MRT Signalintensitäten) im MRT auch bei Tumoren mit sklerotischer Matrix quantifiziert werden. Da rein sklerotischer Knochen nahezu signallos ist, entsteht bei der quantitativen Auswertung kein systematischer Fehler.

Nach intravenöser Gabe von Gd-DTPA kam es in neoplastischen und entzündlichen Geweben immer innerhalb der ersten fünf Minuten zu einem deutlichen Anstieg der Signalintensitäten. Diese Beobachtung wird übereinstimmend von anderen Autoren mitgeteilt (7, 8). Fettgewebe, Knochenmark und Muskulatur zeigten nur eine geringe Aufnahme von Gd-DTPA, die in gleicher Weise auch beim Einsatz von T1-gewichteten Spin-Echo-Sequenzen beobachtet wurde (13).

In den Tumoren ließen sich Gewebe mit unterschiedlicher Signalintensitätssteigerung abgrenzen. Dabei korrelieren die Areale mit einer starken Signalerhöhung mit gut vaskularisierten Zonen und Areale mit geringer oder keiner Signalerhöhung mit nekrotischen Arealen (8, 11). Soweit eine komplette histologische Aufarbeitung der Tumoren erfolgte, konnten wir diese mitgeteilten Ergebnisse nachvollziehen.

Nicht therapierte maligne Knochen- und Weichteiltumoren zeigten die schnellsten und höchsten Signalintensitätssteigerungen. Dieses Verhalten ist auf die ausgeprägte Tumorvaskularisation zurückzuführen. Dabei war der Faktor der Signalerhöhung mit Ausnahme einer stark nekrotischen Metastase immer größer als 1,65 und in 69% $\geq$ 2,0. Nach Therapie waren die Signalerhöhungen im Durchschnitt niedriger und sie erfolgten langsamer, was auf einen verminderten Vaskularisationsgrad zurückzuführen ist. Insgesamt glichen sich der Faktor und die Zeitdauer für therapierte Patienten den entsprechenden Werten für benigne Tumoren an. Besonders deutlich konnte dieser Effekt bei histologisch als Responder eingestuften Tumoren beobachtet werden. Dagegen war der Effekt bei Tumoren, die histologisch als schlechte Responder eingestuft wurden, nur in umschriebenen Tumorbereichen oder gar nicht nachweisbar.

Benigne Knochen- und Weichteiltumoren zeigten im Vergleich zu den malignen Tumoren im Durchschnitt geringere Faktoren und die maximalen Signalintensitäten wurden später als bei malignen Tumoren erreicht. Jedoch waren besonders in den beiden Riesenzelltumoren und dem Fall einer aggressiven Fibromatose ähnlich deutliche und rasche Signalintensitätsanstiege wie in malignen Tumoren nachweisbar. Für die Existenz eines benignen Tumors konnten Faktoren von $\leq$ 1,5 gewertet werden. Dieser Wert wurde für 66,7% der benignen Tumoren ermittelt, wurde aber bei nicht therapierten malignen Tumoren mit Ausnahme einer stark nekrotischen Metastase nicht beobachtet. Im Gegensatz zu Pettersson und Mitarb. (1987) sind wir der Meinung, daß die intravenöse Applikation von Gd-DTPA für die Differenzierung von benignen und malignen Knochen- und Weichteiltumoren einen Beitrag leisten kann, wenn eine Kinetikstudie durchgeführt wird.

In entzündlichen Knochenprozessen war nach Injektion von Gd-GTPA eune deutliche Signalerhöhung nachweisbar, die aber geringer als in benignen und malignen Tumoren war. Im Einzelfall konnten durch die ermittelten Werte entzündliche und neoplastische Läsionen jedoch nicht differenziert werden. Der Wert der Kinetikstudie in der Diagnostik einer Osteomyelitis besteht eher im Ausschluß oder Nachweis einer diskreten Ausprägung, wenn die Verifikation mit anderen bildgebenden Verfahren unter Einbeziehung von Spin-Echo-Sequenzen im MRT nicht gelingt. In jeweils einem Fall konnte allein mit der Kinetikstudie eine Osteomyelitis nachgewiesen und ausgeschlossen werden.

Zusammenfassung

Die Analyse der Kontrastmittelkinetik von Gd-DTPA erbringt für die Diagnostik und Therapie von Knochen- und Weichteiltumoren sowie von entzündlichen Prozessen wertvolle Zusatzinformationen. So können aus dem Ausmaß der Signalintensitätserhöhung und der Zeitdauer von Injektionsbeginn bis zur maximalen Signalerhöhung begrenzte Rückschlüsse auf die Dignität einer Läsion gezogen werden. Läsionen mit einer maximalen Signalintensitätserhöhung von weniger als 50% sind mit großer Wahrscheinlichkeit benigne. Die Berücksichtigung der bekannten radiologischen Kriterien bleibt aber weiterhin von entscheidender Bedeutung. Nekrotische Areale in einem Tumor können zuverlässig abgegrenzt werden. Der Effekt einer zytostatischen Therapie kann aus dem Vergleich der Signalintensitätsanstiege vor und nach Zytostase abgeschätzt werden. Die Gd-DTPA-Kinetikstudie kann bei Osteomyelitiden eingesetzt werden, die durch andere Untersuchungsverfahren einschließlich der MRT unter Anwendung von Spin-Echo-Sequenzen nicht eindeutig diagnostiziert werden können. Für eine abschließende Beurteilung dieser Untersuchungsergebnisse ist jedoch die Untersuchung eines größeren Kollektivs erforderlich.

Literatur

1. Bohndorf K, Reiser M, Lochner B, Feaux de Lacroix W, Steinbrich W (1986): Magnetic resonance imaging of primary tumours and tumour-like lesions of bone. Skeletal Radiol 15:511-517
2. Brasch RC (1983): Work in Progress: Methods of contrast enhancement for NMR imaging and potential applications. Radiology 147:781-788
3. Buxton RB, Edelman RR, Rosen BR, Wismer GL, Brady TJ (1987): Contrast in rapid MR imaging: T1- and T2-weighted imaging. J Comput Assist Tomogr 11:7-16
4. Fletcher BD, Scoles PV, Nelson AD (1984): Osteomyelitis in children: Detection by magnetic resonance. Radiology 150:57-60
5. Grodd W, Brasch RC (1986): Magnetopharmazeutische Kontrastveränderungen in der Kernspintomographie. Fortschr Röntgenstr 145:130-139
6. Hasse A, Frahm J, Matthaei D, Hänicke W, Merboldt KD (1986): FLASH imaging. Rapid NMR imaging using low flip-angle pulses. J Magn Reson 67:258-266
7. Paajanen H, Brasch RC, Schmiedel U, Ogan M (1987): Magnetic resonance imaging of local soft tissue inflammation using Gadolinium-DTPA. Acta Radiol 28:79-83
8. Pettersson H, Ackerman N, Kaude J, Googe RE, Mancuso AA, Scott KN, Hackett, RH, Hager DA, Caballero S (1987): Gadolinium-DTPA enhancement of experimental soft tissue carcinoma and hemorrhage in magnetic resonance imaging. Acta Radiol 28:75-78
9. Reiser M, Bohndorf K, Niendorf HP, Friedmann G, Erlemann R, Kunze V (1987): Erste Erfahrungen mit Gadolinium-DTPA in der magnetischen Resonanztomographie (MR) von Knochen- und Weichteiltumoren. Radiologe 27:467-472

10. Reiser M, Kahn Th, Wigert F, Lukas P, Büttner F (1986): Diagnostik der Spondylitis durch die MR-Tomographie. Fortschr Röntgenstr 145:320-325
11. Revel D, Brasch RC, Paajanen H, Rosenau W, Grodd W, Engelstad B, Fox P, Winkelhake J (1986): Gd-DTPA contrast enhancement and tissue differentiation in MR imaging of experimental breast carcinoma. Radiology 158:319-323
12. Roos A, v Meerten E, Bloem JL, Bluemm RG (1986): MRI of tuberculous spondylitis. AJR 146:79-82
12. Schörner W, Felix R, Laniado M, Lange L, Weinmann HJ, Claussen C, Fiegler W, Speck U, Kazner E (1984): Prüfung des kernspintomographischen Kontrastmittels Gadolinium-DTPA am Menschen. Fortschr Röntgenstr 140:493-500

Mapping der primären Knochentumoren, tumorähnlichen Läsionen und metastatischen Prozesse im Humerus

R. Erlemann[1], M. Reiser[1], A. Roessner[3], P. Wuisman[2], P. E. Peters[1], E. Grundmann[3]

[1]Institut für Klinische Radiologie; [2]Orthopädische Klinik und Poliklinik, Universität Münster, Albert-Schweitzer-Str. 33, 4400 Münster, FRG
[3]Gerhard-Domagk-Institut für Pathologie, Universität Münster, Domagkstr. 17, 4400 Münster, FRG

Der Humerus ist nach Femur und Tibia die dritthäufigste Lokalisation von primären Knochentumoren und tumorähnlichen Läsionen (1, 10). Daneben werden etwa 20% aller ossären Metastasen im Humerus angetroffen (5). Für die Entscheidung, ob aus einer solitären Humerusläsion sofort eine Probeexzision oder zunächst eine Primärtumorsuche durchgeführt werden sollte, ist ein Überblick über die Zusammensetzung der im Humerus vorkommenden Raumforderungen erforderlich. Die in den Standardwerken (1, 2, 8, 9, 11) mitgeteilten radiologischen Diagnosekriterien sind auf die spezielle Läsion und nicht auf die betreffende Skelettregion ausgerichtet und erlauben im Einzelfall nur begrenzt eine artdiagnostische Einordnung. Für den speziellen Einzelfall ist nicht bekannt, welche anderen Tumoren durch das angewandte Diagnosekriterium aus der Gesamtpopulation selektioniert werden und wie groß die Wahrscheinlichkeit für die Existenz eines bestimmten Tumors in der durch das Diagnosekriterium definierten Untergruppe ist. Eine Auswertung der Zusammensetzung der Raumforderungen in Abhängigkeit von dem angewandten Diagnosekriterium erscheint daher sinnvoll. Diese Analyse wurde exemplarisch für die tumorösen Raumforderungen des Humerus durchgeführt.

Material und Methodik

In dem Einsendematerial des Knochengeschwulstregisters Westfalen aus den Jahren 1974 bis 1987 wurden 162 radiologisch und histologisch dokumentierte primäre Knochentumoren, tumorähnliche Läsionen und metastatische Prozesse des Humerus ausgewertet. Hierbei handelte es sich überwiegend um einen solitären Knochenherd. Nur selten war eine Karzinom- oder Sarkomerkrankung in der Anamnese bekannt. Aufgrund der organisatorischen Struktur und des langen Auswertezeitraums bestand die radiologische Dokumentation fast ausschließlich aus konven-

F. H. W. Heuck E. Keck (Hrsg.)
Fortschritte der Osteologie in Diagnostik und Therapie

tionellen Röntgenaufnahmen. Die Zusammensetzung der Raumforderungen wurde in Abhängigkeit von der Lokalisation, dem Alter und der Röntgenmorphologie analysiert.

Ergebnisse

Die im Knochengeschwulstregister Westfalen radiologisch und histologisch dokumentierten 162 Raumforderungen des Humerus bestanden aus 86 primären Knochentumoren, 56 tumorähnlichen Läsionen und 20 Metastasen (Tabelle 1). 116 Läsionen waren benigne und 46 maligne. Die häufigsten Läsionen waren solitäre Knochenzysten, gefolgt von Osteochondromen, Metastasen und aneurysmatischen Knochenzysten.

Tabelle 1. Zusammensetzung der radiologisch und histologisch dokumentierten Raumforderungen des Humerus im Einsendematerial des Knochengeschwulstregisters Westfalen

Primäre Knochentumoren	86		
benigne	n	maligne	n
Chondrom	12	Chondrosarkom	4
Chondroblastom	5		
Osteochondrom	32		
Osteoid-Osteom	3	Osteosarkom	8
		Parossales Osteosarkom	1
Riesenzelltumor	3		
Fibrom	1	Fibrosarkom	1
Nicht ossifiz.		Ewing-Sarkom	3
Knochenfibrom	4	Hämangioperizytom	2
		Plasmozytom	5
		Spindelzellsarkom	1
		Retikulumzellsarkom	1

Tumorähnliche Läsionen	56	Metastasen	20
Fibröse Dysplasie	3		
Solitäre Knochenzyste	40		
Aneurysmatische Knochenzyste	11		
Ganglion	1		
Histiozytosis X	1		

120 Läsionen wurden im proximalen Humerus, 33 im Humerusschaft und 9 im distalen Humerus diagnostiziert. 98 Raumforderungen waren zentral im Humerus lokalisiert, die in 76,3% benigne waren. Dagegen waren von den 34 exzentrisch lokalisierten Läsionen nur 67% benigne. Von 30 exostotisch wachsenden Tumoren waren 93% benigne, die sämtlich Osteochondrome waren.

Im proximalen Humerus wurden Läsionen am häufigsten metadiaphysär und diaphysär angetroffen, während eine epiphysäre Lokalisation eine Rarität war. Wesentlich mehr benigne als maligne Läsionen waren im Schaft, diaphysär und metadiaphysär vorhanden. Dagegen wurden metaphysär, epimetadiaphysär und epimetaphysär mehr maligne als benigne Tumoren beobachtet (Tabelle 2).

Tabelle 2. Lokalisationen der verschiedenen Tumorentitäten im Humerus (x:y = benigne:maligne)

Lokalisation	Tumorentität
prox. epiphysär: 50:50 (n=2)	1 Chondroblastom, 1 Chondrosarkom
prox. epimetaphysär: 45:55 (n=11)	3 Metastasen, 3 Osteosarkome, 3 Chondroblastome, 1 Riesenzelltumor, 1 Chondrom
prox. metaphysär: 43:57 (n=7)	3 Chondrome, 2 Plasmozytome, 1 Osteosarkom, 1 Fibrosarkom
prox. metadiaphysär: 66:34 (n=53)	15 Solit. Knochenzysten, 6 Aneurysm. Knochenzysten, 6 Osteochondrome, 5 Chondrome, 4 Osteosarkome, 4 Metastasen, 2 Ewing-Sarkome, 2 Riesenzelltumoren, 1 NOF, 1 Hämangiosarkom, 1 Plasmozytom, 1 Chondrosarkom
prox. epimetadiaphysär: 43:57 (n=7)	3 Metastasen, 1 Solit. Knochenzyste, 1 Chondrom, 1 Chondrosarkom, 1 Fibrom
prox. diaphysär: 85:15 (n=40)	16 Osteochondrome, 9 Solit. Knochenzysten, 3 Aneurysm. Knochenzysten, 2 Metastasen, 2 Chondrome, 2 NOF, 1 Fibr. Dysplasie, 1 Retikulumzellsarkom, 1 Paross. Osteosarkom, 1 Plasmozytom, 1 Chondrosarkom, 1 Osteoid-Osteom
Schaft: 76:24 (n=33)	14 Solit. Knochenzysten, 7 Osteochondrome, 6 Metastasen, 1 Aneurysm. Knochenzyste, 1 Ewing-Sarkom, 1 NOF, Plasmozytom, 1 Osteoid-Osteom, 1 Histiozytosis X

Bezieht man die zentrale und exzentrische Lage in die Analyse ein, so findet man überwiegend maligne Tumoren in einer exzentrisch epimetaphysären und zentral metaphysären Lokalisation. In den anderen Lokalisationen überwiegen dagegen die benignen Läsionen oder das Verhältnis ist ausgeglichen (Tabelle 3). In einigen Regionen sind einzelne Tumorentitäten stark vertreten und machen mindestens die Hälfte der Läsionen in dieser Region aus. Dieses trifft für Osteosarkome in einer zentral epimetaphysären Lokalisation, ebenso wie für Metastasen in einer exzentrisch epimetaphysären Lage zu. Gleiches gilt für Enchondrome in einer exzentrisch metaphysären Lokalisation und für

Tabelle 3. Lokalisationen der Raumforderungen unter Einbeziehung der zentralen und exzentrischen Lage mit Angabe der am häufigsten nachgewiesenen Tumorentität in der definierten Untergruppe

Lokalisation	Dignität		Tumorentität
epiphysär	ben	mal	
zentral	50	50	
exzentrisch	0	0	
epimetaphysär			
zentral	50	50	Osteosarkome (50%)
exzentrisch	25	75	Metastasen (60%)
metaphysär			
zentral	25	75	
exzentrisch	67	33	Enchondrome (67%)
metadiaphysär			
zentral	74	26	Solit. Knochenzysten (48%)
exzentrisch	63	37	Solit. Knochenzysten (25%)
epimetadiaphysär			
zentral	43	57	Metastasen (43%)
exzentrisch	0	0	
diaphysär			
zentral	73	27	Solitäre Knochenzysten (47%)
exzentrisch	83	17	NOF (50%)
Schaft			
zentral	85	15	Solit. Knochenzysten (70%)
exzentrisch	43	57	Metastasen (29%)

Solitäre Knochenzysten in einer zentralen Lage im Schaft. Mit zunehmendem Patientenalter steigt der Anteil an malignen Läsionen deutlich an. In den ersten beiden Lebensdekaden waren 90% der diagnostizierten Raumforderungen benigne. Dagegen waren in der 7. bis 9. Lebensdekade 93% der Läsionen maligne. Die häufigsten Knochentumoren in den ersten beiden Lebensdekaden waren solitäre Knochenzysten und Osteochondrome. In der 3. und 4. Lebensdekade war die häufigste Tumorentität das Enchondrom. Von der 5. Lebensdekade an dominierten die Metastasen.

Die Lodwick-Klassifizierung (6) erlaubt eine recht zuverlässige Trennung zwischen benignen und malignen Läsionen. 95% der Läsionen vom Typ Lodwick IA und IB waren benigne, während 74% der Läsionen vom Typ Lodwick II und III maligne waren. Der Typ IC ist nicht zur Differenzierung von benignen und malignen Läsionen geeignet, da 36% der Läsionen dieses Typs maligne waren. Unter den Raumforderungen des Typs Lodwick IA waren solitäre Knochenzysten mit 50% und unter denen des Typs Lodwick IB mit 43% am häufigsten vertreten. Die Läsionen, die die Kriterien des Typs IC erfüllten, waren breit gestreut. Sie bestanden zu jeweils 18,2% aus Riesenzelltumoren, Chondroblastomen und Plasmozytomen. Dagegen waren unter den Läsionen vom Typ Lodwick

II und III Metastasen die häufigsten Läsionen, und zwar zu 63,6% bei Typ II und 39,1% bei Typ III. Osteosarkome waren mit 30,4% häufig unter den Läsionen vom Typ III vertreten.

Trabekulierungen wurden in 41 Läsionen beobachtet, von denen 93% benigne waren. Ein mehr oder minder ausgeprägter sklerotischer Randsaum wurde bei 38 Läsionen beobachtet, von denen 95% benigne waren. In diesen beiden Untergruppen bestand der Hauptteil der Läsionen aus solitären Knochenzysten.

Es wurden 8 überwiegend sklerotische Tumoren angetroffen, die in 62,5% maligne waren. In dieser Gruppe wurden in 37,5% Osteosarkome, in 25% Chondrosarkome und in 37,5% Osteoid-Osteome diagnostiziert.

Intratumorale Verkalkungen wurden in 14 Tumoren beobachtet, die in 71% benigne waren. 57,2% dieser Raumforderungen bestanden aus Chondromen.

Eine Mitbeteiligung der Kortikalis war in 167 Fällen nachweisbar. Ein Tumor konnte dabei mehrere Kriterien wie z.B. Auftreibung und Ausdünnung erfüllen. Die am häufigsten beobachtete Mitreaktion der Kortikalis war eine Ausdünnung, die in 81% von einer benignen Raumforderung bewirkt wurde. Auftreibungen waren in 83% mit einer benignen Läsion verknüpft. In beiden Gruppen machten die solitären Knochenzysten mehr als 50% der Raumforderungen aus. Kortikalispenetrationen wurden dagegen nur in 56% durch eine benigne Läsion verursacht, wobei allerdings in 25% Metastasen vorlagen. Ein Kortikalisdurchbruch und eine Kortikalisauslöschung waren in 86% mit einem malignen Knochentumor assoziiert. Metastasen waren in 45,8% bei einem Kortikalisdurchbruck und 50% bei einer Kortikalisauslöschung in beiden Fällen die dominierende Tumorentität.

Periostreaktionen konnten in 22 Fällen nachgewiesen werden, wobei 54% der zugrundeliegenden Läsionen maligne waren. Die häufigsten Tumoren dieser Untergruppe waren Osteosarkome (27,3%) und Metastasen (18,2%).

Eine Auswertung, die auf einer Kombination mehrerer Merkmale basiert, erschien nicht sinnvoll, da die Besetzung der einzelnen Untergruppen zu klein wurde.

Diskussion

Die Analyse der einzelnen Diagnosekriterien zeigt, daß die Zusammensetzung der Dignität der Raumforderungen in den durch die Diagnosekriterien definierten Untergruppen erwartungsgemäß deutlich unterschiedlich ist. So selektionieren folgende Diagnosekriterien aus dem Gesamtkollektiv bevorzugt *benigne* Läsionen. Diese Diagnosekriterien sind gemäß ihrer Wertigkeit ausgelistet:

1. Läsion vom Typ Lodwick IA (100%)
2. Sklerotischer Randsaum (95%)
3. Trabekulierung im Tumor (93%)
4. Patientenalter unter 20 Jahren (90%)

5. Läsion vom Typ Lodwick IB (88%)
6. Zentrale Lage im Schaft (85%)

Folgende Diagnosekriterien selektionieren die *malignen* Läsionen aus dem Gesamtkollektiv, die gemäß ihrer Wertigkeit ausgelistet sind:

1. Läsion vom Typ Lodwick III (100%)
2. Patientenalter über 61 Jahren (93%)
3. Kortikalisauslöschung (86%)
4. Kortikalisdurchbruch (86%)
5. Läsion vom Typ Lodwick II (85%)
6. Zentrale Lage in der proximalen Metaphyse (75%)

In der Lodwick-Klassifikation (6) können der Grad IA und III und mit Einschränkung der Grad IB und II die Dignität einer Läsion zuverlässig abschätzen. Dagegen ist der Grad IC zur Dignitätsbestimmung nicht geeignet. Es ist bekannt, daß alle malignen Tumoren auch eine Wachstumsrate vom Typ Lodwick IA-IC zeigen können (6, 7). Besonders unter den Chondrosarkomen und Fibrosarkomen werden wenig aggressiv wachsende Tumoren gefunden, während die meisten Osteosarkome und Ewing-Sarkome ein sehr destruktives Wachstum zeigen (6). So fanden wir unter den Läsionen, die die Kriterien des Typs IB erfüllten, ein Chondrosarkom und zwei Plasmozytome. Andererseits zeigten ein Riesenzelltumor und zwei atypisch proliferierende Chondrome ein aggressives Wachstum vom Typ Lodwick II. Eine Abhängigkeit der Zusammensetzung der Dignität vom Alter und von der Lokalisation ist auch für Raumforderungen in anderen Skelettregionen bekannt (3, 4).

Die einzelnen Diagnosekriterien selektionieren die Gesamtpopulation teilweise derart, daß in den definierten Untergruppen in mindestens 50% eine bestimmte Tumorentität angetroffen wird. Osteochondrome werden durch folgende zwei Diagnosekriterien aus der Gesamtpopulation selektioniert:

1. Tumormatrix aus spongiöser Knochenstruktur (100%)
2. Exostose (93%)

Osteochondrome können in sämtlichen Skelettregionen anhand ihres charakteristischen exostotischen Wachstums, wobei der ossäre Stiel eine Matrix aus spongiösem Knochen besitzt, verläßlich diagnostiziert werden. Die Abgrenzung zu maligne entarteten sekundären Chondrosarkomen kann in einigen Fällen jedoch schwierig sein (11).

Folgende fünf Diagnosekriterien selektionieren solitäre Knochenzysten aus dem Gesamtkollektiv:

1. Zentrale Lage im Schaft (70%); (Abb. 1)
2. Sklerotischer Randsaum (55,3%)
3. Auftreibung der Kortikalis (55,3%)
4. Läsion vom Typ Lodwick IA (50%)
5. Ausdünnung der Kortikalis (50%)

Die hohe Treffsicherheit der einzelnen Diagnosekriterien erscheint auf den ersten Blick überzeugend. Jedoch ist im Einzelfall die Differentialdiagnose zu aneurysmatischen Knochenzysten schwierig zu stellen. So sind in den durch die Kriterien Kor-

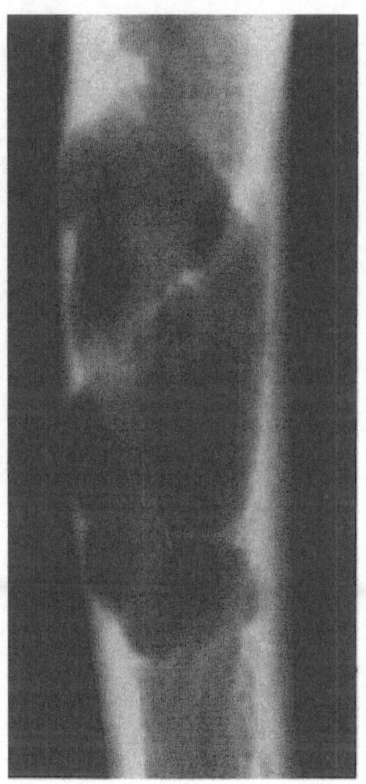

Abb. 1. Solitäre Knochenzyste. Läsion mit zentraler Lage im Schaft, die eine Ausdünnung und geringere Auftreibung der Kortikalis hervorgerufen hat

tikalisauftreibung, -ausdünnung und Trabekulierung definierten Untergruppen aneurysmatische Knochenzysten die zweithäufigsten Tumoren.

Metastasen werden durch folgende Diagnosekriterien selektioniert:

1. Läsion vom Typ Lodwick II (63,6%)
2. Exzentrische Lage in der proximalen Epimetaphyse (60%)
3. Alter über 60 Jahre (57,1%)
4. Auslöschung der Kortikalis (50%)

Für die Diagnose von Metastasen entscheidend ist die Kombination der Merkmale Alter und Wachstumsrate. Tumoren bei Patienten älter als 60 Jahre, die eine Wachstumsrate vom Typ Lodwick II und III zeigten, waren in 94,1% Metastasen.

Chondrome werden durch zwei Kriterien selektioniert:

1. Exzentrische Lage in der proximalen Metaphyse (67%); (Abb.2)
2. Matrixverkalkungen (57,2%)

Die für Chondrome typischen Matrixverkalkungen sind nicht das zuverlässigste Kriterium, da auch eine größere Anzahl von Chondromen und Metastasen Verkalkungen aufwies.

Osteosarkome waren allein in der durch die zentrale Lage in der proximalen Epimetaphyse definierten Untergruppe mit 50% die häufigste Tumorentität. Die sklerotische Matrix kann nicht als zuverlässiges Selektionskriterium für Osteosarkome herangezogen werden, da Osteoid-Osteome und einige Chondrosarkome ebenfalls eine sklerotische Matrix besitzen. Die Differenzierung von Osteosarkomen und Osteoid-Osteomen gelang jedoch in allen Fällen anhand der radiologisch bestimmbaren Wachstumsrate.

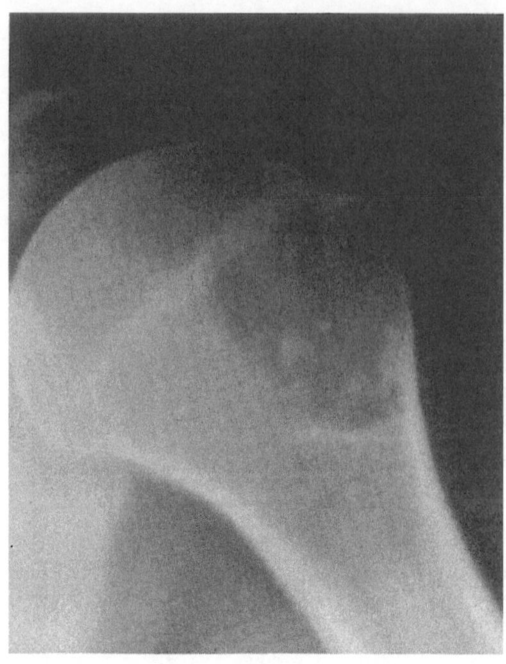

Abb. 2. Enchondrom. Läsion mit exzentrischer Lage in der proximalen Metaphyse und Tumormatrixverkalkungen

Nicht-ossifizierende Knochenfibrome waren in der durch die exzentrische Lage in der proximalen Diaphyse definierten Untergruppe mit 50% die häufigste Tumorart. Ein für diese Läsion typischer sklerotischer Randsaum wird bei einer Reihe anderer Tumoren, bevorzugt bei solitären Knochenzysten, beobachtet.

Die übrigen Tumorentitäten werden zwar durch die einzelnen Diagnosekriterien in den definierten Untergruppen so selektioniert, daß ihr prozentualer Anteil wesentlich größer als in der Gesamtpopulation ist. Jedoch ist ihr Anteil nicht so groß, als daß sie sich deutlich von den anderen Tumorarten in diesen Untergruppen abheben.

Die Ergebnisse dieser Untersuchung sollen nicht das übliche Procedere in der radiologischen Diagnostik einer ossären Raumforderung des Humerus ersetzen, die auf einer Analyse der Lokalisation und der Röntgenmorphologie unter Einbeziehung des Patientenalters und einer durch den Erfahrungsschatz des Untersuchers geprägten Gewichtung der gewonnenen Informationen beruht. Sie sollen dem Untersucher vielmehr Informationen an die Hand geben, die ihm die Gewichtung der ermittelten Diagnosekriterien erleichtern. Weiterhin können die Ergebnisse dieser Studie in der Eingrenzung des differentialdiagnostischen Spektrums hilfreich sein.

Literatur

1. Dahlin C, Unni KK (1986): Bone Tumors. General aspects and data on 8,542 cases. Charles C Thomas, Springfield, 4. Auflage

2. Dominok GW, Knoch HG (1982): Knochengeschwülste und geschwulstähnliche Knochenerkrankungen. G Fischer, Jena, 3. Auflage
3. Erlemann R, Reiser M, Roessner A, Wiusmann P, Peters PE, Grundmann E (1987): Primäre Knochentumoren und tumorähnliche Läsionen der Wirbelsäule. Aussagekraft radiologischer Dignitätskriterien. RöFo 147:131-137
4. Erlemann R, Roessner A, Peters PE, Grundmann E (1987): Tumoröse Raumforderungen der Wirbelsäule. RöFo 146:403-409
5. Katzner M, Jacquemaire B, Schvingt E (1979): Surgical treatment of malignant secondary tumors of the humerus. Arch Orthop Traumat Surg 94:293-298
6. Lodwick GS, Wilson AJ, Farrell C, Virtama P, Dittrich P (1980): Determining growth rates of focal lesions of bone from radiographs. Radiology 134:577-583
7. Lodwick GS, Wilson AJ, Farrell C, Virtama P, Schmeltzer FM, Dittrich F (1980): Estimating rate of growth in bone lesions: Observer performance and error. Radiology 134:585-590
8. Mulder JD, Poppe H, von Ronnen JR (1981): Primäre Knochengeschwülste. In: Schinz HR, Baensch WE, Frommhold W, Glauner R, Uehlinger E, Wellauer J (Hesg) Lehrbuch der Röntgendiagnostik II/2
9. Schajowicz F (1981): Tumors and tumorlike lesions of bone and joints. Springer, New York Heidelberg Berlin
10. The Netherlands Committee on Bone Tumours (1966): Radiological atlas of bone tumours. Mouton & Co, The Hague Paris
11. Wilner D (1982): Radiology of bone tumors and allied disorders. Saunders, Philadelphia London

Giant Cell Tumor of Bone – an Analysis of 62 Cases

P. Wuisman[1], A. Härle[1], H. H. Matthiaß[1], A. Roessner[3], R. Erlemann[2], M. Reiser[2]

[1]Orthopädische Klinik und Poliklinik; [2]Institut für Klinische Radiologie, Universität Münster, Albert-Schweitzer-Str. 33, 4400 Münster, FRG

[3]Gerhard-Domagk-Institut für Pathologie, Universität Münster, Domagkstr. 17, 4400 Münster, FRG

Materials and Methods

For all patients with a giant cell tumor of bone who were seen and treated at the University Hospital of Münster from 1950 through 1986, the diagnosis was confirmed by review of the histological sections by one of us (A.R.). After excluding lesions containing benign giant cells such as metaphyseal fibrous defect, benign fibrous histiocytoma, aneurysma bone cyst, chondroblastoma, lesions of hyperparathyroidism, 60 patients with 62 lesions remained. Although angiographic, computertomographic or isotope scans were not available of all patients, the available pathological, radiographic, preoperative and clinical reports were sufficiently descriptive to stage these patients according to the criteria set by Enneking (1980, 1986) and Present (1986) (Table 1). To evaluate the outcome of different treatment modalities, we classified the surgical techniques in intralesional, marginal, wide or radical procedures (Enneking 1980, 1986). In some patients, adjunctive thermal cautery with acrylic cement was employed. Depending on the size and localization of the lesions as well as the surgical procedure employed, bone grafting with either autogenous or banked (allograft) bone was sometimes used to fill up the cavity. Various ratios and characteristics of interest were investigated by statistical analysis using the chi-square test, the survival analysis test or fisher's test.

Results

In the total group of 60 patients, there were 23 males and 37 females with a ratio of 1:1.6. The ages ranged from 15 to 57 years with the highest incidence between 20 and 40 years, which included 60% (36/60) of patients. As with most series, the distal end of the femur and the proximal part of the tibia (25/62 Lesions) were the most common sites of involved (Fig. 1).

F. H. W. Heuck E. Keck (Hrsg.)
Fortschritte der Osteologie in Diagnostik und Therapie

Table 1. Staging of giant cell tumor of bone

Stage	1 (latent)	2 (active)	3 (aggressive)
Grade	G0	G0	G0
Site	T0	T0	T1-2
Metastases	M0	M0	M0-1
Clinical course	Latent,static, selfhealing	Active progressing expands bone or fascia	Aggressive, invasive, breaches bone or fascia
Isotope scan	Background uptake	Increased uptake in lesion	Increased uptake in lesion
Angiogramm	No neovascular reaction	Modest neovascular reaction	Moderate neovascular reaction
CT	Intact capsule, homogeneous	Intact thin capsule, homogeneous	Extracapsular and/or extracompartimental nonhomogeneous
Radiographic grade	IA	IB	IC

Grade = histological feature (G), Site = tumor extent (T), Metastases = distant spread (M)

Staging

Most patients consulted their physician for pain or local tenderness. The duration of illness varied from one day to more than 2 years. On radiological examination, more than 95% of the long bone lesions were in the epiphyseal and metaphyseal region. Thirty-nine lesions extended to the articular cartilage with a subchondral bone left less than one-millimeter thickness, as observed on plain radiographs or tomographs. Pathological fractures were evident in four patients. Of the 60 patients none had a stage 1 lesion, 24 had a benign stage 2 and 36 patients had a benign stage 3 lesion. One patient had a multifocal tumor, making a total of 60 benign tumors. Two patients had a primary malignant giant cell tumor.

Treatment

A primary intralesional excision of the lesion was used in 36 patients; a marginal excision, in 5 patients; a wide excision,

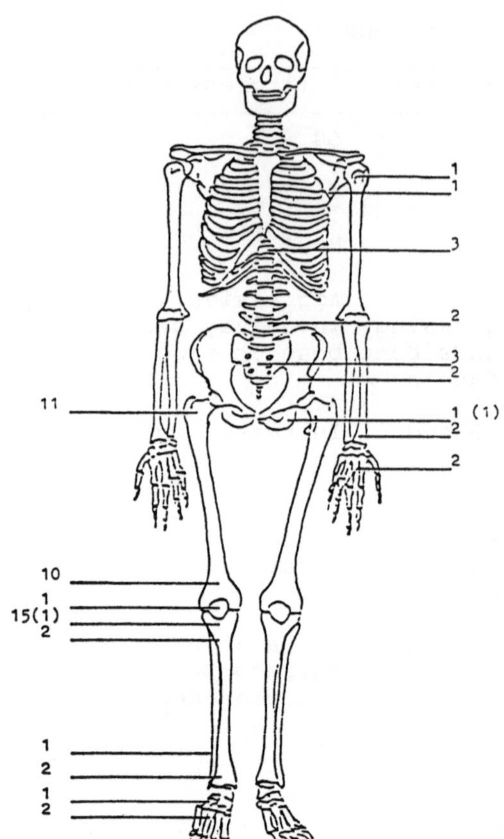

Fig. 1. Location of the tumor for 62 giant-cell tumors that were seen at the Orthopaedic University Hospital from 1950 to 1986

in 18 patients; and a radical excision in one patient. Two patients were treated solely by radiation therapy. Eleven patients with twelve lesions who had a none-radical treatment, underwent temporary adjunctive methylmethacrylate therapy.

Recurrences

The over-all rate of recurrence was 27.4% (17/62 lesions); the new lesion was in 77% (13 lesions) noted within the first three post-operative years, and in 88% (2 more lesions) in the first four years. In two cases in which the primary treatment included surgical and radiation therapy, a malignant transformation was found at recurrence. The interval from surgery and radiation therapy to malignant recurrence was 14.2 and 20.0 years respectively. There was a correlation between the stage of the tumor and recurrence. The over-all prevalence of recurrence of stage 2 lesions was statistically different from the prevalence of stage 3 lesions (Fisher's: P = 0.033). Similarily, stage 3 lesions (17 lesions) showed statistically a higher recurrence as compared to stage 2 lesions (18 lesions) after intralesional excision and bone grafting or temporary acrylic cementation (Fisher's: P = 0.023). The factor that influenced recurrence was the surgical procedure. Patients who had a wide excision of the primary lesion had a recurrence rate of 17% (3 of 18 lesions; 2 stage 3 lesions and 1 stage IIB lesion). Fewer recurrences were found in those patients treated with a non-radical excision and adjunctive therapy (polymethylmethacrylate; 12 lesions) than in those treated with a non-radical excision and bone grafting (47 lesions). The association was statistically significant (Fig. 2).

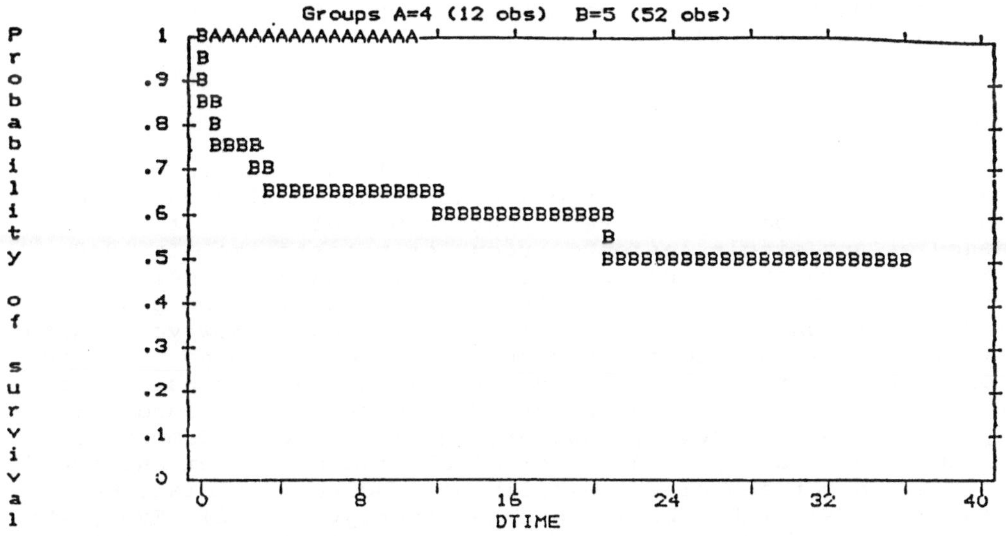

Fig. 2. Probability of remaining free of recurrence in 59 patients, based on type of treatment. *Group A* = non-radical excision and bone grafting; *Group B* = non-radical excision and polymethylmetacrylate

Treatment of Recurrences

Recurrent pain and swelling was the hallmark of a recurrent lesion. There was a tendency toward a more extensive surgery for all recurrent rumors. Of the 17 recurrences, an intralesional excision was used in 6 patients, a marginal excision in 1 patient, a wide excision in 6 patients, and a radical excision in 3 patients. One patient with a local recurrence of the fourth lumbar body was treated by radiotherapy. Seven of the seventeen patients with a recurrence had more than one recurrence. Five of these recurrences were in eleven of thirty-six patients who had been treated with repeated intralesional excision for the first recurrence. Two patients who were treated with a wide excision had a second local recurrence both with malignant giant cell tumor.

Complications

Of the over-all group of 60 patients, there were 22 complications in 20 patients. Fifteen had an infection (superficial in 10 and deep in 5); nine of them occurred after wide resection, and one required removal of the prosthetic hip components. Postoperatively one patient died after excision of a giant cell tumor of thoracolumbar spine (Th10-L1); another patient had a permanent peroneal nerve palsy. Most of the complications were associated with a wide excision of the lesion. Nonunion after resection arthrodesis occurred in 2 patients, a fracture in another patient. All patients needed repeated bone-grafting and internal stabilization. Four patients with a total hip replacement had a failure of the component (two patients with a fracture of the prothesis, one patient with an aseptic loosening) or septic loosening (one patient).

Discussion

Giant cell tumor of bone remains a difficult and challenging management problem because there are no absolute clinical, radiographic or histologic parameters that accurately predict the tendency of any single lesion to recur or metastasize. In 1940, Jaffe et al. clarified the issue by identifying giant-cell tumor of bone as a distinct entity. They classified the giant cell tumor of bone into three histological grades. However, there are many reports on studies of giant cell tumor of bone, in which no correlation between histological findings and prognosis could be found (Dahlin 1970, Goldenberg 1970, McGrath 1972, Sung 1982, Komiya 1986). More recently however, the Netherlands Commity of Bone Tumors used a modified histological grading system and found a correlation between histologically more aggressive giant cell tumors and those with a benign course (Schrijver 1982). Even, the attempt to associate radiographic presentation of a giant cell tumor and its clinical evolution leads to controversial statements and increases the confusion. McInerney et al. (1978) found a correlation between radiographic criteria for aggressiveness and recurrence. Campanacci et al. (1975, 1987) also emphasized the association between the clinical appearance and the radiographic presentation of a giant cell tumor of bone. Of the 280 patients with adequate follow-up, a local recurrence in 27% after an intralesional excision, in 8% after a marginal excision and none after a wide or radical procedure was found (Campanacci 1987). These results did not correlate with the radiographic grade and the applied surgical procedure. Similar results were presented by McDonald et al. (1986) in a review of 221 patients with giant cell tumor. As stated by both authors, the factor that definitely seemed to influence the prognosis was the surgical procedure. In both series local recurrence after intralesional excision was high when compared to a wide or radical excision. Some authors (Enneking 1977, Tomeno 1978) therefore recommended wide excision for any aggressive benign tumor of bone. Like McDonald (1986) we have seen a lot of immediate and late postoperative complications after wide excision. Low recurrence rates are reported after intralesional excision and adjunctive cryosurgery (Marcove et al. 1978, Jacobs et al. 1983), phenol (Eckhardt 1980, 1986) or methylmethacrylate (Persson 1976, 1984). However, after cryosurgery serious problems as neuropraxia, skin necrosis and late fractures are reported (Marcove et al. 1978, Jacobs et al. 1983). Temporary polymethylmethacrylate packing of

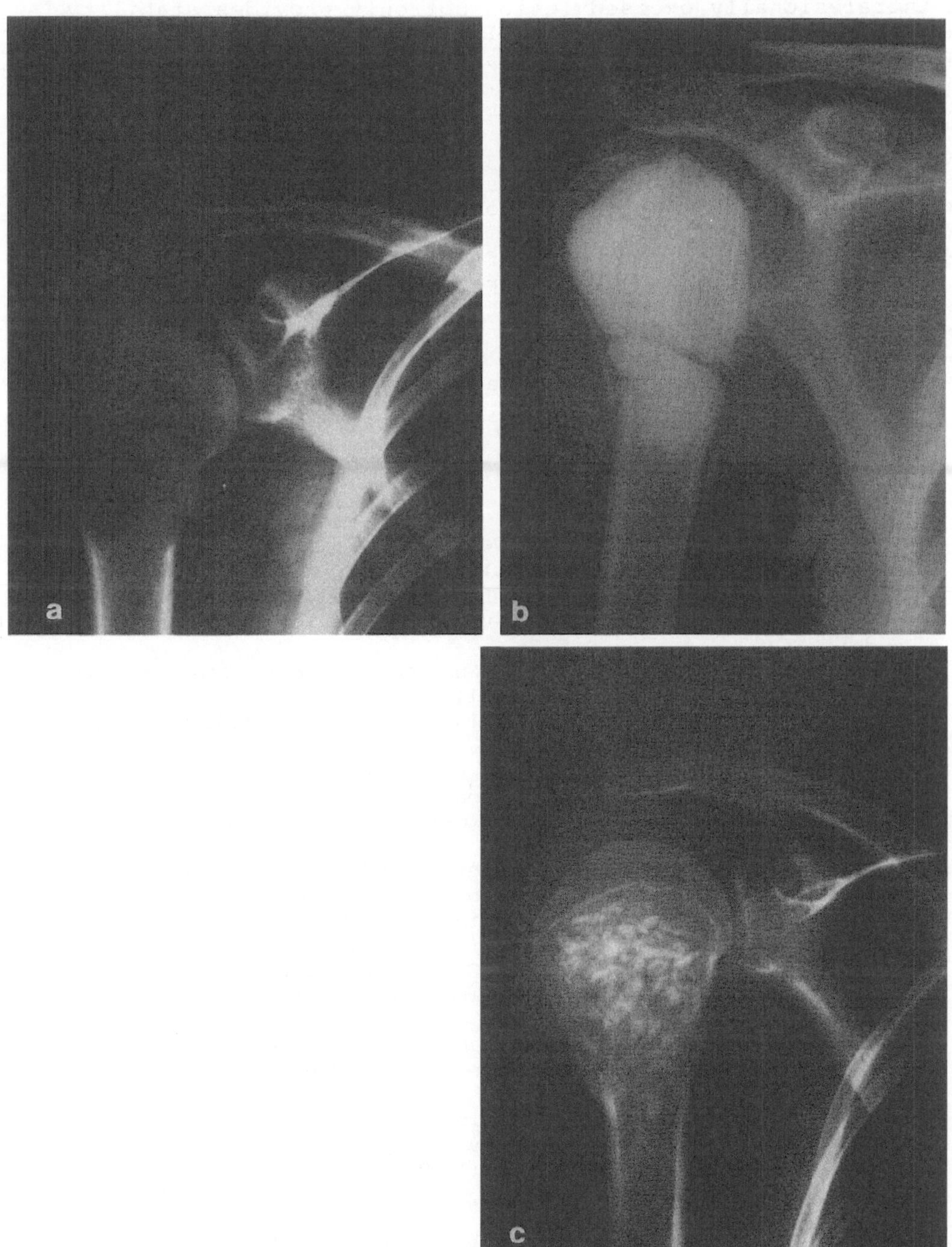

Fig. 3. (*a*) Giant cell tumor, pathological fracture, Stage 2. (*b*) Postoperative radiograph 4 months after intralesional excision and cementation. Note the healing fracture. (*c*) Postoperative picture after reconstruction and bone grafting

an intralesionally excised lesion not only provides stability, but can reduce the incidence of local resurrence by an additional margin of thermal necrosis (Persson 1984, Willert 1983, Krishnan et al. 1986, Nelson et al. 1986). The disadvantages with acrylic cement could be secondary osteoarthrosis. Our impression at present is that an accurate staging, such as that divised by Enneking et al. (1980, 1986), objectifies the biologic behavior as far as treatment and prognosis are concerned. Stage 3 aggressive benign giant cell tumors of bone have high recurrence rates after either intralesional or marginal procedures. Intralesional excision coupled with effective adjuvans (temporary acrylic cementation) may considerably reduce the risk of recurrence (Fig. 3). This is an exception to the principles of oncological surgery. A wide excision of giant cell tumors can be performed in lesions situated in a region that allows such a treatment, without resulting in a functional unstable joint or extremity (e.g. proximal fibula).

References

1. Bloodgood J (1912): The conservative treatment of giant-cell sarcoma with the study of bone transplantation. Ann Surg 56:210
2. Campanacci M, Giunti A, Olmi R (1975): Giant-cell tumors of bone. A study of 209 cases with long-term follow-up in 130 Italians. J Orthop and Traumat 1:249-277
3. Campanacci M, Baldini N, Boriani S, Sudanese A (1987): Giant-cell tumor of bone. J Bone Joint Surg 69A:106-114
4. Dahlin DC, Cupps RE, Johnson Jr EW (1970): Giant cell tumor: A study of 195 cases. Cancer 25:1061-1070
5. Eckhardt JJ, Cooper KL, Unni KK, Sim FH (1980): Mayo Clinic tumor rounds: Benign giant cell tumor of bone. Orthopedics 3:1142
6. Eckhardt JJ, Grogan TJ (1986): Giant cell tumor of bone. Clin Orthop 204:45-75
7. Enneking WF, Shirley PD (1977): Resection-arthrodeses for malignant and potentially malignant lesions about the knee, using an intramedullary rod and local bone grafts. J Bone Joint Surg 59A:223-240
8. Enneking WF, Spanier SS, Goodman MA (1980): A system for the surgical staging of musculoskeletal sarcoma. Clin Orthop 153:106-115
9. Enneking WF (1986): A system of staging musculoskeletal neoplasms. Clin Orthop 204:9-24
10. Goldenberg RR, Campell CJ, Bonfiglio M (1970): Giant-cell tumor of bone: An analysis of two hundred and eighteen cases. J Bone Joint Surg 52A: 619
11. Jacobs PA, Clemency RE (1985): The closed cryosurgical treatment of giant cell tumor. Clin Orthop 192:149
12. Jaffe JL, Lichtenstein L, Portis RB (1940): Giant-cell tumor of bone: Its pathological appearance, grading, supposed variants, and treatment. Arch Pathol 30:993
13. Komiya S, Inoue A, Nakashima M, Ueno A, Fujikawa K, Ikuta H (1986): Prognostic factors in giant cell tumor of bone. A modified histological grading system useful as a guide for prognosis. Arch Orthop Trauma Surg 105:67-72
14. Krause F (1889): Über die Behandlung der schaligen myelogenen Sarcome (Myeloide, Riesenzellensarkoma) durch Ausräumung anstatt Amputation. Verh Dtsch Ges Chir 18:198

15. Lebert H (1845): Physiologie Pathologique au Recherches Cliniques Experimentales et Microscopiques. Paris, J.B. Bailliere
16. Krishnan EC, Nelson C, Neff JR (1986): Thermodynamic consideration of acrylic cement implant at the site of giant cell tumor of the bone. Med Phys 13(2) Mar/April:233-239
17. Marcove RC, Weis LD, Vagihaiwalla MR, Pearson R, Huvos AG (1978): Cryosurgery in the treatment of giant cell tumors of bone. Cancer 41: 957-969
18. McDonald DJ, Sim FH, McLeod RA, Dahlin DC (1986): Giant cell tumor of bone. J Bone Joint Surg 68A:235-242
19. McGrath PJ (1972): Giant-cell tumor of bone. An analysis of fifty-two cases. J Bone Joint Surg 54B:216-229
20. McInerney DP, Middlemiss JH (1978): Giant-cell tumor of the bone. Skeletal Radiol 2:195-204
21. Nelson CG, Krishnan EC, Neff JR (1986): Consideration of physical parameters to predict thermal necrosis in acrylic cement implantants at the site of giant cell tumors of bone. Med Phys 13(4) Jul/Aug:462-468
22. Persson BM, Wouters HW (1976) Curettage and acrylic cementation in surgery of giant cell tumors of bone. Clin Orthop 120:125-133
23. Persson BM, Ekelund L, Lövdahl R, Gunterberg B (1984): Favourable results of acrylic cementation for giant cells tumors. Acta Orthop Scand 55:209-214
24. Present D, Bertoni F, Hudson T, Enneking WF (1986): The correlation between the radiologic staging studies and histopathologic findings in aggressive stage 3 giant cell tumor of bone. Cancer 57:237-244
25. Schrijver JRN (1982): Reusceltumor van het skelet: indeling, behandeling, reconstructie. Proefschrift Leiden
26. Sung HW, Kuo DP, Chai YB, Lui CC, Li SM (1982): Giant-cell tumor of bone. Analysis of two hundred and eight cases in Chinies patients. J Bone Joint Surg 64A:755-761
27. Tomeno B (1978) La resection-arthrodese du genou pour tumeur. Rev Chir Orthop 64(4):323-332
28. Willert HG, Enderle A (1983): Temporary bone cement plug: An alternative treatment of large cystic tumorous lesion near the joint. In: Kotz R (ed): The proceedings: 2nd International workshop on the design and application of tumor protheses for bone and joint reconstruction. Vienna, Egermann Druckereigesellschaft 69-72

Die optisch kontrollierte intraläsionale Exzision von aneurysmatischen Knochenzysten und Riesenzelltumoren mit temporärer Implantation von Knochenzement

A. Härle, P. Wuisman

Orthopädische Klinik und Poliklinik, Universität Münster, Albert-Schweitzer-Str. 33, 4400 Münster, FRG

Aneurysmatische Knochenzysten und Riesenzelltumoren entstehen meist in der epimetaphysären Region langer Röhrenknochen und des Beckens und können in fortgeschrittenem Stadium das benachbarte Gelenk in Mitleidenschaft ziehen, entweder durch direkten Gelenkeinbruch oder durch Destabilisierung der den Gelenkknorpel tragenden Knochenstrukturen. Eine subtile Diagnostik zum Staging umfaßt daher neben konventionellem Röntgen, CT, Szintigramm und, wenn möglich, auch die Kernspintomographie (MR). Beide Läsionen können lokal ein sehr aggressives Wachstum aufweisen und sind dann im klinisch-radiologischen Erscheinungsbild manchmal nur schwer von malignen Knochentumoren abzugrenzen. Aneurysmatische Knochenzysten und Riesenzelltumoren sind auch durch eine hohe Rezidivquote bei intraläsionaler Exzision gekennzeichnet, andererseits ist eine radikalere Behandlungsart nicht selten mit dem Erhalt der Gelenkfunktion unvereinbar.

Gelenkresektionen mit konsekutiver Überbrückungsarthrodese, oder Endoprothesenversorgung sind insbesondere bei rezidivierenden Riesenzelltumoren in unmittelbarer Gelenknähe keine ungewöhnlichen Behandlungsverfahren. Ist bei beiden Läsionen die Histogenese gleichermaßen noch nicht völlig geklärt, so hat die hohe Rezidivrate ihre Ursache doch in dem Zurückbleiben von Tumormaterial nach den lokalen Ausräumungen. Da auf Grund des zytologisch benignen Charakters aus vitaler Sicht keine onkologische Radikalität gefordert werden, ist bei der Durchführung der Exzision der ausgeprägten lokalen Aggressivität und Rezidivneigung durch entsprechende Operationstechniken Rechnung zu tragen.

Operationstechnik

Zunächst ist eine äußerst sorgfältige Tumorausräumung gefordert, die auch der schon primär stark beeinträchtigten Knochenstabilität gerecht werden muß. Das Ausmaß der Kortikalisresektion zur

F. H. W. Heuck E. Keck (Hrsg.)
Fortschritte der Osteologie in Diagnostik und Therapie

Verbesserung der Zystenbeurteilung und -ausräumung kommt dabei in Zielkonflikt mit dem Erhalt der Gelenkintegrität und kortikalen Tragfunktion der Gelenkkörper. Der Einsatz des Ossoskops (6), eines optischen Instruments, das ohne größere Knochenresektionen eine gute Ausleuchtung und Einsicht in zystische Knochendestruktionen erlaubt, vermag bei der anliegenden Problematik eine bedeutsame Hilfestellung leisten, indem nun eine kontrollierte Ausräumung des Tumorgewebes möglich wird und gleichzeitig auch die Grenze zwischen subchondralem Knochen und Gelenkknorpel erkannt und berücksichtigt werden kann.

Die kondylären, den Gelenkknorpel tragenden Knochenpartien werden im spongiösen Abschnitt bis zum Gesunden ausgeräumt, wobei die Kortikalis und der Gelenkknorpel als Resektionsgrenzen gelten. Die Kortikalisfenestration wählen wir dabei so, daß Kortikalisperforationen mit reseziert und die stabileren Knochenabschnitte möglichst nicht geschwächt werden. Schon bei einer eventuellen Probeentnahme muß das spätere Operationsverfahren in die Überlegungen einbezogen werden.

Ist nach intensiver Spülung und Spiegelkontrolle von einer makroskopisch vollständigen Ausräumung auszugehen, füllen wir den Zystenhohlraum mit Knochenzement auf. Wir erwarten dabei von dem verwendeten Polymethylmethacrylat 2 Wirkungen. Durch die bei der Polymerisation frei werdende Hitze ist eine einige Millimeter weit reichende Thermokoagulation und damit physikalische Devitalisierung von eventuell zurück gebliebenem Tumorgewebe möglich. Außerdem kommt es durch die Zementauffüllung zu einer erheblichen Verfestigung der manchmal höchst instabilen Gelenkregion. Bei der Zementeinbringung ist aber auch schon seine Entfernung im Auge zu behalten. Durch die segmentierte Zementierung mit Formung von Palacospartikeln, die ihre Wiederentfernung erleichtern, kann eine sekundäre Infraktion der Gelenkkörper schon von vornherein vermieden werden. Je nach der vorhandenen Stabilität wird eine adäquate äußere Schienung durchgeführt. Wir warten dann 3 Monate ab und konnten in dieser Zeit mehrmals die Konsolidierung von vorbestehenden Frakturen beobachten. Kortikalisauflockerungen verfestigen sich in dieser Zeit meist und stellen ein erstes Indiz für die Kontrolle des lokalen Geschehens dar. Eine wichtige Bedeutung kommt in dieser Beobachtungszeit der Szintigraphie zu. Bei einer Ausheilung ist nach 3 Monaten nur noch eine minimale Technetiumspeicherung im früheren Zystenbereich festzustellen und dient als weiteres Kriterium für den Erfolg der lokalen Behandlung. Sind aber wegen vorbestehender Frakturen oder Kortikalisauflockerungen reparative Knochenumbauvorgänge wie Frakturkonsolidierung oder Sklerosierung der Kortikalis zu beobachten, so muß ein positives Szintigramm nicht ohne weiteres als Hinweis auf einen Mißerfolg gewertet werden.

Liegen nach 3 Monaten keine Hinweise auf ein Fortbestehen der Knochendestruktion hin und sind im Gegenteil Reparationsvorgänge zu beobachten, führen wir in einer Sitzung die Knochenzemententfernung und kortikale Rekonstruktion der den Gelenkknorpel tragenden Knochenabschnitte durch.

Fallbeschreibungen

Fall 1

Bei einem 16jährigen Mädchen bestanden seit Dezember 1986 rezidivierende Schmerzen in der rechten Ellenbogenregion, die von Januar 1987 auch bei geringfügigen Belastungen auftraten und mit einer zunehmenden Bewegungseinschränkung einhergingen. Nach anfänglichen lokalen Salbenbehandlungen wurde dann im Februar 1987 erstmals geröntgt und die Destruktion des distalen Humerus festgestellt. Wegen der röntgenologischen Verdachtsdiagnose eines Osteosarkoms erfolgte zunächst eine Probeentnahme, die die Diagnose einer aneurysmatischen Knochenzyste zeitigte. Im Mai 1987 erfolgte dann die optisch kontrollierte, intraläsionale Ausräumung: wie auf der präoperativen Aufnahme zu erkennen ist, war der distale Humeruskondylus weitgehend destruiert, die die Fossa olecrani begrenzende Corticalis aufgelöst und die mediale Corticalis perforiert und aufgelockert. Bei der ventralen Exposition war auch eine bis zum Gelenkknorpelrand reichende Corticalisauflösung auszumachen. Im Humeruskondylenbereich reichte die Läsion an mehreren Stellen bis an den Gelenkknorpel heran. Unter Kalklicht- und Spiegelkontrolle wurde nach makroskopischer Beurteilung das Zystengewebe vollständig ausgeräumt. Den großen Hohlraum füllten wir dann mit drei segmentierten Palacosmassen auf. Postoperativ erhielt das Mädchen eine dorsale Gipsschiene für 6 Wochen und durfte dann wieder frei bewegen. Im Verlauf von weiteren 6 Wochen besserte sich die präoperativ vorhandene Beugekontraktur von ursprünglich 35 Grad auf 5 Grad. Im September 1987 konnten wir dann bei deutlicher Normalisierung der randständigen Knochenstrukturen die Zemententfernung und corticale Rekonstruktion mit Beckenkammspänen durchführen, wobei die plattenartigen Knochenabdeckungen mit kleinen Spongiosachips untermauert wurden. Postoperativ wurde nach einer vierwöchigen Übungsbehandlung aus einer dorsalen Gipsschiene der Arm wieder freigegeben, wobei allerdings Belastungen vorerst vermieden werden sollten.

Fall 2

Bei einer 19jährigen Patientin traten im Februar 1987 zunehmende Schulterschmerzen rechts auf; da vor 4 Jahren rezidivierende Schultergelenkluxationen aufgetreten waren, wurde zunächst auf eine eingehendere Diagnostik verzichtet. Im April 1987 wurde dann die ausgedehnte zystische Destruktion des Humeruskopfes entdeckt; bei der Aufnahme in unsere Klinik war auch eine subkapitale Humerusfraktur auszumachen, Nach histologischer Diagnosebestätigung eines Riesenzelltumors führten wir dann Ende Mai 1987 die optisch kontrollierte Tumorausräumung durch. Dabei fand sich eine in Konsolidierung befindliche Humerusfraktur. Der Humeruskopf war fast vollständig mit Tumormassen ausgefüllt und in einem größeren Areal war auch die subchondrale Compacta aufgelöst. Die Ausdehnung in Richtung Diaphyse beschränkte sich auf die epimetaphysäre Übergangsregion. Postoperativ erfolgte eine Ruhigstellung im Gilchrist-Verband, wobei wir ab der 4. Woche Sägebewegungen zuließen. 6 Wochen postoperativ durfte die Patientin ohne Belastung frei bewegen. Bei der stationären Wiederaufnahme Anfang September 1987 war die Humerusfraktur knöchern konsolidiert und die Beweglichkeit im Schultergelenk frei. Szintigraphisch fand

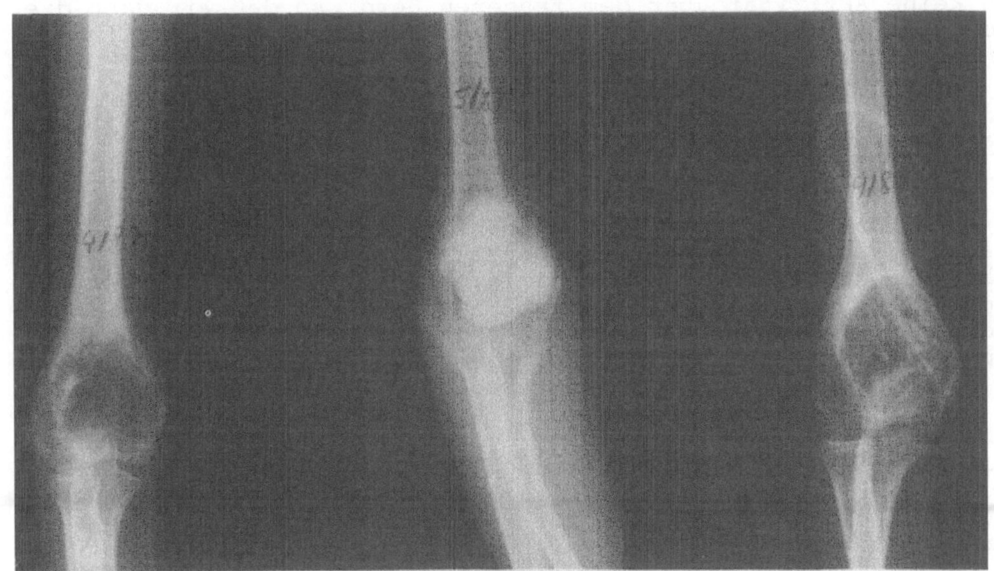

Abb. 1. Aneurysmatische Knochenzyste im distalen Humerus: 5/87 Ausräumung und temporäre Palacoseinlage, 9/87 Zemententfernung und kortikale Rekonstruktion

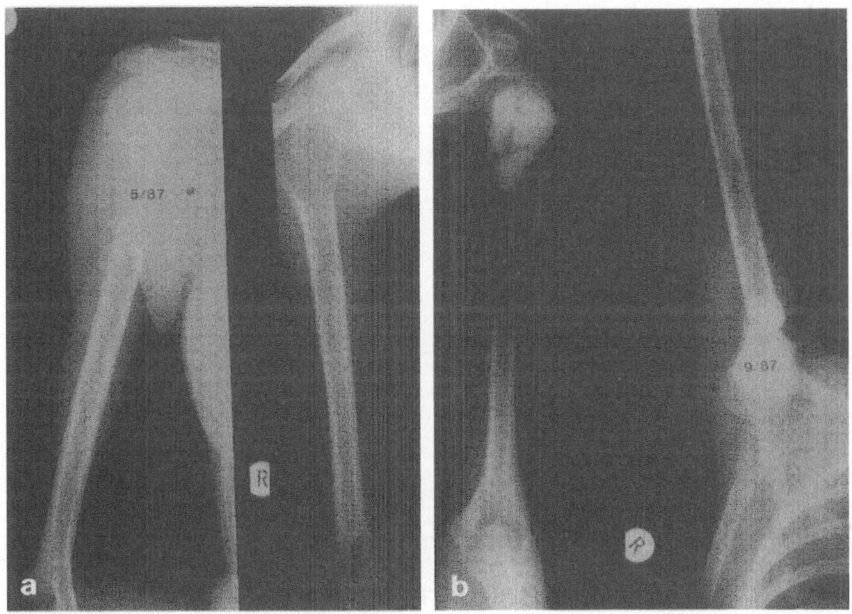

Abb. 2. (*a*) Riesenzelltumor des Humeruskopfes mit Spontanfraktur. (*b*) 3 Monate nach Tumorausräumung und temporärer Palacoseinlage; die Fraktur ist konsolidiert und die Schultergelenkbeweglichkeit frei

sich keine Aktivität über dem früheren Herd, so daß wir dann die Knochenzemententfernung und knöcherne Rekonstruktion durchführen konnten (Abb. 1).

Behandlungsergebnisse

Wir haben das in unserer Klinik in den letzten Jahren behandelte Kollektiv von Patienten mit Riesenzelltumoren (Abb. 2a) nachuntersucht und die Daten mit dem Medizinischen Datenverwaltungsprogramm MEDLOG analysiert. Aufgrund zweier unterschiedlicher Behandlungsverfahren haben wir dabei die *Gruppe A* mit sofortiger Spongiosaplastik bei der Ausräumungsoperation (52 Behandlungsfälle) einer zweiten *Gruppe B* mit temporärer Palacosimplantation (12 Behandlungsfälle) gegenübergestellt (Abb. 2b). Während Gruppe A innerhalb von 3 Jahren eine Rezidivquote von 30% aufwies und schließlich auf eine Gesamtrezidivrate von 45% kam, trat bis dato bei der Gruppe B kein röntgenologisch erkennbares Rezidiv auf, wobei die längste bisherige Nachbeobachtungszeit 11 Jahre beträgt. In Abb. 3 sind die Zeiträume für die Rezidivfreiheit

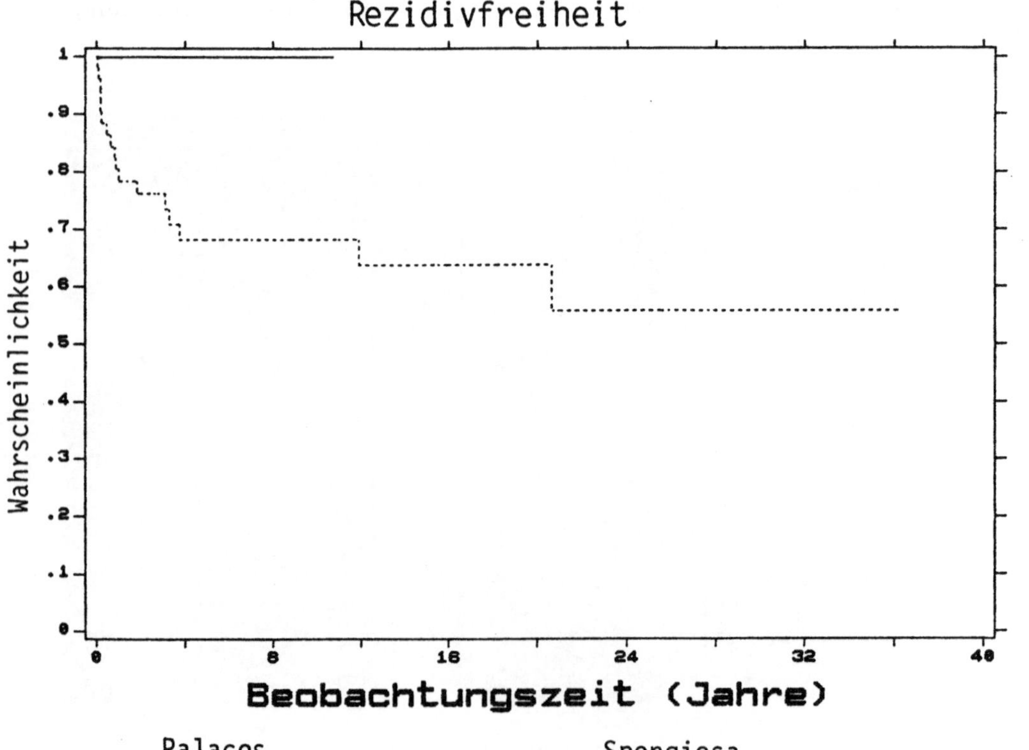

Abb. 3. Vergleich der Rezidivfreiheit mit dem Verfahren der Überlebenskurven; die Palacosgruppe schneidet signifikant besser ab (p = 0,039)

dargestellt. Vergleicht man die Kurven mit dem *Logrank-Test* nach Mantel-Hanszel (1, 8), so ergibt sich aus einem p-Wert von 0,039 der Hinweis auf einen statistisch signifikanten Unterschied zwischen beiden Gruppen. Außerdem ist zu berücksichtigen, daß bei den Patienten der Gruppe B keine Gelenkresektionen oder Amputationen durchgeführt wurden und wegen der funktionserhaltenden Operationstechnik ein zusätzliches Risiko im Sinne einer Rezidivbildung vorlag. Der für den Patienten resultierende Funktionsgewinn in Gruppe B ist zwar in Zahlen nicht leicht ausdrückbar, aber evident.

Literatur

1. Armitage P (1971): Statistical methods in medical research. John Wiley & Sons
2. Campanacci M, Caoanna R, Picci R (1986): Unicameral and aneurysmal bone cysts. Clin Orthop 204:24
3. Campanacci M, Baldini N, Boriani S, Sudanese A (1987): Giant cell tumor of bone. J Bone Jt Surg 69A:106
4. Charnley J (1970): Acrylic cementation in orthopedic surgery. Livingstone, London
5. Enneking WF (1986): A system of staging musculoskeletal neoplasms. Clin Orthop 204:9
6. Härle A (1985): Die optisch kontrollierte Markausräumung bei der Osteomyelitis-Behandlung. Z Orthop 123:388
7. Krishnan EC, Nelson C, Neff JR (1986): Thermodynamic considerations of acrylic cement implant at the site of giant cell tumors of bone. Med Phys 13:233
8. Friedman LM, Furberg CD, DeMets DL (1981): Fundamentals of Clinical Trials. John Wright/PSG Inc.
9. Persson BM, Wouters HW (1976): Curretage and acrylic cementation in surgery of giant cell tumors of bone. Clin Orthop 120:125
10. Present D, Bertoni F, Hudson T, Enneking WF (1986): The correlation between the radiological staging studies and histopathological findings in aggressive stage 3 giant cell tumor of bone. Cancer 57:237
11. Willert HG, Enderle A (1983): Temporary bone cement plug; an alternative treatment of large cystic lesions near the joint. In: Koty R (ed.): The proceedings: 2nd International Workshop on the design and application of tumor prostheses for bone and joint reconstruction. Vienna, Egermann Drukkereigesellschaft

Extremitätenerhaltende Resektionen bei malignen Neoplasien des Beckens – Indikation, Technik und Ergebnisse

M. Walz, K. P. Schmit-Neuerburg

Abteilung für Unfallchirurgie, Universitätsklinikum Essen, Hufelandstr. 55, 4300 Essen, FRG

Kurzfassung

Maligne Knochen- und Weichgewebstumoren der unteren Extremität sind etwa zu 30% an Beckenring und Hüftgelenk lokalisiert. Die chirurgische Therapie derartiger Neoplasien richtet sich einerseits nach Tumortyp und Differenzierungsgrad, andererseits nach der Tumorausdehnung. Für die Auswahl des jeweiligen Operationsverfahrens hat sich in der Praxis das Staging-System von Enneking bewährt. Danach sind Resektionen, lediglich bei lokal begrenzten niedrig- oder hochmalignen Tumorentitäten ohne Metastasen oder bei palliativem Behandlungskonzept indiziert, andernfalls muß amputiert werden.
Zwischen 1976 und 1987 haben wir von insgesamt 47 Patienten mit Neoplasien des Beckens 32 extremitätenerhaltend therapiert. Das Durchschnittsalter der Patienten lag bei 43 Jahren. Häufigste Tumorentitäten waren Chondrosarkom (13 Fälle) und Chordome (4 Fälle). Bei 23 Patienten bestand ein kuratives, bei 9 Patienten ein palliatives Behandlungskonzept. Als Operationsverfahren wurden bei Befall von Sacrum oder Iliosacralfuge die Verbundosteosynthese mit Knochenspaninterposition, bei Infiltration des Acetabulum der alloplastische Beckenteilersatz durchgeführt.

Nach einer durchschnittlichen Nachbeobachtungszeit von 36 Monaten leben 24 Patienten, davon 15 derzeit ohne Rezidiv. Das funktionelle Ergebnis ist bei 22 Patienten als "gut" und "sehr gut", bei 10 Patienten als "mäßig" oder "schlecht" einzustufen. Komplikationen traten in Form temporärer neurologischer Ausfälle oder Wundheilungsstörungen besonders bei dem alloplastischen Beckenteilersatz auf. Von 10 Lokalrezidiven gehörten lediglich 2 zu dem kurativ behandelten Patientenkollektiv.

Unsere Ergebnisse zeigen, daß bei strenger Indikationsstellung funktionserhaltende Resektionen von malignen Tumoren des Beckens zur lokalen Tumorkontrolle bei akzeptablem funktionellen Ergebnis führen.

F. H. W. Heuck E. Keck (Hrsg.)
Fortschritte der Osteologie in Diagnostik und Therapie

The Role of Rotationplasty in Local Treatment for Malignant Tumors of the Femur and Tibia

W. Winkelmann[1], G. Roggenland[1], H. Jürgens[2], U. Kischlat[2], K. W. Kniemeyer[3]

[1]Orthopädische Klinik und Poliklinik, Universität Düsseldorf, Moorenstr. 5, 4000 Düsseldorf 1, FRG
[2]Kinderklinik, Universität Düsseldorf, Moorenstr. 5, 4000 Düsseldorf 1, FRG
[3]Abteilung für Gefäßchirurgie und Nierentransplantation, Chirurgische Klinik, Universität Düsseldorf, Moorenstr. 5, 4000 Düsseldorf 1, FRG

Introduction

Limb saving operations in the treatment of malignant tumors of the femur or tibia are often not possible if at all effective. Local tumor resection has a high risk of local recurrence if there is an extensive intra- and extra-osseous tumor growth, especially if there is a tumor contact to the major blood vessels and nerves or if there are skip lesions. The same high risk of local recurrence is in patients with a pathological fracture haematome and contamination of the vascular system as does the biopsy when not done properly.

In patients who respond poorly to the preoperative chemotherapy, such risks have to be considered particularly.

Also of importance is the fact that most patients with primary malignant bone tumors are children and adolescents, whereby a resection arthrodesis or implantation of a custom made endoprosthesis, when possible, could be further complicated by nonunion of the transplanted bone, disturbances in growth or loosening of the implant.

For this reason the question arises if amputation is not the treatment of choice in local therapy with an optimal tumor radical resection and a well known speedy rehabilitation.

The considerable functional deficits arising from an amputation have led to the development of rotation plasty as an alternative surgical procedure.

Indication and Technique of Rotationplasty

In all types of rotationplasty the ankle and foot are used as a replacement for the knee joint.

F. H. W. Heuck E. Keck (Hrsg.)
Fortschritte der Osteologie in Diagnostik und Therapie

This technique is not new. It was first introduced by Borggreve (1) in 1927 for a patient with a shortened lower limb and a stiff knee following tuberculosis.

Salzer et al. (7) introduced in 1976 rotationplasty to tumor surgery in the treatment of malignant tumors of the distal femur. In our classification this type of rotationplasty is called type A I (Fig. 1). It is different from our modification-which we call type A II - for malignant tumors of the proximal part of the tibia (Fig. 1). In this technique an osteosynthesis of the distal femur and the distal part of the tibia is performed. Again the hip joint is anatomically and functionally normal but the motion of the ankle joint and foot will be done by the quadriceps and hamstring muscles.

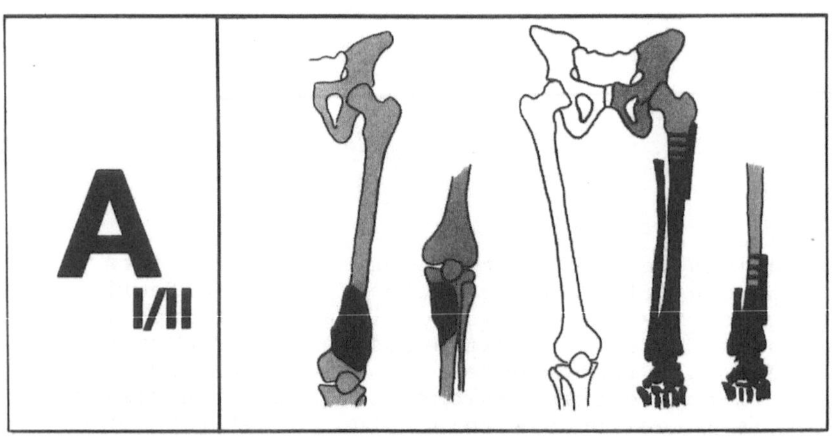

Fig. 1. For malignant tumors of the distal part of the femur (A_I) and malignant tumors of the proximal resp. proximo-medial part of the tibia (A_{II})

The treatment of choice for malignant tumors of the proximal part of the femur particularly in patients who are still growing is disarticulation of the hip or hemipelvectomy.

As a surgical alternative for these patients it was my idea to use the 180 degree rotated knee joint as a hinge hip joint and furthermore the ankle and foot functions as a knee joint (9, 10, 11).

Based on the experience of 19 patients operated on by myself, in the meantime 3 indications for a hip rotationplasty have emerged (type B I, B II, and B III), (Fig. 2).

Material

Since 1978 we have performed thirty-six rotationplasties, fourteen in the technique first described by Salzer et al. (7) for

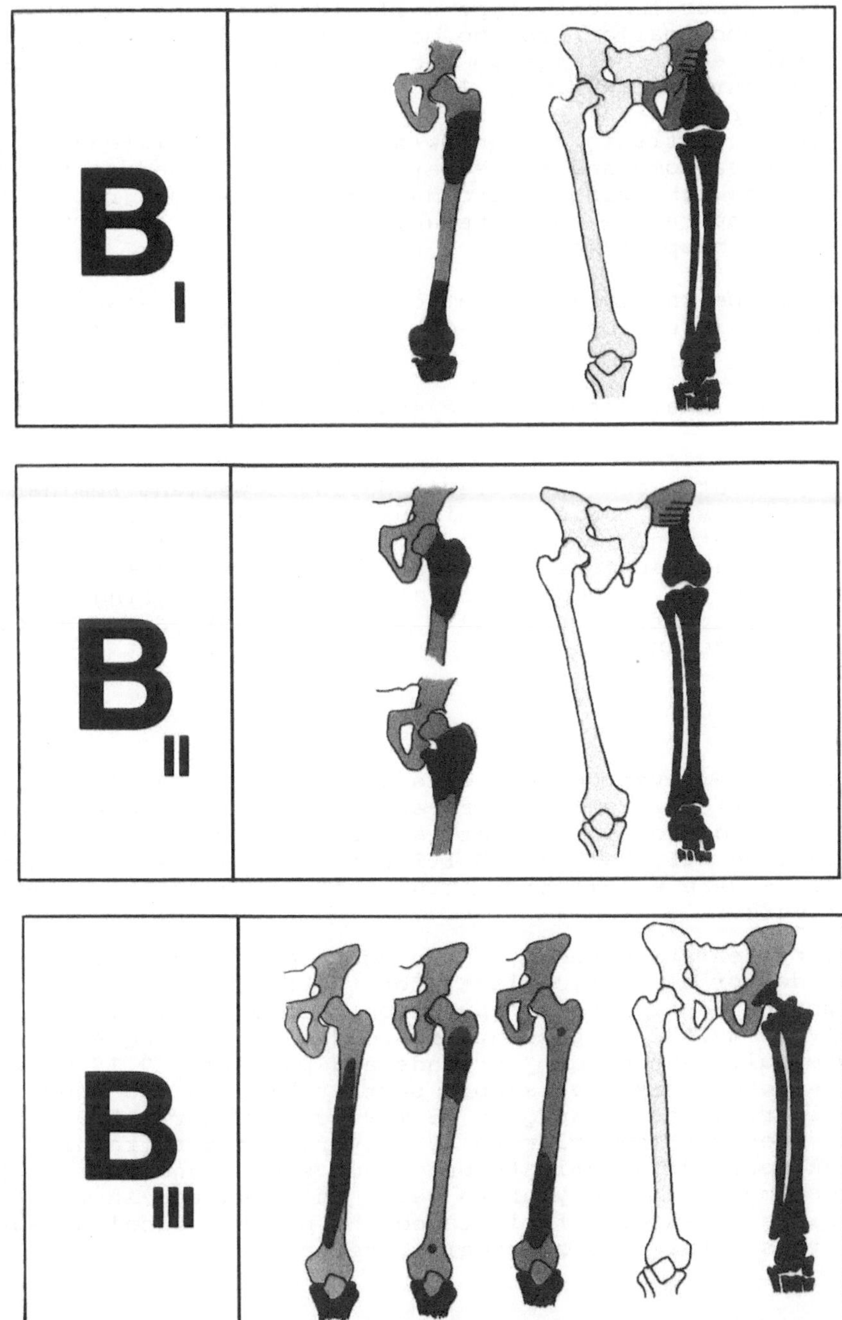

Fig. 2. (B_I) For malignant tumors of the proximal part of the femur without involvement of the hip joint. (B_{II}) For malignant tumors of the upper part of the proximal femur with involvement of the hip joint and surrounding soft tissue. (B_{III}) For malignant tumors which require complete resection of the femur

distal femur lesions (type A I), three for malignant tumors in the proximal or proximo-medial part of the tibia (type A II) and nineteen according to the technique first described by one of the authors (W.W., 9, 10, 11) for malignant lesions in the middle or proximal part of the femur (type B I, B II, and B III). Seventeen patients had an Ewing's sarcoma, sixteen patients had an osteosarcoma and three patients had a chondrosarcoma. All patients with Ewing's sarcoma and osteosarcoma received pre- and postoperative chemotherapy according to the COSS- or CESS-protocol respectively.

Out of the thirty-six rotationplasties twenty-two patients had vascular resection followed by end-to-end anastomosis during surgery.

The functional results were evaluated by the scheme of Enneking (3).

All patients were interviewed during a weekend seminar by our psychologists. Topics of discussion were prosthetic devices, rehabilitation, sport, job experience, reaction of parents, friends and partners. All participants of the seminar received a questionnaire on medical complications, schooling, job training, friends, sport, experience with physicians, age and acceptance of the procedure (6).

Results

Out of the seventeen patients with type A I/A II rotationplasty the functional results were excellent in ten, good in five, fair in one and poor in one patient. Out of the nineteen patients with type B I, B II and B III rotationplasties the functional results were excellent in nine, good in eight and fair in two patients.

All patients responded, under equal conditions, they would again decide for a rotationplasty for the obvious functional benefit compared to mid femur amputation, hip disarticulation or hemi-pelvectomy. 32/36 patients responded, following surgery they were fully accepted by friends and partners. 9/19 patients above seventeen years have stable partnerships. 4 had known their partners prior to surgery, 5 met post surgery. 5/9 patients who had been working prior to surgery required retraining and job transfer. 30/36 patients practiced sports and felt their activities improved from year to year. The progress in function and periods of success facilitated the psychological acceptance of this mutulating surgical procedure.

Complications

Three patients had superficial wound complications, one patient had a deep infection, one patient had a transitory peroneal palsy, and one patient developed a compartment syndrome. One patient with a type A II rotationplasty developed a severe vascular complication and had to be amputated.

Up until now there had been one local recurrence in all patients. One patient (with chondrosarcoma) developed a solitary pulmonary metastasis which was resected. Two patients died of their malignant disease.

Discussion

Rotationplasty is an alternative surgical procedure to amputation. The evaluation of the functional results therefore have to be compared with those patients. There is no question that the functional results in patients with rotationplasty are much more better than in amputated ones. All patients with a rotationplasty are happy to have retained a part of their leg, particularly their foot even when it is rotated. All patients reported an outstanding feeling thanks to their preserved foot, of standing with two feet on the ground, and of course the active mobility of the prosthesis itself which functions as a replaced knee joint or a replaced hip and knee joint is a great advantage. Due to the unrestricted participation in everyday life, this deformity is not noticeable even to those nearer to the patient. At the beginning the patients with a rotationplasty express a psychological barrier, for example meeting new freinds or taking part at a school excursion. Once these barriers are overcome - and this happened to all the patients - they feel accepted and fully integrated (6).

Only one of our patients developed a local recurrence. It was the first patient. In 1978 we did in the course of preoperative diagnostic measurements besides x-rays an arteriography and a bone scan only. We didn't see the skip lesion in the proximal femur in this patient, although it is seen in the bone scan. Today with the additional help of CT-scan and MRI we look carefully for skip lesions in that part of the femur which is to be retained in rotationplasty. If there is any doubt we do either an amputation or a rotationplasty type B III.

Our oncological results are comparable with those after amputation and are better than those after reconstructive surgery with endoprostheses (2, 4, 5, 8).

In our clinic we do an endoprosthetic device only in those patients with small (II-A) lesions in the femur or proximal tibia and only in growing-up patients.

In patients with II-B lesions rotationplasty should be always discussed when planning the local treatment of a malignant tumor of the femur or tibia.

References

1. Borggreve J (1930): Kniegelenkersatz durch das in der Beinlängsachse um 180 Grad gedrehte Fußgelenk. Arch Orthop Unfall Chir 28:175
2. Eckhardt JJ (1987): Limb Salvage versus Amputation for Nonosteogenic Sarcoma Malignant Bone Tumors. Int. Symp. Limb Salvage in Musculoskeletal Oncology, Kyoto

3. Enneking WF (1983): Musculoskeletal Tumor Surgery. Churchill Livingstone
4. Furuse K (1987): A cooperative study on limb salvage treatment for osteosarcoma. Int. Symp. Limb Salvage in Musculoskeletal Oncology, Kyoto
5. Gebhardt MC (1987): Long Term Survival of Limb Salvage and Amputation in Extremity Osteosarcoma. Int. Symp. Limb Salvage in Musculoskeletal Oncology, Kyoto
6. Kischlat I, Jürgens H, Winkelmann W, Suder J, Göbel U (1987): Psychosocial Assessment Following Rotationplasty in Children and Adolescents with Malignant Bone Tumors. 4th European Conference on Clinical Oncology and Cancer Nursing
7. Salzer M, Knahr K, Kotz R, Kristen H (1981): Treatment of Osteosarcoma of the Distal Femur by Rotation-Plasty. Arch Orthop Traumat Surg 99:131
8. Ueda T (1987): Surgical Management of Osteosarcoma in Extremities: Comparison of Survival between Limb Salvage and Amputation. Int. Symp. Limb Salvage and Musculoskeletal Oncology, Kyoto
9. Winkelmann W (1983): Die Umdrehplastik bei malignen proximalen Femurtumoren. Z Orthop 121:547
10. Winkelmann W (1986): Hip Rotationplasty for Malignant Tumors of the Proximal Part of the Femur. J Bone and Joint Surg 68-A:362
11. Winkelmann W (1986): Eine Modifikation der Hüft-Umdrehplastik bei malignen Femurtumoren des mittleren/distalen Drittels. Z Orthop 124:569

Die operative Behandlung von Tumoren des Beckengürtels

A. Härle[1], P. Wuisman[1], H. H. Matthiaß[1], R. Erlemann[2]

[1]Orthopädische Klinik und Poliklinik; [2]Institut für Klinische Radiologie, Universität Münster, Albert-Schweitzer-Str. 33, 4400 Münster, FRG

Im Vergleich zu anderen Tumorlokalisationen weisen die Tumoren des Beckenrings einige Besonderheiten hinsichtlich der Diagnose und Therapie auf, die in diesem Beitrag angesprochen werden sollen.

Ein Charakteristikum ist die relativ späte Diagnosestellung und dadurch bedingt die große Tumorausdehnung, wenn der Patient zur Behandlung kommt. Im Beckengürtel finden sich auch gehäuft Metastasen von anderen Sarkomen und Karzinomen, die von Primärtumoren anzugrenzen sind. Die Mortalität bei Tumoren dieser Lokalisation liegt deutlich über den Durchschnitt und die Funktionseinbuße nach operativer Therapie ist hier am schwerwiegendsten. Schließlich ist noch herauszustellen, daß auch die maligne Entartung primär benigner Tumoren unverhältnismäßig oft eintritt und besonders bei Exostosen und Knorpeldysplasien auffällig ist.
Am Beginn der Therapieplanung sollte ein Staging des vorliegenden Tumors stehen, wobei man sich am besten am System von Enneking orientiert. Die Diagnostik und Therapie von Skelett-Tumoren ist von Anfang an eine multidisziplinäre Teamarbeit. In der präoperativen Diagnostik sind normale Röntgenaufnahmen, CT und Szintigramme immer erforderlich; zukünftige Bewertungen müssen noch ausweisen, ob das nicht-invasive MR die Angiographie zu ersetzen vermag. Trotz aller neuen Bild-gebenden Verfahren ist eine PE zur histolog. Bewertung in der präoperativen Phase oft nicht zu umgehen. Der Hautschnitt dazu sollte möglichst in der Utilitarian Incision (1) gewählt werden, weil dann keine sich negativ auswirkenden Festlegungen für die definitive Operation resultieren.

Für die Beurteilung der Lokalisation und Ausdehnung empfiehlt sich die Einzeilung der Beckentumoren nach Enneking (Abb. 1), da so eine Basis für vergleichende Bewertungen geschaffen wird. Wenn auch die radikale Ablatio unbestreitbare Vorteile gegenüber den Resektionsverfahren hinsichtlich der Überlebenszahlen ausweist, ist auf Grund der schweren Funktionsbeeinträchtigung bei

F. H. W. Heuck E. Keck (Hrsg.)
Fortschritte der Osteologie in Diagnostik und Therapie

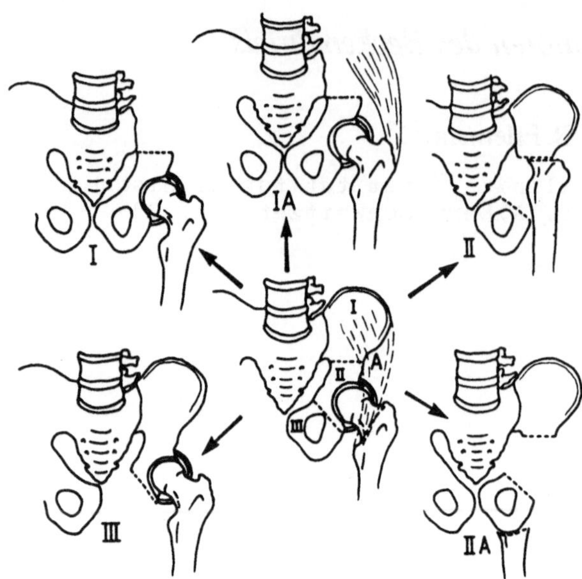

Abb. 1. Einteilung der Beckentumoren nach Enneking (3)

der Hemipelvektomie diese doch nicht als Routine-Eingriff anzusehen. Vielmehr muß das präoperative Staging zeigen, ob nicht doch ein Resektionsverfahren möglich ist.

Bei den Tumoren der Ileumschaufel ohne oder auch gelegentlich mit Weichteilkomponente ist eine Resektion im Sinne einer weiten Resektion und einer guten Restfunktion möglich. Je nach der Weichteilausdehnung sind die Ileopsoas- und Glutealmuskulatur mit zu resezieren, wie dies unter I bzw. I-A dargestellt ist. Bei benignen Tumoren kann gelegentlich das Ileum wie ein Buch geöffnet werden, so daß die Tabula ext. et interna erhalten werden können. Bei größeren benignen Tumoren ist eine marginale Exzision mit gleichzeitigem Wiederaufbau der Beckenform durch Knochentransplantation in Erwägung zu ziehen.

Bei malignen Tumoren des Ileums ist eine weite Resektion unabdingbar und erfordert meist eine Absetzung in der Ileosakralfuge oder im Sakrum selbst. Bei diesem 20-jährigen Mann mit einem Osteosarkom der dorsalen Ileumschaufel zeigte das CT ein Mitbetroffensein der Ileosakralfuge, so daß die Resektion medial der Foramina sacralia unter Erhalt der Nervenwurzeln erfolgte. Durch die Transplantation des freien, ventralen Ileumteils konnte der Beckenring rekonstruiert werden, so daß nach vier Monaten eine Teilbelastung ohne Orthesen möglich war (Abb. 2). Hinwichtlich der lokalen Radikalität sind derartige Eingriffe einer Hemipelvektomie oft ebenbürtig und bieten gleichzeitig einen größtmöglichen Funktionserhalt.

Ebenfalls oft mit einem Resektionsverfahren und guter Restfunktion sind Tumoren des Os publis und ischii anzugehen. Diese Lokalisation wird im Ennekingschema mit III klassifiziert. Bei einem 18-jährigen Mädchen lag ein Ewingsarkom des oberen

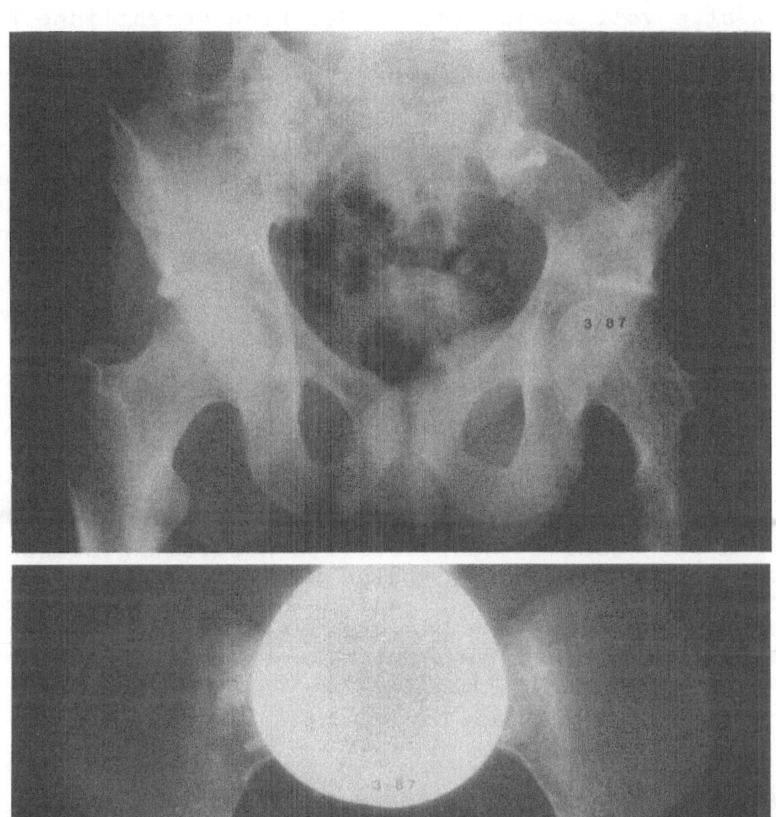

Abb. 2. Konsolidierte Beckenringrekonstruktion nach Ileumteilresektion bei Ewing-Sarkom

Abb. 3. Zustand nach transartikulärer Resektion eines Ewingsarkoms des oberen Schambeinastes; ungestörte Beinfunktion

Schambeinastes vor, das die Blasenwand von ventral verdrängte. Hier war die problematische Resektionszone; eine Ablatio hätte keine größere Sicherheit gebracht. Nach präoperativer, leider nicht gut ansprechender Chemotherapie führten wir eine Resektion des Tumors durch, wobei ein Teil des Acetabulums und der untere Schambeinast schräg durchtrennt wurden; die Resektion zur Blasenwand erfolgte intramural. Nach der histologischen Bewertung war eine weite Resektion möglich gewesen (Abb. 3). 6 Wochen nach dem Eingriff erlaubten wir die Vollbelastung, was von der

Patientin voll ausgenutzt wurde. Eine wesentliche Funktionsbeeinflussung resultierte nicht und der große Weichteildefekt der Bauchwand konnte durch Lyo-dura-Transplantation dauerhaft verschlossen werden.

Beim Typ II der Beckentumoren mit paraazetabulärer Lage ist eine Funktionseinbuße nicht zu umgehen, da eine Resektion des Hüftgelenks erforderlich ist. Je nach der Tumorausdehnung und den instrumentellen Voraussetzungen der Klinik kommen auch hier verschiedene Resektionsverfahren in Betracht, die von der ileo- bzw. ischio-femoralen Arthrodese oder bewußt angestrebten Pseudarthrose über die Resektionsarthroplastik bis zu großen Homotransplantationen reichen. Letzteres Verfahren wird wegen der erforderlichen Gewebebank-Organisation lediglich in den USA und auch dort nur in einigen wenigen Zentren häufiger ausgeführt. Bei diesen Tumoren, die oft in einem engen Kontakt mit N. femoralis und den Lumbalgefäßen liegen, ist aber nicht selten schon aus den Erfordernissen einer onkologischen Radikalität die Hemipelvektomie in Betracht zu ziehen. Aus funktionellen Überlegungen kann als Entscheidungsgrundlage für oder gegen eine Resektion dabei die in der Tabelle 1 dargestellte Auflistung dienen. Ist von den wichtigen Strukturen (lumbales Gefäß-Nervenbündel, periazetabulärer Knochen und N. ischiadicus) nur eine betroffen und zu resezieren, so kommt ein Resektionsverfahren in Betracht. Müssen zwei dieser Strukturen geopfert werden, ist eine Resektion einer Hemipelvektomie funktionsmäßig unterlegen und nicht mehr angezeigt.

Tabelle 1. Lokale Resektion - Hemipelvektomie

Entscheidende Strukturen:	
A	Iliakalgefäße N. femoralis
B	Periazetabulärer Knochen
C	N. ischiadicus

Wird nur eine dieser Strukturen reseziert, ist eine lokale Resektion angezeigt.

Bleibt nur eine intakt, ist eine Hemipelvektomie vorzuziehen.

Bei der Hemipelvektomie gerade der paraazetabulären Tumoren ist ein möglichst großer Erhalt der kranialen Ileumpartie und des Os pubis anzustreben, da dann die prothetische Versorgung erleichtert, das Stabilitätsgefühl des Patienten verbessert und die Gangfunktion deutlich positiv beeinflußt werden. Eine Zusammenarbeit und Konsultation mit der technischen Orthopädie ist hier schon in der präoperativen Planung angezeigt.

Resektive Verfahren erfordern eine besonders subtile Tumornachsorge und häufige Bewertungen im Rahmen einer gut organisierten Befunddokumentation, da nur so aus den gewonnenen Erfahrungen und der Ergebnisanalyse der zukünftig einzuschlagende Weg ausgelotet werden kann. Diese, das operative Vorgehen in erster Linie betreffende und bewertende Dokumentation kann naturgemäß nur fachintern in optimaler Weise erfolgen und umgesetzt werden. Ein dazu geeignetes klinsiches Dokumentationssystem stellt das MEDLOG-[1]Programm dar, das in den USA für die Befunddokumentation chronischer Erkrankungen und besonders in der Rheumatologie und Onkologie seit Jahren eingesetzt wird.

Bei den Tumoren der Wirbelsäule galt eine onkologisch radikale Resektion lange als ausgeschlossen; am unteren Ende des Achsenorgans bis zur Höhe von S 1 ist dieser Anforderung aber mit dem Verfahren nach Stener oft zu genügen. Wir wählen dazu ein zweizeitiges Vorgehen mit einem primären, pararektalen, retroperitonealen Zugang, der Unterbindung der Vasa iliaca interna und einer gezielten, kranialen Sacrum-Osteotomie im Sinne einer weiten Resektion. Wenn sich der Patient von diesem Eingriff erholt hat, erfolgt nach rund einer Woche und nochmaliger radiologischer Beurteilung der Osteotomielage die definitive Tumorexzision von dorsal mit einer entsprechenden Weichteilkomponente und Teilresektion der dorsalen Ileumabschnitte. Kann die Nervenwurzel S 1 erhalten werden, sind die Funktionsausfälle für die meisten Patienten in einem akzeptablen Rahmen.

Bei einer 22-jährigen Patientin mit einem multizentrischen Riesenzelltumor des Sacrums wurde die Resektion in dieser Weise durchgeführt. Beim zweiten Operationsschritt mußte dann, wie schon präoperativ zu erwarten war, eine erweiterte Ausräumung im spongiösen Abschnitt des 1. Sacralwirbels erfolgen, da der Tumor bis an die kraniale Begrenzung dieses Wirbels reichte. Dieser große Defekt in S 1 wurde mit Palacos aufgefüllt und der Hohlraum im Sacrum-Abschnitt mit Septopalketten, die in ein multipel perforiertes Lyo-dura-Säckchen eingenäht worden waren, aufgefüllt.

Auf diese intraläsionale Exzision und temporäre Palacos-Auffüllung bei benignen, aggressiv wachsenden Tumoren werden wir in einem späteren Beitrag noch weiter eingehen. Durch die temporäre Einlage von Septopal konnten wir bei bisher 5 ausgedehnten Sacrumresektionen immer eine Primärheilung erreichen, während Stener eine Wundinfektionsrate von rund 30% angibt. Da sich die Patientin nach Versorgung mit einem Beckengurt relativ stabil fühlte, ist die geplante Palacos-Entfernung und Beckenstabilisierung durch Knochentransplantation bisher noch nicht ausgeführt worden (Abb. 4).

Die Behandlung von Tumoren des Beckengürtels stellt besondere Anforderungen in Diagnostik und Therapie und kann in optimaler Weise nur in einem gut eingespielten, interdisziplinären Team

---

[1]Eingetragenes Warenzeichen, Fa. Parox, Münster.

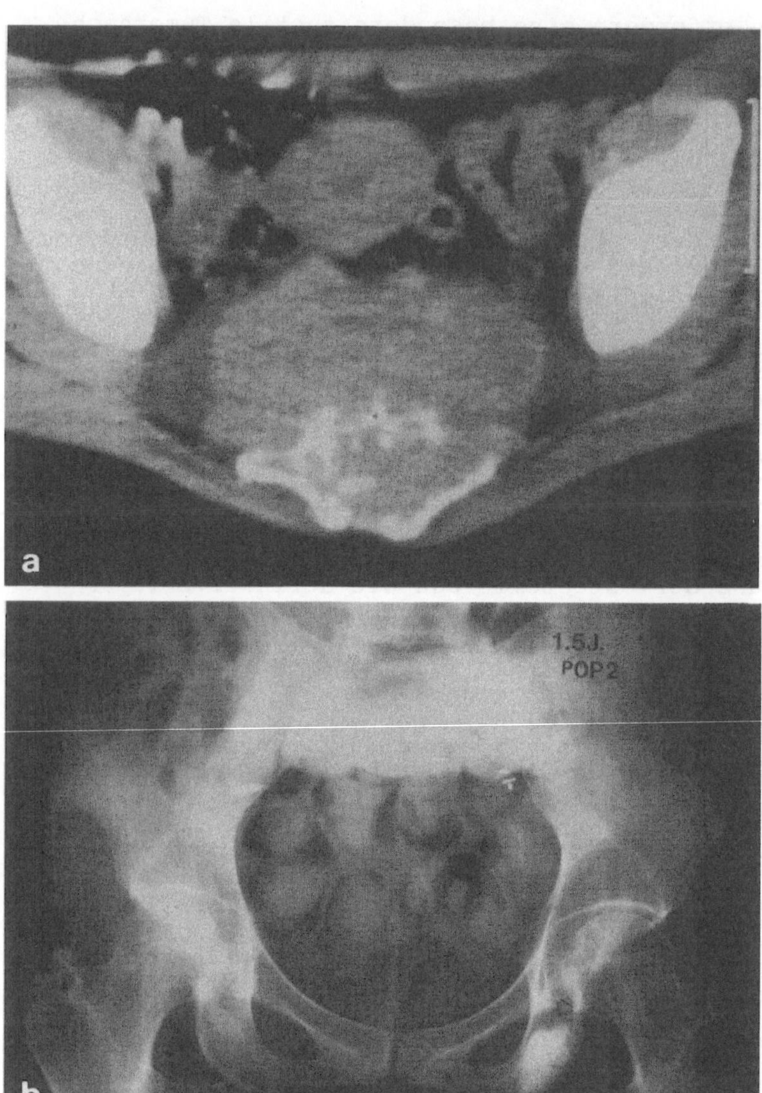

Abb. 4. (*a*) Riesenzelltumor des Sacrums; (*b*) Palacos-Einlage an die Grenzflächen nach hoher Sacrumextirpation

erfolgen. Resektion und Ablatio sind entsprechend der individuellen Verhältnisse auszuwählen und einzusetzen und erfordern eine gut organisierte Tumornachsorge und Befunddokumentation. Diese Operationen verlangen auch dem damit vertrauten Arzt oft alles ab und überfordern nicht selten den vor dieser Aufgabe stehenden Operateur. Im Interesse unserer Patienten sollten diese Resektionsverfahren daher auf Institutionen mit entsprechender instrumenteller und personeller Ausstattung konzentriert werden.

Literatur

1. Enneking, W.F., Dunham, W.K. (1978): Resection and reconstruction for primary neoplasms involving the innominate bone. J. Bone Jt. Surg. 60A: 731
2. Enneking, W.F., Spanier, S.S., Goodman, M.A. (1980): A system, for the surgical staging of musculoskeletal sarcoma. Clin. Orthop. 153:106
3. Enneking, W.F. (1983): Musculoskeletal tumor surgery. Churchill Livingstone, Edinburgh
4. Enneking, W.F. (1986): A system of staging musculoskeletal neoplasms. Clin. Orthop. 204:9
5. Gunterberg, B., Romanus, B., Stener, B. (1976): Pelvic strength after major amputation of the sacrom. Acta Orthop. Scand. 47:637
6. Johnson, J.T.H. (1978): Reconstruction of the pelvic ring following tumor resection. J. Bone Jt. Surg. 60A:747
7. Nielsen, H.K., Veth, R.P.H., Oldhoff, J., Scales, J.T., Schraffordt-Kops, J. (1985): Resection of peri-acetabular chondrosarcoma and reconstruction of the pelvis. J. Bone Jt. Surg. 67B:413
8. Steel, H.H. (1978): Partial or complete resection of the hemipelvis. J. Bone Jt. Surg. 60A:719
9. Stener, B., Gunterberg, B. (1978): High amputation of the sacrum for extirpation of tumors. Spine 3:351

Classification and Surgical Treatment of Pelvic Tumors

W. Winkelmann, K. P. Schulitz, G. Roggenland, R. Hepp

Orthopädische Klinik und Poliklinik, Universität Düsseldorf,
Moorenstr. 5, 4000 Düsseldorf 1, FRG

Excluding the sacrum we divide pelvic tumors into four main types, depending on their localization (Fig. 1).

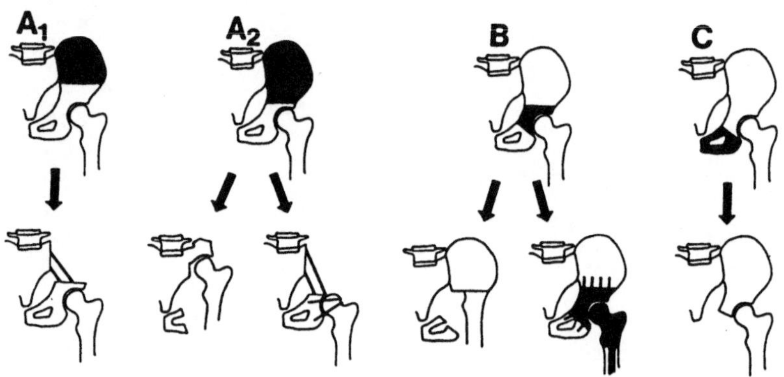

2x excell.					2x excell.
1x good	3x good	1x good	1x good	1x good	2x good
2x fair		1x fair	1x fair	1x fair	1x fair
		2x poor			

Fig. 1. The four main localizations of pelvic tumors, types of pelvic tumor resections and functional results

Tumors of the cranial part of the ilium are located far enough away from the hip joint to allow for preservation of the joint. For tumors of the ilium which have grown close to the hip joint, particularly in growing patients, we have developed a new surgical procedure, the so called hip-joint transposition (Fig. 2), (1).

F. H. W. Heuck E. Keck (Hrsg.)
Fortschritte der Osteologie in Diagnostik und Therapie

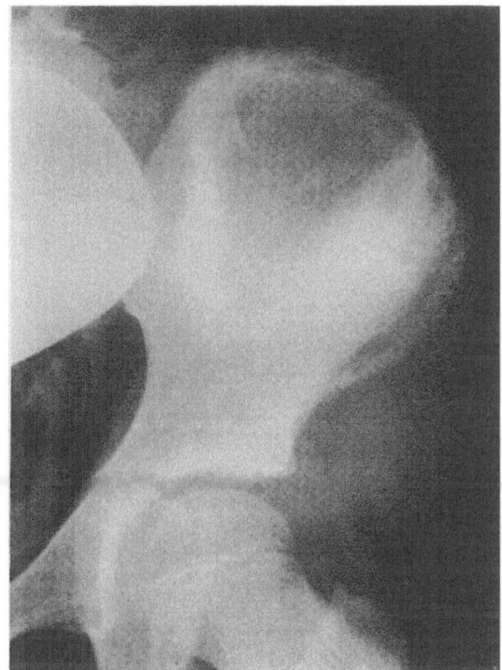

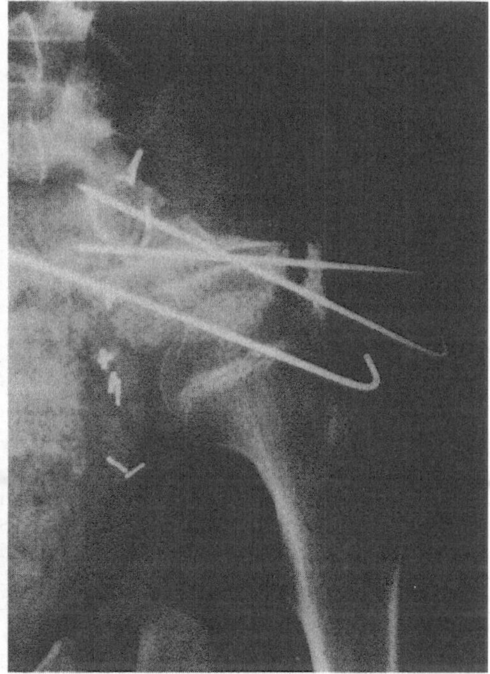

K.N., 9 years Ewing's sarcoma

Fig. 2. Hip joint transposition after complete excision of the ilium

The growth plate forms a barrier to tumor invasion. It is possible to remove the ilium at the triradiate cartilage, leaving more than two third of the acetabulum, which due to the failing support results in a hip joint which can not be stressed. Following osteotomy of the pubic bone and the ischium, the rest of the acetabulum is pulled over the femoral head, the limb is pushed up cranially and the acetabulum is fixed to the sacrum. In this way the extensive and deep defect following resection of the complete ilium is covered resulting in good cosmetic results, and of particular importance is the resulting practically unlimited movement and function of the joint. The only disadvantage is that the leg is four centimetre shorter.

Another alternative following complete resection of the ilium is the arthrodesis with the remaining part of the acetabulum. Following resection of a periacetabular tumor, either an iliac-femoral-fusion or the implantation of a custom made pelvic and proximal femur endoprosthesis can be carried out.

Last of all is the localization in the pubic bone and/or ischium. Here again it is almost always possible to preserve the hip joint.

Material

Taking into consideration the four localization types and a follow-up of at least two years, twenty-one patients were assessed. Eight patients had Ewing's sarcoma, five patients osteosarcomas, four patients a giant cell tumor, three patients a chondrosarcoma and one patient a fibrosarcoma.

Results

The results were dependent on the localization of the tumor and the type of surgical procedure.

From twenty-one patients, four had an excellent, nine a good, six a fair and two a poor result (Fig. 1). Best results were seen in patients in the localization group A 1 and C, where the hip joint was preserved. Good results were obtained in our patients in group A 2 with hip joint transposition. However, these are results from children and adolescents where a long follow-up period has not yet been observed. Should early wear and tear of the hip joint arise, then an endoprosthesis or arthrodesis of the hip joint can be carried out.

In group A 1 it is important to point out that the pelvic ring must be closed again. The remaining distal part of the pelvis and acetabulum are not always - as hoped - sufficiently supported at the sacrum, resulting in an increased luxation tendency of the hip joint (Fig. 3).

Therefore we stabilize the pelvic ring with two fibula grafts. Following resection of the ilium and arthrodesis of the hip joint a relatively good mobility is possible by rotation in the symphysis and tilting of the pelvis. Even standing on one leg is possible. The patients, however, developed a severe compensatory scoliosis which later will lead to problems. For this reason we tend to form a bony bridge to the sacrum in order to close the pelvic ring after that type of resection, too.

The poorest results were found in group A 2, where not only a stiffening of the hip joint occurred but also a neurological deficit followed the necessary resection of parts of the sacrum and nerve roots. Following resection of a periacetabular tumor and iliac-femoral-fusion, a stable leg arises. The spinal column remains perpendicular when the - in part severe - leg shortening is compensated.

Due to the high rate of primary and secondary complications using a custom made pelvic endoprosthesis, we are very cautious in its recommendation and have up until now used it only in patients with primary metastases.

Complications

Three patients developed local recurrences and died. Two of them (one with osteosarcoma, the other with fibrosarcoma) have had a

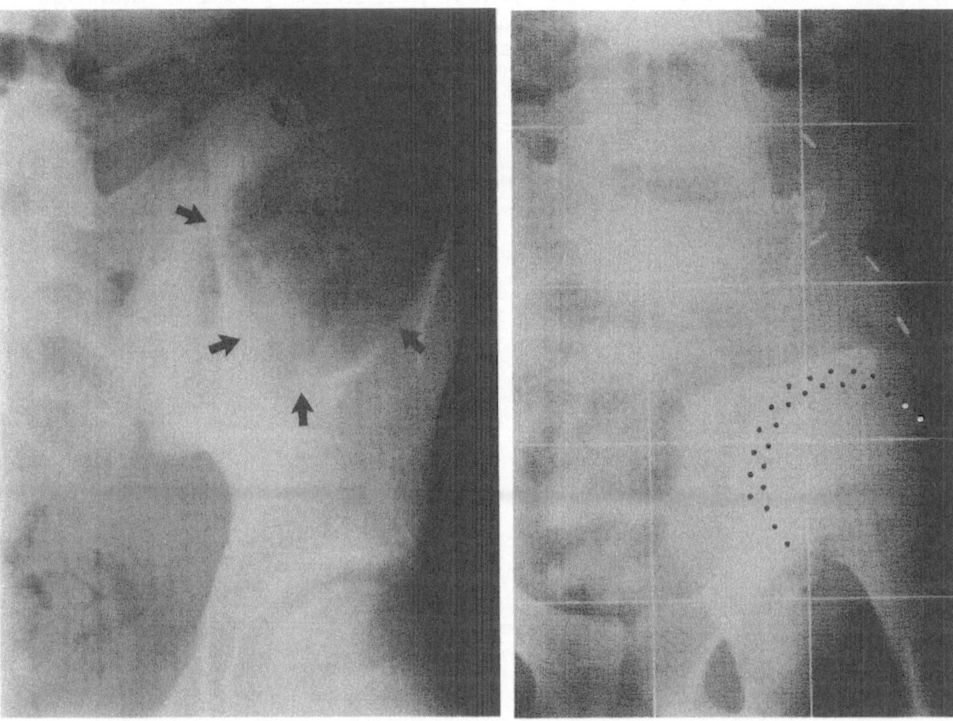

M.J., 13 years; Ewing's sarcoma

3 months post surgery

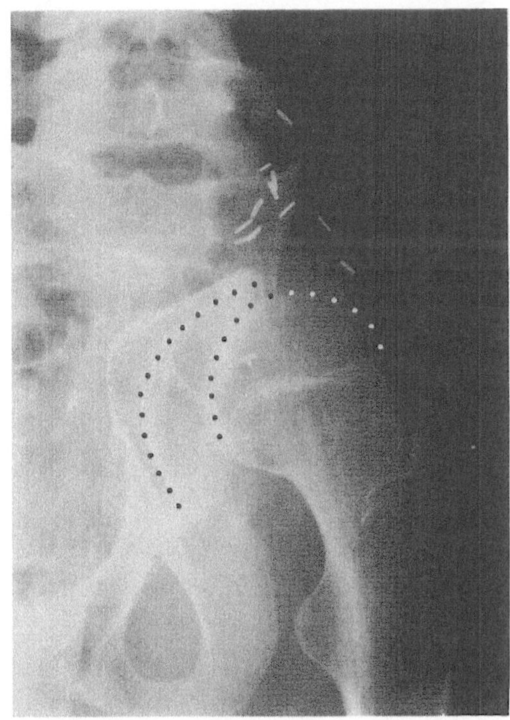

2 years post surgery

Fig. 3. Subluxation of the femoral head after resection of the ilium without stabilization of the pelvic ring

resection with tumor-free margins. The third patient had had an intralesional resection of a large Ewing's sarcoma and postoperatively radiotherapy with sixty Gray.

Reference

Winkelmann, W. (1987): Results of treatment after resection of large bone tumors of the pelvic girdle. Int. Symp. on Limb Salvage in Musculoskeletal Oncology. Kyoto

Mineral Metabolism in Patients with Bone Metastases Before and After Therapy with EHDP

H. Franck[1], H. von Lilienfeld-Toal[2], H. L. Krüskemper[1]

[1]Medizinische Klinik und Poliklinik, Universität Düsseldorf, Moorenstr. 5, 4000 Düsseldorf, FRG
[2]Franz-Grödelstr. 5, 6350 Bad Nauheim

Patients with bone metastases are well known to have a disturbed calcium metabolism especially, if they are hypercalcemic. Diphosphonates (especially ethane-1-hydroxy-1,1-diphosphonate = EHDP) have been shown to inhibit bone turnover by suppressing mineralisation (King 1971) and bone resorption (Lemkes et al. 1978). They have also been used in the treatment of hypercalcemia (Zweig 1980). Furthermore, EHDP is known to decrease the synthesis of 1,25-dihydroxyvitamin D_3(1,25(OH)2D3) in rats (Bonjour et al. 1975). In contrast to other diphosphonates as aminohydroxypropylidene (Sleeboom 1983), EHDP does not seem to lower serum calcium levels.

We studied the question, whether mineral metabolism is already disturbed in such patients before or without hypercalcemia. Furthermore, patients received EHDP (10 mg/kg bw daily) to examine its effect on bone metabolism during a period, when they did not receive any chemotherapy or radiation.

Patients and methods

During two years we only followed up 8 patients with bone metastases of various disease (myelome, lymphoma, mamma, gastric and bronchial carcinoma) as in most cases close sequence of chemotherapy or radiation were necessary to suppress tumor activity. The patients received orally 10 mg/kg bw daily in-between the meals during a period, when they did not receive any chemotherapy or radiation.

The control group (n = 45) had normal renal function and different diseases without clinical or laboratory evidence of disturbed calcium metabolism. Blood samples were drawn from the fasting patient.

F. H. W. Heuck E. Keck (Hrsg.)
Fortschritte der Osteologie in Diagnostik und Therapie

Serum calcium, phosphate, creatinine and alkaline phosphatase were measured by autoanalyser technology. Parathyroid hormone was determined by a commercial c-terminal assay (Fa. IRE, Belgien). Determinations of 1,25(OH)2D3 were performed essentially as described (Keck et al. 1981) with some modifications. Osteocalcin was measured by a commercial radioimmunoassay (Immunonuclear Corp. Stillwater, MN) with an antibody against bovine osteocalcin, crossreacting identically with human osteocalcin.

Results

In 5 out of 8 patients 1,25-dihydroxyvitamin D (1,25(OH)2D: 173 ± 81 pg/ml; normal: 52 ± 8 pg/ml) was significantly ($p < 0.05$) elevated (Fig. 1) and parathyroid hormone (PTH: 2.70 ± 0.25 mE/ml) was in the upper limit of the normal range (2.0–3.0 mE/ml; Fig. 2), whereas calcium and phosphate were normal. 25-hydroxyvitamin D (25 OH D) was also elevated in 4 patients

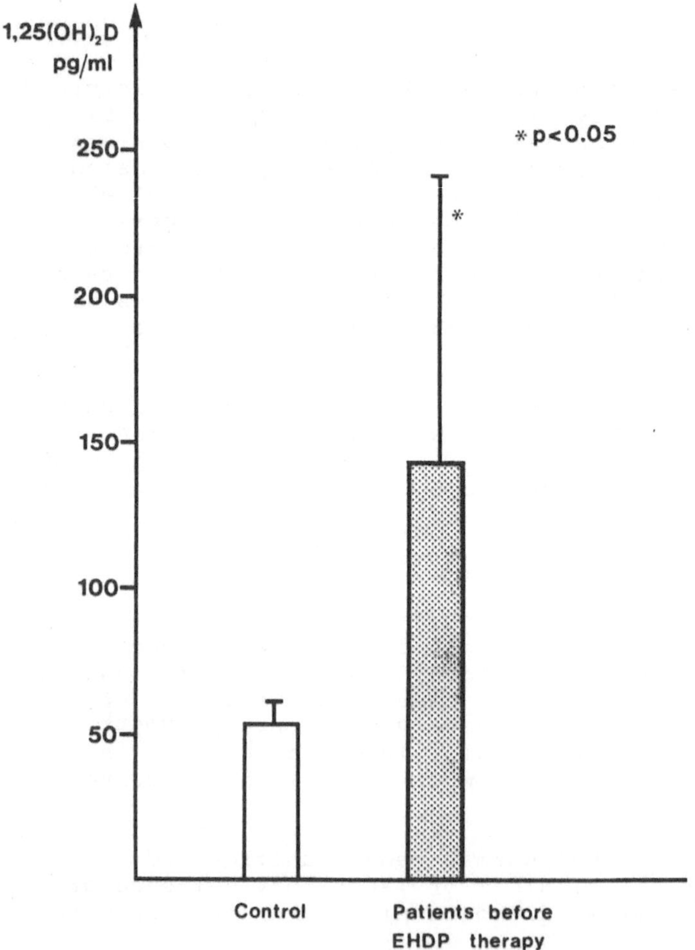

Fig. 1. 1,25-Dihydroxyvitamin D in patients with bone metastases before and after treatment with EHDP

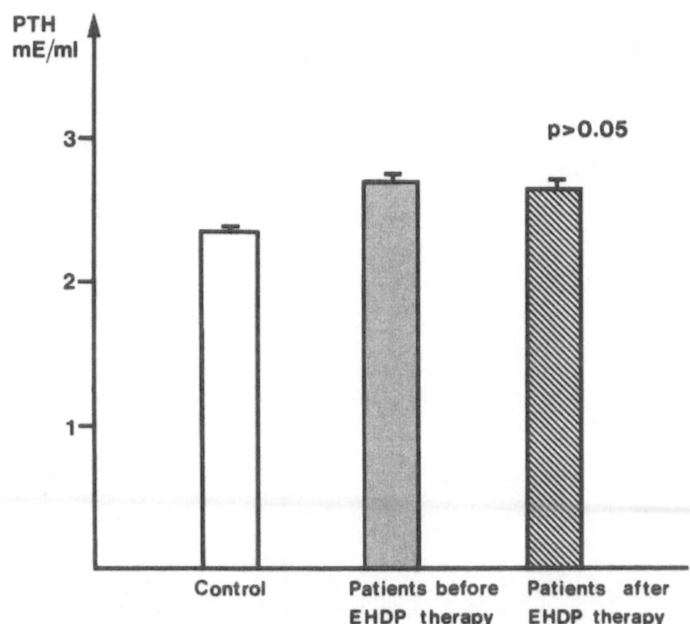

Fig. 2. Parathyroid hormone in patients with bone metastases before and after treatment with EHDP

(41.5 ± 14.0 ng/ml; normal: 20.1 ± 3.2 ng/ml; Fig. 3), 3 of them having concommitantly elevated 1,25(OH)2D levels.

Osteocalcin levels were significantly ($p < 0.05$) lower in women with bone metastases (1.1 ± 0.8 ng/ml; normal: 4.1 ± 1.7 ng/ml), but raised to the normal range (4.0 ± 4 ng/ml) after treatment with EHDP. Alkaline phosphatase levels were in the normal range before and after treatment.

After treatment with EHDP elevated 1,25(OH)2D3 and 25 OH D levels decreased significantly ($p < 0.05$) (96 ± 56 pg/ml and 17.8 ± 14 ng/ml, respectively). Parathyroid hormone remained unchanged (2.65 ± 0.32 mE/ml). Osteocalcin levels returned to the normal range in women and were not significantly different in men.

Discussion

Although we examined a heterogeneous group of patients with bone metastases most of them had elevated 25 OH D and 1,25(OH)D3 levels. Parathyroid hormone levels were at the upper limit of the normal. They have been described to be high in some patients with malignancy, especially, if they are hypercalcemic (Skrabanek et al. 1980; Frank et al. 1982). 1,25(OH)2D3 is known to be normal or decreased in patients with bone metastases or hypercalcemia of malignancy (Stewart et al. 1981) or even at the upper limit of the normal range (Scharla et al. 1987). EHDP lowered the 25 OH D and 1,25(OH)2D levels without changing serum calcium levels. This decrease of 1,25(OH)2D3 levels by EHDP has also

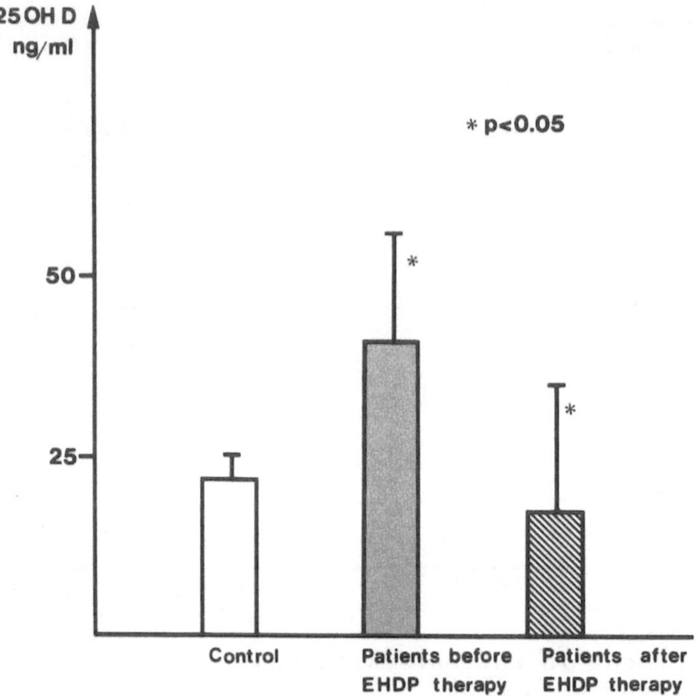

Fig. 3. 25-Hydroxyvitamin D in patients with bone metastases before and after treatment with EHDP

been reported by Bonjour et al. (1975) and Mallon et al. (1982). Although EHDP lowered calcium regulating hormones as 25 OH D and 1,25(OH)2D3, no significant change in calcium levels has been observed. EHDP can be applied to patients with bone metastases without danger of inducing hypocalcemia, in contrast to other diphosphonates, which are known to decrease serum calcium levels.

References

1. Bonjour JP, Trechsel U, Fleisch H, Schenk R, De LUca HF, Baxter LA (1975): Action of 1,25-dihydroxyvitamin D3 and a diphosphonate on calcium metabolism in rats. Am J Physiol 229:402-408
2. Franck H, Hartlapp JH, Lilienfeld-Toal Hv (1982): Increased set-point of parathyroid secretion induced by chronic hypercalcemia of non parathyroid reason. Eur Soc Clin Invest 69
3. Keck E, Krüskemper HL, v Lilienfeld-Toal H (1981): Protein binding assay for 25 hydroxy, 24,25 -dihydroxy and 1,25-dihydroxy metabolites of vitamin D in human plasma. J Clin Chem Clin Biochem 19:1043-1050
4. King WR, Francis MD, Michel WR (1971): Effect of disodium ethane-1-hydroxy-1,1-diphosphonate on bone formation. Clin Orthop 78:251-270
5. Lemkes H, Reitsma W, Frijlink W, Verlinden-Ooms H, Bijvoet LM: A new diphosphonate: dissociation between effects on cells and mineral in rats and a preliminary trial in Paget's disease. Adv exp Med Biol 103: 459-469

6. Mallon JP, Boris A, Bryce GF (1982): Effect of diphosphonate on bone mineralisation and serum levels of 1,25-dihydroxyvitamin d in rats. In: Vitamin D, Chemical, Biochemical and Clinical Endocrinology of Calcium Metabolism, De Gruyter Berlin, S. 252-253
7. Scharla S, Oswald C, Blind E, Vogel G, Satter, Ziegler R, Minne HW (1987): Increased serum concentration of 1,25(OH)2D3 in hypercalcemia of malignancy: clinical study and animal model (Walker carcinoma 256). Acta endocrinologica 114, suppl 283, 50
8. Skrabanek P, Mc Partlin J, Towell D (1980): Tumor hypercalcemia and ectopic hyperparathyroidism. Medicine 59:262
9. Sleeboom HP, Bijvoet OLM, van Oosterom AT, Gleed JH, O'Riodan JHL (1983): Comparison of intravenous 3 amino-1 hydroxypropylidene 1,1-bi-phosphonate and volume repletion in tumor induced hypercalcemia. Lancet 239
10. Stewart AF, Horst R, Deftos LJ, Broadus AE (1980): Biochemical and clinical classification of patients with malignancy-associated hyper-calcemia. New Engl. J. Med. 303:1377-1383
11. Zweig J (1980): Treatment of hypercalcemia with etodronate disodium. JAMA 244:431-438

III. Neues aus der Prothesenforschung

Endoprostheses of Human Joints - Possibilities and Limitations

E. Hipp, R. Gradinger, W. Plötz

Orthopädische Klinik und Poliklinik, Technische Universität München, Klinikum rechts der Isar, 8000 München 80, FRG

If we look back through medical history, we see that the wish and the need for joint replacement are hardly new. But it was not until 1890, that Pean produced an artificial shoulder-joint using a construction of metal and hard-rubber.

At almost the same time Gluck developed an ivory knee-joint prosthesis. The reason for its failure was the high rate of infection. This cost Gluck his job.

Further steps were slow to follow.
In 1939, Smith-Peterson demonstrated a metal femur head cup; in 1944 came Moore's self-locking femur prosthesis, and in 1946, Judet's plexiglas prosthesis.
All these prostheses were hemialloarthroplasties. The results were unsatisfactory: secure anchorage was impossible and the material was not biocompatible. In 1956, Mittelmeier demonstrated this histologically after an explantation of plexiglass prosthesis.

In 1960, Charnley found a way of using methylacrylate for primary stable implantation of a total artificial hip-joint prosthesis. This was the most important step in the development of the endoprosthesis at this time. It then seemed as if it would be possible to replace almost all human joints if necessary.
But experience showed that this was not so, in the interphylangeal joint of the big toe, the ankle joint, the finger joints, the wrist and the elbow. The results in shoulder-joint replacement were somewhat better. Joint replacement in the hip joint proved successful. In recent years knee-joint replacement has also been a success.

Setbacks and developments

Infections

The success of early joint replacements was jeopardized by a high rate of infection.

F. H. W. Heuck E. Keck (Hrsg.)
Fortschritte der Osteologie in Diagnostik und Therapie

There were not enough antiseptic provisions made in the operating theatres and no antibiotic measures were taken perioperatively.
We use a laminar air flow (Fig. 1); each member of the operating team is equipped with suction apparatus which sucks off expired air; an antibiotic prophylaxis is administered to high-risk patients. As a result of these measures the infection rate has been minimized (under 0.5%).

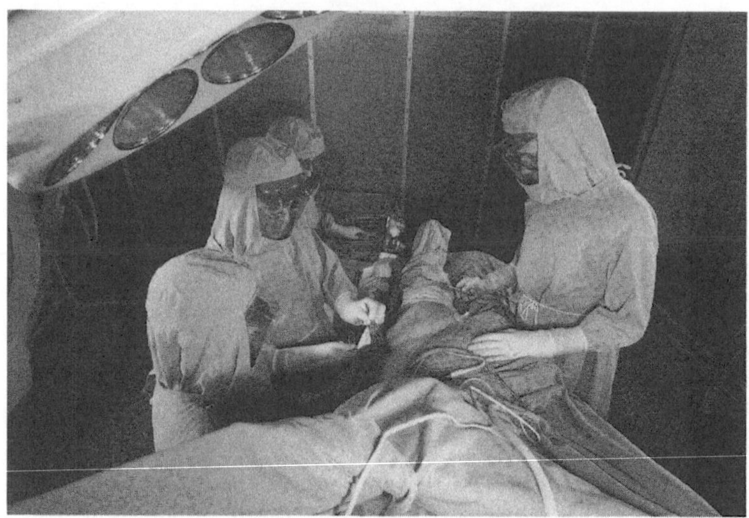

Fig. 1. Operating team in a laminar air flow operating theatre

Material
Originally, not enough attention was paid to biocompartibility of the implanted materials. The cellular reactions were enormous (teflon, polyester) and resulted in loosening through bone resorption.

Until now an entirely frictionless endoprosthesis has not been found, but the principle of low friction can be achieved by coupling polyaethylene with a metal alloy or ceramic with ceramic.
There is optimism over the development of titanium prostheses.

Biomechanics
Understanding of joint biomechanics has been growing. In the case of the knee-joint in particular, early failures were partially due to faulty biomechanical construction. The rigid axis of the first knee-joint prosthesis inflicted high stress on the axis itself and at the anchorage in the bone.
The results were early loosening or a broken axis. The way of minimizing these stress factors has been achieved by the use of semi-connected joints or surface only replacements.

Bone cement
The use of bone cement was a big step forward. Success was immediate and the results up to 10 years postoperatively were

satisfactory. But in a prosthetic system, bone cement is the weakest point. It was for this reason that more and more cementless prostheses were implanted during the 1970s (Fig. 2 a,b).

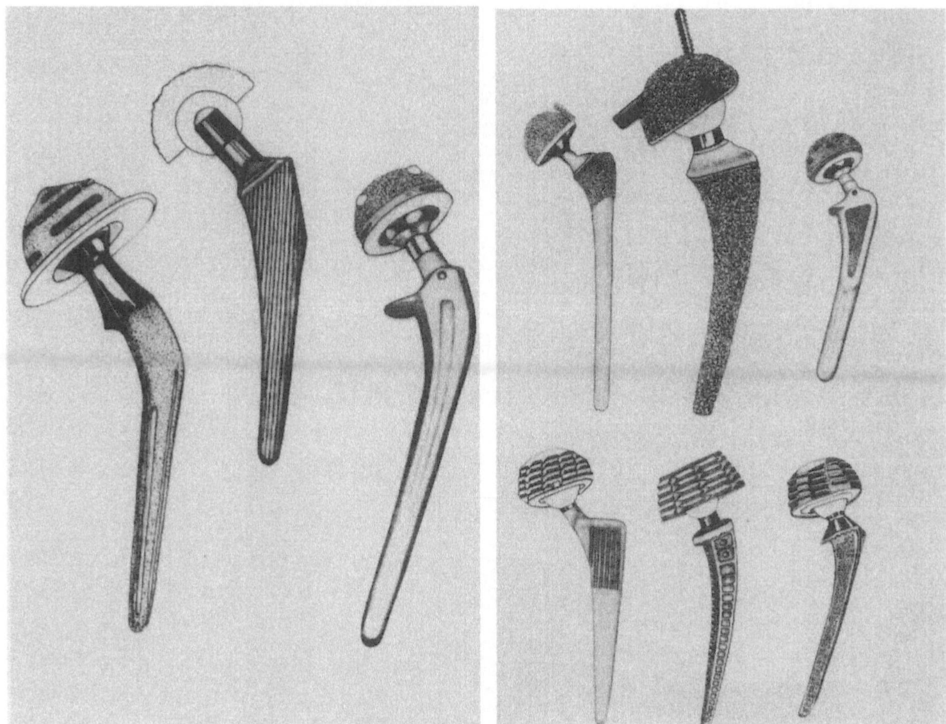

Fig. 2. (*a*) 3 different types of cemented endoprostheses - low friction by coupling polyaethylene in the acetabular components (with or without metal backing) with metal alloy or ceramic in femoral components. (*b*) 6 different types of cementless endoprostheses - acetabular components with spherical selflocking or with more or less conical screw-in acetabular cups

Surface replacement

The idea behind joint surface replacement was convincing: minimal bone resection, good possibility for retreat in the case of failure, anatomical joint design, intact intramedullary canal (Fig. 3 a,b).
We tried to use these principles in the ankle-, knee-, shoulder- and especially in the hip-joint. The failure rate was too high. These prostheses could not stand the biomechanical stress forces in the boundary layers. For this reason, we were forced to change the prosthesis. New constructions of these prostheses are clearly necessary and first results with the so called "metal-back-prosthesis" in the knee joint are promising.

Results show that the cemented total endoprosthesis loosens with time.

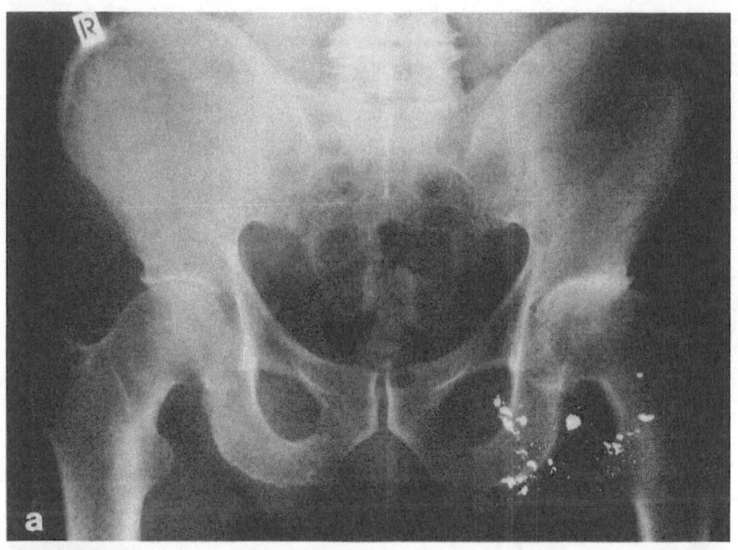

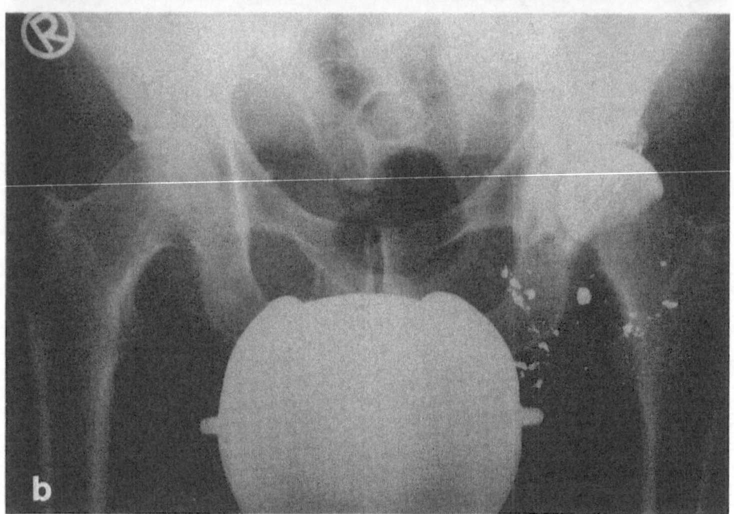

Fig. 3. (*a*) 56 year old man with arthrosis deformans of the left hip. Note: shell-splinter in the region of the left hip. (*b*) 9 years after joint surface replacement. No loosening, no infection, good function

In 1984, M.E. Müller presented statistics which show a loosening of 1% after 5 years, 9% after 10 years, 14% after 15 years. A multicentre study by Griss (1982) reported a loosening of 30% after 7 years.
The shattered bone cement produces extensive bone defects and makes a prosthesis change difficult. For these reasons the implantation of cementless prostheses seemed preferable - especially for patients under 60.

Cementless prostheses

In 1974. Mittelmeier's ceramic with ceramic low friction system was the first step in the development of the cementless endoprosthesis in Germany. Since then there have been a great number of implantable cementless hip- and knee-prostheses. The problems remain the same:

- design,
- material and
- anchorage.

We conducted experimental studies with a hip-joint prosthesis of anatomical design and with a spongy metal surface. We were able to show that this special structure allows a bony ingrowth (Fig. 4). The clinical results were satisfactory although it takes between 3 and 6 months for this bony ingrowth to develop. In a prospective study we were able to show that 12 weeks postoperatively, only 25% of the patients with full weight bearing were pain free. The average postoperative period of pain was 3,5 months. Some of the patients experienced pain for 1 1/2 years. Obviously the period of pain was shorter in younger patients than in older ones (over 60 years). This shows that the biology of the bone and its capacity for reaction are very important for the integration of cementless prostheses. The implantation technique is of great importance, too.

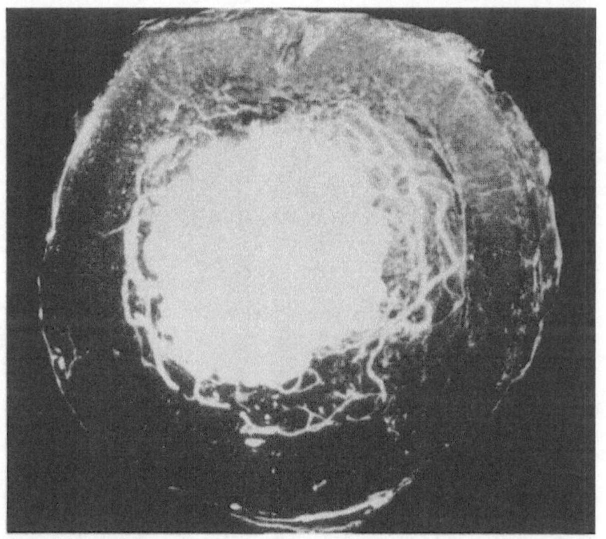

Fig. 4. Cross section of a femur with microangiography 6 months after implantation of a spongy metal prosthesis. Note: bony ingrowth and excellent vascularisation

It appears that for the spongy metal prosthesis a press fit should be aimed for. An anatomical design is necessary and in order to attain this, in future, each prosthesis should be individually produced.

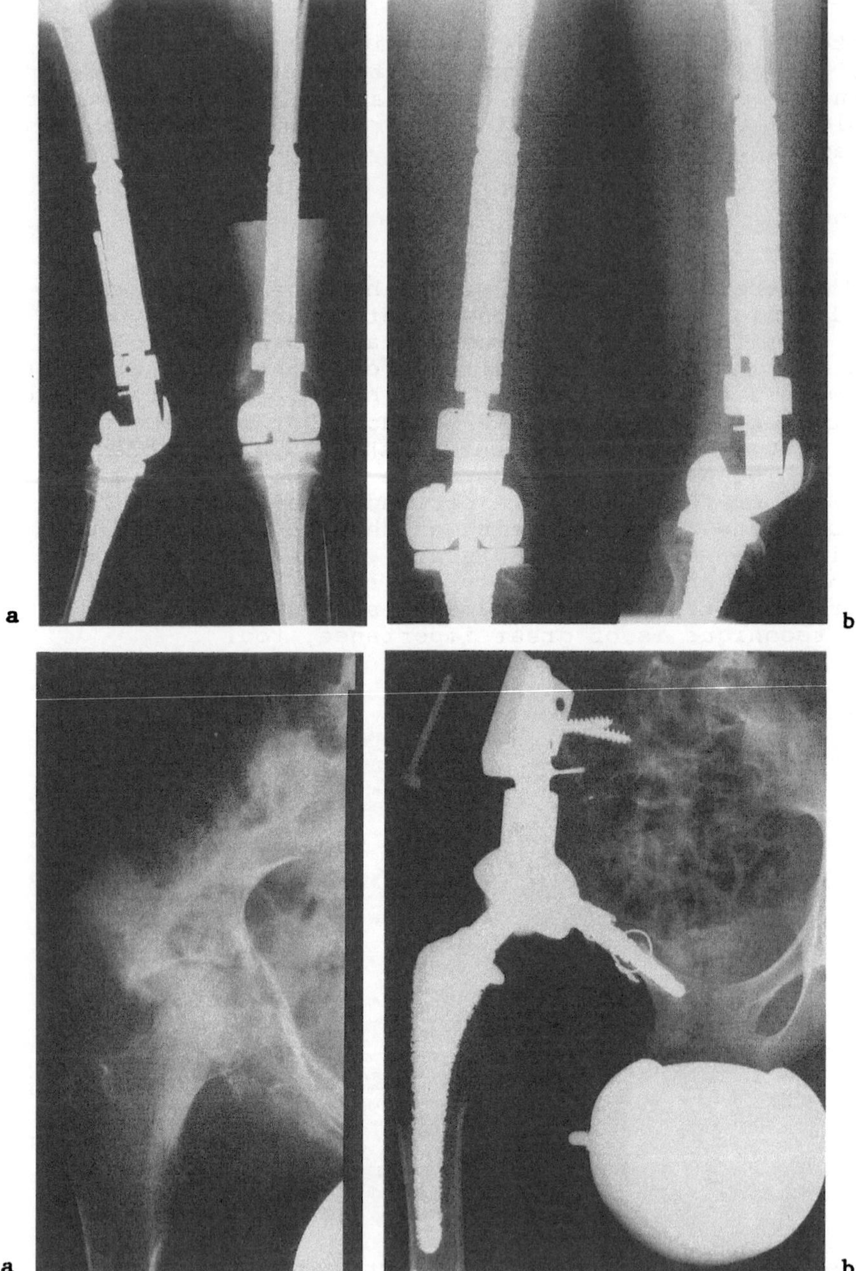

Fig. 5 above. (*a*) Custom-made knee joint prosthesis in the case of an osteosarcoma. 25 cm resection of the distal femur. (*b*) 2 cm lengthening of this prosthesis 1 1/2 years later

Fig. 6 below. (*a*) Ewing sarcoma of the right pelvis. (*b*) Cementless pelvic prosthesis after internal hemipelvectomy

That is what we have done in the case of bone tumors or revision arthroplasty. Results have been encouraging, especially in the region of the knee joint. After 14 resections of between 9 and 30 cm, 3 years postoperatively, we had 8 excellent results, 3 good and 3 fair according to Enneking's evaluation system.

In the meantime, we have developed a special system for lengthening endoprostheses in children (Fig. 5 a,b). For tumors of the pelvis, we have developed a custom-made adaptable prosthesis which facilitates the operation, because we can adapt the prosthesis to the pathological situation in situ (Fig. 6 a,b).

Summary

There has been a long period of experience in the development of endoprosthetics. After the first pioneering steps using bone cement - with excellent results - came the failures.
An alternative was the joint-surface replacement, which was unsuccessful.
Anatomically adapted cementless prostheses could be the answer for the future. The individual design of endoprostheses for large bone defects in the knee and hip-joint or the pelvis shows good early results.

References

Charnley J (1979): Low-friction arthroplasty of the hip. Theory and practice. Springer, Berlin Heidelberg New York

Charnley J (1965): A biomechanical analysis for the use of cement to anchor the femoral head prosthesis. J Bone Joint Surg 47 B:354

Enneking WF (1987): A system for the functional evaluation of the surgical management of musculoskeletal tumors. In: Enneking WF (ed) Limb salvage in musculoskeletal oncology. Churchill Livingstone

Gluck Th (1890): Die Invaginationsmethode der Osteo- und Arthroplastik. Wien klin Wschr 33:732

Griss P, Hackenbroch MH, Jäger M, Preussner B (1982): Therapie-Ergebnisse der Totalendoprothetik am Hüftgelenk. In: Griss P, Hackenbroch MH, Jäger M, Preussner B, Schäfer T, Seebauer R, van Eimeren W, Winkler W (eds) Findings on total hip replacement for ten years. Aktuelle Probleme in Chirurgie und Orthopädie, Bd 21. Huber Verlag, Bern

Henßge E, Grundei H, Etspuler R, Köller W, Fink K (1985): Die anatomische angepaßte Endoprothese des proximalen Femurendes. Z Orthop 123:821

Hipp E, Biehl Th, Gradinger R (1985): Diagnostik und Therapie der primären malignen Knochentumoren. Demeter Verlag, Gräfelfing

Judet J, Judet R (1950): The use of an artificial femoral head for arthroplasty of the hip joint. J Bone Joint Surg 32 B:166

Mittelmeier H, Singer L (1956): Anatomische und histopathologische Untersuchungen von Arthroplastikgelenken mit Plexiglasprothesen. Arch Orthop Unfall Chir 48:619

Mittelmeier H (1974): Zementlose Verankerung von Endoprothesen nach dem Tragrippenprinzip. Z Orthop 112:27

Mittelmeier H (1983): Keramikhüftgelenksendoprothesen mit zementfreier Verankerung. In: Die zementlose Fixation von Hüftendoprothesen. Morscher E (Ed) Springer Verlag, Berlin

Moore AT (1952): A metal hip joint, a new selflocking vitallium prosthesis. South Med J 45:1015
Müller ME (1985): Does the perfect total hip prosthesis actually exist? Future perspectives. Acta Orthop Belg 51:436
Smith-Petersen MN (1939): Arthroplasty of the Hip. A new method. J Bone Joint Surg 21:269
Pean JE (1894): Des moyens prosthetic destines a obtenir la reparation de parties osseuses. Graz Hop Paris 67 - Nachdruck in Clin Orthop 94
Wagner H (1979): Die Schalenprothese des Hüftgelenkes. Orthopäde 8:276

Moderne radiologische Untersuchungsmethoden vor operativen Eingriffen am Gelenk (Computertomographie, Kernspintomographie)

J. Freyschmidt

Radiologische Klinik, ZKH, St.-Jürgen-Straße, 2800 Bremen, FRG

Moderne bildgebende Verfahren ermöglichen heute eine verhältnismäßig präzise und den anatomischen Verhältnissen gerecht werdende präoperative Diagnostik. Der Erfolg eines operativen Eingriffes an einem kranken Gelenk ist erfahrungsgemäß von der Präzision der Operationsplanung abhängig. Zur Operationsplanung gehört die Verschaffung eines guten Überblickes über die anatomische und patho-anatomische Situation am zu behandelnden Gelenk.

Im Folgenden wird der Wert einiger computertomographischer resp. kernspintomographischer Untersuchungstechniken, die dem Chirurgen oder Orthopäden wertvolle Hilfestellung geben können, besprochen:

Hochauflösende Computertomographie

Mit dieser in der Praxis leider viel zu selten eingesetzten Untersuchungstechnik ist es möglich, feinste Zerstörungen oder reaktive Sklerosierungen der Spongiosaarchitektur und an der Kompakta bildlich darzustellen. Wird z.B. die Implantation einer Totalendoprothese am Hüftgelenk bei einer tumorösen Zerstörung geplant, dann ist die präoperative Feststellung der Ausdehnung der tumorösen Veränderungen von praktischer prognostischer Bedeutung. Bei Patienten mit einem metastasierenden Tumorleiden und einer geplanten Totalendoprothese in einem durch eine Metastase zerstörten Hüftgelenk ist es wichtig zu wissen, ob hinter anderen szintigraphischen Auffälligkeiten, z.B. an der Wirbelsäule, degenerative oder sonstige pathologische Prozesse stecken, weil davon generell die Indikation wie auch die weitere Therapie abhängen. Die hochauflösende Computertomographie kann dazu einen wertvollen Beitrag leisten, wie wir im eigenen Krankengut geststellen konnten. Bei 62 überwiegend monolokulären Aktivitätsanreicherungen im Skelettszintigramm von Patienten mit Mamma-, Prostata- und Bronchialkarzinom haben wir mit der hochauflösenden Computertomographie das pathologisch-anatomische

F. H. W. Heuck E. Keck (Hrsg.)
Fortschritte der Osteologie in Diagnostik und Therapie

Substrat (Spongiolyse, umschriebene Kompaktadestruktion, amorphe Spongiosklerose) mit der hochauflösenden Computertomographie dargestellt, während konventionelles Röntgen und konventionelle Tomographie mit mehrdimensionaler Verwischungsform keine Befundzuordnung erlaubten. Interessanterweise fanden sich dabei 8-von uns durch transkutane CT-gesteuerte Biopsie-gesicherte Läsionen, bei denen es sich nicht um Metastasen sondern z.B. um entzündliche, granulomatöse oder sonstige Prozesse handelte. Nicht jede - vor allem monolokuläre! - Aktivitätsanreicherung im Skelettszintigramm bei Tumorpatienten bedeutet also eine Metastase! Die Auflösung liegt bezüglich der Größe pathologischer Spongiosa- und Kompaktabefunde bei 1 bis 2 mm. Die Untersuchung erfolgte mit einem Somatom DR 3 von der Firma Siemens.

Auch bei traumatisierten Gelenken kann die hochauflösende Computertomographie von Nutzen sein. Feine, nur wenige Millimeter messende intraartikuläre Knochenfragmente entgehen der konventionellen Diagnostik, können aber für die Indikation und Prognose eines operativen Eingriffes an einem traumatisierten Gelenk von Bedeutung sein.

Dreidimensionale Computertomographie

Die durch ein spezielles Rechenprogramm ermöglichte mehrdimensionale Darstellung der Anatomie und pathologischer Veränderungen von Skelettstrukturen kann vor allem orthopädischen Chirurgen von praktischem Nutzen sein. Die Erfahrung lehrt, daß Nichtradiologen manchmal erhebliche Schwierigkeiten haben, axiale computertomographische Schnitte, z.B. des Hüftgelenkes, in eine räumliche Befundvorstellung umzusetzen. Voraussetzung für einen erfolgreichen computergesteuerten mehrdimensionalen Bildaufbau ist allerdings eine Untersuchung der interessierenden Gelenkregion mit dünnen Schnitten (2 mm) in lückenloser Schnittfolge, was verhältnismäßig zeitaufwendig ist. Die mehrdimensionale Bildrekonstruktion erfolgt in der Regel patientenunabhängig im nachhinein, wobei - am Beispiel des Skeletts grob beschrieben - Absorptionswerte des Weichgewebs- und Fettgewebsbereiches rechnerisch eliminiert, und die Absorptionswerte des Skeletts (ab ca. 170 Hounsfield-Einheiten) in dem Sinne verarbeitet werden, daß dem Betrachter nahe Strukturen hellere und dem Betrachter ferne Strukturen dunklere Grauwerte bekommen. Dadurch wird der räumliche Eindruck von den dargestellten anatomischen Strukturen vermittelt.

Bisherige Untersuchungen konnten den praktischen Nutzen einer dreidimensionalen bildlichen computertomographischen Darstellung, vor allem an traumatisierten Hüftgelenken und bei Hüftgelenksmißbildungen sowie am Kiefergelenk aufzeigen.

Wir selbst konnten den Nutzen der Methode nicht nur am Hüftgelenk sondern auch am Schultergelenk im Rahmen der Traumatologie und an den Kopfgelenken einschließlich Schädelbasis bei traumatologischen und rheumatoiden Veränderungen nachweisen. Das Zahlenmaterial reicht z.Zt. für eine Erfolgsbewertung noch nicht aus.

Quantitative Computertomographie

Die Methode dient zur Bestimmung des Kalksalzgehaltes an der Wirbelsäule und wurde hinsichtlich ihrer Genauigkeit und ihres praktischen Nutzens zuerst von der Arbeitsgruppe um Genant in San Francisco eingehend untersucht. Im Rahmen der präoperativen Diagnostik von Gelenken kommt ihr praktische Bedeutung bei der Versorgung von osteoporotischen Schenkelhalsfrakturen mit Osteosynthesen oder Totalendoprothesen zu, denn es genügt im allgemeinen nicht, den direkten Schaden zu beheben, ohne den Versuch einer Ursachenbehandlung zu unternehmen. Nach Untersuchungen der Arbeitsgruppen um Hesch und Ringe sind Behandlungsversuche, insbesondere der Menopausalosteoporose durch Hormonsubstitution erfolgversprechend.

Wir selbst haben uns mit der Dual-energy-Variante der quantitativen Computertomographie beschäftigt, die von Kalender entwickelt wurde. Aufgrund von Veraschungsversuchen konnten wir an vorher computertomographierten Leichenwirbeln nachweisen, daß die gemessenen Werte gut miteinander korrelieren. Bei fokal stärker verfetteten Wirbelkörpern versetzt uns die Dual-energy-Technik in die Lage, die mit monoenergetischer Strahlung ermittelten und nach unten verfälschten Werte zu korrigieren. Auch unsere experimentellen Untersuchungen mit unterschiedlich konzentrierten Gemischen aus Methylalkohol und Kalziumchlorid beweisen, daß mit der Dual-energy-Technik sehr gut der Fettanteil (bei uns durch die Alkoholkomponente simuliert) erfaßt wird.

Kernspintomographie

Für die präoperative Darstellung, insbesondere tumoröser und tumorähnlicher Läsionen ist die Kernspintomographie aus zweierlei Hinsicht interessant:

a. Es liegen andere Meßparameter zugrunde als bei Röntgenuntersuchungsverfahren, so z.B. die Relaxationszeiten T1 und T2 sowie die Protonendichte.
b. Die Untersuchung ist in allen beliebigen Schnittebenen möglich.

Durch die andersartigen Meßparameter sind - der Computertomographie überlegen - die Weichgewebskomponenten von Geschwulstprozessen besonders präzise zu erfassen. Auch kleinere Tumorausläufer in der Kompakta oder Spongiosa sind bildlich optimal darstellbar. Am Beispiel zweier Chondrosarkome im Hüftgelenksbereich konnte auf diese Art und Weise die wahre Tumorausbreitung exakt dargestellt werden, was für die Operationsplanung von Bedeutung war. In einem Fall war die tumoröse Infiltration des hinteren Pfeilers mit Hilfe der Kernspintomographie aufgedeckt worden, während Computertomographie und Szintigraphie unauffällig waren. Bei je einem Fall mit villonodulärer Synovitis und einem Gelenkhämangiom entsprach die kernspintomographisch dargestellte Geschwulstausbreitung exakt dem Operationssitus, während mit der Computertomographie nicht alle Tumorausläufer bildlich erfaßt wurden. Durch die Möglichkeit der koronaren und sagittalen Schnittführung sind insbesondere Durchbrüche von primären Knochengeschwülsten durch die subchondrale Grenzlamelle und den Gelenkknorpel in das Gelenk präoperativ erkennbar, was mit der Computertomographie aufgrund der axialen Schnittführung mit tangentialem Anschnitt der erwähnten Strukturen und entsprechenden Partialvolumeneffekten nicht möglich ist (besonders an der distalen Femurepiphyse).

An insgesamt 9 Fällen von tumorösen Gelenkläsionen konnte im eigenen Krankengut die Überlegenheit der Kernspintomographie gegenüber allen anderen bildgebenden Verfahren bewiesen werden.

Literatur

Burk, D.L., Kanal, E., Brunsberg, J.A. et al (1986): 1.5 T surface-coil MRI of the knee. Amer. J. Roentgenol. 147:293

Christiansen, C.C., Christensen, M.S., McNair, P. et al. (1980): Prevention of early postmenopausal bone loss; controlled 2-year study in 314 normal females. Europ. J. Clin. Invest. 10:273

Fishman, E.K., Magid, D., Mandelbaum, B.R. (1986): Multiplanar (MPR) imaging of the HIP. Radiographics 6:7

Fishman, E.K., Magid, D., Robertson, D.D. (1986): Metallic HIP implants: CT with multiplanar reconstruction. Radiology 160:675

Genant, H.K., Cann, C.E., Ettinger, B. et al. (1982): Quantitative computed tomography of vertebral spongiosa: a sensitive method for detecting early bone loss after oophorectomy. Ann. Int. Med. 97:699

Hajek, P.C., Baker, L.L., Sartoris, D.J., et al (1986): MR arthrography: An anatomic-pathologic investigation. RSNA, Chicago

Hartzman, S., Reicher, M.A., Bassett, L.W., et al (1987): MR imaging of the knee. Part II. Chronic disorders. Radiology 162:553

Hesch, R.D., Völker, W., Schneider, H.P.G. (1985): Prävention der Osteoporose. Deutsches Ärzteblatt 82:Heft 8

Kalender, W.A., Klotz, E., Suess, C. (1987): Vertebral bone mineral analysis: an integrated approach with CT. Radiology 164:419

Magid, D., Fishman, E.K., Brooker, A.F. (1986): Multiplanar computed tomography of acetabular fractures. J. of Comp. Assist. Tomogr. 10:778

Pate, D., Resnick, D., Andre, M. (1986): Perspective: three-dimensional imaging of the musculoskeletal system. Amer. J. of Roentgenol. 147:545

Reicher, M.A., Hartzman, S., Bassett, L.W. (1987): MR imaging of the knee. Part I. Traumatic disorders. Radiology 162:547

Ringe, J.D., Wahner, H.W. (1986): Früherkennung der Osteoporose. DMW 111: 954

Sartoris, D.J., Resnick, D., Bielecki, D. (1986): A technique for multiplanar reformation and three-dimensional analysis of computed tomographic data: Application to adult HIP disease. J. of the Canad. Assoc. of Radiol. 37: 69

Scholten, E.T., van der Lande, B.A.E., Willemse, A.P.P. (1986): Computed tomography with multiplanar reconstruction of acetabular fractures. Diagn. Imag. in Clin. Med. 55:203

Derzeitiger Stand der Gelenkendoprothetik aus technologischer Sicht

M. Ungethüm

Aesculap AG, Postfach 40, 7200 Tuttlingen, FRG

Zielsetzung der Gelenkendoprothetik ist es, degenerativ, entzündlich, traumatisch oder tumorös veränderte Gelenkstrukturen auf Dauer zu ersetzen und die anatomische Form sowie eine dem natürlichen Gelenk weitgehend entsprechende Funktion wieder herzustellen. Neben werkstoffspezifischen Problemstellungen, wie Dauerfestigkeit, Tribologie, Korrosionsbeständigkeit und Biokompatibilität stehen biomechanische Aspekte unter besonderer Beachtung der vom Prothesendesign abhängigen Knochenreaktionen sowie die Entwicklung neuer Materialien und Beschichtungen, die einen direkten Verbund bzw. Kontakt von Implantat und Knochen ermöglichen, im Blickpunkt der Forschung und Prothesenentwicklung.

Während beim alloarthroplastischen Ersatz des Kniegelenkes im Sinne eines Gelenkflächenersatzes die Funktion, gegeben durch komplexe kinematische Bedingungen, und die Gelenkstabilität von besonderer Bedeutung sind, konzentrieren sich die Bemühungen und Fortschritte im Bereich der Hüftendoprothetik insbesondere bei der zementfreien Fixation von Hüftgelenksprothesen auf die dauerhafte Verankerungsstabilität des Prothesenschaftes. Im Vergleich dazu haben Entwicklungen an den übrigen Gelenken - Schulter-, Ellen-, Hand-, und Sprunggelenk - nur zögernd und in geringem Umfang eingesetzt. Die wesentlichen Gründe dafür sind in einer weniger häufigen degenerativen Veränderung dieser Gelenke und einer relativ größeren Bedeutung von Arthrodesen zu sehen. Eine besondere Stellung nimmt jedoch das künstliche Hüftgelenk ein, was nicht zuletzt mit jährlich rund 50 000 Implantationen in der Bundesrepublik bei einer stetigen Bedarfssteigerung zu begründen ist.

Implantatwerkstoffe

In direktem Zusammenhang mit biomechanischen Gesichtspunkten spielen biochemische und elektrochemische Werkstoffeigenschaften eine besondere Rolle hinsichtlich der Funktion und dauerhaften

F. H. W. Heuck E. Keck (Hrsg.)
Fortschritte der Osteologie in Diagnostik und Therapie

Fixation eines künstlichen Gelenks. Die Korrosionsbeständigkeit im Körpermilieu vorausgesetzt, kommen entsprechend den an die jeweilige Prothesenkomponente gestellten Anforderungen unterschiedliche Materialien zur Anwendung. Da kein Werkstoff gleichzeitig alle Erwartungen erfüllen kann, können durch entsprechende Materialkombinationen die jeweils spezifischen Eigenschaften, wie Verschleißbeständigkeit, Dauerfestigkeit und Elastizität optimal genutzt werden. Während im Bereich der metallischen Werkstoffe im wesentlichen Legierungen auf Kobalt- und Titanbasis zur Anwendung kommen, sind es im nichtmetallischen Bereich Polymerkunststoffe, Keramiken und Kohlenstoffe.

Verankerungskonzeptionen zementfreier Hüftprothesen

Voraussetzung für eine gute Einheilung durch funktionelle Anpassung des Knochenlagers ist die primär übungsstabile Verankerung des Implantates. Die Aufrechterhaltung dieser anfänglich erreichten Stabilität im Hinblick auf eine dauerhafte Prothesenfixation ist hingegen in hohem Maße von der Übertragung und Verteilung der auftretenden Beanspruchungsgrößen abhängig. Insbesondere sind außerhalb der knöchernen Toleranzgrenze auftretende Relativbewegungen und partielle Beanspruchungskonzentrationen zu vermeiden. Dieses, für eine Sekundärstabilität des Prothesenschaftes erforderliche biomechanische Gleichgewicht an der Grenzfläche zwischen Implantat und Knochen wurde in einer Vielzahl von Prothesenmodellen durch unterschiedliche Gestaltparameter zu erreichen versucht.

So lassen sich die verschiedenen Konzeptionen einteilen zum einen nach designspezifischen Merkmalen, wie Kragenauflage, Querschnittsgeometrie sowie angepaßter Formgebung (Abb. 1), und zum anderen nach der den Kontakt zum Knochen bildenden Implantatoberfläche, wobei hier zwischen profilierten, makro- bzw. mikroporösen und beschichteten Oberflächen unterschieden werden kann.

Die für die dauerhafte Fixierung zementfrei implantierter Prothesen wichtige Struktur der Grenzfläche ist hinsichtlich der mechanischen Kraftübertragung in weiten Bereichen mitbestimmend. Durch Einwachsen von Knochengewebe in poröse Strukturen unterschiedlicher Größe und Gestaltung wird eine Minimierung der den primären Implantat-Knochen-Kontakt aufhebenden Relativbewegungen und somit eine sekundäre Implantatverankerung angestrebt.

Im Vergleich zu den Möglichkeiten, die die Mini- und Mikroporosität bieten, ist die Vergrößerung der Implantatoberfläche durch Makrostrukturen relativ gering. Die Festlegung einer für die Gewebeeinsprossung optimalen Porengröße erscheint derzeit allerdings nur in Grenzen möglich, zumal auch aus technischen Gründen die Porengröße innerhalb einer Oberflächenbeschichtung einer großen Streubreite unterworfen ist. Mit dem Ziel einer Osteonenformation in den porösen Kontaktflächen zeichnet sich jedoch eine Größe von dem Mittel 100 µm für das häufigste Porenkollektiv als vorteilhaft ab. Diesbezüglich kann als aktuelles Beispiel modernster Material- und Prothesenentwicklung die Reintitan-Plasma-Beschichtung PLASMAPORE (BICONTACT-Prothesensystem) genannt werden.

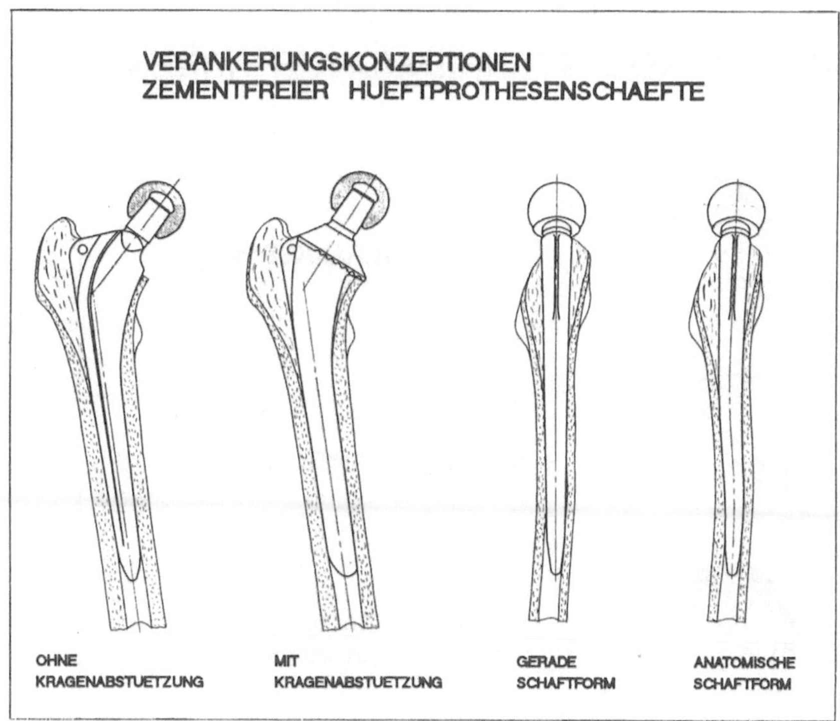

Abb. 1 a-d. Verankerungskonzeptionen zementfreier Hüftprothesenschäfte. Um einen weitgehenden Kontakt zwischen Implantat und Knochen zu erzielen, bietet die Anpassung des Stieldesigns an die anatomische Formgebung eine zunehmend diskutierte Möglichkeit (*a*) ohne Kragenabstützung, (*b*) mit Kragenabstützung, (*c*) gerade Schaftform, (*d*) anatomische Schaftform

Analog zu den Hüftprothesenschäften ist das Design zementfreier Pfannenimplantate mitbestimmend für die Funktion und Verankerungsqualität des endoprothetischen Ersatzes. Diese in weiten Bereichen variierbare Größe des Pfannendesigns bedarf einer strengen Orientierung an biomechanischen Gesetzmäßigkeiten. Unter den verschiedenen Möglichkeiten der Prothesenfixation lassen sich im wesentlichen zwei Verankerungsprinzipien feststellen. Zum einen sind es Konzeptionen vom Schraubpfannentyp und zum anderen Pfannen, die durch Makroprofile und zusätzlich angeordnete Zapfen oder auch poröse Oberflächen derart gestaltet sind, daß sie unter "press-fit"-Bedingungen in ein entsprechendes Implantatlager eingeklemmt werden können (Abb. 2). Zur gleichmäßigen Einleitung der auftretenden Beanspruchungen in das knöcherne Acetabulum hat sich das Prinzip der Oberflächenvergrößerung bei Vorgabe eines mechanisch schlüssigen Implantat-Knochen-Kontaktes im klinischen Einsatz bewährt. Diese Vergrößerung der Grenzfläche zwischen Implantat und Knochen wird bei einer Vielzahl der Pfannenkonzeptionen durch an der Oberfläche angeordnete Gewindezüge erreicht, wobei zwischen zylindrischen, konischen und sphärischen Außenkonturen unterschieden werden kann.

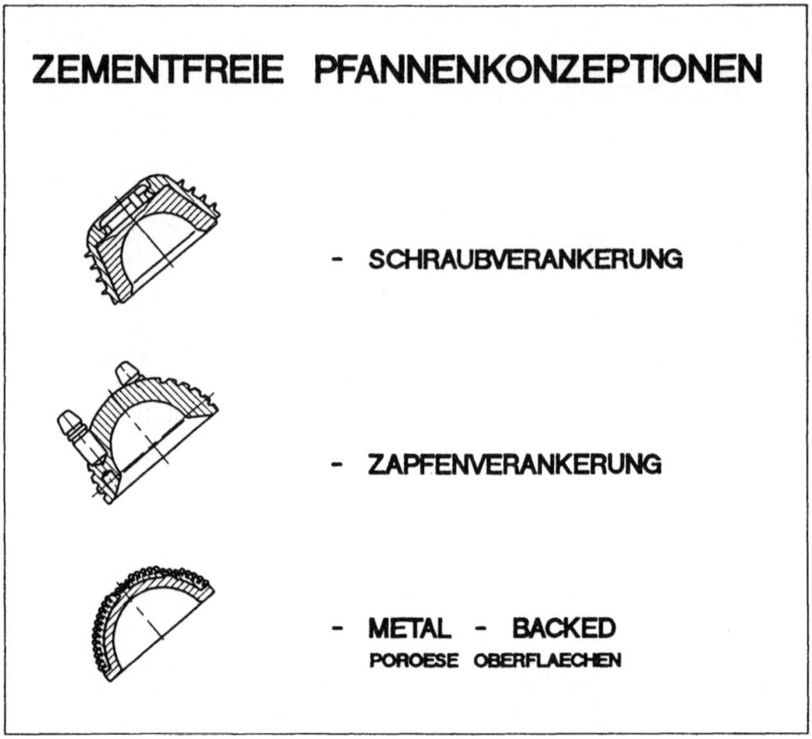

Abb. 2. Verankerungsprinzipien zementfreier Hüftgelenkspfannen. Metallarmierungen des Polyäthyleneinsatzes können Knochenresorptionen induzierende Mikrobewegungen in der Grenzfläche zwischen Implantat und Knochen vermindern

Literatur

1. Morscher EW (1983): Cementless total hip arthroplasty. Clin Orthop 181: 76-91
2. Ungethüm M, Winkler-Gniewek W, Stallforth H (1984): Werkstoffe für Hüftgelenksendoprothesen auf Metallbasis - Überblick über die Entwicklungstendenzen in Gegenwart und Zukunft. In: DVM - Entwicklungstendenzen bei Implantatwerkstoffen, 5. Sitzung des DVM-Arbeitskreises für Implantate, Berlin, 7
3. Ungethüm M, Blömer W (1986): Biomechanische Aspekte zementfreier Hüftpfannen-Implantate mit Schraubverankerung. Med Orthop Techn 6
4. Ungethüm M, Blömer W (1986): Zementfreie Hüftgelenkspfannen-Verankerungskonzeptionen und technische Kriterien. In: Refior JH, Hackenbroch MH, Wirth CJ (Hrsg) Der alloplastische Ersatz der Hüftpfanne. Thieme, Stuttgart New York, S 100
5. Ungethüm M, Blömer W (1987): Technologie der zementlosen Hüftendoprothetik. Orthopäde 16:170-184

Kunststoffe in der Gelenkendoprothetik

P. Eyerer, M. Kurth

Institut für Kunststoffprüfung und Kunststoffkunde, Universität Stuttgart, Pfaffenwaldring 32, 7000 Stuttgart 80, FRG

Einleitung

Kunststoffe als Werkstoffe für Gelenkendoprothesenkomponenten wie beispielsweise Hüftpfannen, Tibiaplateaus, Femurschäfte sowie zur Befestigung solcher Komponenten im Knochen sind heute ein fester Bestandteil von Endoprothesen. Obwohl ohne Zweifel ein sehr hoher technischer Standard erreicht ist, sind aufgrund der extremen biologisch-medizinischen, konstruktiven und werkstofflichen Anforderungen viele Wünsche noch offen.

Vor allem ist zum Leidwesen der Implantatträger die Lebensdauer von Gelenkendoprothesen noch begrenzt. Nach elf Jahren treten bei etwa 30% der Implantationen Komplikationen auf (1).

Umfangreiche schadensanalytische Untersuchungen an mehr als 250 explantierten Hüftpfannen und Tibiaplateaus (2) ergaben ein gegenüber dem Neumaterial in morphologischer und mechanischer Hinsicht erheblich verändertes Eigenschaftsbild der Implantatwerkstoffe, mit den daraus folgenden Funktionseinschränkungen.

Bei der Suche nach Möglichkeiten, derartigen negativen Veränderungen entgegenzuwirken und ein nahezu komplikationsloses Langzeitimplantat zu entwickeln, gilt es, folgende Probleme zu lösen:

- Probleme während der Implantation
  - Auswahl einer für den Einzelfall optimal passenden Endoprothese
  - Verankerung der Implantatteile (Operationstechnik) mit oder ohne Knochenzement
- Probleme nach der Implantation
  - Infektionen ($\leq$ 2%)
  - Fremdkörperreaktionen auf Implantat und/oder auf Abrieb im Gewebe
  - Gewebeveränderungen

F. H. W. Heuck E. Keck (Hrsg.)
Fortschritte der Osteologie in Diagnostik und Therapie

- Allergieerscheinungen
- Lockerung von Schaft und/oder Pfanne
- Überbelastung
- Ermüdungsbruch im Schaft
- Sprödbrüche in Keramikteilen (< 7%) oder in Polyethylenpfannen (< 0,2%)
- Sprödbruch im Knochenzement
- Prothesenluxationen
- Verschleiß der Komponenten
- Eigenschaftsänderungen der Implantatwerkstoffe im Körpermilieu

Entwicklung und heutiger Stand

Den Beginn der Hüftendoprothetik machten die von Smith-Petersen 1939 eingeführten Metallkappen aus CoCrMo-Guß.
Es folgte eine Reihe von Femurkopfendoprothesen: Judet (1946), Tompsen (1950), Moore (1950), bis McKee-Farrar (1956) (Metall/Metall-Paarung) und Charnley (1959) (Polyethylen/Metall-Paarung) Totalhüftendoprothesen einführten.

Werkstoffliche und konstruktuve Hüftendoprothesen-Entwicklungen der jüngeren Vergangenheit sowie den derzeitigen Stand zeigen Abb. 1.

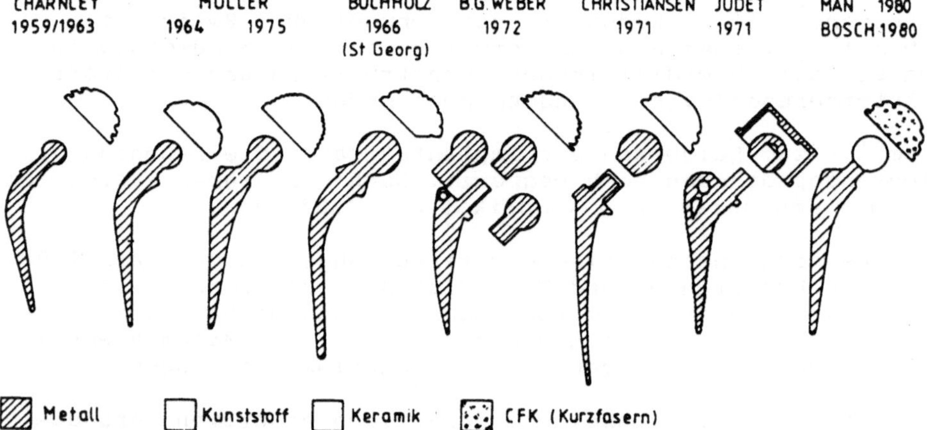

Abb. 1. Konstruktive Entwicklung von Hüfttotalendoprothesen mit Polyethylenpfannen (1959-1983) (in Anlehnung an Semlitsch (3))

Neben der richtigen Dimensionierung hinsichtlich einer ausreichenden Langzeitfestigkeit muß eine erfolgreiche Endoprothese den Knochen angemessen belasten. Schädliche Über- und Unterbeanspruchungenkönnen zu Implantatlockerungen führen, wobei insbesondere mangelnde natürliche Beanspruchungen zu funktioneller Atrophie des Knochens führen.

Einen Vergleich der Elastizitätsmoduln relevanter Werkstoffe mit dem E-Modul der Kortikalis und der Spongiosa des natürlichen

Knochens zeigt Abb. 2. Diese Darstellung verdeutlicht die unerwünschten Eigenschaftssprünge an den Grenzen zwischen Knochen und Implantat. Lediglich isotroper Kohlenstoff (ISC) und Kortikalis sowie Polyacrylat (PMMA) mit Polyethylen (UHMWPE) und Spongiosa haben gleiche bis ähnliche Steifigkeiten.

Ergänzend und ganz wesentlich ist zu Abb. 2 hinzuzufügen, daß die Werkstoffsteifigkeit (E-Modul) zwar Vergleiche zwischen unterschiedlichen Werkstoffen aufzeigt, jedoch keine Vergleiche zwischen verschiedenen Endoprothesentypen zuläßt. Erst die Betrachtung der Bauteilsteifigkeit (Werkstoffsteifigkeit und Geometriefaktoren) liefert produktbezogene Aussagen.

Werkstoffe	0 100 200 300 400×10^3 N/mm^2
Keramik	
Al_2O_3	380 000
Metalle	
CoNiCrMo	230 000
CoCrMo	220 000
FeCrNiMo	200 000
TiAlV	110 000
Kohlenstoffe	
CFC	140 000
SiC/C	100000
ISC	25 000
Kunststoffe	
Polyacrylat (PMMA)	2 500 - 4000
Polyethylen (UHMW PE)	500 - 1000
Polysiloxan (SIR)	10
Knochen	
Kortikalis	8 000 - 24 000
Spongiosa	200 - 1 500

Abb. 2. Elastizitätsmodul von Keramik, Metallen, Kohlenstoffen und Kunststoffen, verglichen mit dem E-Modul von Knochen (in Anlehnung an Semlitsch (4))

Bis heute konnte allerdings trotz intensiver Anstrengungen noch keine umfassend befriedigende Totalendoprothese bezüglich Konstruktion und Standfestigkeit angeboten werden. Ein Grund dafür liegt in der hohen Zahl der Anforderungen, die es zu erfüllen gilt:

o biologisch und medizinisch
  - biokompatibel in Form von ganzen Implantaten, Befestigungssystemen, Verschleißpartikeln und eventuellen Korrosionsprodukten (erwünschte bzw. tolerierbare Gewebereaktionen)

- frühe Mobilisierung (Verankerungstechnik)
- einfache, reproduzierbare Operationstechnik
- minimales Operationstrauma
- mittlere Funktionsdauer über 20 Jahre bei schmerzfreier Normalbelastung (Knochenwachstum aktivierende Belastungsfähigkeit)
- funktionsangepaßte Knochenarchitektur im Bereich der Implantatumgebung

o konstruktiv
- einfache, werkstoff- und funktionsgerechte Konstruktion
- angemessene Beweglichkeit (Anzahl der Freiheitsgrade, Ausmaß der Bewegung, Drehpunkt des Kunstgelenks möglichst identisch mit denen des menschlichen Gelenks)
- leicht implantierbar und reoperierbar
- optimale biomechanische Befestigung im Knochen
- anpaßbar an verschiedenste Patienten

o werkstofflich
- verschleißbeständige und reibungsarme Gleitflächen
- ausreichende statische und dynamische Festigkeit
- an den Knochen angepaßte Steifigkeiten (Elastizitätsmodul) unter Beachtung der Verankerung (keine E-Modul Sprünge an Grenzflächen), mechanische Kompatibilität
- gute Dämpfungseigenschaften, hohe Zähigkeit; enge Eigenschafstoleranzen (Normung)

o wirtschaftlich
- vertretbare Herstellkosten

Kunststoffe für Hüftgelenks- und Kniegelenkskomponenten

Der Einsatz verschiedener Kunststoffe bei Gelenkendoprothesen wurde in den vergangenen 25 Jahren bereits frühzeitig vor allem von der Verschleißbeständigkeit und Körperverträglichkeit (Biokompatibilität) bestimmt, wobei folgende Erfahrungen vorliegen:

o Low density Polyethylen (20 000-50 000 g/mol)-Pfannen 3 mm dick, waren nach 4 monaten perforiert
o Polyamid 6 (Nylon)-Pfannen waren nach wenigen Monaten infolge hohen Verschleißes perforiert. Es gibt deutliche Hinweise, daß der Abrieb von Polyamid 6 zu Knochenschädigungen führt und nicht gewebeverträglich ist.
o PTFE-Pfannen führten zu massiven Gewebereaktionen infolge großer Mengen an Abrieb. Häufig ergaben sich Perforationen der Pfannen.
o Polyethylenterephthalat (PETP) (Polyester)-Pfannen zeigten im Vergleich zu UHMWPE-Pfannen (ultrahochmolekulares Polyethylen) eine etwas höhere Jahresverschleißrate
o Polyoxymethylen (Polyacetal) (POM)-Pfannen hatten einen zu starken Abrieb und wurden durch UHMWPE-Pfannen ersetzt

Aus jüngerer Zeit seien einige ausgezeichnete Zusammenfassungen mit umfangreicher weiterführender Literatur zum Thema Verschleiß von UHMWPE und anderen Kunststoffen genannt:
Clare (5), McKellop, Clarke (6), Dowling (7), Dumbleton (8).
Reib- und Verschleißverhalten der heute bei künstlichen Hüftgelenken üblichen Gleitpaarungen UHMWPE/Metall und UHMWPE/Kera-

mik sind anhand der Werkstoffeigenschaften von Semlitsch (9) beschrieben und miteinander verglichen. Es wird gezeigt, daß die durch Simulatoruntersuchungen und klinische Erfahrungen bewiesene überlegene Tribologie der Gleitpaarung UHMWPE/Keramik, insbesondere der gerunge UHMWPE-Abrieb (0,04 mm/Jahr), auf das besondere Adsorptionsverhalten und auf das spezielle Profil der gut polierbaren Aluminiumoxidoberfläche zurückgeführt werden kann.

Diese kurze Zusammenfassung zeigt, daß sich UHMW Polyethylen von allen eingesetzten Kunststoffen für Hüftpfannen am besten behauptet hat. Die folgenden Abschnitte befassen sich daher überwiegend mit UHMWPE als Pfannenwerkstoff. Hinzu kommen noch kohlenstoffaserverstärkte Kunststoffe für Hüftpfannen, die an der Schwelle der Humanerprobung stehen.

Weiterentwicklungen von Kunststoffen für Gelenkendoprothesen

Ultrahochmolekulares Polyethylen

Das Zusammenwirken von chemischer (Körpermilieu) und mechanischer Belastung verursacht ortsabhängige Dichteänderungen des UHMWPE, Abb. 3 (Eyerer (10), Eyerer, Ke. (11)).

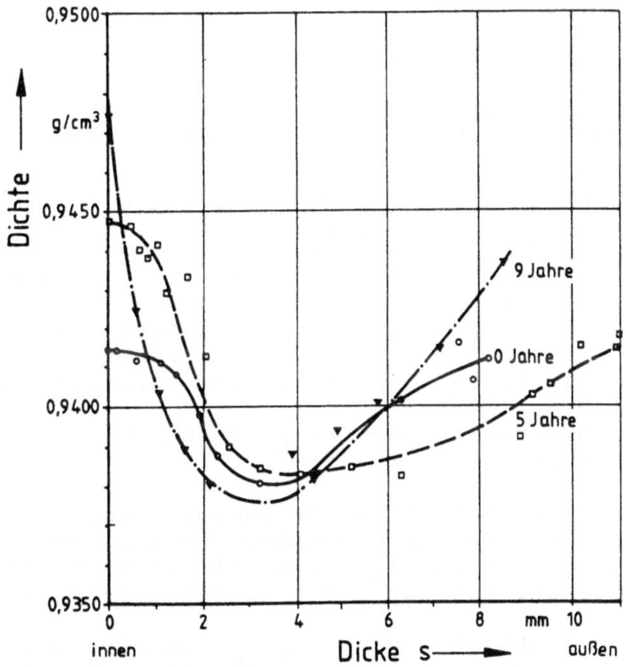

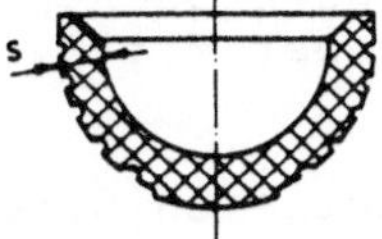

Abb. 3. Dichteverlauf über der Wanddicke unterschiedlich lange implantierter UHMWPE-Hüftpfannen

Dies läßt sich mit einer Nachkristallisation infolge einer erhöhten Molekülbeweglichkeit durch oxidativen Kettenabbau erklären. Hieraus folgt ein sprödes Werkstoffverhalten, verbunden mit geringer Bruchzähigkeit und vermindertem Dämpfungsvermögen; beides sind negativ zu bewertende Eigenschaftsveränderungen, Abb. 4.

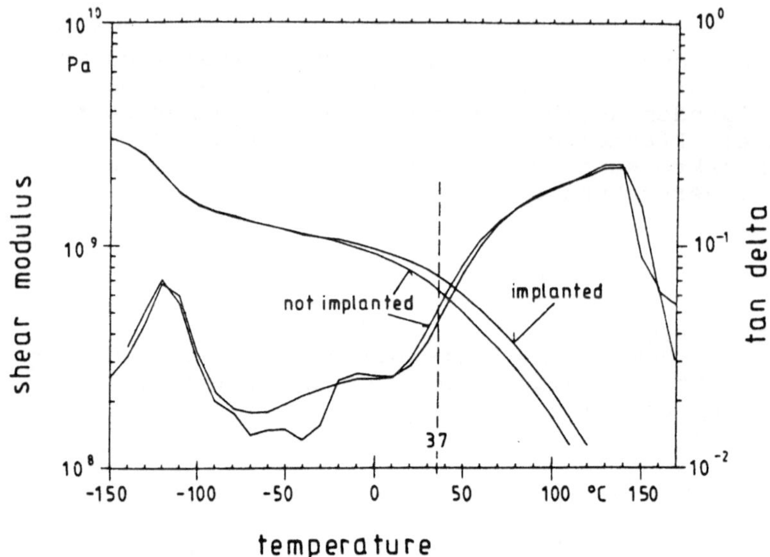

Abb. 4. Temperaturabhängiger Schubmodul und Verlustfaktor von UHMWPE vor, bzw. nach der Implantation

Zur Überwindung dieser negativen Eigenschaftsänderungen bestehen folgende Entwicklungsansätze:

a) Verbessern der Eigenschaften durch Variation der Synthesebedingungen
b) Optimieren der Verarbeitungsparameter hinsichtlich der Eigenschaften durch Höchstdruckpressen
c) Untersuchen des Einflusses verschiedener Sterilisatonsmethoden
d) Entwickeln einer Prüfmethode zur Simulation des In-vivo-Abbaus

zu a): Variation der Synthesebedingungen
Eine Weiterentwicklung der Synthese von UHMWPE soll vor allem über eine Erhöhung der mittleren Molmasse zu günstigeren Ausgangseigenschaften für die Anwendung in der Gelenkendoprothetik führen.

Handelsübliches UHMWPE hat eine mittlere Molmasse von ca. $4 \cdot 10^6$ g/mol. Polymerisiert man bei einer Reaktionstemperatur von 70°C und unter Anwendung eines heterogenen Ziegler-Katalysators, erhält man Polyethylen mit einer mittleren Molmasse von über $8 \cdot 10^6$ g/mol.

Der Polymerisationsgrad läßt sich durch Variieren der Temperatur und Modifizieren des Cokatalysators steuern (12, 13). Erste

Syntheseprodukte zeigen unter anderem bei einer mittleren Molmasse von $4 \cdot 10^6$ g/mol eine um 1/3 höhere Reißfestigkeit gegenüber handelsüblichen UHMWPE, Tabelle 1.

Tabelle 1. Eigenschaften des Laborprodukts im Vergleich zu GUR 412

Eigenschaft		Laborprodukt	Produkt 412
Molmasse (Gewichtsmittel)	g/mol	$4 \cdot 10^6$	$4 \cdot 10^6$
Dichte	g/cm^3	0,93	0,94
Kristallinität	%	46	56
Streckgrenze	N/mm^2	22	22
Dehnung bei Streckspannung	%	11,5	9,5
Reißfestigkeit	N/mm^2	66	44
Reißdehnung	%	140	450
E-Modul	N/mm^2	1070	930

Ein weiteres Erhöhen der Molmasse und u.U. Copolymerisieren mit Buten-1 oder Hexen-1 dürfte zu besseren tribologischen Eigenschaften führen.

zu b): Optimieren der Verarbeitungsparameter
Aufgrund seiner sehr hohen mittleren Molmasse besitzt UHMWPE eine außergewöhnlich hohe Schmelzeviskosität und wird deshalb vorwiegend im Preßsinterverfahren - teilweise auch durch Ramextrusion - mit DRücken von 10 bis 20 MPa bei Temperaturen um 200°C zu Halbzeug verarbeitet.

Bei diesem Verfahren sind nachteilige Einflüsse wie ungenügende Kornverschmelzung oder oxidativer Abbau durch Zutritt von Luftsauerstoff nicht völlig auszuschließen.

zu c): Sterilisation von UHMWPE
Implantatkomponenten aus UHMWPE werden im industriellen Maßstab in mehrschichtigen Verpackungen fast ausschließlich strahlensterilisiert. Dabei wird hauptsächlich mit ^{60}Co-Quellen unterschiedlicher Dosisleistung gearbeitet und es kann bis zu 20 h dauern, bis die minimale absorbierte Dosis von 2,5 Mrad erreicht wird. Während dieser Zeit löst die ionisierende Strahlung zahlreiche Primär- und Sekundärreaktionen aus, die zu einer dickenabhängigen Vorschädigung führen können (16).

Für die Weiterentwicklung von Produkten aus UHMWPE ist es somit unumgänglich, den Einfluß energiereicher Strahlung auf die Werkstoffeigenschaften zu kennen und gegebenenfalls negative Auswirkungen zu beseitigen.

Wie Untersuchungen zeigen (17), führt eine Bestrahlung unter Sauerstoffausschluß vor allem in den amorphen Bereichen zur

Vernetzung. Da die Vernetzungsreaktion immer von unerwünschten Molekülfragmentierungen überlagert wird, liegt das Vernetzungsoptimum bei relativ geringen Dosen von ca. 3 Mrad. Viskosimetrisch an bestrahltem UHMWPE-Pulver bestimmte Molekülmassenmittelwerte belegen die hohe Oxidationsempfindlichkeit bei Betrahlung im Gegenwart von Sauerstoff, Abb. 5.

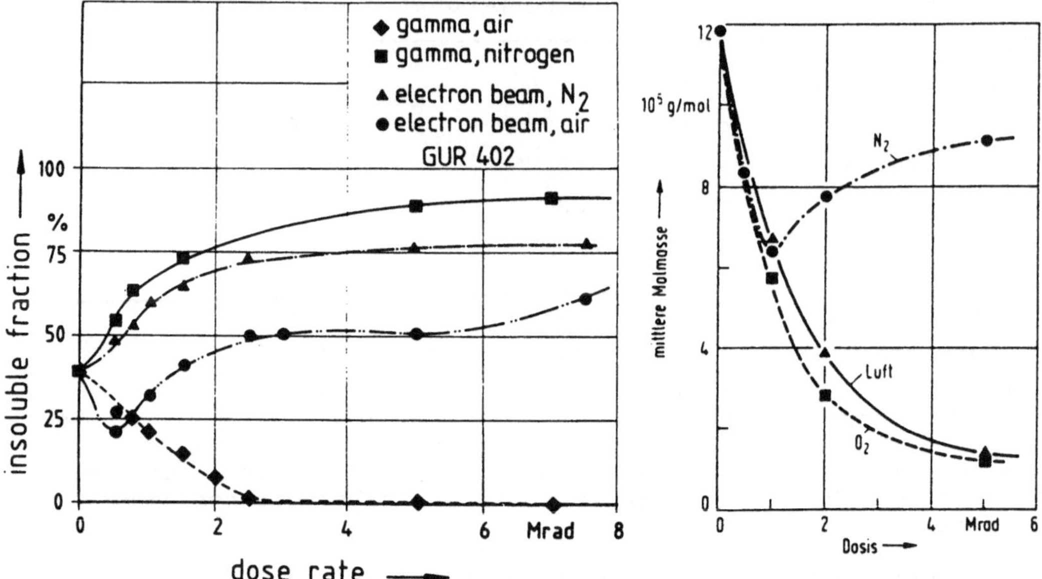

Abb. 5. Unvernetzter Anteil und mittlere Molmasse von GUR 402 nach γ-Bestrahlung unter Luft bzw. Stickstoff

Unter Stickstoff strahlenvernetztes UHMWPE weist im Vergleich zum unbehandelten Material im Ring/Scheibe-Versuch einen bis zu 60% höheren Verschleißwiderstand auf.

Das Druckkriechverhalten ist bei unter Stickstoff sowie bei unter Sauerstoff bestrahlten Proben günstiger, Abb. 6. In gewissem Umfang verbessern sich auch Schlagzähigkeit und Reißfestigkeit, wobei die Reißdehnung allerdings abfällt.

Durch Variation der Dosisrate (absorbierte Dosis/Zeit) kann ein Optimum zwischen Vernetzungsgrad und Molmassenabbau erreicht werden. Elektronenstrahlen erlauben durch Änderung der Beschleunigungsspannung Eigenschaftsänderungen auf oberflächennahe Bereiche zu beschränken.

zu d): In-vitro-Simulation der Abbauvorgänge
Die Ursachen der Biodegradation liegen in der Zusammensetzung des Körpermediums, das zum überwiegenden Teil aus Wasser besteht. Ein Abbau hydrolyseempfindlicher Polymerer (z.B. Polyester) ist deshalb leicht erklärlich. Weiter wird diskutiert, ob Hydrolysereaktionen durch körpereigene Enzyme (Hydrolasen) beschleunigt werden.

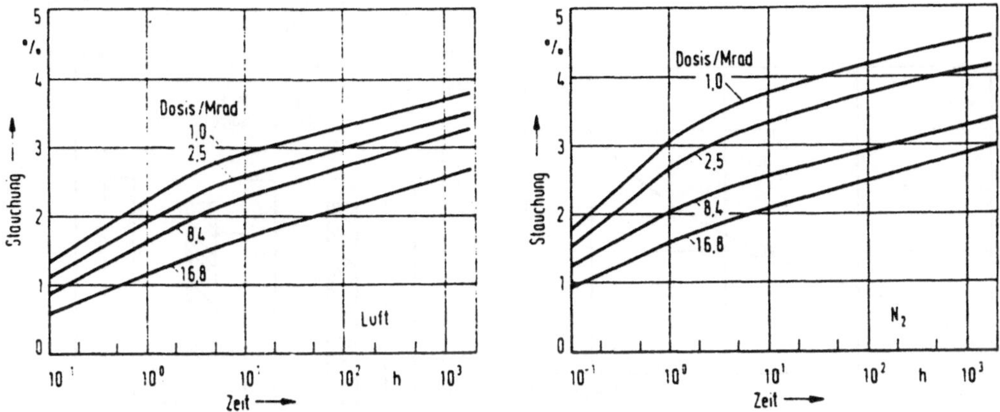

Abb. 6. Zeitstand-Druckverhalten von GUR 402 (37°C, in Ringerlösung; Belastung 7,5 N/mm^2) nach γ-Bestrahlung unter Luft (*links*) bzw. unter Stickstoff (*rechts*)

Polyolefine sind zwar hydrolysebeständig, sie unterliegen jedoch einem Abbau durch Oxidation. In umfangreichen biochemischen Untersuchungen an Granulozyten, einer Zellart, die in der Implantatumgebung vermehrt auftritt, konnte gezeigt werden, daß dort stark oxidierende Stoffwechselprodukte entstehen (18). Über die Hälfte des verbrauchten O_2 wird dabei in H_2O_2 umgesetzt, wobei als Zwischenprodukt Hyperoxid (O_2^-) entsteht.
In Neben- und Folgereaktionen werden Hydroxylradikale, Singulettsauerstoff und andere hochreaktive Oxidationsmittel gebildet (19). Ein neuentwickeltes Prüfmedium basiert auf H_2O_2 und einem Detergens. In Vorversuchen mit UHMWPE-Folie hatte sich gezeigt, daß die oxidierende Wirkung durch Zugeben eines Detergens wesentlich zunimmt.

Bei Raumtemperatur und einer Peroxidkonzentration von 3 Vol.-% entstand nach etwa zwei Wochen Lagerungsdauer eine Carbonylbande bei 1705 cm^{-1}. Abbildung 7 zeigt den zeitlichen Verlauf der Oxidation. In einem Parallelversuch wurde der Einfluß des Prüfmediums auf die mechanischen Eigenschaften von UHMWPE untersucht (Abb. 8). Unstabilisierte Proben weisen deutliche Eigenschaftsänderungen auf.

Die genannten Nachteile lassen sich bei Verwendung von Ca-Stearat-freiem UHMWPE und Verarbeitung bei höheren Temperaturen und höheren Drücken in inerter Atmosphäre beseitigen.

Weiterhin ist es auf diese Weise möglich, die Eigenschaften des Halbzeugs durch Verändern der Morphologie (zum Beispiel durch Erhöhen des Kristallinitätsgrades) zu verbessern.
Es hat sich gezeigt, daß die gestreckt-kettige Kristallinisation, die oberhalb einer molmassenabhängigen Druckgrenze von ca. 200 bis 300 MPa stattfindet, die Steifigkeit und das Kriechverhalten zwar verbessert, die Zähigkeit jedoch vermindert (14, 15). Dem Zähigkeitsabfall kann durch Verwendung von sehr hochmolekularen UHMWPE-Typen Einhalt geboten werden, da eine große Anzahl

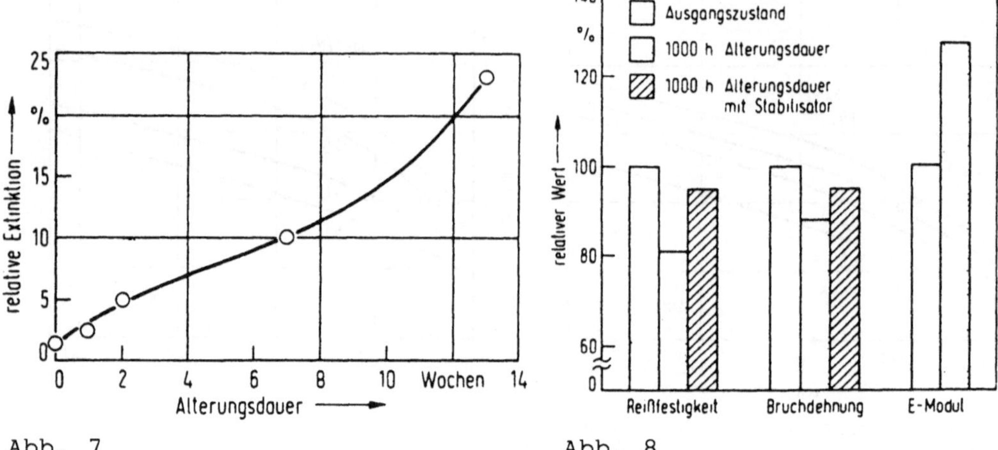

Abb. 7 Abb. 8

Abb. 7. Ergebnis der Alterungssimulation in oxidierender Prüfflüssigkeit: Intensität der CO-Bande bei 17o5 cm^{-1} als relative Extinktion bezogen auf die CH-Bande bei 1360 cm^{-1}

Abb. 8. Ergebnis der Alterungssimulation in oxidierender Prüfflüssigkeit: mechanische Eigenschaften

von Verbindungsmolekülen und molekularen Verschlaufungen für ausreichend interkristalline Festigkeit sorgen. Versuche mit "temperaturinduzierter" (quasiisobares Abkühlen) und "druckinduzierter" (quasiisotherme Druckerhöhung) Kristallinisation geben der zuletzt genannten Methode den Vorzug aufgrund der guten Werkstoffhomogenität.

Einige Eigenschaftsunterschiede zwischen nieder- und höchstdruckgesintertem Material zeigt Tabelle 2.

Tabelle 2. Eigenschaften von nieder- und höchstdruckgesintertem UHMWPE

Eigenschaft		Niederdruck-sintern (10 MPa)	Höchstdruck-sintern (300 MPa bis 1 GPa)
Dichte	g/cm^3	≈ 0,935	0,965 bis 0,980
Kristallinitätsgrad	%	50 bis 60	80 bis 90
Kristallitschmelz-temperatur	°C	135 bis 138	145 bis 155
Elastizitätsmodul	N/mm^2	900 bis 1200	≈ 1800

Die vorgestellten Ergebnisse zeigen verschiedene Wege auf, die Qualität von UHMWPE zu modifizieren.
Darüber hinaus zeigen jedoch die klinischen Erfahrungen, daß

eine Werkstoffoptimierung allein nicht genügt, sondern vielmehr die Anbindung des Prothesenwerkstoffs an das biologische Umfeld letztlich über Erfolg und Mißerfolg entscheidet. So sind Bestrebungen im Gange, durch bioaktive Beschichtungen eine verbesserte zementfreie Verankerung zu erreichen.

Unterschiedliche Beschichtungen mit Aluminiumoxid- und Glaskeramiken haben in Tierversuchen ein gutes Einwachsen ohne negative Reaktionen ergeben.
Zementlose Pyramidenschraubpfannen aus UHMWPE werden an der zum Knochen gelegenen Außenseite der Pfanne mit Reintitan (Schichtdicke 10^{-4} mm) beschichtet. An dieser fest haftenden Titanoberfläche bildet sich eine "bioaktive" Titanoxidschicht, deren vitales Verhalten gegenüber Knochen bekannt ist.
Die bisherige klinische Praxis ist zufriedenstellend (Semlitsch, Streicher (20)).
Der Knochenzement als relativ spröder Werkstoff neigt unter Belastung - vor allem an Fehlstellen und Spannungsspitzen - zum Brechen. Eine Hinterlegung der UHMWPE-Pfanne durch eine Metallschale oder eine kohlenstoffaserverstärkte UHMWPE-Schicht kann ebenfalls zu einer Stabilisierung des Implantats führen (21, 22).

Kohlenstoffaserverstärkte Kunststoffe (CFK)

Unterschiedliche Steifigkeiten eines Implantats im Vergleich zur Kortikalis des natürlichen Knochens bei Belastung führen zu Schubspannungen und Relativbewegungen in den Grenzflächen Implantat/Knochen, Knochenabbau und damit Implantatlockerungen können die Folge sein. Aus deisem Grunde sind die Steifigkeitsverhältnisse in der Endoprothese vor allem an den Krafteinleitungsflächen denen des Knochens möglichst anzupassen. Die Variationsbreite bei der Herstellung von Faserverbundwerkstoffen - beispielsweise unidirektionale Faserlagen in einer dünnen Randzone und längselastische 45°-Lagen in einer dicken Kernzone - erlaubt, solche Forderungen zu erfüllen.

Laborversuche und Tierexperimente mit CFK-Implantaten auf Epoxidharz- und Melaminharzbasis in den letzten fünf Jahren ergaben ermutigende Ergebnisse (23, 24).
Allerdings sind das Langzeitverhalten bzw. Ergebnisse aus der Humanerprobung noch unbekannt.
Restmonomergehalt und Hydrolyseempfindlichkeit müssen beobachtet werden. Die Bewertung der CFK-Prothesenentwicklung aus heutiger Sicht (auf Basis von duroplastischen Matrices) faßt Tabelle 3 zusammen.

Poröse Oberflächen

Mit der intensiven Entwicklung von zementfreien Fixationen von Endoprothesen in den letzten 15 Jahren verstärkten sich auch die Entwicklung und der Einsatz von porösen Oberflächen allgemein, d.h. Metall- und Keramikoberflächen, aber auch von porösen Kunststoffoberflächen und/oder Beschichtungen (Hulbert, Bowman (25)).

Tabelle 3. Bewertung von CFK-Prothesenentwicklungen; Fasern: Kohlenstoff; Matrix: Epoxidharz, Triacinharz

<table>
<tr><td colspan="2">Erkennbare Vorteile</td></tr>
<tr><td>CFK-Pfanne im Vergleich zu UHMW Polyethylen</td><td>CFK-Verankerungsschaft im Vergleich zu Metallegierungen</td></tr>
<tr><td colspan="2">- sehr gute Körperverträglichkeit
- gutes Anwachsverhalten bei zementfreier Implantation (anscheinend besser als bei Titan)
- bessere Formgebung an der Oberfläche (Relief durch Gewebeschlauch)
- bessere Haftung von PMMA-Knochenzement am CFK
- hitzesterilisierbar (mehrfachsterilisierbar)</td></tr>
<tr><td>- sehr geringer Verschleiß gegen einen Al_2O_3-Keramik-Femurkopf (Abb. 4)
- hohe Steifigkeiten und Festigkeiten erlauben verminderte Wandstärken, ca. um Faktor 2 (geringe Schädigung des Acetabulums) damit verbunden:
- zuverlässigere Verankerung über Schraubgewinde
- Reibungskoeffizient
- sehr gutes Kriechverhalten auch bei hohen spezifischen Flächenpressungen</td><td>- keine Nickelallergien bzw. keine Metallosen allgemein
- Belastungsgeschwindigkeit abhängige Eigenschaften ähnlich wie beim natürlichen Knochen
- möglicherweise einfachere elektrostimulierte Anregung des Knochenwachstums
- kein Korrosionspotential zwischen unterschiedlichen metallischen Legierungen
- gezielt herstellbare Eigenschaftsanisotropien über Prothesenquerschnitt (Analogie zu natürlichen Knochen)</td></tr>
<tr><td colspan="2">Derzeit noch bestehende Unwägbarkeiten</td></tr>
<tr><td colspan="2">- Langzeitergebnisse bei Humanimplantation (Lockerungen, biomechanisches Verhalten, Verträglichkeit des Abriebs, Eigenschaftsänderungen, Dauerwechselfestigkeit)
- reproduzierbare Produkteigenschaften (Reinheit der Ausgangssubstanzen und der Verarbeitungsprozesse, Verarbeitungstechnik)</td></tr>
<tr><td>- Faserausbrüche (Verträglichkeit, Gegenverschleiß)</td><td>- Schaftbrüche
- Verbindung CFK-Keramik-Femurkopf</td></tr>
</table>

Grundlegende Untersuchungen zum Einwachsverhalten von Knochengewebe in poröse Oberflächen führten zu der Erkenntnis, daß der poröse Werkstoff ausreichend inert sein muß und eine Mindestporengröße von 40 bis 100 µm haben sollte.
In den vergangenen 10 Jahren wurden folgende poröse Kunststoffe für den Einsatz als orthopädische Implantate entwickelt. Polytetrafluorethylen, Polymethylmethacrylat, Polyethylen, Polypropylen, Polysulfon und strukturierte kohlenstoffaserverstärkte Kunststoffe. Gegenwärtig gibt es Gelenkimplantate mit porösen Beschichtungen aus Polytetrafluorethylen und Polyethylen in der klinischen Erprobung.

- Poröses high-density-Polyethylen (HDPE)

Aufgrund der Erfolge mit ultrahochmolekularem Polyethylen für Hüftpfannen lag es nahe, poröses Polyethylen als Beschichtung für die zementfreie Fixation von Metallschäften zu entwickeln (Bagwell 26).
Eigenschaften von porösem HDPE werden häufig mit unterschiedlicher Porengröße (70-200 µm) ermittelt. Ein mittlerer Elastizitätsmodul liegt bei etwa 100 N/mm^2, die Zugfestigkeit bei etwa 4 N/mm^2.

- Poröses Polysulfon (PSU)

Poröses PSU für Implantatbeschichtungen wird von Spector et al. (27) beschrieben. Im Gegensatz zu PTFE und HDPE ist Polysulfon ein Thermoplast mit hohem E-Modul, etwa 2700 N/mm^2 ohne Poren bzw. etwa 400 N/mm^2 mit 60% Poren, der durch Verstärkung mit 30% Kohlenstoffasern auf etwa 13800 N/mm^2 ohne Poren bzw. etwa 5500 N/mm^2 mit 70% Poren angehoben werden kann. Damit steht hier eine Beschichtung für metallische und keramische Implantate zur Verfügung, die die Lücke zwischen Metallen und Keramik einerseits und den Niedrig-E-Modul-Kunststoffen andererseits schließt.

- Oberflächenstrukturierte kohlenstoffverstärkte Kunststoffe (CFK)

Obwohl CFK-Werkstoffe keine porösen Kunststoffe der hier beschriebenen Art sind, kann man durch bestimmte Wickeltechniken bzw. durch die Anwendung von CF-Geweben als Oberflächenschicht poröse Strukturen unmittelbar an der Oberfläche erzielen.

Porengröße können u.a. 20 µm betragen (Kiefer, Claes, Burri (28)).

Zusammenfassung

Die bekannten klinischen Probleme mit Gelenkendoprothesen können zum Teil durch eine Weiterentwicklung der Prothesenwerkstoffe überwunden werden. Am Beispiel des ultrahochmolekularen Polyethylens wurde gezeigt, daß nur eine umfassende, alle Produktionsschritte beinhaltende Optimierung zu einem insgesamt deutlich verbesserten Endprodukt führen kann. Gleichzeitig bedarf die Einbindung der Werkstoffe in das biologische Umfeld größter Aufmerksamkeit. Es ist daher vordringlich, Werkstoffoptimierung und Verankerungstechnik optimal aufeinander abzustimmen.

Literatur

1. Gierse, H., Schramm, W. (1984): Nachuntersuchung von 997 Hüftendoprothesen unter besonderer Berücksichtigung der Spätergebnisse 9-11 Jahre post operationem. Z. Orthop. 122:784-789
2. Kurth, M., Eyerer, P., Acherl, R, Dittel, K.K., Holz, U.: Klinisches Langzeitverhalten und Werkstoffeigenschaften von explantierten UHMWPE-Hüftpfannen. Vortrag Symposium Ultrahochmolekulares Polyethylen, 14./15. März 1986, Göttingen
3. Semlitsch, M. (1980): Probleme und technische Fortschritte bei künstlichen Hüftgelenken. medita 9:7-22
4. Semlitsch, M. : Metallic implant materials for hip joint endoprosthesis designed for cemented and cementless fixation. Symposium: Cementless fixation of hip endoprosthesis, 24.-26.6.1982
5. Clarke, I.C. (1982): Wear-screening and joint simulation studies vs materials selection and prosthesis design. CRC Crit. Rev. Biomed. Eng. 8:20-91
6. McKellop, A.H., Clarke, I.C. (1984): Evolution and evaluation of materials-screening machines and joint simulators in predicting in vivo wear phenomena. In: Functional Behavior of Orthopedic Biomaterials. Vol., II: Application. Boca Raton, Florida: CRC Press
7. Dowling, J.M. (1983): Wear analysis of retrieved prosthesis. In: Szycher, M. (Ed.): Biocompatible Polymers, Metals and Composites. Lancaster, PA.: Technomic Publ.
8. Dumbleton, J.H. (1983): Prosthesis materials and devices-A review. In: Szycher, M. (Ed.): Biocompatible Polymers, Metals and Composites. Lancaster, PA.: Technomic Publ.
9. Semlitsch, M., Dörre, E., Weber, B.G., Sieber, H.P., Egli, A.: Erfahrungen mit der Gleitpaarung Polyethylene/Keramik. Vorgetragen auf Symposium Ultrahochmolekulares Polyethylen 14./15. März 1986, Göttingen
10. Eyerer, P. (1986): Kunststoffe in der Gelenkendoprothetik. Z. Werkstofftech. 17, 10:384-391; 11:424-428; 12:444-448
11. Eyerer, P., Ke, Y.C. (1984): Property Changes of UHMWPE Polyethylene Hip Cup Endoprosthesis During Implantation. Biomed. Mat. Res. 18:1137-1151
12. Kaminsky, W., Miri, M., Sinn, H., Woldt, R. (1983): Bis(cyclopentadienyl)zirkon-Verbindungen und Aluminiumoxan als Ziegler-Katalysatoren für die Polymerisation und Copolymerisation von Olefinen. Makromol. Chem., Rapid Comm. 4:417
13. Kaminsky, W. (1986): Preparation of Special Polyolefins from Soluble Zirkonium Compounds with Aluminiumoxane as Cocatalyst. In: Keii, T., Soga, K. (Hrsg.) Catalytic Polymerization of Polyolefins. Elsevier-Kodansha, Tokyo, p 293
14. Basset, D.C., Turner, B. (1974): On the Phenomenology of Chain-Extenden Crystallization in Polyethylene. Philosophical Magazine, Nr. 29:925-955
15. Leute, U., Dollhopf, W. (1980): A Review of the Experimental Data from the High Pressure Phase in Polyethylene. Coll. Polym,. Sci. 258, 4:353-359
16. DeVries, K.L., Smith, R.H. (1980): Free Radicals and New End Groups Resulting from Chain Scission. I.: Gamma-Irradiation of Polyethylene. Polymer 21:949-955
17. Kurth, M., Eyerer, P.: Strukturveränderungen im UHMWPE nach Sterilisation und Nachbehandlung. Vorgetragen am Symposium Ultrahochmolekulares Polyethylen 14./15. März 1986, Göttingen
18. Klenaoff, S.J., Clark, R.A. (1978): The Neutrophil: Function and Clinical Disorders. Northholland Publ. Comp., Amsterdam, New York
19. Tschesche, H., McCartney, H.W. (1981): A New Principle of Regulation of Enzymic Activity. Eur. J. Biochem. 120:183-190

20. Semlitsch, M., Streicher, R.: Verbund UHMW-Polyethylen/Titan bei Hüftgelenkpfannen für direkten Kontakt mit Knochen. Vorgetragen am Symposium Ultrahochmolekulares Polyethylen 14./15. März 1986, Göttingen
21. Stallforth, H., Ungethüm, M.: Metallverstärkte Implantate - Gründe und Vorteile dargestellt an ausgewählten Beispielen. Vorgetragen am Symposium Ultrahochmolekulares Polyethylen 14./15. März 1986, Göttingen
22. Lancaster, J.K. (1968): The effect of carbon fibre reinforcement on the friction and wear of polymers. Brit. J. Appl. Phys. 1, 2:549-559
23. BMFT-Forschungsbericht Nr. 01 VG 246-ZK/NT/MT 267 (1980): Kohlefaserverstärkter Zweikomponentenwerkstoff für Knochenersatz (Schlußbericht). Bosch, Gerlingen
24. Scheer, W. (1981): Carbon fibre reinforced epoxy resin, a material for human implants. In: Processing and uses of carbon fibre reinforced plastics, VDI, Düsseldorf 251-277
25. Hulbert, S.F., Bowman, L.S. (1975): Porous polymeric orthopedic implants. In: Kronenthal, R.L., Oser, Z., Martin, E. (eds.) Polymers in Medicine and Surgery. Plenum Press, New York
26. Bagwell, J.G. (1974): An evaluation of bone growth into porous high density polyethylene. Master thesis. Clemson University, Clemson, S.C.
27. Spector, M., Michno, M.J., Smarook, W.H., Kwiatkowski, G.T. (1978): A high modulus polymer for porous orthopedic implants: biomechanical compatibility of porous implants. J. Biomed. Mater. Res. 12:665
28. Kiefer, H., Claes, L., Burri, C.: Biomechanical and morphological investigation of bone ingrowth into carbon and TI implants of different surface structure. Presented at the 11th Annual Meet. Soc. Biomater., 24.-28.4.1985, San Diego, CA, USA

Schicksal von Transplantaten und Implantaten. Prinzipien der zellulär-geweblichen Toleranz und Abstoßung

H.-J. Pesch

Pathologisches Institut, Universität Erlangen-Nürnberg, Krankenhausstr. 8-10, 8520 Erlangen, FRG

Kurzfassung

Die weltweit zunehmende Verwendung von Trans- und Implantaten macht es zwingend erforderlich, die zellulär-geweblichen Reaktionen des Empfängerorganismus gegenüber dem trans- bzw. implantierten Fremdkörper zu untersuchen. Dabei spielen - trotz der spektakulären Erfolge - die Transplantationen vitaler Organe zahlenmäßig eine untergeordnete Rolle. Weit häufiger werden avitale Organe bzw. Gewebe, wie Gehörknöchelchen, Spongiosa, Dura, Fascia u.a. als *allostatische* Materialien mit Platzhalterfunktion transplantiert. Der Erfolg der Transplantation ist abhängig von der zellulär-geweblichen Toleranz des Empfängerorganismus, wobei die zentrale Zelle der T-Lymphozyt ist.

Bei der Transplantation von *vitalen* Organen kann es zur akuten, perakuten und chronischen Abstoßung kommen. Diese Abstoßungsvorgänge werden einerseits durch zytotoxische Antikörper induziert, andererseits zellulär durch immunkompetente Zellen. Außerdem kann es zu einer vaskulären Abstoßung kommen, wobei neben Thrombosen auch Intimaproliferationen beobachtet werden.

Bei der Transplantation von *avitalen* biologischen Materialien spielen immunologische Abstoßungsreaktionen aufgrund der vorangegangenen Konservierungsprozesse kaum eine Rolle. Durch die Dehydratation und zumeist auch Sterilisation werden diese biologischen Materialien zumeist zellulär-enzymatisch durch Mikro- und Makrophagen abgebaut und durch körpereigenes Bindegewebe ersetzt.

Das Schicksal der *Implantate* hängt von ihrer Resorbierbarkeit ab. So können resorbierbare Materialien, wie Trikalziumphosphat, über Wochen, Monate und Jahre abgebaut werden, nicht-resorbierbare dagegen verbleiben lebenslänglich im Empfängerorganismus. Sie werden - je nach Implantatlager - von einer wechselnd brei-

F. H. W. Heuck E. Keck (Hrsg.)
Fortschritte der Osteologie in Diagnostik und Therapie

ten bindegewebigen Hülle - gleichsam extrakorporal -, aber auch von Knochen eingescheidet. In anderen Fällen kann es jedoch auch hier zu einer allergischen Reaktion, wie z.B. bei Nickel, kommen.

Improved Imaging of Metallic Implants with CT

J. C. W. Ebersberger[1], W. A. Kalender[1], D. Felsenberg[2]

[1]Siemens Medical Systems, Henkestr. 127, 8520 Erlangen, FRG
[2]Klinikum Steglitz, Hindenburgdamm 30, 1000 Berlin 45, FRG

The main problem of imaging metallic implants with CT are severe artefacts due to the strong attenuation of X-rays by metals. With normal X-ray examination parameters the attenuation by most metals is so high that data gaps arise in the projections. Another source of artefacts are sampling or aliasing errors at high-contrast transitions of metal-to-tissue boundaries. Because of these problems the fast standard image reconstruction yields only poor image quality with heavy artefacts superimposed on diagnostically relevant image details (see Fig. 1a).

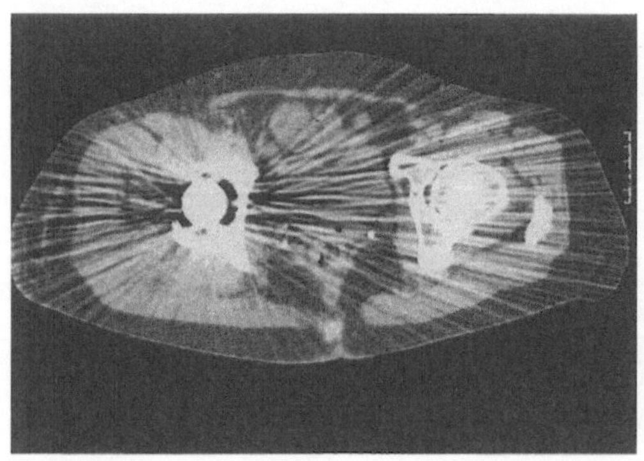

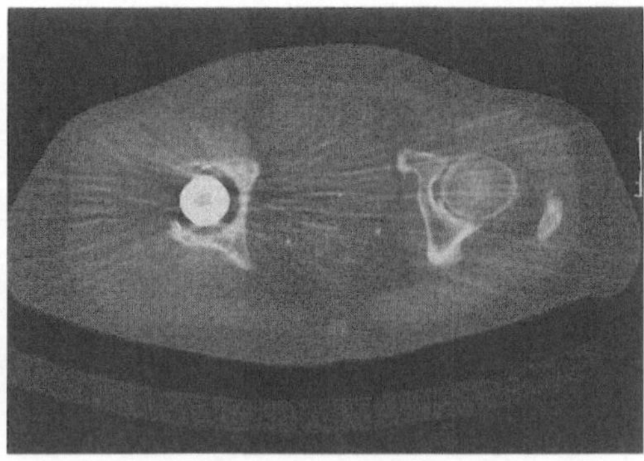

a **b**

Fig. 1. CT image of an artificial hip joint with typical "metal artefacts" displayed with normal window setting (*a*) and displayed with large window setting and "bone" reconstruction (*b*)

Three different directions can be taken to improve this situation:

F. H. W. Heuck E. Keck (Hrsg.)
Fortschritte der Osteologie in Diagnostik und Therapie

1. Variations of standard image reconstruction and display,
2. Use of more "CT-friendly" implant materials, e.g. light metals such as Titanium instead of steel,
3. More computing efforts in CT image reconstruction.

Variations of standard image reconstruction and display appear to be the least promising. *Large CT window settings* give a visual impression of diminished artefacts, although bone and metal are still well contrasted (Fig. 1b). This procedure has been suggested in the literature (7) and helps to some degree, but it is not an elimination of the artefacts. Another method is *"Multi Planar Reconstruction"*, i.e. the computation of secondary tomographic images from a consecutive series of CT slices. A disadvantage of this method is a loss of resolution in comparison to the primary tomograms (5, 6).

The use of *"CT-friendly" materials*, i.e. light metals instead of steel, can improve the situation without using more computing power. A study with Titanium in comparison to steel is shown in Figs. 2a-d.

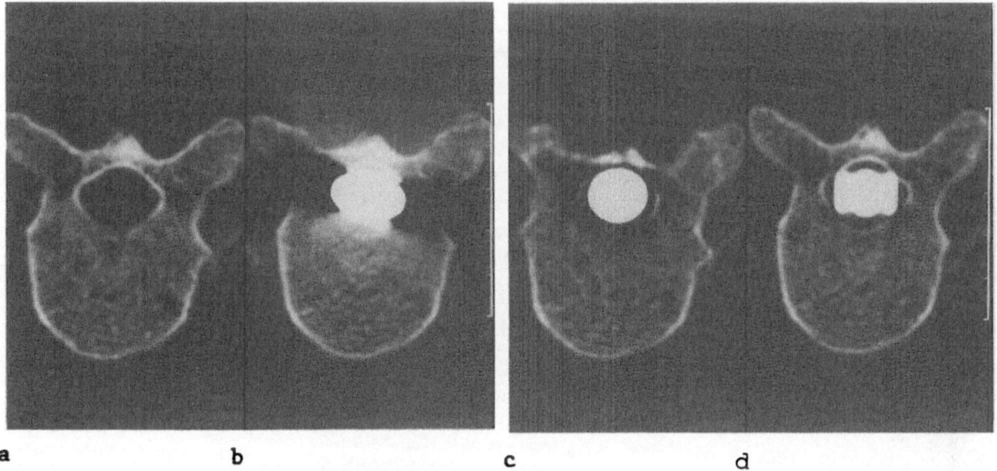

a b c d

Fig. 2. Effect of different artificial hip joint materials. The figures show a human vertebra with (*a*) spinal canal empty, (*b*) hip joint made from Cr-Ni steel inserted, (*c*) Titanium hip joint with rough surface, (*d*) Titanium hip joint with smooth surface

Figure 2a shows an image of a human vertebra without a metal part. Figure 2b shows the same vertebra with an artificial hip joint made of Cr-Ni steel inside the spinal canal. There are strongly altered CT values (dark and bright areas) near the implant and strong artefactual spikes throughout the whole image. Figure 2c, d shows the same object with two hip protheses made of Titanium with different surface structures. The rough surface (Fig. 2c) gives more artefacts than the smooth one (Fig. 2d), but artefacts are clearly reduced in both cases.

There are several approaches presented in the literature which aim at improvements by modified CT image reconstruction, e.g. (1-4). Most of these methods are not practical and have rarely been used because of massive demand of computing power and storage. Our own efforts are aimed at *postprocessing* the distorted projection *raw data* in order to complete the raw data gaps in a proper and fast way. A simple and fast algorithm inserting linear functions in the raw data gaps (denoted by "?" in Fig. 3) was implemented and tested (5, 8). Similar efforts have previously been described in (2, 4). The algorithm consists of the following steps:

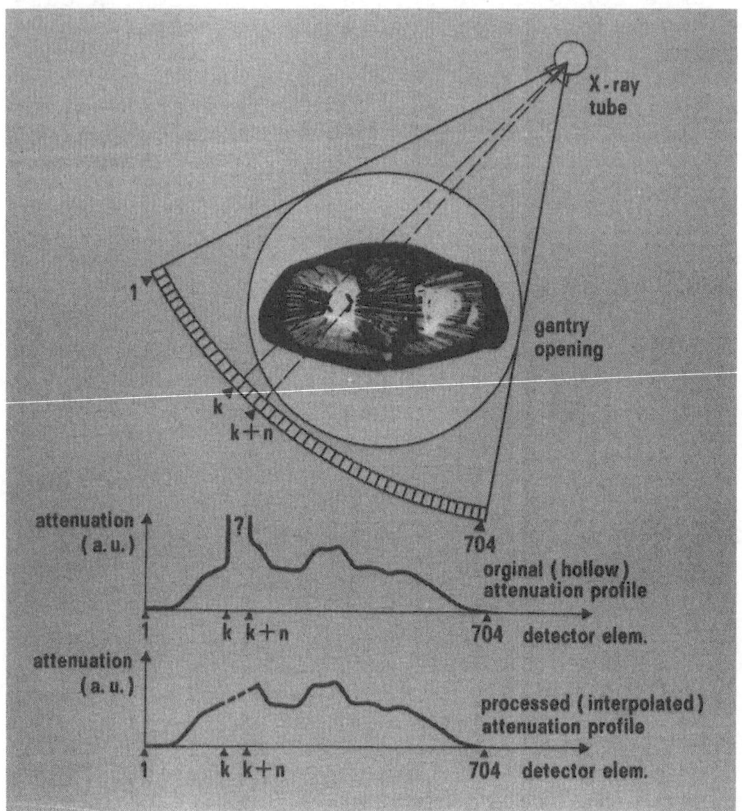

Fig. 3. Schematic drawing of a typical geometry for a CT scan. A metallic implant within cortical bone is crudely encircled with an irregular ROI. For any x-ray tube and detector position a range of detector elements k to k+n is covered by the ROI. Search for the implant boundaries is limited to this range. The line plots show the effect of postprocessing in the projection raw data

a) standard image reconstruction from the original distorted projection raw data set.

b) approximate delineation of the metallic implants by the operator with a light pen,
c) automated determination of exact implant boundaries within the projection raw data set,
d) completion of the projection raw data set by inserting linear functions in the data gaps,
e) generation of an artefact-reduced image from the new completed projection set by standard image reconstruction.

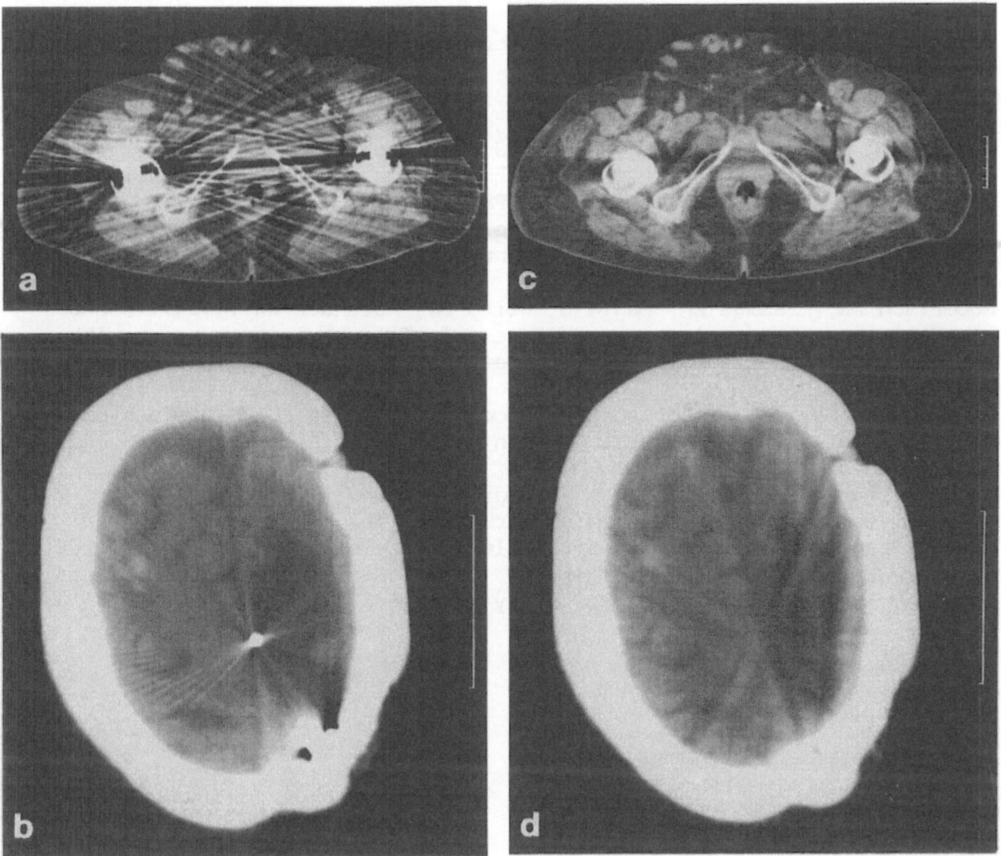

Fig. 4. Examples for projection raw data postprocessing. Pelvic slice containing two steel implants and skull with 3 steel clips in the brain, before (*a*,*b*) and after (*c*,*d*) processing

The whole procedure, i.e. raw data postprocessing and reconstruction of the new image takes about 1-2 minutes.
Although the algorithm is simple and fast, it certainly does not yield perfect images. Linear completion gives only a rough approximation of the true data. This simple method is successful with objects having simple geometries and few high-contrast transitions, e.g. artificial hip joints (Fig. 4a,b). In these

cases, the display of soft tissue in some distance to the implant is often greatly improved. In cases where many and complexly structured high-contrast object parts are present, the algorithm often does not improve image quality (Fig. 4c, d). Although not perfect in its present form this simple algorithm might be an adequate basis for the future development of improved algorithms.

References

1. Hermann GT (1980): Image Reconstruction from Projections. Orlando, Florida: Academic Press
2. Hinderling T, Ruegsegger P, Anliker M, Dietschi C (1979): Computed tomography reconstruction from hollow projections: an application to in vivo evaluation of artificial hip joints. J Comp Assist Tomogr 3:52-57
3. Glover GH, Pelc NJ (1981): An algorithm for the reduction of metal clip artifects in CT reconstructions. Med Phys 8:799-807
4. Seitz P (1984): Computertomographische Osteodensitometrie beim metallischen Kunstgelenk. Eidgenössische Technische Hochschule, Zürich, Dissertation ETH 7585
5. Robertson DR, Fishman EK, Magid D, Weiss PJ, Kalender WA (1986): Assessments of total hip replacements before and after revision surgery with the use of computed tomography with metal artefact reduction techniques. Radiology 161(P):345
6. Fishman EK, Magid D, Robertson DR, Brooker AF, Weiss PJ, Siegelman SS (1986): Metallic Hip Implants: CT with Multiplanar Reconstruction. Radiology 160:675
7. Egund N, Petterson H, Stephen F, Lindgren L (1987): The potential of computed tomography in visualizing structures inside the metal cup in surface-replacement total hip arthroplasty. Skeletal Radiol. 16:201-204
8. Kalender WA, Hebel R, Ebersberger JCW (1987): Reduction of CT Artefacts Caused by Metallic Implants. Radiology 164:576-577

The Personal Hipstem with Computerfit in Total Hip Replacement

G. Aldinger, W. Küsswetter

Orthopädische Universitätsklinik, Calwer Str. 7,
7400 Tübingen, FRG

Long term fixation of an artificial joint into bone is still an unsolved problem. In the last decade surgeons more and more try to fix the devices without cement.

The question, whether or not an artificial hip should be fixed with or without cement should be discussed on the background of the following statements:

- Success in total joint replacement (TJR) derives more or less from cement. (Cement gives the implant the required fit into bone.)
- Stem fixation in THR into a bony cavity differs from socket fixation.
- Long term results of cemented stems havn't been reached by cementless fixation. The early results in cemented fixation are better!
- Fixation is ensured and maintained exclusively by bone.
- Long term fixation of an implant is more or less a biological problem, but this problem has to be solved by mechanical possibilities.

This paper is restricted on stem fixation.

What is the normal history of bone?
In the later decades of life - when total hips have to be implanted - bone rarefies. This atrophy means a qualitative and quantitative change of bone.

As yet, an additional ageing process has not been given the proper consideration. Predominantly between the 5th and 7th decade of life, there is a thinning of the cortex, due to an increasing endosteal resorption. This itself causes a widening of the bone cavity.

What is the effect of an implant?
With a stem and especially with the tamping cement, these natural consequences seem to be accelerated. The cortical bone

F. H. W. Heuck E. Keck (Hrsg.)
Fortschritte der Osteologie in Diagnostik und Therapie

becomes thinner and thinner, the cavity wider and wider. This trabecular luciency on the x-rays shouldn't be confused with reactive lines seen in loosening.

Over the years large resorption holes are forming a new so-called secondary medullary canal (Fig. 1). This atrophy of bone around the implant means an increasing risk of overloading and of breaking the residual cancellous bone with the possibility of instability and loosening.

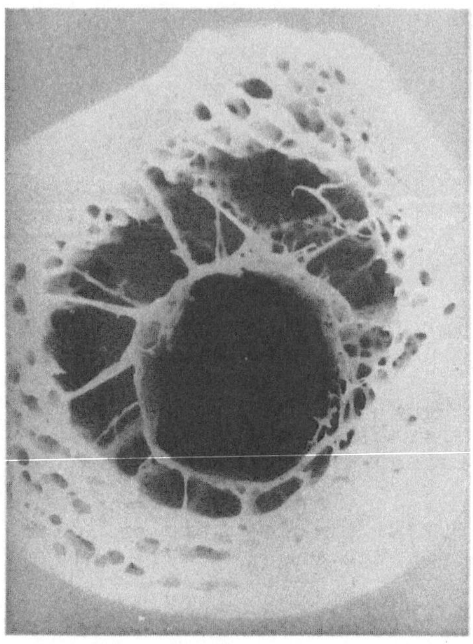

Fig. 1. Formation of a new so-called secondary medullary canal. 7 years after implantation of a cemented hipstem

However, a tapering cementless stem and even a stem/cement-complex can subside into a tapering femoral shaft cavity and restabilize again.

To resume:

- bone is a living and therefore a changing tissue!
- fixation of a stem into living bone can't be regarded only statically, over the years it will advance to a more dynamic problem.

The next task is: How to fix a stem into bone?
With or without cement? Let us look on the history!
Before Charneley, without cement, the results havn't been always predictable. Since Charnley we had immediate and at least middle termed good results.

The two main advantages of cement should be born in mind:

- immediate congruity - immediate tight fit of the stem into bone ("cement-fit")
- surface enlargement.

Most of the noncemented models simply simultate the cement surface. But simply covering a traditional stem with a structured, so-called bony ingrowth surface cannot solve the problem alone. Such stems must do without a tight fit into the bony cavity.

In light of these factors we set out to get a better shape of the stem and made a computerized measurement on 50 normal (neither arthrotic nor dysplastic hips) on the basis of CT-scans

But to permit a clearance of 2 mm in the shaft - this means 4 mm in diameter - and a relatively inaccurate positioning of the ball with a tolerance of 10 mm, we calculated even for normal, adult hips more than 4000 different devices: No further proof is required that such a system isn't suitable at all.

Because it seems not very advisable to cut the bearing bone, to drill or ream - this means to weaken - the cortical cavity to meet the needs of prefabricated stems, we decided to do the reverse: We decided to cut the device personally for the individual bone cavity.

With the help of a computer and special software this personal customized stem (Fig. 2) is designed and manufactured on the basis of CT-scans to fit snugly into the femoral shaft cavity (Fig. 3). The computer has rendered the filling cement unnecessary. "Computer-fit" instead of "cement-fit" that is the first new feature of this personal device.

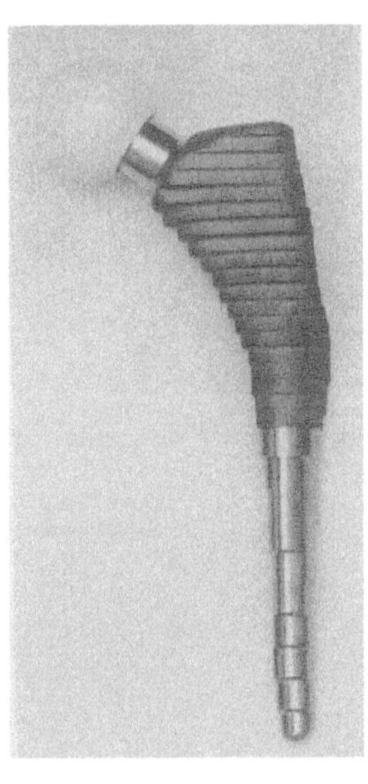

Fig. 2

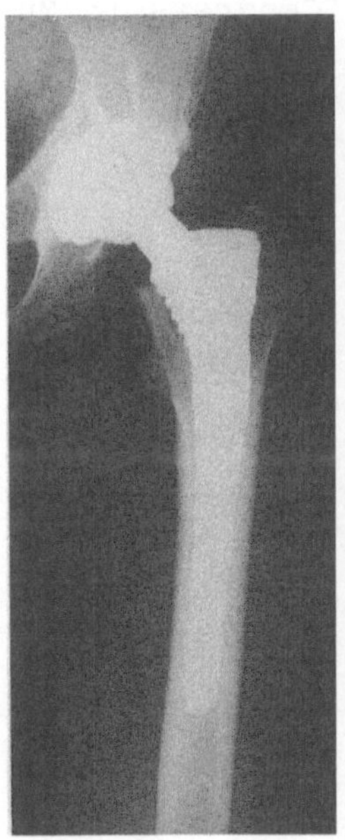

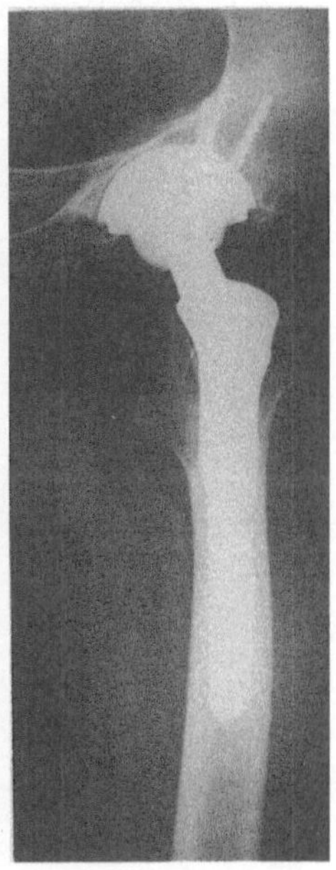

Fig. 3

Fig. 2. The personal cementless hipstem with computer-fit

Fig. 3. X-ray pictures show the high degree of conformity and individuality of this personal cementless stem

The staged or disc-like design represents the second new feature of this new device. In cementless fixation two main anchoring principles are accepted: "Press fit" and "surface enlargement"! Both principles have their pros and cons. Our special surface exploits the advantages of both without having their disadvantages. This surface allows a rather physiological introduction of the transmitting forces into the bony cavity and respects the long term dynamic of biological fixation.

The individual positioning of the ceramic ball represents the third new feature. It allows an individual reconstruction of the human joint to its anatomical and/or therapeutical needs.

Another benefit of this high tech system represents its simplicity in the clinical and operative management. The CTs can be taken by any radiologist on the basis of our protocol. The surgeon determins the required position of the center of rotation and sends the x-rays to the factory. He needs nothing else, no computer, no special instruments, no further costs. There is only one personal stem (Fig. 2), one identical personal rasp plus a connecting piece. The operative procedure is very easy and safe. Every surgeon is able to implant this stem, in each hospital.

Since August 1985 there are implanted more than 100 hips. The early results are very promising, they have been presented on the XVII. SICOT World Congress in Munich in August 1987.

Self-tapping Ceramic Acetabular Cup

L. Meiss[1], G. Möller[2], D. von Mallinckrodt[3]

[1]Orthopädische Klinik und Poliklinik, Universität Hamburg, Martinistr. 52, 2000 Hamburg 20, FRG

[2]Borromäus Hospital, 2950 Leer, FRG

[3]Friedrichsfeld GmbH, 6800 Mannheim 71, FRG

In the field of total hip replacement a change is taking place. Instead of Charnley's cemented polyethylen cup more and more srew type acetabular components are inserted. They mostly consist of metallic rings with polyethylen inlays. Since the use of polyethylen might create problems due to wear we are presenting the development of a self-tapping ceramic implant (Fig. 1).

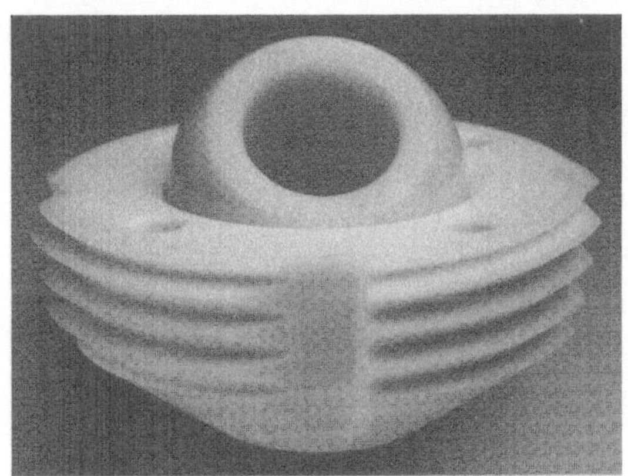

Fig. 1. The newly developed implant: a self-tapping ceramic acetabular cup of spherical shape

The advantages can be summarized as follows:

1. No risk of osteolytic lesions and implant loosening due to polyethylen wear.
2. Reduced loss of acetabular bone stock because of the implant's spherical shape.

F. H. W. Heuck E. Keck (Hrsg.)
Fortschritte der Osteologie in Diagnostik und Therapie

3. Simple implantation technique with possibility of last minute correction of cup position.
4. Reduced instrumentation set - the only special instrument necessary being a cup applicator.

Preliminary results are presented (Fig. 2). In a patient with considerable overweight (113 kg) there has been successful implantation with a follow-up of 11 months.

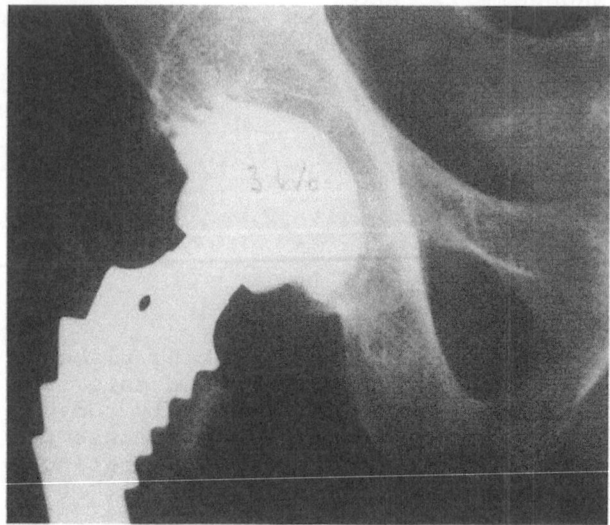

Fig. 2. Ideal implantation of the cup at 3 weeks postop.

Verankerungsprinzipien selbsttragender Endoprothesen

R. Schleberger, U. Witzel

Abteilung für Konstruktionstechnik I und Orthopädische Universitätsklinik, Ruhr-Universität Bochum, Gudrunstr. 56, 4630 Bochum 1, FRG

Kurzfassung

Gelenkübergreifende Lastübertragung erfolgt gelenknah, knöcherne Strukturen bilden sich entsprechend den betreffenden Freiheitsgraden aus. Bei Gelenkersatz erfolgt gelenknahe Lasteinleitung nur bei Oberflächenersatz, Schaftverankerungen entlasten durch biomech. Gesetz gelenknah und schaffen gelenkferne Übertragungssysteme. Bei Imitation natürlicher Lasteinleitung sind die grundsätzlichen Implantatprobleme die Balance und die Eignung des aufnehmenden Knochens für das Implantat. Bei gelenkferner Lasteinleitung, dem Standardfall der Hüftprothese, gibt es zwei Einleitungstypen, eine axiale und eine dreipunktmäßige. Die axiale erfolgt mehr oder minder distal, unterscheidbar nach Schaftdesign/-form ist ein elastischer und ein unelastischer Subtyp. Die Dreipunkteinleitung kann günstigenfalls Axial-, Rotations- und Biegebeanspruchung aufteilen und gelenknaher einleiten. Subtypen sind hier die biomech. günstigere axiale anteriore und posteriore und die ungünstigere mediale und laterale Abstützung an der Kortikalis.

Eine biomechanische Bewertung, die vom Erhalt tragfähigen Knochens als Ziel eines Langzeitimplantates ausgeht, muß gelenknahe elastische Lasteinleitung als gut, distale, unelastische als schlecht einschätzen. Beispiele hierfür werden anhand verschiedener Prothesentypen gegeben.

Jedes Prothesendesign hat neben dem Haupt- oder "Ideal"ankerungstyp alternative Ankerungsmöglichkeiten, die auch dem jeweils anderen Typ oder anderen Subtypen folgen können. Diese Möglichkeiten bezeichen wir als "Modi", die somit die aktuelle Ankerung meinen. Anhand der Modi läßt sich das Schicksal eines Prothesendesigns, damit auch seine Rettungs- und Versagenswege beschreiben, dies erst läßt Prothesenvergleiche zu. Der Knochen reagiert immer gleich auf die typ-/modalmäßig unterschiedliche Lasteinleitung. Dies ist mathematisch berechenbar und im Röntgenbild wie

F. H. W. Heuck E. Keck (Hrsg.)
Fortschritte der Osteologie in Diagnostik und Therapie

im histologischen Schnitt identifizierbar. So sind 5 Modi geeignet, inter- und intraindividuelle und designspezifische Unterschiede zu beschreiben. Dies wird an Beispielen mit klinischer Relevanz dargestellt.

Die Modi oberflächenankernder Prothesen sind ebenfalls an den knöchernen Reaktionen des spongiösen Aufnahmekörpers ablesbar, praktikable Unterscheidung ist hier eine rein spongiöse oder eine gemischt spongiös/kortikale Lasteinleitung, die zum Erhalt des unter dem Implantat liegenden Knochen führt und eine lokal über- oder unterphysiologisch angebotene Last, die durch Lyse resp. Atrophie zu Knochenverlust führt und die Lasteinleitungsfläche reduziert. Zu letzterem - ungünstigem - Modus gehören auch Prothesen mit Lastdurchleitung durch aufständernde oder zu lange Verankerungszapfen. Beispiele für gelenknahe Lasteinleitung werden gegeben.

Der Prostaglandingehalt des Knochens nach der Implantation von Hydroxylapatitkeramik (Osprovit)

J. F. Osborn, J. M. Wittenberg

Abteilung Mund- und Kiefer-Gesichtschirurgie, Universität Bonn, Welschnonnenstr. 17, 5300 Bonn 1, FRG

Kurzfassung

Alle Implantatwerkstoffe müssen die Grundanforderung der Biokompatibilität erfüllen. Darüberhinaus ist der Wert eines Materials für den Knochenersatz an seiner Bioaktivität oder - bei differenzierterer Beurteilung - an seiner Osteotropie zu messen (Osborn, 1985[1]).

Von den aus schwerlöslichen Calciumphosphaten hergestellten Keramiken hat sich die bei uns seit 1979 klinisch bewährte Hydroxylapatitkeramik zwischenzeitlich durchgesetzt. Die Vorgänge der reparativen periimplantären Knochenneubildung sind infolge zahlreicher tierexperimenteller Untersuchungen und Auswertungen von Humanbiopsien auf der zellulären Ebene bekannt. Um über diese morphologischen Befunde hinausgehende Erkenntnisse, insbesondere zur Stoffwechseldynamik der periimplantären Osteogenese, zu gewinnen, wurden in einem bewährten Tierversuchsmodell Probekörper aus poröser und kompakter Hydroxylapatitkeramik sowie - als bioinertes Referenzmaterial - aus Aluminiumoxidkeramik in Rattenfemora für 6 bzw. 10 Tage implantiert. Dabei zeigt sich, daß in den Werten der mittels Radioimmunassay aus den Explantaten bestimmten Prostaglandinsubstrate 6-Keto-$PGF_{1\alpha}$ und PGE_2 gegenüber Leerdefekten Veränderungen eintreten, die einerseits als materialunspezifisch, andererseits als materialspezifisch einzuordnen sind.

---

[1]Osborn, J.F.: Implantatwerkstoff Hydroxylapatitkeramik - Grundlagen und klinische Anwendung, Quintessenz Verlag Berlin 1985.

F. H. W. Heuck E. Keck (Hrsg.)
Fortschritte der Osteologie in Diagnostik und Therapie

Immunoscintigraphic Diagnosis of Infected Hip Prosthesis and Osteomyelitis by Using Monoclonal Anti-Granulocytes Antibodies

K. Seybold[1], J. T. Locher[1], R. Y. Andres[2], P. A. Schubiger[2]

[1]Abteilung für Nuklearmedizin, Kantonsspital Aarau, 5001 Aarau, Switzerland
[2]Paul-Scherrer-Institut (PSI), 5234 Villigen, Switzerland

Introduction

The use of radiolabeled leucocytes has become a subject of an increased interest for the detection and localization of infections in addition to radiologic and endoscopic examinations, but all methods proposed for cell labeling have some limitations and only a few are put into practice outside the specialized laboratories (Locher et al. 1986). Although much progress has been achieved in recent years, the techniques of cell labeling *in vitro* remain complex and time consuming.

Recently selected monoclonal antibodies against human granulocyte surface glycoproteins, however, mean a new diagnostic approach for the detection of infections, by *in vivo* labeling of granulocytes without the need for stringent cell separation.

Methods

I-123-anti-CEA Mab 47
These monoclonal anti-CEA-antibodies were prepared and tested by the Ludwig Institute for Cancer Research, Lausanne Branche, Switzerland (Buchegger et al. 1984) and radioiodinated and quality tested according to established procedures at the Swiss Fed. Institute for Reactor Research (EIR) Würenlingen, Switzerland (Andres et al. 1987).

Autoradiographic studies revealed a selective and intense activity (I-125) deposit on human neutrophil granulocytes only and immuno-histochemical tests showed no binding of the antibody to the early stages of granulocyte precursor cells and some minor binding was seen on myelocytes. Cells of erythropoesis, monocytopoesis amd lymphocytopoesis did not bind the Mab 47 (Hasler et al. 1988). Furthermore, the Mab crossreacts very poorly to white blood cells of various animals.

F. H. W. Heuck E. Keck (Hrsg.)
Fortschritte der Osteologie in Diagnostik und Therapie

The binding of this antibody does not inhibit granulocyte functions and shows no effects on agglutination and no initiation or preventions of "burst" (i.e. no abnormal stimulation of oxygen activation) and no influence on chemotaxis (Andres et al. 1987).

For clinical use, one dose consisting of 120 mcg Mab 47 was labeled with 148-185 MBq (4-5 mCi) I-123 by use of iodogen. The specific activity was approximately 1.85 GBq/mg antibody protein.

Clinical Protocol

All patients examined had got a thyroid blockade (1 ml of Lugol's solution for 3 days) and a prophylactic injection of an antihistaminic drug (4 mg Fenistil i.v., 30 min before tracer application) in order to prevent allergic reactions, which we have never seen up to now.

185 MBq (5 mCi) I-123 Mab 47 were diluted in 100 ml saline enriched with human serum albumin (HSA 1 mg/ml) and then intravenously infused during 5-10 minutes.

Planar scintigraphy and single photon emission computed tomography (SPECT) were performed usually at 3-6 hours and 24 hours after injection.

Imaging

Images were obtained using a large field of view gamma camera (Picker 4/15) fitted with an appropriate low energy collimator. Views were digitalized and stored by computer (IMAC 7300, CGR) in a matric of 128x128 elements. SPECT was performed in I-123 Mab 47 studies with a rotating single head gamma camera (Gammatome, CGR) collecting a mean of about 3 mill. counts during the 360° rotation in 64 angular increments and in 20 min. Tomographic sections were reconstructed in transverse, sagittal and frontal planes. The thickness of the slices was two pixels, 13.6 mm.

Radiation dosimetry

On table 1 the radiation doses of critical organs were compared with published data. We know that they are difficult to estimate

Table 1. Comparison of estimated absorbed radiatiop doses (mGy/MBq) from I-123 antibody-labelled and In-111 labelled leukocytes

Organ	I-123[1]	In-111[2]	In-111[3]
Spleen	0.085	7.027	4.595
Liver	0.059	1.081	0.703
Red marrow	0.078	0.703	1.243
Thyroid	0.008	---	---
Ovaries	0.014	0.103	---
Total body	0.015	0.168	0.162

[1]Own results. [2]Marcus et al. (1986). [3]Goodwin et al. (1981).

for a given case because of rather varying conditions according to the site and degree of an infection. However, our dosis calculations demonstrate equal or lower doses than those of the In-111 WBC method.

Results

When infused to the patient the binding of I-123 Mab 47 to the granulocyte pool within the different organs was fast and their relative uptake varied depending on their volumes. About 10-12% of the injected activity was found in the bone marrow, an amount that remained stable during two days. Liver activity uptake was 10%, spleen uptake 2-3% with increased amounts in septic cases.

28 patients with proven bone and soft tissue infections are included in this report. Most of them (14/28) have infections of hip prostheses. 10/20 suffered from osteomyelitis and bacterial arthritis and two each from spondylitis and soft tissue infections.

In all cases I-123 Mab 47 scans were positive. Despite occasional superposition of blood pool or bone marrow activity, all lesions were clearly visible on planar scans or SPECT images after 3-6 hours. In other cases infections could be excluded after 24 hours.

One of the major advantages of the new method is the possibility to do SPECT, because of much higher counting rates and a much higher number of normally functioning granulocytes are labeled in comparison to the Indium-111 method. SPECT is extremely helpful for an exact anatomical localization.

Illustrative cases

Two cases of infected hip prostheses demonstrate these advantages of SPECT possibility in Mab scanning.
The differential diagnosis of a simple loosening of a prosthesis versus its superinfection is often difficult to decide. Examinations by granulocyte scans are conclusive.

Conclusions

In summary, there are distinct advantages of the I-123 Mab 47 method: a) There is no need for blood collection and cell separation, b) the tracer handling is safe without hampering the biologic properties of the granulocytes, c) clear visualization of all infectious lesions already after 3-6 hours by planar scintigraphy and by SPECT which can be performed up to 24 hours after injection, d) high image quality because of high counting rates, and last but not least e) equal or lower radiation doses. In spite of these obvious advantages we do not consider the method suitable for general use, mainly because of the unknown antigenicity of the compound. In routine use the application of the agent should be restricted to very acute and unclear cases or to clinical situations, where other diagnostics have failed.

To eliminate the logistic problems of the limited availability of I.123, efforts are being made to achieve a Tc-99m-labeling of Mab 47 in the near future.

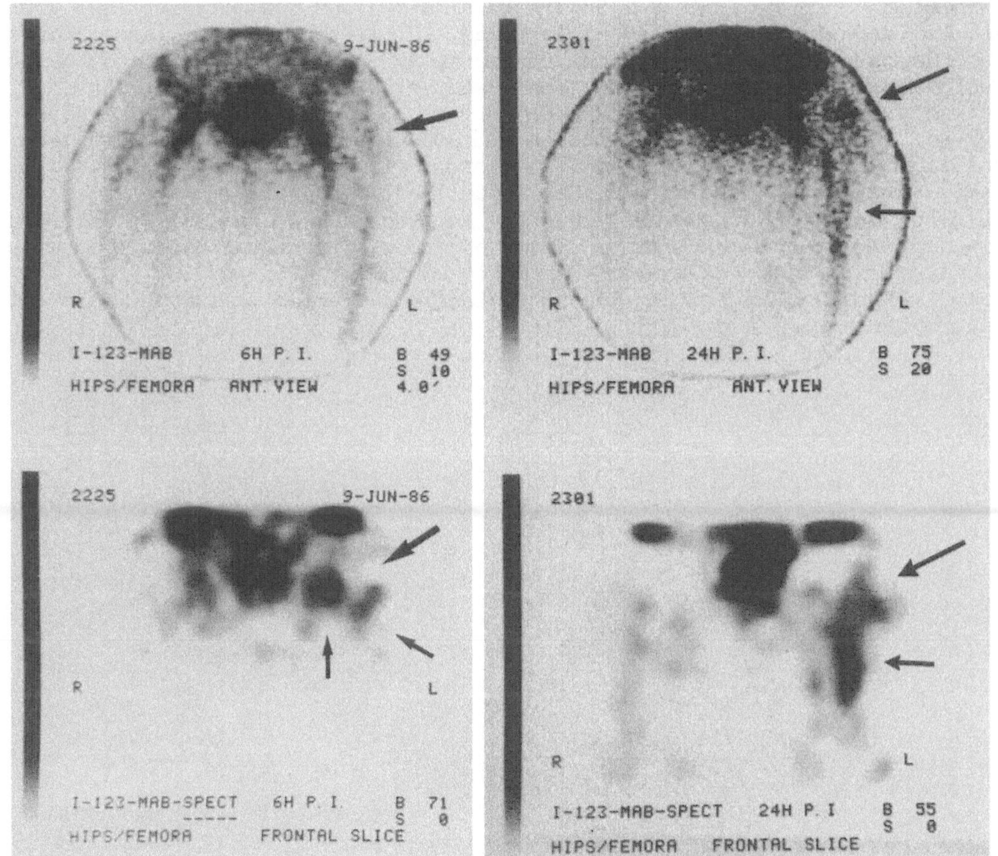

Fig. 1 (left). In this case of an infected prosthesis of the left hip, the planar scan above (6 hrs p.i.) shows only a poorly increased activity (*arrow*), whereas the infection is clearly visible on the frontal SPECT slice below (*3 arrows*) and can be well separated from the blood pool activity of the large iliofemoral vessels

Fig. 2 (right). These are I-123 Mab 47 images of an 80 year old woman. The frontal SPECT slice below after 24 hours p.i. demonstrates an extended accumulation of labeled granulocytes along a prosthesis of the left hip more intensively than the planar scan above

References

Andres RY, Seybold K, Tiefenauer L, Schubiger PA, Locher JT, Mach JP (1988): Radioimmunoscintigraphic localization of imflammatory lesions: Strategies, radiolabeling and in vivo testing of the antibody. Eur J Nucl Med 13: 582-586

Buchegger F, Schreyer M, Carrel S, Mach JP (1984): Monoclonal antibodies identify a CEA crossreacting antigen of 95 kD (NCA-95) distinct in antigenicity and tissue distribution from the previously described NCA of 55 kD. Int J Cancer 33:643-649

Goodwin DA, Finston R, Smith S (1981): Distribution and dosimetry of In-111 labeled leukocytes and platelets in human. In: Watson EE et al (eds): Third International Radiopharmaceutical Dosimetry Symposium. Proceedings of a Conference; Oak Ridge, Tenn., October 7-10, p 88, U.S. Department of Health and Human Services. FDA-81-8166

Hasler PH, Seybold K, Andres RY, Locher JT, Schubiger PA (1988): Radioimmunoscintigraphic localization of inflammatory lesions: Pharmacokinetics and estimated absorbed dose in man. Eur J Nucl Med 13:594-597

Locher JT, Seybold K, Andres RY, Schubiger PA, Mach JP, Buchegger F (1986): Imaging of inflammatory lesions after injection of radioiodinated monoclonal antigranulocytes antibodies. Nucl Med Commun 7:659-670

Marcus C, Stabin MG, Watson EE (1986): Pediatric radiation dose from ^{111}In leukocytes. J Nucl Med 27:1220-1221

Wertigkeit der Knochendichtebestimmung mittels Doppelphotonenabsorptionsmessung vor TEP

J. Semler[1], M. Käding[2]

[1]I. Innere Abteilung; [2]Orthopädische Abteilung,
Rudolf-Virchow-Krankenhaus, Augustenburger Platz 1,
1000 Berlin 65, FRG

Die Langzeitergebnisse der Endoprothetik bei Hüftgelenksschäden konnten verbessert werden durch Beachtung von Material und Biomechanik.

Weniger Beachtung fand die Frage nach der Stabilität des Skeletts selbst.

Bei 244 Patienten (73 Männer und 171 Frauen) mit Coxarthrose erfolgte vor Implantation der Endoprothese bzw. vor einem notwendigen Prothesenwechsel die Messung der Knochenmasse mittels Doppelphotonenabsorptionsmessung (BMC-LAB Firma Novo) an LWS und Schenkelhals.

Die Ergebnisse der Doppelphotonenabsorptionsmessung wurden laborchemischen Daten, sowie anamnestischen Angaben möglicher Risiken einer Osteoporose gegenüber gestellt.

21 Männer waren bereits voroperiert, in 2 Fällen doppelseitig. Bei 4 (19,1%) dieser Patienten bestand eine Prothesenlockerung. Von 171 Frauen waren 43 Patientinnen voroperiert. 9 (20,9%) Patientinnen hatten Prothesenprobleme, in 3 Fällen Protrusio acetabuli.

Das Durchschnittsalter lag bei Männern und Frauen erwartungsgemäß oberhalb des 60. Lebensjahres. Im Durchschnitt waren die Patienten um 10% übergewichtig. Die Calcium-Serum-Werte und die alkalische Phosphatase lagen durchschnittlich im Normbereich. Bis auf 4 Frauen befanden sich alle Patientinnen im Klimakterium mit einem mittleren Menopausenalter von 47,2 $\pm$ 7,8 Jahren (Tabelle 1).

Die Knochendichte wurde mit einem Referenzkollektiv von 121 Männern und 284 Frauen verglichen.
Es fiel auf, daß die Meßergebnisse über der LWS offenbar bedingt durch degenerative Veränderungen deutlich oberhalb der

F.H.W. Heuck E. Keck (Hrsg.)
Fortschritte der Osteologie in Diagnostik und Therapie

Tabelle 1. Klinische Daten von 244 Patienten mit Coxarthrose

	Men 73	Women 171
Age year	65.9 ± 10.7	69.5 ± 9.3
Height cm	170.4 ± 5.4	160.3 ± 6.7
Weight kg	78.8 ± 10.4	65.5 ± 10.7
Calcium mmol/l	2.4 ± 0.1	2.4 ± 0.1
AP U/l	135.1 ± 52.8	134.9 ± 42.1

Norm lagen. Trotzdem konnte bei 13 Männern und 36 Frauen eine Minderung unterhalb der einfachen Standardabweichung erfaßt werden. Über dem Schenkelhals war eine zusätzliche Minderung nur bei 8 (11%) Männern und 26 (15,2%) Frauen erfaßbar. Von diesen Patienten hatten 3 Männer und 4 Frauen Prothesenprobleme (Abb. 1, 2).

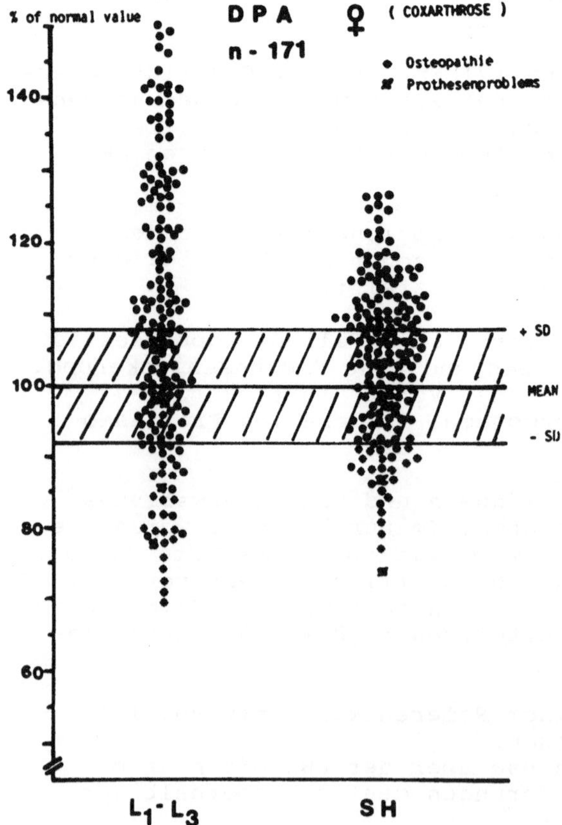

Abb. 1. Messung der Knochendichte an LWS und Schenkelhals bei 171 Frauen mit Coxarthrose vor TEP

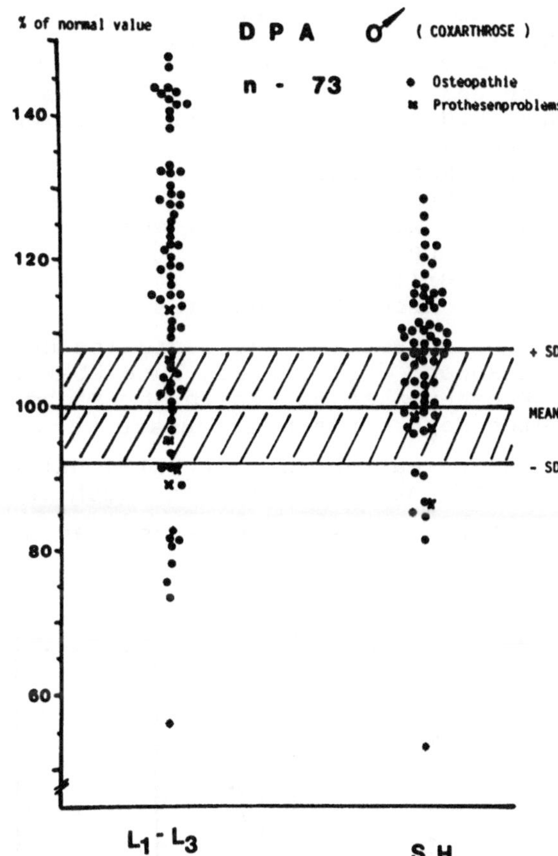

Abb. 2. Messung der Knochendichte an LWS und Schenkelhals bei 73 Männern mit Coxarthrose vor TEP

Bei genauer Betrachtung der Patienten mit Erniedrigung der Knochenmasse über LWS und Schenkelhals unterhalb der einfachen Standardabweichung, war bei 2 Männern und 15 Frauen eine Osteoporose, bei 5 Frauen eine Osteomalazie beweisbar.

Es wurde versucht, unabhängig von der Knochendichtebestimmung das gefährdete Kollektiv vorher zu erkennen.

Bei 19 Patienten (2 Männer und 17 Frauen) entsprechend 38,8% der 49 Patienten mit Minderung der Knochenmasse, lag eine Zweitdiagnose vor

1 Mann und 1 Frau - Lebercirrhose
1 Mann und 7 Frauen - Diabetes mellitus
4 Frauen - Hyperthyreose, 1 Frau Hypothyreose
2 Frauen - Plasmozytom
1 Frau - rheumatoide Arthritis
1 Frau - Polyzytämia vera
1 Frau - Osteogenesis imperfecta carda

Im übrigen Kollektiv war bei 10 Männern und 28 Frauen entsprechend 14,4% eine Zweitdiagnose erfaßbar

6 Männer und 10 Frauen - Diabetes mellitus

1 Mann und 1 Frau - Lebercirrhose
3 Frauen - chron- Hepatitis
1 Mann - M. Bechterew
1 Mann und 3 Frauen - Hyperthyreose
1 Mann und 1 Frau - Niereninsuffizienz
3 Frauen - Nephrolithiasis
1 Frau - Mamma-Carcinom
1 Frau - Bypass-OP.
2 Frauen - Myositis ossificans
1 Frau - HLP
1 Frau - Billroth II
1 Frau - chron. Pankreatitis

Bei genauer Betrachtung lediglich des Kollektivs der Frauen, bei denen sowohl über LWS als auch über Schenkelhals eine Minderung der Knochenmasse unterhalb der Standarddifferenz erfaßbar war, konnten doch einfach erfaßbare Unterschiede aufgezeigt werden:

12 von 26 Patientinnen (46,1%) hatten eine Zweitdiagnose.
17 (65,4%) der Patientinnen rauchten.

Alter, Größe, sowie Menopausealter unterschieden sich nicht signifikant (Abb. 3).

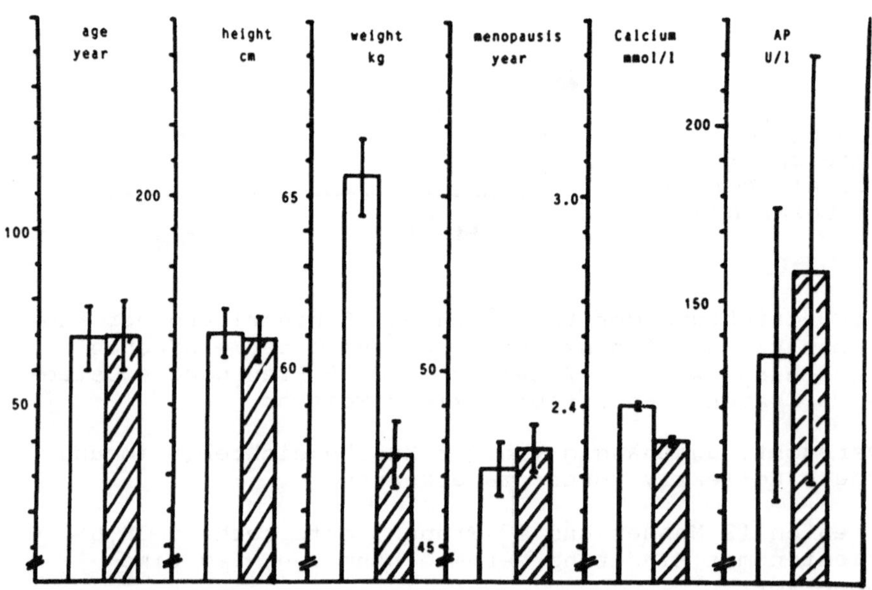

Abb. 3. Vergleich von 26 Frauen mit Coxarthrose und geminderter Knochenmasse ▨ gegenüber 145 Frauen mit Coxarthrose und normaler Knochenmasse □

Auffallend war, daß im erniedrigten Kollektiv eine relative Minderung von Serum-Calcium und Erhöhung der AP zu verzeichnen war. Dabei war jedoch zu berücksichtigen, daß allein 5 Frauen an einer Osteomalazie litten.

Am auffallendsten war der Unterschied des Körpergewichtes. Patienten mit Erniedrigung der Knochenmasse waren im Gegensatz zum Gesamtkollektiv nicht um 10% übergewichtig, sondern lagen um 5% unterhalb des Normgewichtes.

Aus diesen dargestellten Ergebnissen resultieren folgende Empfehlungen:

1. Eine generelle Messung der Knochenmasse vor TEP ist nicht notwendig.
2. Zweitdiagnosen, Minderung der Calcium-Serumkonzentration und/oder Erhöhung der AP dienen als Hinweise auf eine mögliche Osteopathie.
3. Als besondere Risikogruppe sind schlanke Frauen mit Nikotinabusus anzusehen, insbesondere bei frühem Klimakterium.

Radiographic Examination of Bone Reaction After Cementless PCA Hip Replacement

T. Pohlemann[1], H. Rosenthal[2], H. Tscherne[1]

[1]Abteilung für Traumatologie; [2]Abteilung für Klinische Radiologie I, Unfallchirurgische Klinik, Medizinische Hochschule Hannover, Konstanty-Gutschow-Str. 8, 3000 Hannover 61, FRG

Aseptic loosening is a frequent problem in total hip arthroplasty. Beside the development of better cementing technique a growing number of cementless total hip systems are introduced. The aim is to avoid the use of PMMA and get a direct bony fixation of the components ("biologic fixation").

The experience with the different models up to now is short. There are several problems in the interpretation of the radiologic signs, following cementless arthroplasty. The experience gained in cemented hip arthroplasty is often misleading when, applied to X-rays of uncemented hips.

At the Traumatologic Department of the Hannover Medical School the cementless PCA hip system has been permanently used since April 1984. It is used both for the primary and revision arthroplasty.
Characteristics of these prostheses are a microporosity both at the proximal part of the stem and on the metal back surface of the cup. The material used is a cobald chromium cast, the microporotic surface consists of a double layer of sintered cobald chromium microsphaeres. This surface has a porosity of 30% with an average poresize of 425 microns. The stem is anatomically formed with a posterior bow and an anteverted neck.

Primary stabilization is gained by press fit, secondary stability is reached by bony ingrowth.
Aims of total hip arthroplasty should be the restoration of the physiologic center of rotation of the hip and equal leg length. Especially in revision arthroplasty these aims are difficult to reach when having big bony defect in the acetabulum and proximal femur. In this cases bone grafts are applied to fill the defects and to get new bony substance.

The follow up is planned as a prospective study, controls are made prae- and postoperatively and after the first and second

F. H. W. Heuck E. Keck (Hrsg.)
Fortschritte der Osteologie in Diagnostik und Therapie

year after operation. Patients having any complains getting control examinations every following year, the other patients are planned for further examination five years after operation.

Patients

Between April 1984 and August 1987 483 hip arthroplasties were operated in 382 patients. There were 323 primary and 115 revision arthroplasties. Diagnosis were osteoarthritis in 54%, femoral head necrosis 9%, acetabular dysplasia 5%, femoral neck fracture 3%, rheumatoid arthritis 3% and revision arthroplasty 26%.

Bone grafting is performed in several cases. Small defects in primary arthroplasty (primary rotational stability can be achieved) are filled with small autogenous bone chips.
In revision arthroplasty and displastic hips allogenous bone blocks are used to fill bigger defects.

In 43 cases bone chips were used, 34 patients got bone blocks, 9 of them were fixated by screws.
At the proximal femur allogenous spongiosa chips were used in 38 cases, bone blocks for reconstruction of the proximal femur were used in 5 cases, 2 of them being fixated by screws (Fig. 1).

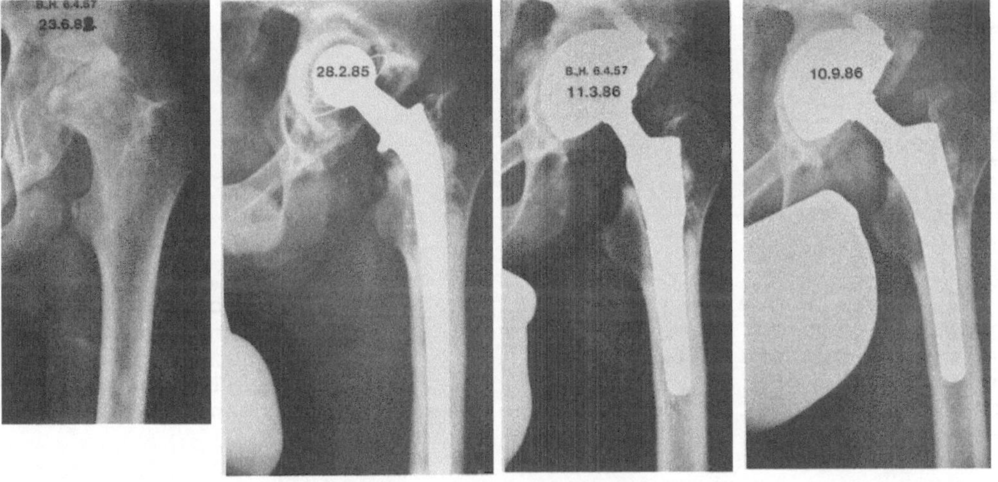

Fig. 1. Male patient, femoral head necrosis after acetabulum fracture, loosening with protrusio acetabuli. PCA cementless hip with bone grafting of the acetabulum roof. Remodelling of the acetabulum bone structure

Radiographic evaluation

For radiographic evaluation an A.-p. view of the pelvis and a lateral view preoperatively and postoperatively, after one year and two years were examined.

Criterias for the evaluation of the cup are the position of the cup, zones of resorption, the structure of the bone and loose beets.
Criterias for the evaluation of the stem were varus and valgus position, resorption zones, sclerotic ligns, cortical changes, low beates and distal bone reactions.

X-rays of 220 patients after one year and 137 patients after two years were analysed.

Findings at the cup
Position of the cup. 46.3% of the patients had an ideal ankle between 40 and 50°, 26,1% having an ankle between 31 and 40° and 23,4% between 51 and 60°. Ankles ober 60% were seen in 2,8% of the cases, being patients with extreme dysplasia of the acetabulum.

Resorption zone. At the acetabula components resorption zones are seen rarely (Table 1).
Over 1 mm gap in zone I was seen in a patient having a loose cup.

Table 1. Resorption zone acetabulum (patients)

Zone		I	II	II
NU 1 J. n=220	up to 1 mm	10	9	15
	, 1 mm	1	1	4
NU 2 J. n=137	up to 1 mm	6	5	15
	, 1 mm	0	1	3

Loose beets. Loose beets were only seen in a few acetabulum components. Up to three beats were seen in 6 patients after one and 5 patients after two years, up to 7 beats were seen in 1 patient after one and 5 patients after two years. There was no progressive migration of beets between the first and the second year.

Bony structure of the acetabular roof. Sclerotic structures at the acetabular roof were seen in 45% of the cases in the lateral portion of the ap view and in 22% at the medial portion of the ap view after one year. After two years sclerotic bone structure was seen in 40% in the lateral portion of the acetabular roof and in 14% in the medial part. A remodelling of the bony structure after operation and the following years was seen in several cases.

Femoral side
Position of the stem. After one year 70% of the stems showed an exact neutral position, 25% were in slight varus position and

5% in slight valgus position. After two years 64% stood in exact neutral position, 30% in slight varus and 6% in valgus position. In 5% a tendency to slight varus migration could be seen.

Resorption zones at the stem. Resorption zones were mostly seen in the proximal part of the stem (zone 1 and 7), no correlation could be found between the clinical evaluation and the resorption zone (Table 2).

Table 2. Resorption zone femur (patients)

Zone		1	2	3	4	5	6	7
NU 1 J. n=220	up to 1 mm	27	4	0	2	3	2	13
	, 1 mm	27	6	0	3	3	2	16
NU 2 J. n=137	up to 1 mm	26	6	2	6	5	5	10
	, 1 mm	18	6	2	5	4	4	8

Corticl reaction. Cortical reactions were frequent, especially in patients with varus position of the stem. A cortical thickening could be seen at the lateral tip of the stem in 23% of the cases after one and 33% of the cases after two years. A medial cortical reaction at the tip of the stem was seen in 12% after one and 14% after two years.

Distal reaction. Bony reactions at the tip of the stem were also frequent and were seen in 49% of the cases after one year and 67% of the cases after two years. 30% had a lateral reaction, 4% a medial and 15% both a lateral and medial reaction after one year, 43% a lateral, 4% a medial and 20% a lateral and medial reaction after two years (Fig. 2, 3).

No correlation could be made between the clinical evaluation and this radiographic findings. Up to now no stress sheelding of the proximal femur could be watched.

Loose beats at the stem. Up to three loose beats were seen in 12 patients. In 9 cases the beats were separated from the implant during operation.

4 to 7 loose beats were seen in five patients with a slightly progressive tendency, more than 7 loose beats were seen in one patient at the lateral and medial part having a progressive tendency between the first and second year. The patient having moderate discomfort and showing a 1 mm resorption zone at the proximal part (Fig. 4).

Loosening. Aseptic loosening of the primary arthroplasty and early dislocation of the cup was seen in 3 cases (2, 10 and 12

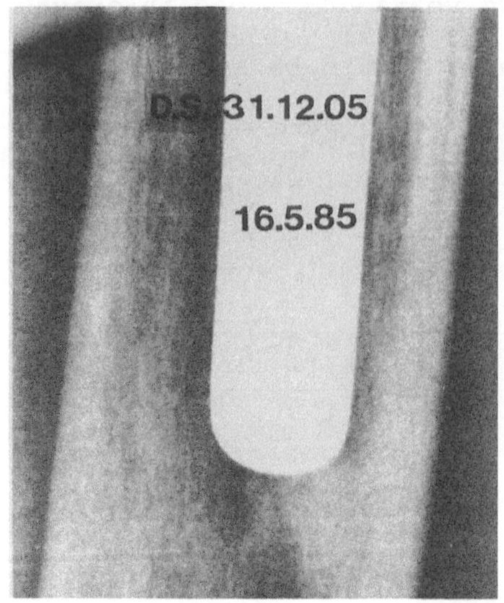

Fig. 2. Male patient, osteoarthritis, primary hip replacement. Lateral bone reaction one year p.o.

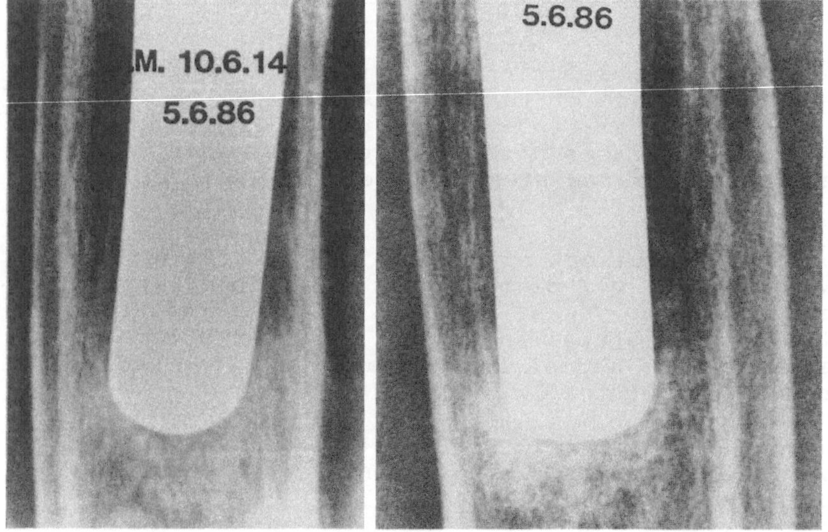

Fig. 3. Female patient, osteoarthritis, primary hip replacement. Lateral and medial bone reaction two years p.o.

days after operation), the cup not being implanted to a primary press fit, a loosening of the stem was seen in 4 cases (11, 15, 15, 20 months after operation), loosening of the cup was seen in 2 cases (15 and 25 months after operation).

After a revision arthroplasty an early dislocation of the cup was seen in 3 cases (14 days, 3 months, 3 months after operation), a loosening of the stem was seen in 3 cases (11, 12 and 13

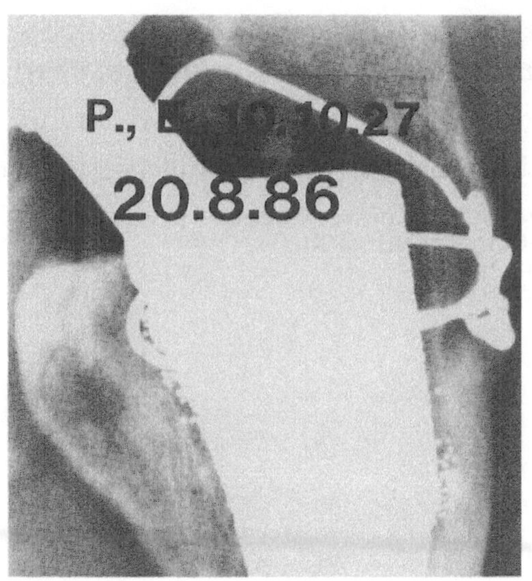

Fig. 4. Male patient, femoral neck fracture. Loose beets two years after T.H.R., moderate discomfort

months after operation), loosening of the cup was seen in 3 cases (14, 15 and 16 months after operation).

The patients with loose components wère reoperated, in early dislocations of the cup another cementless PCA cup was fixed properly, in most cases by using bone grafts, in 3 cases of loosening of the stem a cemented stem was used, in the other cases a new cementless component was implanted to primary press fit.

Conclusions

For success of the cementless hip arthroplasty a primary stable fixation of the components has to be achieved in all cases. The cup showed no specific problems. Only in cases of extensive bone grafting and displastic hip or when a primary press fit was not achieved loosening was seen.

At the stem a tendency for varus positioning could be watched. Especially in varis position distal cortical reactions are frequent, reactions at the tip of the stem were seen in 50% of the cases showing an increasing number in the second year.

These results are only based on a short time follow-up. Finally conclusions can only be made after a close evaluation of the next years getting more details about specific problems e.g. bone remodelling of the femur.

Verbesserung der Prothesenverankerung durch poröse und bioaktive Beschichtung sowie „echte" Isoelastizität

H. Mittelmeier, J. Heisel, W. Mittelmeier, E. Schmitt

Orthopädische Universitätsklinik und Poliklinik,
6650 Homburg/Saar, FRG

Die ursprünglich *zementfreien Hüftteilprothesen* (Moore, Thompson) mit schmalen und glatten Verankerungsstielen führten wegen Überlastung des Knochenlagers mit nachfolgender osteoklastischer Knochenresorption vielfach zu aseptischen Prothesenlockerungen, ebenso die nachfolgenden *Totalprothesen* mit Metall-Metall-Paarung (McKee-Farrar, 1957) wegen Übertragung hoher Reibungskräfte auf die Verankerungsflächen. Zur Verbesserung der Prothesenverankerung wurde von H. Mittelmeier und Singer schon 1956 das sog. *Oberflächenvergrößerungsprinzip* begründet, welches dann erstmals durch Charnley durch Verwendung des PMMA-Knochenzementes realisiert wurde, welcher sich mit Protrusionen in den inneren Rauhigkeiten des Knochens verzahnt. Auch durch Einführung des "low friction principle" unter Verwendung von *Metall-Polyäthylen-Paarung* (1963) wurde die LOckerungsgefahr vermindert. Der durch die Rauhigkeit vorstehender Blockkarbide der Metallgleitfläche bewirkte PE-Abrieb führt jedoch im Laufe der Jahre zu *Fremdkörpergranulationen*, welche zur Knochendestruktion an der Zementoberfläche und damit gleichfalls zu aseptischen Lockerungen führen. Insbesondere aber kommt es im Laufe der Zeit häufig zu *Dauerschwingbrüchen des Knochenzementes*, dessen Dauerschwingfestigkeit zwischen 2 und 8 N/mm^2 nur einem kleinen Bruchteil derjenigen metallischer Werkstoffe entspricht. Auch tragen das Fließverhalten des Polyäthylens und gelegentliche Versprödungsbrüche desselben zur Förderung der Mißerfolgsquote bei.

Anfang der 70er Jahre wurde deshalb hauptsächlich von R. Judet und H. Mittelmeier zum *Rückzug auf die zementfreie Verankerung* unter Anwendung des Oberflächenvergrößerungsprinzips geraten, wobei dasselbe an den metallischen Verankerungsflächen durch Porosierung (Judet) oder makroskopische Rippenbildung und im Bereich der Pfanne durch Schraubgewinde erreicht werden sollte. Besondere Bedeutung hat in letzter Zeit auch die auf Galante zurückgehende *Titandrahtbeschichtung* sowie die auf dem *madreporischen Prinzip* von Lord (1975) aufbauende Beschichtung mit *aufgesinterten Metallkügelchen* erlangt, welche heute zur zementfreien Verankerung vielfach verwendet werden.

F. H. W. Heuck E. Keck (Hrsg.)
Fortschritte der Osteologie in Diagnostik und Therapie

Auch durch *Einführung verschleißfester Gleitpaarungen* (Aluminiumoxydkeramik in EIgenpaarung) (Boutin; H. Mittelmeier) und bei Paarung mit Polyäthylen (Willert u. Semlitsch 1975) konnte die Abriebproblematik wesentlich verbessert werden, wenngleich anfängliche Qualitätsunterschiede in der Keramik auch zu Problemen Anlaß gaben (Salzer et al.). Bei guter Keramikqualität ist jedoch der Abrieb gegenüber der herkömmlichen Metall-PE-Paarung sowohl gemäß Simulatoruntersuchungen (Dörre et al. 1974) als auch bei Vermessung explantierter Prothesen (Mittelmeier et al. 1982) wesentlich vermindert.

Andererseits beinhaltet die Aluminiumoxydkeramik jedoch eine gewisse, wenngleich geringe *Gefahr von Schlagbrüchen* bei schwerem Trauma und auch von Dauerschlagbrüchen bei fehlerhafter Prothesenimplantation oder Lockerung (bei 13jähriger Erfahrung an unserer Klinik 0,4%; Heisel et al.). Weiter wird bei der Aluminiumoxydkeramik die *hohe Steifigkeit* (E-Modul 380.000 N/mm^2) bemängelt, da sich hierbei leicht Relativbewegungen gegenüber dem elastischen Knochen (E-Modul der Corticalis ca. 20 N/mm^2) ergeben. Dies spielt zwar nach unseren 13jährigen Erfahrungen mit stumpfkegeligen Schraubpfannen *praktisch-klinisch keine wesentliche Rolle, läßt jedoch nicht das Traumziel der absoluten Verhaftung zwischen Implantat und Knochenlager erreichen,* indem sich zwangsläufig eine dünne bindegewebige "Dämpfungsschicht" bildet. Gleiches gilt aber auch für die *metallischen Werkstoffe* (E-Modul bei der Co-Cr-Legierung ca. 220.000 N/mm^2; Titanlegierungen 110.000 N/mm^2), was gleichfalls noch erheblich vom E-Modul des Knochens abweicht. Dementsprechend werden im Bereich der metallischen Verankerungsstiele mit Porosierungen, insbesondere bei Rundstielen mit großflächigem unmittelbaren Kortikaliskontakt erhebliche *Inaktivitätsosteoporosen des "arretierten" Knochens* beobachtet.

Daneben laufen seit längerem Bestrebungen, eine bessere Adhäsion des Knochens durch *bioaktive Beschichtungen* zu erreichen, insbesondere calciumphosphathaltigen Biogläsern (Hench et al.). Hier zeigten jedoch die tierexperimentellen Untersuchungen von Fuchs, daß die *Beschichtung von glatt gestalteten Verankerungsstielen* trotz der hohen Adhäsionskräfte bei Verzicht auf Oberflächenvergrößerung nicht zur Prothesenstabilisierung ausreichen; aber auch bei oberflächenstrukturierten Prothesen mit Beschichtung bleibt das Elastizitätsproblem ungelöst.

Eine *Lösung des Elastizitätsproblems* ist nur durch *Elastizitätsangleichung der Implantate an den Knochen* und demzufolge nur mit Ausgangsmaterialien zu erreichen, deren E-Modul um etwa eine Zehnerpotenz tiefer liegt als bei den keramischen und metallischen Werkstoffen. Dies ist nur unter Anwendung von *Kunststoffen* denkbar. Hier wurde zwar durch Charnley mit der Zementverankerung ein "elastsicher Übergang" zum Knochenlager geschaffen, jedoch mit all seinen Imponderabilien, insbesondere der mangelnden Dauerschwingfestigkeit. Der Versuch der Schaffung einer sogenannten *"isoelastischen Prothese"* durch R. Mathys unter Verwendung von Polyacetal um einen schwachen Metallkern beinhaltete schon kurzfristig das Problem der *"Überelastizität"* mit seitlichem Ausschwingen des Stieles. Langfristig dürften hier aber selbst bei Verstärkung des Metallstieles auch Probleme der Dauerschwingfestigkeit des Polyacetals auftreten.

Unseres Erachtens kommen zur Herstellung einer "echt isoelastischen" Prothese mit ausreichender Dauerschwingfestigkeit nur *kohlefaserverstärkte Verbundwerkstoffe* in Frage. Aufgrund des Fließverhaltens der Thermoplaste dürfte hier zukünftig wohl mehr den *Duroplasten* der Vorzug zu geben sein.

In Zusammenarbeit zwischen der Fa. Robert Bosch GmbH und unserer Klinik wurde (mit Unterstützung des Bundesministeriums für Forschung und Technologie) seit Anfang der 80er Jahre an der *Entwicklung eines entsprechenden duroplastischen Verbundwerkstoffes auf Triacinharzbasis* (Resiform TCF) gearbeitet. In technologischen und tribologischen Untersuchungen konnte gezeigt werden, daß dieses Material durch besondere Anordnung der Faserlagen sich *sowohl mit hoher Kernsteifigkeit als auch "echt isoelastischen" Oberflächen* herstellen läßt, so daß die Bedingungen für *gleiche Dehnung in den Grenzzonen* erreicht und die *Schubspannungen an den Grenzzonen im Femurbereich im Vergleich zu metallischen Verankerungsstielen wesentlich herabgesetzt* werden können (Esper et al. 1986). Dies ermöglicht seine Verwendung als Verankerungsstiel. Bei Verwendung als *Hüftpfanne* wird - im wesentlichen Unterschied zum Polyäthylen - der Kaltfluß praktisch ausgeschaltet, so daß dieses Material auch ohne die heute sonst geforderte Metallabstützung ("metal backing") *unmittelbar* verwendet werden kann, weiter aber, daß sich mit diesem Material auch *Gleitflächen* herstellen lassen, welche bei Paarung mit Keramikkugeln fast gleich niedrige Abriebwerte wie bei der diesbezüglich optimalen Aluminiumoxydeigenpaarung erreicht werden - weit günstiger als bei der ursprünglichen Metall-PE-Paarung und auch der Aluminiumoxyd-PE-Paarung.

In umfangreichen *tierexperimentellen Untersuchungen* am Batelle-Institut, am Pathologischen Institut der Universität Berlin (Prof. Dr. Gross) und dann vor allem an unserer Klinik wurde die *hohe Bioverträglichkeit* des Verbundwerkstoffes TCF belegt, sowohl bei Festkörperimplantation wie auch im Bereich von stäubchenförmigen Abriebpartikeln (Harms u. Stockmann 1984). Die anfängliche Hoffnung auf eine eigenständige osteotrope Bioaktivität des Materials hat sich leider nicht bestätigt. Auch zeigte sich in umfangreichen Tierexperimenten mit Implantation größengerechter zementfreier Totalprothesen bei Hunden, daß *unbeschadet der "Isoelastizität" doch noch vielfach bindegewebige Abgrenzungen* entstehen, welche biomechanisch erklärt werden mußten (vgl. Abb. 1).

Zur Erzielung einer *unmittelbaren biochemischen "Verwachsung" des Knochengewebes mit dem Kunststoff* wurde deshalb eine Bioaktivierung desselben durch *Hydroxylapatitbeschichtung* vorgenommen, zunächst feindispers, dann auch mit feinkörniger Oberflächenbeschichtung.

Die *histologische Aufarbeitung* entsprechender weiterer Tierexperimente ergab dann im Pfannenbereich zunächst beim feindispersen Beschichtungsverfahren - im wesentlichen Unterschied zu den unbeschichteten Implantaten - ein sowohl makroskopisch als auch histologisch belegbare, regelmäßige, *unmittelbare Angrenzung* des Knochengewebes (Forschungsbericht H. Mittelmeier et al. 1985).

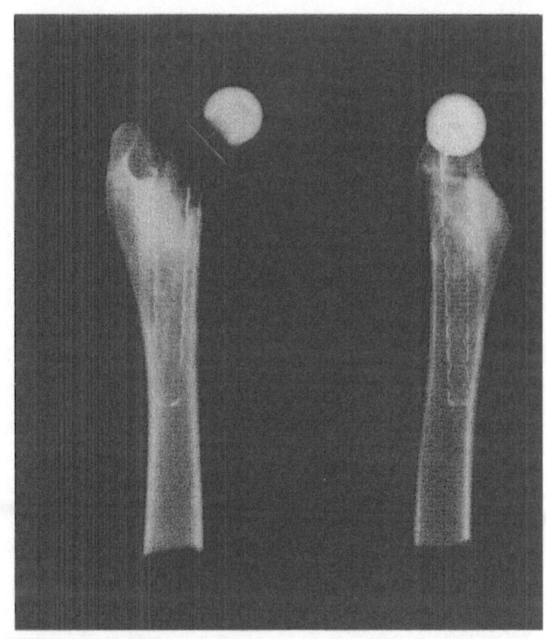

Abb. 1. Röntgenbild des Femur eines Schäferhundes (Nr. 84) 3 Monate nach Implantation eines HA-beschichteten TCF-Stieles mit Keramik-Kugeln. Stiel fest eingewachsen. Keine Lockerungssäume. Proximale Knochenverdichtung. Im distalen Stielbereich keine Kortikalis-Spongiosierung. (Der Stiel ragt proximal wegen relativer Übergröße aus dem Femur heraus; es handelt sich hier um keine Knochenresorption des Schenkelhalses

In neueren weiterführenden Untersuchungen mit feinpartikulärer Beschichtung der Pfannen und der Stielkomponenten *wurden praktisch an der ganzen Oberfläche der Implantate feste knöcherne Adaptationen ohne bindegewebige Zwischenschicht* beobachtet, insbesondere im Bereich der oberflächlichen partikulären HA-Einlagerungen. Dies spricht dafür, daß es in der *Kombination* eines "echt" isoelastisch eingestellten Implantates in Verbindung mit Oberflächenprofilierung (Schraubpfanne bzw. Tragrippen, Stiel und bioaktiver Hydroxylapatitbeschichtung) möglich ist, die angestrebte universelle Verwachsung des Implantates mit dem Knochengewebe zu erreichen,(vgl. Abb. 2,3).

Im wesentlichen Unterschied zu den Verhältnissen mit steiferen Metallimplantaten zeigte sich in den durchgeführten Tierversuchen am Hund *keine wesentliche Inaktivitätsosteoporose der Kortikalis*. Im Gegenteil war hier im proximalen Femurbereich eine Verdichtung des Knochenlagers festzustellen und an der distalen Schaftkortikalis in den histologischen Längs- und Querschnitten keinerlei Spongiosierung (vgl. Abb. 4).

Abschließend sei noch vermerkt, daß unbeschichtete TCF-Pfannen von uns in 2 Testfällen erstmals 1982 (noch mit Polyäthylen-

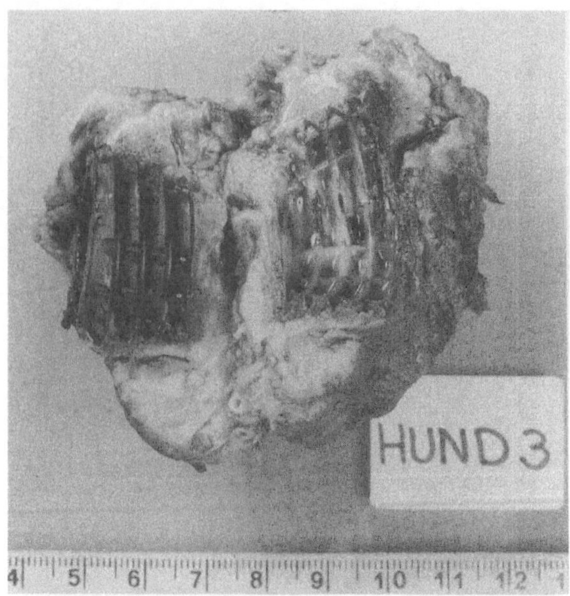

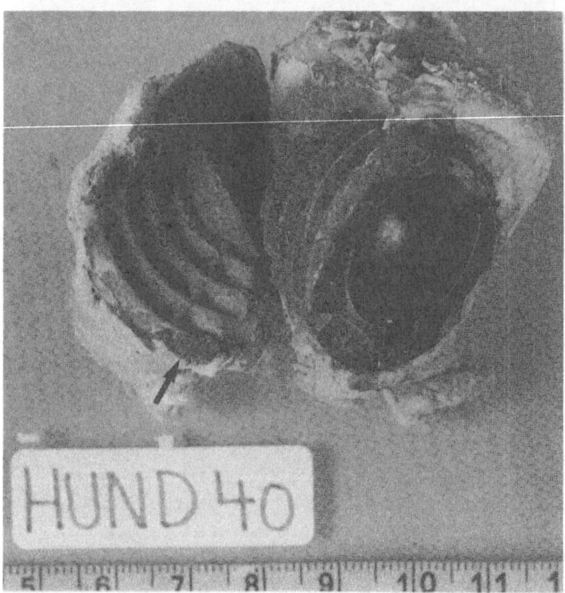

Abb. 2. Sektionspräparate des Beckens nach Implantation von TCF-Pfannen. *Oben*, bei unbeschichteter TCF-Pfanne abgußartige Knochenanpassung an das Schraubprofil der Pfanne, stellenweise jedoch mit bindegewebiger Grenzmembran. *Unten*, bei beschichteter TCF-Pfanne exaktes membranfreies Anpassungsprofil des Knochens. Die Verhaftung war so fest, daß es beim Wegklappen der einen Knochenhälfte teilweise zu einem oberflächlichen Ausbruch des fest anhaftenden Implantatmaterials kam (*Pfeil*)

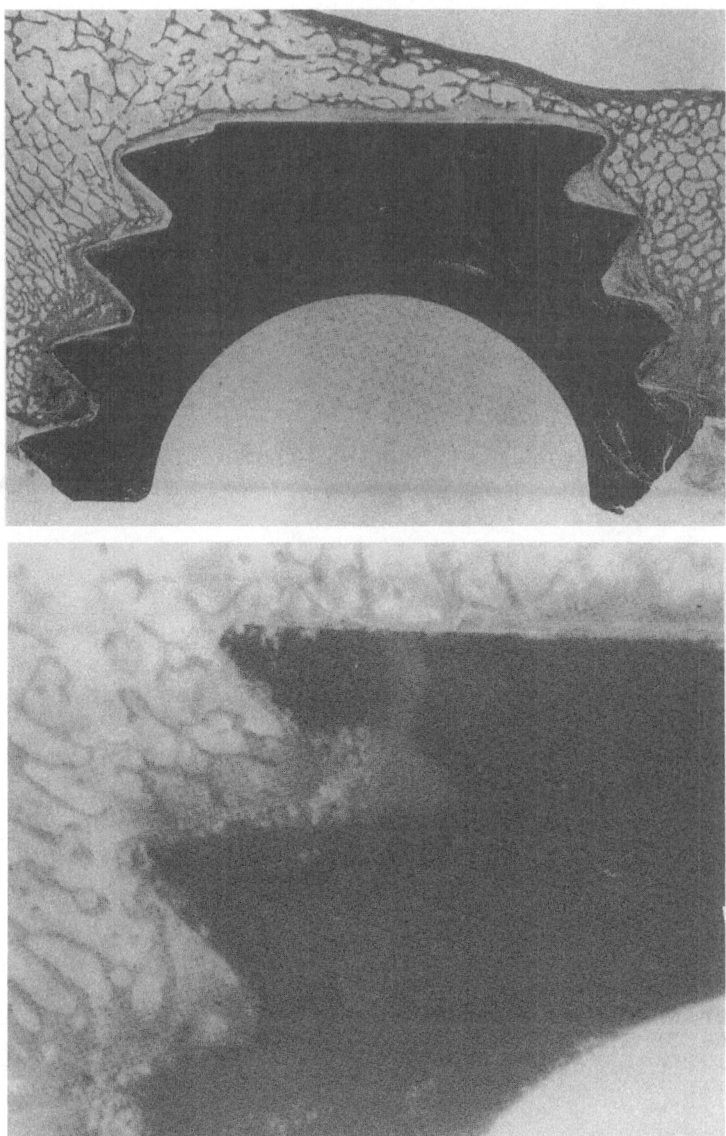

Abb. 3. Histologische Querschnittspräparate des Beckenknochens mit einliegender TCF-Pfanne. *Oben*, bei unbeschichtetem Implantat gute Verzahlung mit Ausbildung einer knöchernen Kraftaufnahmeschicht, jedoch dünne bindegewebige Abgrenzung vom angepaßten Knochenlager. *Unten*, unten großflächige direkte Anlagerung des Knochens an die granuläre HA-Beschichtung ohne bindegewebige Abgrenzung

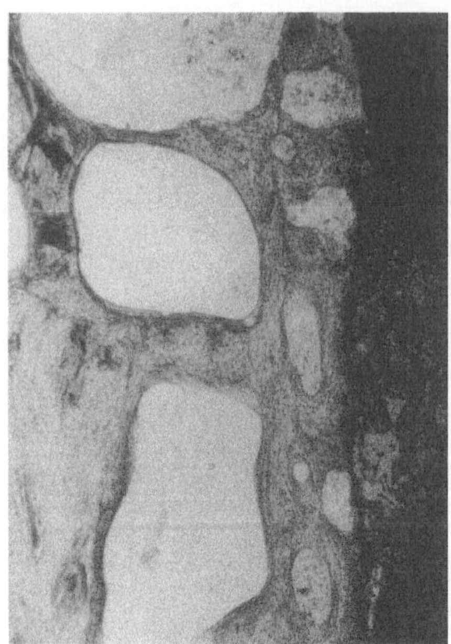

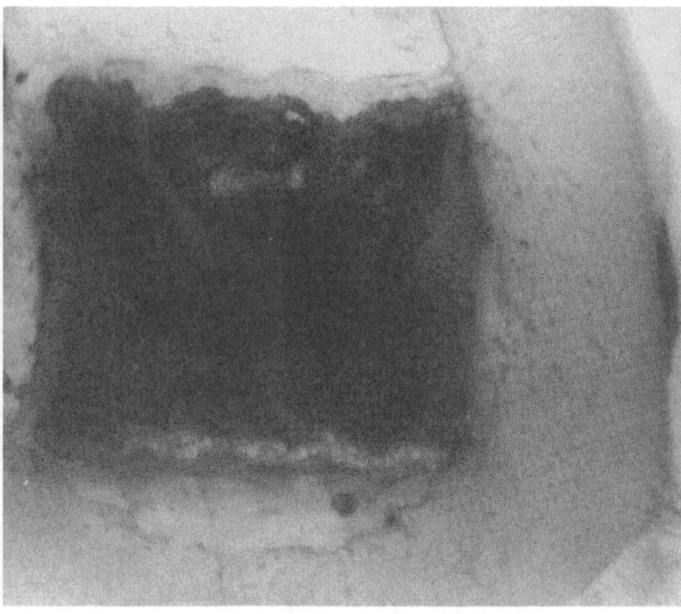

Abb. 4. Histologische Femurpräparate mit einliegendem Stielimplantat. *Links*, Längsschnitt im proximalen Stielbereich zeigt unmittelbar flächige Anlagerung des Knochens in Form einer Kraftaufnahmeschicht am beschichteten Kunststoff mit kräftiger trabekulärer Abstützung gegen die Kortikalis. *Rechts*, Querschnitt im Bereich der beschichteten Stielspitze mit dicht anliegender knöcherner Kraftaufnahmeschicht an drei Seiten. Auch im Bereich der direkten Anlagerung an die Kortikalis (*c*) keinerlei Zeichen einer Spongiosierung derselben

gleiteinlage) und seit 1984 in einer *klinischen Erprobungsserie* von inzwischen *nahezu 100 Fällen* zum Einsatz gelangten und hier bislang keine materialbedingten klinischen Probleme aufgetreten sind. In Kürze soll mit dem Einsatz beschichteter Pfannen und schließlich auch beschichteter Femurverankerungsstiele begonnen werden.

Literatur

Esper, F.J., Gohl, W., Harms, J., Mittelmeier, H. (1986): Resiform TCF - Ein neuer Werkstoff für Endoprothesen. Bosch Techn. Bericht 8:132-140

IV. Aus Forschung und Entwicklung

Bone Matrix Dependent Ectopic Osteoinduction in Rats, Nude Rats and Dogs – a Preliminary Report

N. Schwarz[1], H. P. Dinges[2], H. Redl[1], A. Schiesser[1], M. Thurnher[1], G. Schlag[1]

[1]Ludwig Boltzmann Institut für Experimentelle Traumatologie, Donaueschingenstr. 13, 1200 Wien, Austria

[2]Institut für Pathologie, Universität Graz, Auenbruggerplatz 25, 8036 Graz, Austria

Materials and Methods

Experimental Animals

The experiments were carried out in 29 Sprague-Dawley rats (SD rats, 400 ± 50 gram body weight), in twelve nude rats (HAN:RNU rnu/rnu, 8-9 weeks old) and in 7 mongrel dogs (male, fully grown, body weight 20-30 kg, 1.5 to 3 yeras old).

Implant Materials

Demineralized Bone Matrix (DBM) and Bone Matrix Gelatin (BMG) were obtained from diaphyseal rat or canine bone by mechanical cleaning from soft tissue, comminution, removal of fat (chloroform/methanol), decalcification (HCl) and extraction ($CaCl_2$, EDTA, LiCl). They were lyophilised and moistened with Ringer's solution before implantation.

Implantation Site

The specimens were implanted into muscle pouches of the lateral abdominal wall in rats and nude rats, as well as into muscle pouches of the foreleg in dogs.

Experimental Groups

Implantation was either allogeneic or xenogeneic. For details refer to Table 1.

Evaluation of Results

Evaluation was done by descriptive histology of hematoxilin-eosin stained sections. Implant absorption and chondro- or osteogenesis were assessed.

Results

Allogeneic Implantation

With BMG implantation in an ectopic site in SD rats mesenchymal cells are found to migrate between the implant particles within

F. H. W. Heuck E. Keck (Hrsg.)
Fortschritte der Osteologie in Diagnostik und Therapie

Table 1. Experimental groups, implant quantity and particle size, observation time

Implant	Donor	Recipient			d	n
DBM	SD-rat	SD-rat	50 mg	400-1.000 µm	21	5
BMG	SD-rat	SD-rat	50 mg	400-1.000 µm	7-70	24
DBM	dog	dog	2-3 cc	1-4 mm	56	5
BMG	dog	dog	2-3 cc	400-1.000 µm	56	3
BMG	SD-rat	nu rat	50 mg	400-1.000 µm	42	7
DBM	dog	nu rat	50 mg	400-1.000 µm	42	6
DBM 25kGy	dog	nu rat	50 mg	400-1.000 µm	42	4
BMG	dog	nu rat	50 mg	400-1.000 µm	42	7

Table 2. Results of descriptive histology

Implant	Donor	Recipient	Incidence	Osteoinduction
DBM	SD-rat	SD-rat	5/5	++
BMG	SD-rat	SD-rat	24/24	+++
DBM	dog	dog	0/5	0
BMG	dog	dog	0/3	0
BMG	SD-rat	nu rat	7/7	++
DBM	dog	nu rat	2/6	0/+
DBM 25kGy	dog	nu rat	1/4	0/+
BMG	dog	nu rat	7/7	+

few days. The cells proliferate while at the same time the implant is being absorbed. Then hyaline cartilage cells develop as well as osteoid and osteoblasts. After three weeks network bone is encountered. Finally, an ossicle of lamellar bone develops with fat and cell marrow.

21 days after implantation of DBM, a corresponding histologic picture was observed.

In the dog no specific reaction was encountered eight weeks after DBM implantation. The particles showed no signs of absorption and were embedded in hypervascularised, cell-poor mesenchymal tissue.

BMG implants in the dog were absorbed after eight weeks and could not be detected for histologic evaluation.

Xenogeneic Implantation

With BMG SD-rat implants in nude rats, extensive new bone formation was noted in the entire specimen with active osteoblasts 42 days after surgery.

In the same way, BMG dog produced fresh foci of osteoinduction in all specimens. However, they were spot-like and not as extensive as with BMG SD rats.

With DBM dog implants very small foci of newly formed bone were found in two of the six specimens. With DMB dog sterilised with 25 kGy a similar focus was only seen in one specimen.

Discussion

Osteoinductive proteins contained in the bone matrix have been encountered chemically or biologically in all mammals, including man (9). With allogeneic implantation in rats, rabbits and mice bone formation was regularly induced with decalcified (DMB) alone or with decalcified and partly extracted (BMG) matrix, whereas xenogeneic implantation in most cases produced a weak reaction or no specific reaction at all. This is prevalently explained by immune differences (4). The biologic activity of decalcified bone can be confirmed by new bone formation following xenogeneic implantation in athymic animals. This is equally valid for human bone (3).

Highly purified protein of bovine origin in a mg dosage produces massive new bone formation within three weeks in the mouse thigh (10). If the same material, however, is implanted into the neck musculature of dogs, no reaction is seen (6), although trepanation defects in the same dog heal almost equally well with BMP as with autografts. To our knowledge, experimental ectopic osteoinduction in larger mammals is only reported in one example by way of AAA-bone (8).

Our investigations were designed to prove the inductive activity of the material used in allogenic experiments by way of implantation in the nude rat. Basically, both BMG-SD rat and DBM dog as well as BMG dog had inductive properties, though with pronounced quantitative differences.

In addition, we attempted to clarify whether the material implanted orthotopically in other canine experiments is able to induce bone formation in the ectopic recipient bed of the dog. The size of the particles used was selected on the basis of investigations in smaller animals (7). Sterilisation by way of Co^{60}, performed in part of the material, proved unnecessary due to scarce susceptibility to infection. BMG was completely absorbed within eight weeks. DBM inserted in larger particles remained in place almost unchanged. It is unknown if particle size plays a similar role in dogs as in other animals (5), and which size is to be considered favorable. Histologically, no signs of an immune reaction were found eight weeks after implantation.

From these results we draw the following preliminary conclusions: the activity of DBM extracted from canine bone is moderate. For practical use, further extraction is certainly required. Particles less than 1 mm in size are absorbed and therefore not usable. In long-lived species, osteoinduction in the ectopic recipient bed achieved with available preparations of bone matrix seems unreliable. Changes in particle geometry and long-term observation could yield different results.

References

1. Connor JM (1983): Soft Tissue Ossification. Springer, Berlin Heidelberg New York Tokyo
2. Canalis E (1985): Effect of growth factors on bone cell replication and differentiation. Clin Orthop Related Res 193:246-263
3. Rueger JM, Wagner K, Konold P, Pannike A (1986): Biologische Wertigkeit von humaner Knochengelatine im Tier. Langenbecks Arch Chir Suppl, 23-27
4. Sampath TK, Reddi AH (1983): Homology of bone inductive proteins from human, monkey, bovine, and rat extracellular matrix. Proc Nat Acad Sci US - Biol Sci 80:6591-6595
5. Sampath TK, Reddi AH (1984): Importance of geometry of the extracellular matrix in endochondral bone differentiation. J Cell Biol 98:2192-2197
6. Sato K, Urist MR (1985): Induced regeneration of calvaria by bone morphongenetic protein (BMP) in dogs. Clin Orthop Related Res 197:301-311
7. Thielemann FW, Schmidt K, Koslowski L (1982): Osteoinduction. Part II: Purification of the osteoinductive activities of bone matrix. Arch Orthop Traumat Surg 100:73-78
8. Urist MR (1980): Bone Transplants and Implants. In: Urist MR (ed) Fundamental and Clinical Bone Physiology, Lippincott Philadelphia Toronto, pp 331-368
9. Urist MR, Saro K, Brownell AG, Malinin TI, Lietze A, Huo YK, Prolo DJ, Oklund S, Finerman GAM, Delange RJ (1983): Human bone morphogenetic protein (hBMP). Proc Soc Exp Biol Med 173:194-199
10. Urist MR, Huo YK, Brownell AG, Hohl WM, Buyske HJ, Lietze A, Tempst O, Hunkapiller M, Delange RJ (1984): Purification of bovine bone morphogenetic protein by hydroxyapatite chromatography. Proc Nat Acad Sci US-Biol 81:371-375

Evidence for More Than One Type of Bone Forming Cell

D. B. Jones[1], J.-G. Scholuebbers[1], J. Althoff[2], M. Becker[1], S. Doty[3]

[1]Abteilung für Zellbiologie, Orthopädische Klinik, Universität Münster, Hüfferstr. 27, 4400 Münster, FRG
[2]Institut für Medizinische Physik, Universität Münster, Hüfferstr. 68, 4400 Münster, FRG
[3]Department of Anatomy, Columbia University, New York, USA

Introduction

The study of bone biochemistry and cell biology using culture techniques dates to the early part of this century when Fell studied osteogenesis in organ cultures (1). Enzymic digestion to yield osteogenic cell populations was described by Fitton-Jackson in 1957 (2) and analysis of various cell populations released by sequential enzymic digestion was reported by Cohn and Wong in 1975 (3). Out-growth of cells from calvaria has been described by Jones and Boyd in 1976 (4) and from human cortical bone by Mills et al. in 1979 (5). Similar methodology to that used by Mills was described by Maurizi et al. (6) and subsequentl by others. The emphasis of most of these studies has been the characterisation of the cells and attempts to reproduce a typical osteoblast-like phenotype (eg. in vitro mineralisation). Characterisation of osteoblast-like cells is somewhat problematical sin the definition of an osteoblast is that it produces bone, and except in animal models (7, 8) the reported in vitro mineralisation systems do not appear to be bone like (9, 10, 11), either because they do not produce hydroxyapatite or the mineralisation is atopic due to deposition from the medium, or the tissue is disorganised and not bone-like. Bone contains mainly type I collagen, and it is considered that osteoblasts to be considered such must produce type I collagen also, but recent evidence suggests that type III collagen can also be synthesised under certain conditions, such as during repair or after treatment with collagenase (endogenous or external). Proteins specific to bone are not well characterised, with the exception of osteocalcin, bone sialo protein, and bone proteoglycans (12, 13). Osteonectin, for instance is found in many other tissues and cell types and cannot be considered bone or osteoblast specific. The bone proteoglycans PGI and PGII (14) are possibly indicators for bone, but it is not known which cells synthesise these and if they are specialised. Due to the need for very large numbers of osteoblast-like cells for investigations into the biochemical

F. H. W. Heuck E. Keck (Hrsg.)
Fortschritte der Osteologie in Diagnostik und Therapi

mechanisms of hormonal and environmental control we have investigated several methods for the large scale production of OB-like cells from different sources and have noticed that the cultured cells demonstrate significant differences in some cell biological parameters.

Methods

The methods of cell culture were based on those of Jones and Boyd (4).

Cell Preparation

The metacarpels from 18 month old bullocks were obtained within minutes of death from a slaughter house were transported to the lab within 1 hour. Although the whole procedure of preparation, described below, was carried out within 4 hours, overnight storage of the lower forelimb at 4°C yielded as good results as immediate preparation.

The skin was sprayed with 70% alcohol and 15 minutes later was removed using sterile dissection instruments under clean conditions. Using fresh scalpels and forceps and handling with sterile gloves the muscles and fibrous connective tissue was removed. The cleaned bone, with the periost intact was sawn lengthways in a band saw that had been surface sterilised with alcohol. The marrow was removed and then the half bones placed under a laminar sterile air flow. After further removal of overlying tissue the periost was removed aseptically and placed into sterile Earle's salts and washed gently for 10 minutes in a rotating mixer. This was repeated x3 after which about 5 periost pieces (about 2x3 cm) were placed with the osteogenic surface downwards onto 200 guage nylon mesh covered 133 mm diameter petriplate plates and fed with a modification of Dulbecco's MEM (HiGEM, Seromed GmbH) plus 75 mg/l glutamine and 10% FCS (Boehringer 60278201).

Using a sharp sterile chisel, the softer surface of the bone was removed to a depth of 2-3 mm and cultured separately.

The rest of the bone was sawn further with the band saw, removing the cartilage and the rest of the periosteal and endosteal surfaces. The spongiosa was sawn from the cortical bone and cultured separately. Each type of bone then sawn into 4-8 mm thick x 20 x 20-30 mm pieces, washed x2 in Earle's salts for 10 minutes by rotation, washed x1 in Earle's salts with x20 concentration of penicillin/streptomycin/amphoteracin B and x1 in Earle's salts. The pieces were then cultured in HiGEM with 10% FCS (Gibco 10F8465A) for up to 8 weeks.

The head of a 1 year old calf was also used for studies on calvarial derived and dental cells. The head was prepared in a similar way to that described above to expose the periosteum and the bone. A chisel was used to prepare thin, 1-2 cm wide fragments of softer bone (not completely mineralised). These were either washed x3 in Earle's salts as above, or digested with collagenase (4 mg/ml of Worthington CLS collagenase in Ham's F10 - without sodium bicarbonate - buffered with 10 mM HEPES).

Characterisation of osteoblast-like activity

Mineralisation. Osteoblasts in vivo produce bone, a oriented collagenous matrix that has a characteristic mineral phase composed of a calcium phosphate mineral, hydroxyapatite. Osteoblasts in culture can mineralise, but it is controversial as to whether this mineralisation is "bone-like" or not. At present there is no technique for demonstrating "real" bone formation in culture, i.e. a mineral phase that is hydroxyapatite and cells that form a bone-like tissue. Using a technique developed by Dr. Althoff and Prof. Richter (Zentral Tierstall), 1 million cells derived from the cortical bone outgrowth were injected intradermally into the pouch of nude mice. Over 4 weeks, nodules were formed at the site of injection, and these were prepared for electron microscopy and light histological section.

Collagen typing. Depending totally on the batch of serum used to grow the cells, all of the cell types could be induced to produce type I collagen. The typing of collagen was done in 2 ways, in the first the collagen matrix was scaped off the culture plates, incubated with pepsin overnight (to remove non-collagenous proteins), and then separated on 5% SDS polyacrylamide gels. Type III collagen was not detected in the cultures. This was tested for by applying a reducing agent 1/2 hour after the start of the electrophoresis by the method of Sykes et al. (15).This breaks the bonds of the alpha 1 type III collagen so that they would migrate at the same rate as the alpha 1 type I, but because the reduction is not necessary for the type I collagen, the type III collagen molecules run behind the alpha 1 type I. Type III collagen standard was supplied by Dr. Rauterberg (Art. Skler. Inst. Uni. Muenster). Collagen G from Seromed, a mixture of 96% type I and 4% type III was used as type I standard. No detectable type III is found in the cultures, only type I. In the second method the gels were scanned in an LKB laser densitometer after staining with coomassie blue, the ratio of alpha 1 type I to alpha 2 type I in pure type I collagen is 1:2, contamination of type I with type III (as in the case of fibroblasts for instance) in a non-delayed reducing gel would result in a ratio of more than 1:2. 3H radiolabelled glycine was also used to measure collagen production, the collagen being prepared as above, separated on gels and then the bands cut out and counted by liquid scintillation or by preparing an autoradiograph and scanning the autoradiogram with the densitometer.

Osteoblast-like cells at a certain state of differentiation have a high activity of alkaline phosphatase (AP). This bone AP can be distinguished from the AP produced by other cells type by a number of means, the most characteristic of which is sensitivity to heat. 50% of bone AP is de-activated in 4.5 minutes at 56°C, whereas other AP's have half lives of 17 minutes. Heating an extract of OB-like cells at 56°C for 30 minutes results in a nearly total loss of AP activity. The pattern of inactivation to the inhibitors phenylalamine, homoarginine, and levimosole was also used to distinguish bone-like AP from other APs. Alkaline phosphatase was measured in both the medium and in the cells by the method of Lowry (16). Medium measurement can only be used as a guideline since serum AP is derived from bone, and serum is a constituent of the growth medium. Cells were prepared by sonicating the cells in buffer for 5 secs. An aliquot of the sonicate was measured for protein by the coommassie blue spectrophotometric method (17) in an Eflab multiscan. The sonicate was divided into two parts and one half kept at 4°C for 30 minutes, while the other heated to 56°C for 30 minutes. The 17.5 µl of each sonicate was put into a 96 well plate and to this was added AP buffer at pH 9.8. The release of nitophenol from nitrophenol phosphate was measured in the Eflab multiscan. By reference to a standard curve the amount release over time, related to the protein content, gives the specific activity.

Osteocalcin is one of the most specific proteins for bone, since it appears to be produced solely by the osteoblast and the calcifying chondrocyte. Osteocalcin (Oc) is a peptide of M.W. 6,800 and is characteristic in containing gamma carboxyl residues. It is laso known as Vit K dependent protein and Gla protein, The role of osteocalcin in bone is not clear since cells lacking this protein can still calcify in an animal model (18). Oc was measured in both the medium and in the cell layer of the cultures by radioimmune assay using a commercial RIA kit (Immuno-Nuclear). As for bone AP, Oc also occurs in serum, and as the cells used are either bovine, or human and the anti bovine Oc antibody (Ab) (from rabbit) cross reacts to human Oc, in both cases the medium will give a false positive result. Measurement of the medium of OB-like cells that show a large amount of Oc in the cell layer, show that the Oc in the medium after 2 days in culture is much lower than the original value. To investigate whether that the Oc found in the cell layer was synthesised by the cells, and not derived from the medium, two experiments were performed. In the first, radioactive Oc was added to the medium, and 3 days later a preparation of the cell alyer (cells and matrix solubilised by sonication in a PBS buffer) was reacted with an anti-Oc antibody. This Ab was then precipitated with a second Ab (goat anti rabbit - all steps exactly as for the RIA) and the precipitate counted. No radioactivity was detected, indicating that medium Oc does not enter the cell-matrix layer. In the second experiment radioactive glycine was added to the cells for 1 week. After this period, the Oc was extracted and reacted with anti Oc Ab, this complex precipitated with the second Ab and the precipitate counted. In this case the Oc was found to be radioactive, thus indicating that the Oc detected in the cells was indeed synthesised by the cells themselves.

Parathyroid Hormone (PTH) and Calcitonin (CT) Stimulation of Adenylate Cyclase. Osteoblasts have been reported to be sensitive to PTH, but not CT, whereas osteocytes are reported to have receptors to both. It is not understood why osteocytes should be sensitive to both hormones, since PTH in osteoblasts is supposed to stimulate adenylate cyclase and CT in osteocytes is also supposed to stimulate adenylate cyclase (and also in osteoclasts, although this has not been measured directly in these cells). This idea has been challenged recently and it might not be true. bPTH 1-34 and 1-84 (Calbiochem) was used to test for cAMP response. Salmon calcitonin and human recombinant calcitonin (Calbiochem) were tested for cAMP response in the same way. Cells were pre-incubated with the phosphodiesterase inhibitor IBMX (4 µM) for 20 minutes before addition of the hormones. After

20 minutes of stimulation, the cells were frozen in liquid nitrogen and then extracted with acidified 4N HCl at 4°C overnight. The cAMP was measured by the binding protein method of Brown et al. (19).

Phospholipase C and Protein Kinase C Measurements. PTH has also been implicated in the stimulation of phospholipase C, as a additional mechanism of action (20), which might explain why osteoblasts are responsive to both PTH and calcitonin! Stimulation of PLC was measured by the measurement of the breakdown of the substrate of PLC, PIP2 and by the increase in inositol phosphate, one of the products of the reaction as previously reported (21). Protein kinase C was by a modified method of Anderson et al. (22).

Collagenase. Collagenase has been recently shown to be expressed in the fibroblast lineage (chondrocytes, osteoblasts, tendon fibroblasts etc.). Collagenase and procollagenase were measured by two methods: by release from radiolabelled collagen and by separation of collagen fragments by electrophoresis.

Radioactively labelled collagen (Amersham) was precipitated from solution by and left overnight in the cold. Medium from cell cultures and a control fresh medium, with and without trypsin treatment to activate procollagenase was placed on the collagen gels. Counts released into the medium gave an indication of the procollagenase activity (inactive collagen that could be activated by partial cleavage) and the active collagenase activity.

Cell number and volume was measured using a Coulter ZM and channelyser calibrated with 14.9 and 18.5 µm latex particles.

Mechanical Stress
Mechanical stress experiments were performed as described previously (21).

Results

Cells grown from periostal tissue and from cortical pieces show different morphologies (see Fig. 1 a,b), although the amount and type of collagen they produce, and the synthesis of osteocalcin and alkaline phosphatase activity is high. These indicators of osteoblast-like activity do not, however, arise in all foetal calf serum batches, and periost cells develop OB-like phenotype in one type of FCS, while cortical bone chip cells in another. Table 1 summarises the results of a test with many different serum batches on both types of cells.

In the "right" FCS supplement the cells produce only type I collagen, but other types, including types III and V can be produced in other batches of serum.

Sequential samples of cortical bone fixed and sectioned for electron microscopy by (S.D. Columbia University, New York) showed that the source of cells is from undifferentiated cells lining the haversian canal (see Fig. 2). After a period of 1-2 weeks, they start to divide, and after 3 weeks start to move

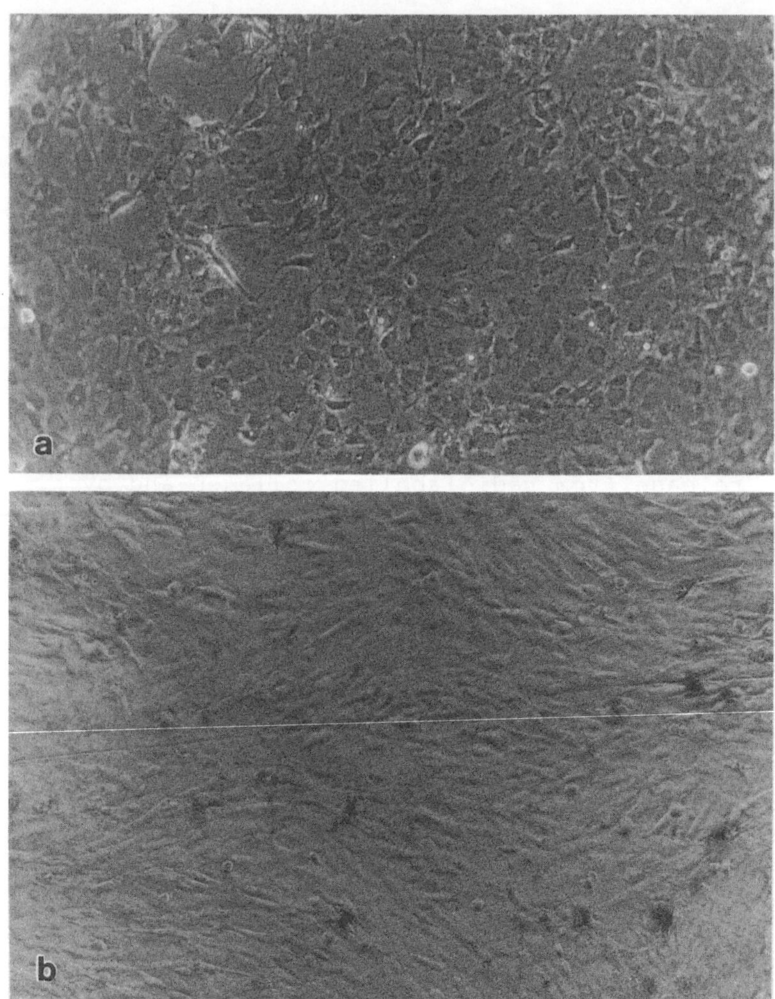

Fig. 1 a,b. Phase contrast light micrographs of cultured osteoblast-like cells. (*a*) periostal derived cells x 100; (*b*) phase contrast/interference of haversian derived osteoblast-like cells x 100

out of the pores. These cells are still fibroblastic in form, divide rapidly and do not have any specific markers of osteoblast activity. After a further week, cells positive for alkaline phosphatase are seen, after which collagen production becomes evident. In other batches of FCS, other morphological forms are present and also other collagen types (see Table 1). It is clear that the cells undergo a differentiation in culture in the presence of the bone chips. The bone chips can be cultured for up to 8 weeks, and then recultured, and recultured again.

Table 1 a,b. (*a*) Development of osteoblast-like phenotype of haversian derived cells in different batches of FCS. (*b*) Development of osteoblast-like phenotype of periostal derived cells in different batches of FCS

a

Serum	Collagen	Alk.Phos.	Osteocalcin	Cell Growth
Seromed 2;07	Many types ++++	1.3	18.3	+++++
Seromed 2;08	Not detectable	0.6	26.4	-
Boehringer 60278201	Type I +++	1.8	4.8	++++
Boehringer 60342501	Type I +	0.3	7.5	-
Flow Labs A037092	Type I ++	0.7	8.0	+++
Gibco 10Q4465 A	Type I ++	0.2	10.3	+++
Gibco 10F8465 A	Type I +++	0.4	11.7	+++++
Seromed 2G 25 BMS	Not detectable	0.2	9.9	-

b

Serum	Collagen	Alk.Phos.	Osteocalcin	Cell Growth
Seromed 2;07	nd	0.2	0.6	+++++
Seromed 2;08	Not detectable	0.15	2.8	-
Boehringer 60278201	Type I ++++	1.8	5.6	++++
Boehringer 60342501	Type I +	0,14	3.9	++
Flow Labs A037092	Type I ++	0.1	3.4	+++
Gibco 10Q4465 A	Type I +++	0.1	2.9	++++
Gibco 10F8465 A	Type I +++	0.1	2.3	+++
Seromed 2G 25 BMS	Not detectable	0.05	0.6	-

Alkaline phosphatase is given in relative units per mg protein, osteocalcin as ng per ml of media after 2 days of incubation, collagen is given as relative amount in an increasing scale from + - +++++, as is cell number.

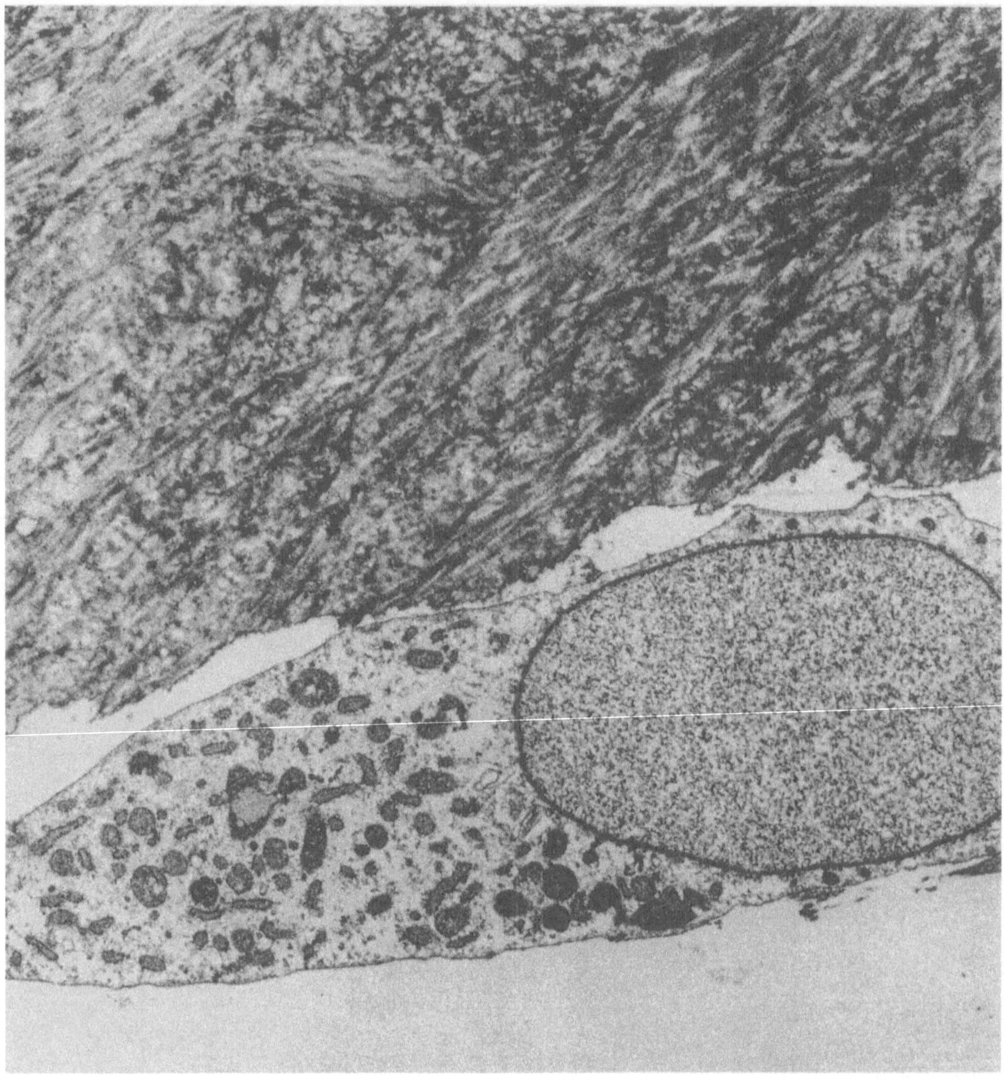

Fig. 2. Electron micrograph of section of cortical bone showing part of undifferentiated mesenchymal cell after culture for 1 week. x 4000

Periostal cells undergo a similar differentiation, but move from the tissue at an earlier stage (from the 1st week). Periostal tissue can also be recultured.

Some properties of these cells were studied, and a summary of these results are shown in Table 2. It is clear that apart from a number of necessary bone matrix proteins and alkaline phosphatase activity, the cells maintain a different growth pattern in culture, periostal cells need a higher density of cells to grow, and grow at a higher rate, periostal cells are smaller in

Table 2. Differences between haversian derived and periostal derived OB-like cells in culture

	Hav	Per
Morphology	Mixed, oriented	Cuboidal
Density dependant growth	Low density	High density
Volume pico litres	2.5-3.05 pl	1.34-1.9 pl
Growth rate	+++	++++
Mechanical stress response	-ve	+++++
Serum dependance*	A	B
Growth on thick collagen fibres	+-	ONly in the presence of tissue or TGF beta
Collagen type	I	I
Alkaline phosphatase activity	++++	+++++
Osteocalcin synthesis	+++++	+++++
PTH response (cAMP)	+	+
Calcitonin response (cAMP)	+	+

+ represents relative amount or activity on an increasing scale.
*A: Gibco 10F8465A, B: Boehringer 60278201, as shown in Table 1a and b.

volume, than haversian derived cells and only periostal cells are sensitive to mechanical stress of a physiological magnitude (23).

Both types of cell produce bone nodules when injected into athalmic mice (see Figs. 3, 4). Morphological and biochemical differences between these nodules are at present being investigated.

Discussion

Based on morphological evidence, Miller and Jee (24) have suggested that the bone lining cell is a different phenotype to other osteoblasts. We provide here some preliminary biochemical evidence of this, but would go further.

It is clear that from embryological and anatomical view points "bone" is a heterogenous material, formed from different sources and with different functions. Spongiosal bone is clearly different from cortical bone for instance. Recent elegant work by Althoff (25) suggests that spongiosal bone might be formed from the hypertrophic, calcified, zone of the growth plate. The bones of the head (including the teeth) are formed by neural crest

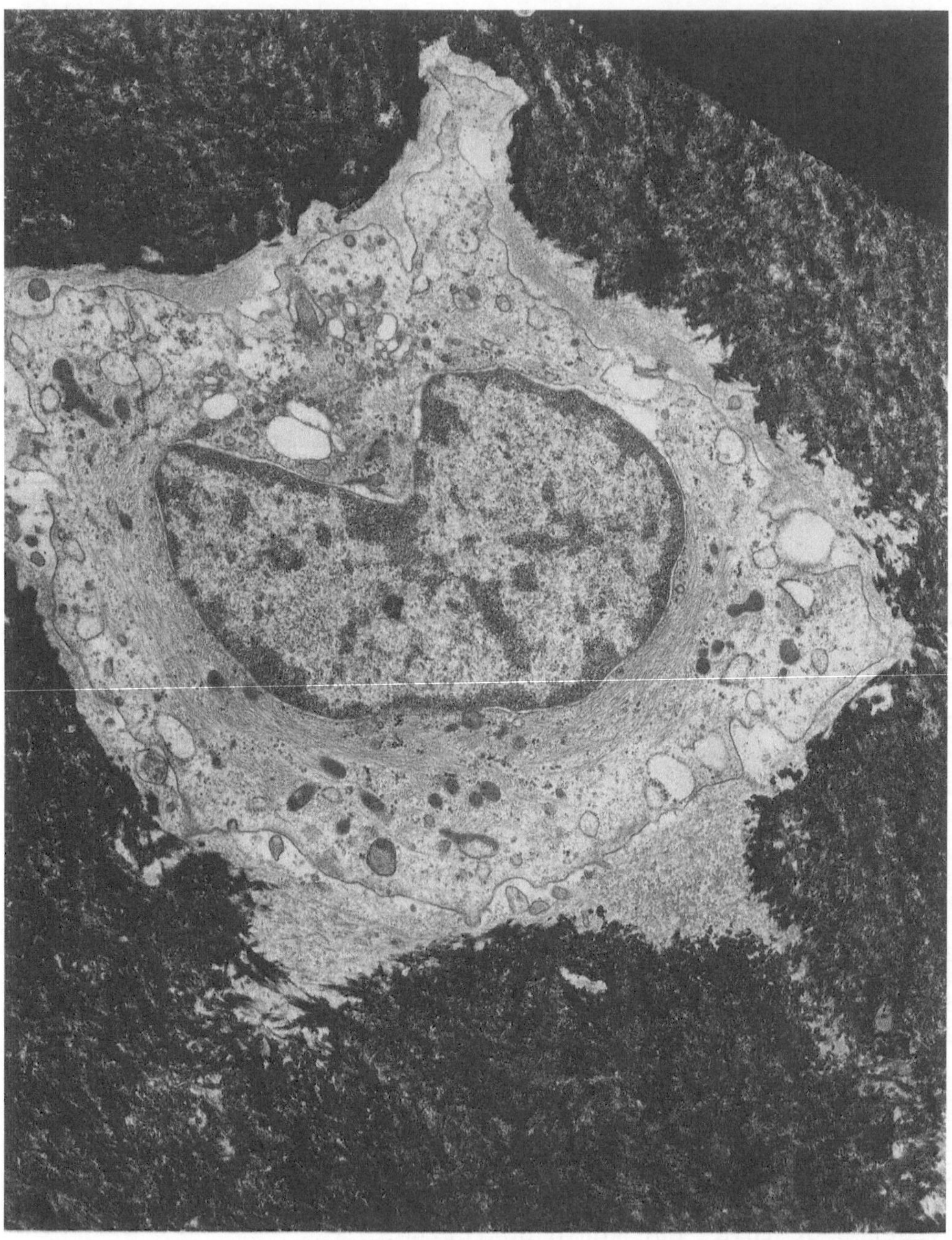

Fig. 3. Electron micrograph of a section through a bony nodule formed by haversian derived osteoblast-like cells in the nude mouse model. This micrograph shows a differentiated cell completely surrounded by electron dense material. Short fibres of collagen are seen in the uncalcified matrix. x 10.000

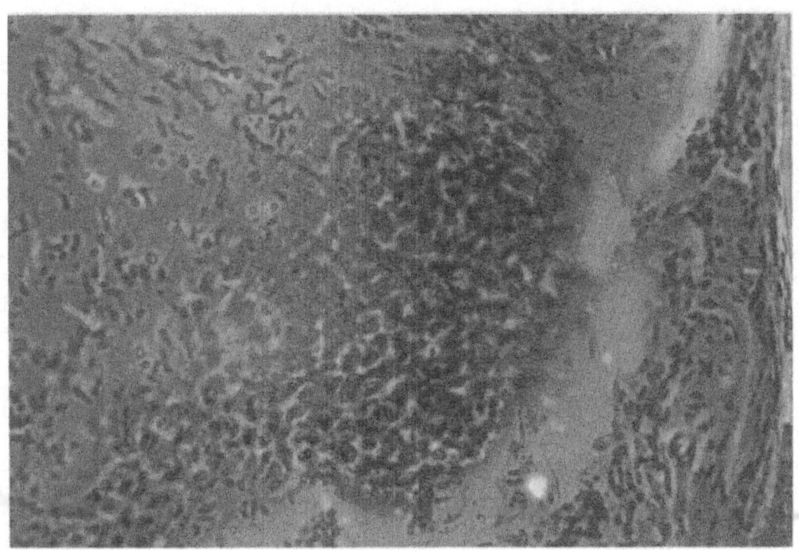

Fig. 4. Polarised light micrograph of H and E stained section of bony nodule formed in the nude mouse by haversian derived osteoblast-like cells. x 40

cells. Remodelling in large mammals results in the haversian system. Recent evidence suggests that a specialised bone is made with a ring of softer, elastic tissue around the osteon (26). Bone mainly remodels according to mechanical stress at the surfaces. It is thus of interest that the periostal cells are responsive to strains of physiological magnitude (between 0.01 and 1%) whereas haversian derived "osteoblasts" are not (23).

It is not clear whether the traditional view of the "osteoblast" as having PTH receptor and the osteocyte (OCy) and osteoclast (OC) having a calcitonin receptor is the correct one. Recent evidence shows that cAMP is not the sole target of PTH in the osteoblast. Hermann-Erlee et al. showed the presence of two receptors, and the cAMP response was not associated with the bone resorbing effect (27). Civitelli et al. showed evidence of the stimulation of phospholipase C by PTH by intracellular pH changes (20) and Jones et al. demonstrated directly the effect of PTH on PLC activation (21). The original concept of a difference in receptors between OB, OCy and OC stems from work by Cohn and Wong (3). However, these workers also found that calcitonin receptors were present in their OB populations and sometimes no PTH effect on cAMP could be observed (28). Reports of OBs having both PTH and calcitonin receptors have been published (29). In our cultures we have equal, but low stimulation of cAMP by both calcitonin and PTH. We are currently investigating the possibility that fibroblasts growth factor, known to inhibit anedalyte cyclase by an unknown mechanism is responsible for the lowering of cyclase activity in our cultures (30).

What are the implications of several types of osteoblast? Firstly, that results on the effects of different factors (hormones, bone resorbing agents, etc.) might not be the same in all OB subtypes. This might have implications for the evaluation of experiments where different groups are working on different cell types. Secondly, the physiological, biological, and clinical significance has yet to be evaluated. Which are the cells involved in repair for instance? Or which cell type provides the best, quickest repair source? Where do the cells arise from? What differentiation steps do they go through? Can they be made to redifferentiate into other cell types and are they interchangeable? Do they have different receptors for hormones, do they respond differently to different hormones? Are different disease processes affecting different cell types? Other questions about the osteoblast phenotype are also being asked, especially as to whether a single cell type has all the functions of an osteoblast, or whether bone matrix is produced by a number of specialised cells. Cloned cells eeem to generate subpopulations with different matrix synthetic abilities quite readily (31). We suggest that heterogenous populations of osteoblasts exist to make each type of bone, each group being characterised by some properties held in common, such as collagen, osteocalcin and alkaline phosphatase, and some properties being different such as production of non collagenous matrix proteins, rate of growth and sentitivity to various factors.

Some of these questions we hope to investigate in the coming year.

Acknowledgements
We gratefully acknowledge the able technical assistance of S. Culot, S. Jabs and B. Kloke. The work was supported financially by the DFG, BMFT, the land NRW and the Westfälischen Wilhelms-Universität Münster.

References

1. Fell, H.B. (1928): Experiments on the differentiation in vitro of cartilage and bone Part I. Archiv Expl. Zellforschung 7:390-410
2. Fitton-Jackson, S., Randall, J.T. (1956): Fibrogenesis and the formation of matrix in the developing bone. Ciba foundation symposium on bone structure and metabolism. G.E.W. Wolstenholms, L.M. O'Connor (eds). Churchill, London, pp 47-62
3. Cohn, D.V., Wong, G. (1979: Isolated bone cells. In: Simmons, D.S., Kronin, A.S. (eds) Skeletal Research, an Experimental Approach. Academic Press
4. Jones, S.J., Boyd, A. (1972): The migration of osteoblasts. Cell Tissue Research 184:179-193
5. Mills, B.G., Singer, F.R., Weiner, L.P., Holst, P.A. (1979): Long term culture of cells from bone affected by Paget's disease. Calcif. Tiss. Int. 29:79-87
6. Maurizi, M., Binaglia, L., Donti, E., Ottaviani Paludetti, G., Venti Dondi, G. (1983): Morphological and functional characteristics of human temporal-bone cell cultures. Cell Tiss. Res. 229:505-513
7. Simmons, D.J., Kent, G.N., Scott, D.M., Fallon, M., Cohn, D.V. (1982): Formation of bone by isolated cultured osteoblasts in millipore diffusion chambers. Calcif. Tiss. Int. 34:291-294

8. Nijweide, P.J., vam Iperen-vam Gent, A.S., Kawilarangde Haas, E.W.M., van der Plas, A., Wassenaar, A.M. (1982): Bone formation and calcification by isolated osteoblast-like cells. J. Cell Biology 93:318-323
9. Tenenbaum, H.C., Heersche, J.N.M. (1982): Differentiation of osteoblasts and formation of mineralised bone in vitro. Calcif. Tiss. Int. 34:76-79
10. Ecarot-Charrier, B., Glorieux, F.H., van der Rest, M., Periera, G. (1983)
11. Binderman, I., Duksin, D., Harell, A., Katzir, E., Sachs, L. (1974): Formation of bone tissue in culture from isolated bone cells. J. Cell Biology 61:427-439
12. Price, P.A., Otsuka, A.S., Poser, J.W., Kristaponis, J., Raman, N. (1976): Characterisation of a y-carboxyglutamic acid-containing protein from bone. P.N.A.S. 73:1447-1451
13. Herring, G.M. (1972): The biochemistry and physiology of bone. Vol. 1 GH Bourne Ed. Academic Press New York pp 127-189
14. Fisher, L.W., Termine, J.D., Dejter, D., Whitson, S.W., Conn, K.M., Yanagashita, M., Kimura, J.H., Hascall, V.C., Kleinman, H.K., Hassell, J.R., Nilsson, B. (1983): Proteoglycans of developing bone. J. Biol. Chem. 258:6588-6594
15. Sykes, B.C., Puddle, B., Francis, M., Smith, R. (1976): The estimation of two collagens from human dermis by interrupted gel electrophoresis. Biochem. Biophys. Res. Comm. 72:1472-1480
16. Lowry, O.H., Roberts, N.R., Wu, M.L., Hixon, W.S., Crawford, E.J. (1954): The quantitative histochemistry of Brain. II Enzyme measurements. J. Biol. Chem. 207:19-37
17. Bradford, M.M. (1976): A rapid and sensitive method for the quantitation of microgram quantities of protein usilising the principle of protein-dye binding. Anal. Biochem. 72:248-254
18. Rodan, G.A. Personal Communication
19. Brown, B.L., Albano, J.D., Ekins, R.P., Sgherzi, A.M., Tampion, W. (1971): A simple and sensitive saturation assay method for the measurement of adenosine 3'5'-cyclic monophosphate. Biochem. J. 12:561-572
20. Civitelli, R., Reid, I.R., Avioli, L.V., Hruska, K.A. (1987): The effect of PTH on DNA synthesis and cytosolic pH is modulated by two intracellular messenger systems in osteoblast-like cells. Calcif. Tiss. Int. 41 sup. 2: op 5
21. Jones, D.B., Scholuebbers, J.-G. (1987): Phospholipase C and Protein Kinase C mediate the mechanical stress effect in periostal derived but not haversian derived osteoblast-like cells in vitro. Submitted Science
22. Anderson, W.B., Estival, A., Tapiovaara, H., Gopalakrishna, R. (1985): Altered subcellular distribution of protein kinase C (a phorbol ester receptor). Possible role in tumour promotion and the regulation of cell growth: relationship to changes in adenylate cyclase activity. Adv. Cycl Nucleotide & Protein Phosphorylation Res. 19:287-306
23. Jones, D.B., Scholuebbers, J.-G. (1987): Evidence that phospholipase C mediates the mechanical stress response in bone. Calcif. Tiss.Int. 41 sup. 2:90
24. Miller, S.C., Jee, W.S.S. (1987): The bone lining cell: A distinct phenotype? Calcif. Tiss. Int, 40:1-4
25. Althoff, J. Personal communication
26. Gabriel, E. Personal communication
27. Hermann-Erlee, M.P.M., Nijweide, P.J., van der Meer, J.M., Ooms, M.A.C. (1983): Action of bPTH and bPTH fragments on embryonic bone in vitro: Dissociation of the cAMP and bone resorbing response. Calcif. Tiss. Int. 35:70-77
28. Scott, D.M. Personal communication

29. Forrest, S.M., Ng, K.W., Findlay, D.M., Michelangeli, V.P., Livesey, S.A., Partridge, N.C., Zajac, J.D., Martin, T.J. (1985): Characterisation of an osteoblast-like clonal cell line which responds to both parathyroid hormone and calcitonin. Calcif. Tiss. Int. 37:51-56
30. Rodan, S.B., Weskolowski, G., Thomas, K., Rodan, G.A. (1987): Effect of growth factors on calvaria and ROS 17/2.8 cells. Calcif. Tiss. Int. 41 supp 2: op 10
31. Aubin, J.E., Heersche, J.N., Merrilees, M.S., Sodek, J. (1982): Isolation of bone cell clones with differences in growth hormone responses and extracellular matrix production. J. Cell Biol. 92:452-461

Effects of Pertussis Toxin on the Regulation of Human Osteosarcoma Adenylate Cyclase by Parathyroid Hormone, Isoproterenol, Prostaglandin E_2, and Forskolin

E. Keck, F. van Valen

Medizinische Klinik und Poliklinik C, Universität Düsseldorf, Moorenstr. 5, 4000 Düsseldorf 1, FRG

Introduction

Regulation of adenylate cyclase is accomplished by transmission of signals from the agonist-occupied receptor to the catalytic moiety of adenylate cyclase via guanine nucleotide-binding regulatory components (1). Hormone-induced stimulation is mediated by a stimulatory guanine nucleotide-binding regulatory protein (N_s). N_s is a heterotrimer with 45 kDa (α), 35 kDa (β), and 10 kDa (γ) subunits (2). The α-subunit of N_s possesses a site for guanine nucleotide binding and has GTPase activity that can be inhibited by ADP-ribosylation catalyzed by cholera toxin (3). Attenuation of adenylate cyclase activity by hormones, GTP, and stable GTP-analogs appears to be mediated by an inhibitory guanine nucleotide-binding regularory protein (N_i); this protein also has a heterotrimeric structure with 41 kDa (α), 35 kDa (β), and 10 kDa (γ) subunits (4, 5). The α-subunit of N_i also binds guanine nucleotide and is likewise a GTPase (6). The β and γ subunits of N_s and N_i are physically and probably functionally identical (7). Pertussis toxin, also called islet-activating protein, has been shown to modulate the adenylate cyclase system in several intact cell and membrane preparations. Following exposure of cells to pertussis toxin, agonist-mediated inhibition of adenylate cyclase was attenuated (8) while the responsiveness of adenylate cyclase to stimulatory hormones was enhanced (9). The effects of pertussis toxin appeared to coincide with an ADP-ribosylation of the α-subunit of N_i, inactivating N_i (10).

In the present study we investigated the regulation of the human MG-63 osteosarcoma adenylate cyclase by various agonists including parathyroid hormone, isoproterenol, prostaglandin E_2, guanine nucleotide, and the diterpene forskolin. Furthermore, a possible involvement of N_i activity in the regulation of agonist-response was evaluated in membranes prepared from pertussis toxin-treated osteosarcoma cells.

F. H. W. Heuck E. Keck (Hrsg.)
Fortschritte der Osteologie in Diagnostik und Therapie

Materials and Methods

Materials

Human MG-63 osteosarcoma cells were obtained as the 99th passage from Flow Laboratories (Meckenheim, FRG). The human MG-63 osteosarcoma cell line was originally isolated and characterized by Heremans et al. (11). The experiments described in the present study were performed with cells between the 110th and 140th culture passages. Pertussis toxin (islet-activating protein) was obtained from List Biological Laboratories Inc. (Campbell, CA, USA). GTP, GppNHp, ATP (disodium salt), creatine phosphate. creatine phosphokinase (120 U/mg), collagenase (type I from *Clostridium hystolyticum*), 3-isobutyl-1-methylxanthine (IBMX), cholera toxin, the prostaglandins and the catecholamines were purchased from Sigma Chemical Co. (München, FRG). Synthetic human parathyroid hormone N-terminal peptide (hPTH 1-34) was from Bachem (Bubendorf, Switzerland). Forskolin was obtained from Calbiochem-Behring Diagnostics (La Jolla, CA, USA).

Cell culture

Human osteosarcoma cells were maintained in 150 cm^2-flasks (Costar, Cambridge, MASS, USA) in Dulbecco's modified Eagle's medium (Biochrom KG, Berlin, FRG) supplemented with 10% fetal calf serum (Gibco, Grand Island, NY, USA), 2 mg/ml of glucose, 200 µg/ml of glutamine, and 50 µg/ml of gentamycin sulphate. Cultures were kept at 37°C in a humidified atmosphere of 5% CO_2 in air for 4 to 5 days. The cells were subcultured using a collagenase solution (0.05% collagenase in Hank's buffered with 20 mM HEPES, pH 7.4, containing 0.2% human serum albumin (HSA)).

Pertussis toxin treatment of cell cultures

Osteosarcoma cells were treated with pertussis toxin by replacing the culture medium of confluent cells with an equal volume (25 ml) of serum-free medium supplemented with pertussis toxin at a final concentration of 10 ng/ml (unless stated otherwise) and incubating for 15 h at 37°C before preparation of membranes. Preliminary experiments indicated that the effect of pertussis toxin was maximal after a 8- to 9-h exposure of cells to the toxin, and was maintained essentially constant during an exposure period up to 22 h. The vehicle (10 mM Na-phosphate, 50 mM NaCl, pH 7.0) used for dissolving pertussis toxin was added to cultures used for the preparation of control nontreated membranes. In some experiments, cells were treated with cholera toxin by substituting the growth medium with serum-free medium containing 100 ng/ml of cholera toxin and incubating at 37°C for 15 h before membrane preparation.

Membrane preparation

Cultures were treated for 5 min at 37°C with collagenase solution (as above) and the cells were collected with a silicon policeman. All subsequent steps were done at 4°C. Cells were washed twice in isotonic medium (0.25 M sucrose, 10 mM Tris, 1 mM $MgCl_2$, 1 mM dithiothreitol (DTT), 0.5 mM EDTA, pH 7.7), resuspended in hypotonic medium (10 mM Tris, 1 mM $MgCl_2$, 1 mM DTT, 0.5 mM EDTA, pH 7.7) and homogenized in a Dounce homogenizer (Braun, Melsungen, FRG) with a tight-fitting pestle (type S; 25 up-and-down strokes). The homogenate was centrifuged for 4 min at 250 x g and the resulting supernatant was recentrifuged for 20 min at 27.000 x g. The subsequent pellet fraction was washed twice and finally resuspended in 40 mM HEPES, 1 mM $MgCl_2$, 1 mM DTT and 0.5 mM EDTA (pH 7.4) and was stored in small aliquots in liquid nitrogen until use.

Adenylate cyclase assay
Adenylate cyclase activity was determined in a mixture composed of 40 mM HEPES (pH 7.4), 2 mM $MgCl_2$, 0.25 mM ATP, 2.5 mM creatine phosphate, 3.1 U/ml of creatine phosphokinase, 1 mM IBMX, 0.125 mM EDTA, 0.25 mM DTT, o.2% HSA, and 15-25 µg of membrane protein in a reaction volume of 100 µl. The sodium concentration in this reaction mixture was 5.5 mM. Reactions were initiated by the addition of human osteosarcoma membranes to the prewarmed reaction mixture, conducted at 28°C for 10 min (or as indicated), and were terminated by the addition of 10 µl of 55% trichloroacetic acid. After neutralization of the reaction mixtures with 40 µl of 1 M Tris, cAMP formed was measured by radioimmunoassay (Amersham Buchler, Braunschweig, FRG).

Protein was determined as previously described (12) using HSA as standard.

Data are expressed as means ± SEM of triplicate determinations from at least three separate experiments in each case.

Results

In membranes of human MG-63 osteosarcoma cells, adenylate cyclase activity was stimulated by PTH, isoproterenol, and PGE_2 in a hormone concentration-dependent manner (Fig. 1). Activation by PTH was only small but statistically significant, with 1.6 ± 0.04-fold (n=9) activation ($P < 0.01$), by one-sample Student's t test) at a maximally effective concentration (50 ng/ml); half-maximal stimulation (K_{app}) occurred with 7 ng/ml of PTH. The maximum response to isoproterenol was a 2.7 ± 0.1-fold (n=6) stimulation occurring at 10^{-6} M with K_{app} of 8.10^{-8} M. PGE_2 maximally activated adenylate cyclase at 10^{-5} M showing 2.6 ± 0.1-fold (n=8) stimulation with K_{app} of 7.10^{-7} M. Figure 1 also demonstrated that treatment of osteosarcoma cells with pertussis toxin augmented the adenylate cyclase response to both isoproterenol and PGE_2 whereas it affected neither basal nor PTH-dependent cyclase activities. Thus the isoproterenol and PGE_2 responses of membrane adenylate cyclase were enhanced by about 80% and 60%, respectively, while the K_{app} for each hormone was not altered by prior treatment of cells with pertussis toxin.

The action of isoproterenol was a result of stimulation of β-adrenergic receptors, since stimulation of cyclase activity the was effectively inhibited by the β-adrenergic antagonist propranolol, but was not affected by the α-adrnergic antagonist yohimbine (Fig. 2). The stimulatory effect of the mixed α- and β-adrenergic catecholamine, norepinephrine, was also blocked by propranolol and was not influenced by yohimbine (Fig. 2).

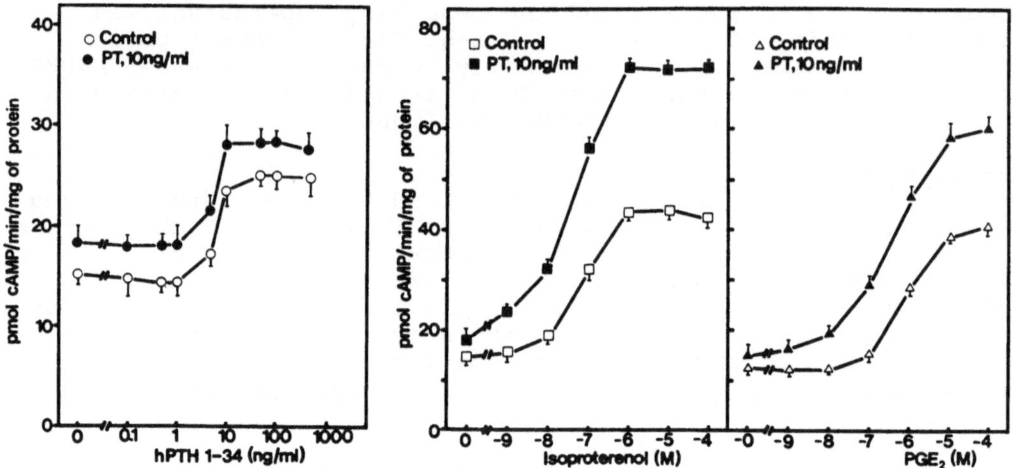

Fig. 1. Influence of pertussis toxin on hormone stimulation of human MG-63 osteosarcoma adenylate cyclase. In membranes of control cells (*open symbols*) and cells treated with pertussis toxin (PT, 10 ng/ml) (*closed symbols*), adenylate cyclase activity was determined with 10^{-5} M GTP present at the indicated concentrations of hPTH 1-34 (○, ●), isoproterenol (□, ■), or PGE_2 (△, ▲). The PT treatment was performed as described in Materials and Methods

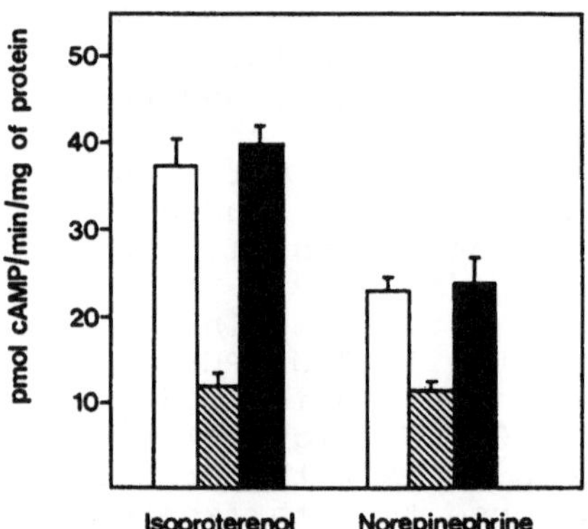

Fig. 2. Effect of adrenergic antagonists on catecholamine stimulation of human MG-63 osteosarcoma adenylate cyclase. Adenylate cyclase activity was determined with either 10^{-5} M isoproterenol or 10^{-5} M norepinephrine in the absence (*open columns*) and presence of 10^{-4} M propranolol (*hatched columns*) or 10^{-4} M yohimbine (*filled columns*). GTP at 10^{-5} M was present under each set of conditions

The enhancement of adenylate cyclase response to isoproterenol or to PGE_2 in human osteosarcoma membranes was dependent on the concentration of pertussis toxin employed in the treatment of intact cells (Fig. 3) with half-maximal effectiveness at 100 pg/ml. Toxin concentrations of up to 100 ng/ml had no effect on

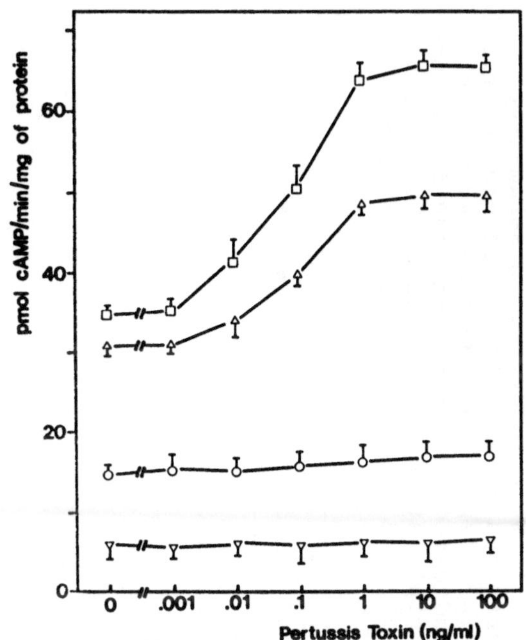

Fig. 3. Concentration-dependence of pertussis toxin action to potentiate isoproterenol- and PGE_2-dependent but not PTH-dependent adenylate cyclase activity in human MG-63 osteosarcoma membranes. Cells were exposed to the indicated concentrations of pertussis toxin for 15 h prior to isolation of membranes. Membrane adenylate cyclase activity was determined in the absence (▽) and presence of 50 ng/ml of hPTH 1-34 plus 10^{-4} M GTP (○), 10^{-5} M PGE_2 plus 10^{-4} M GTP (△) or 10^{-6} M isoproterenol plus 10^{-4} M GTP (□)

basal or on PTH-dependent adenylate cyclase activity (Fig. 3). In addition to PGE_2 and isoproterenol, the stimulatory responses of various other prostaglandins and catecholamines were found to be anhanced by pertussis toxin (Table 1).

Guanine nucleotide dependency of hormone stimulation of adenylate cyclase as influenced by pertussis toxin is depicted in Fig. 4. GTP, which by itself did not stimulate basal adenylate cyclase activity, potentiated PTH-, isoproterenol- and PGE_2-activated adenylate cyclase, with half-maximal effect at 5.10^{-7} M GTP in each case. Exposure of cells to pertussis toxin caused enhancement of stimulation of the membrane cyclase by isoproterenol and PGE_2 at all the effective GTP concentrations, whereas no change was observed in the action of PTH (Fig. 4). Pertussis toxin did not increase GTP-dependent adenylate cyclase activity.

The linear time courses for cAMP production in Fig. 5 represent the effect of hormone in combination with 10^{-5} M GTP on adenylate cyclase and the influence of pertussis toxin thereon. Isoproterenol-induced (Fig. 5) and PGE_2-induced (not shown) stimulations of cAMP production were much greater in membrane preparations

Table 1. Influence of pertussis toxin on prostaglandin (PG) and catecholamine induced stimulation of human MG-63 osteosarcoma adenylate cyclase. Cells were incubated in serum-free culture medium supplemented with either 10 ng/ml of pertussis toxin (PT) or vehicle (control) for 15 h before preparation of membranes as described in Materials and Methods. Adenylate cyclase was then assayed for 10 min at 28°C with the indicated additions and cAMP formed was determined. Values are expressed as mean $\pm$ S.E.M. of triplicate determinations. Data analyzed by Student's t-test revealed statistical significance at $P < 0.001$,*; $P < 0.01$, **; and $P < 0.05$, ***

Addition	Adenylate cyclase activity (pmol cAMP/10 min/mg of protein)		Increase in fold-stimulation (%)
	control	PT	
None	110 $\pm$ 5	111 $\pm$ 5	-
GTP, 10^{-5} M	114 $\pm$ 8	117 $\pm$ 4	-
GTP + isoproterenol, 10^{-5} M	308 $\pm$ 18	560 $\pm$ 10	77*
GTP + epinephrine, 10^{-5} M	306 $\pm$ 10	556 $\pm$ 14	77*
GTP + norepinephrine, 10^{-5} M	209 $\pm$ 7	371 $\pm$ 12	73*
GTP + phenylephrine, 10^{-5} M	171 $\pm$ 4	288 $\pm$ 10	64*
GTP + PGE_2, 10^{-4} M	297 $\pm$ 8	482 $\pm$ 13	58*
GTP + PGE_1, 10^{-4} M	301 $\pm$ 9	491 $\pm$ 7	59*
GTP + PGI_2, 10^{-4} M	159 $\pm$ 4	188 $\pm$ 5	15***
GTP + $PGF_{2\alpha}$, 10^{-4} M	150 $\pm$ 8	194 $\pm$ 6	26**
GTP + 6-keto-$PGF_{1\alpha}$, 10^{-4} M	124 $\pm$ 3	148 $\pm$ 7	16***
GTP + PGD_2, 10^{-4} M	126 $\pm$ 4	166 $\pm$ 9	28**

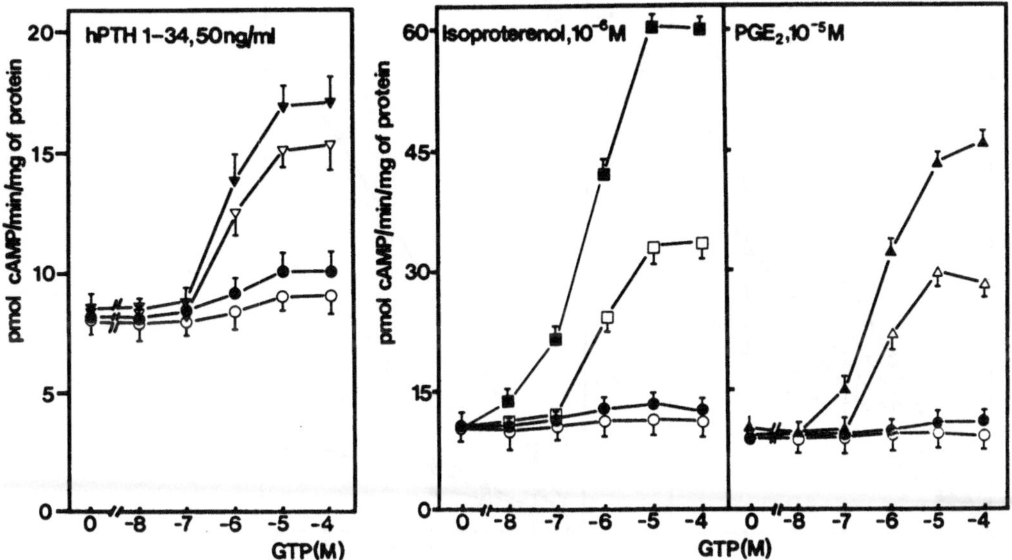

Fig. 4. Influence of pertussis toxin on GTP modulation of hormone stimulation of human MG-63 osteosarcoma adenylate cyclase. In membranes of control cells (*open symbols*) and cells treated with 10 ng/ml of pertussis toxin (*closed symbols*), adenylate cyclase activity was determined at the indicated concentrations of GTP in the absence (○,●) and presence of 50 ng/ml of hPTH 1-34 (▽,▼), 10^{-6} M isoproterenol (□,■), or 10^{-5} M PGE_2 (△,▲)

from pertussis toxin-treated cells than in membranes prepared from control nontreated cells. PTH-induced stimulations of cyclase in these two differently treated cell membranes were indistinguishable from each other (Fig. 5). Pertussis toxin had no effect on the time-dependent characteristics of basal and GTP-induced cAMP synthesis (Fig. 5).

As demonstrated for various other systems (13) forskolin was a potent activator of human MG-63 osteosarcoma adenylate cyclase. We used forskolin as a probe to examine some aspects of guanine nucleotide regulation of osteosarcoma adenylate cyclase. Figure 6 illustrates the effects of increasing concentrations of guanine nucleotide on forskolin activation of MG-63 adenylate cyclase. In membranes prepared from control cells, GTP inhibited the forskolin (5.10^{-5} M)-activated adenylate cyclase by maximally 40%, with half-maximal inhibition occurring at 10^{-7} M. The hydrolysis-resistant GTP analog, GppNHp, caused the same maximal degree of inhibition as observed with GTP but was more potent than GTP showing half-maximal inhibitory effect at 2.10^{-8} M. Concentrations of GppNHp higher than 10^{-7} M were less effective in inhibiting forskolin-stimulated enzyme activity. The inhibitory action of GTP and GppNHp was eliminated by prior treatment of cells with pertussis toxin (Fig. 6A). Under these conditions, GTP became much more potent than GppNHp in stimulating forskolin activation of adenylate cyclase showing half-maximal effect at 8.10^{-8} M compared to 6.10^{-7} M for GppNHp.

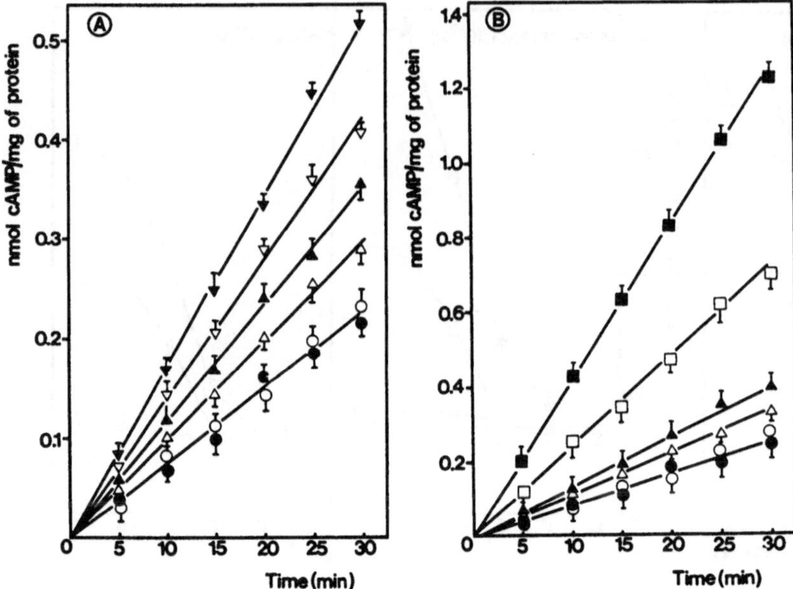

Fig. 5. Influence of pertussis toxin on PTH (*A*) and isoproterenol (*B*) stimulated cAMP formation in human MG-63 osteosarcoma membranes. In membranes of control cells (*open symbols*) and cells treated with 10 ng/ml of pertussis toxin (*closed symbols*), cAMP accumulation was determined for the indicated periods of time in the absence (○,●) or presence of 10^{-5} M GTP (△,▲), 50 ng/ml of hPTH 1-34 plus 10^{-5} M GTP (▽,▼), or 10^{-5} M isoproterenol plus 10^{-5} M GTP (□,■)

Treatment of osteosarcoma cells with cholera toxin resulted in conversion of the monophasic pattern for GTP action on forskolin-activated cyclase to a biphasic one, which resembled that for GppNHp action (Fig. 6B). Thus GTP- and GppNHp-mediated inhibition of forskolin activation of cyclase was preserved in membranes that had been prepared from cholera toxin-treated cells.

The temporal characteristics of the inhibition of forskolin-induced cAMP generation by guanine nucleotide is demonstrated in Fig. 7. No lag was observed in the onset of forskolin-induced activation of adenylate cyclase. Addition of GppNHp (10^{-7} M) prompty inhibited forskolin activation of cyclase during the first 15 min of the incubation. Thereafter, the steady state rate of cAMP production with forskolin plus GppNHp was not different from that with forskolin alone. As also shown in Fig. 7, pertussis toxin reduced the lag phase in GppNHp action and abolished the inhibitory effect of GppNHp resulting in an increased steady state rate of forskolin plus GppNHp activation. The time courses of GTP in inhibiting forskolin-induced activation of adenylate cyclase and of GTP in stimulating forskolin-induced activation of enzyme in, respectively, control and pertussis toxin-treated cell membranes were linear (data not shown).

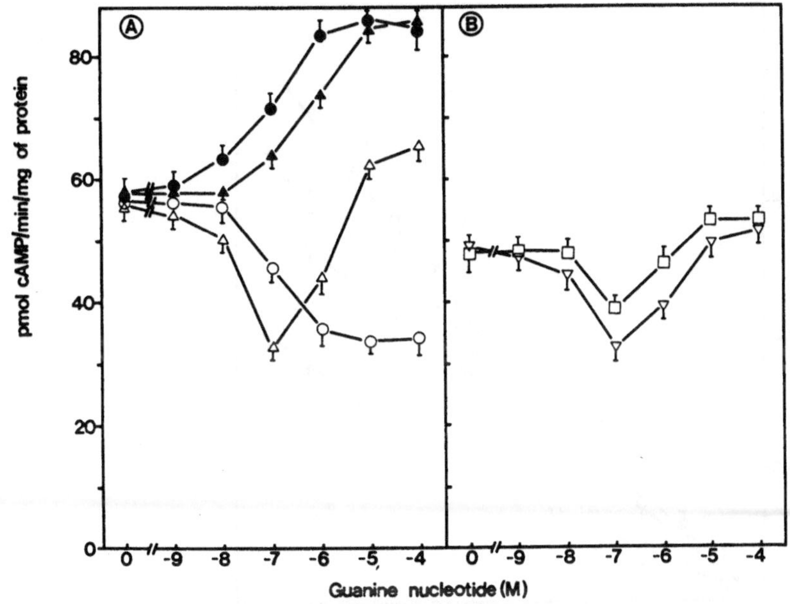

Fig. 6. Influence of pertussis toxin (*A*) and cholera toxin (*B*) on guanine nucleotide-induced inhibition and stimulation of forskolin activation of human MG-63 osteosarcoma adenylate cyclase. In membranes of control cells (*A, open symbols*), cells treated with 10 ng/ml of pertussis toxin (*A, closed symbols*) and cells treated with 100 ng/ml of cholera toxin (*B*), adenylate cyclase activity was determined with 5.10^{-5} M forskolin present at the indicated concentrations of GTP (○, ●, □) or GppNHp (△, ▲, ▽)

Discussion

The data presented here demonstrate the existence of N_i as well as N_s in human MG-63 osteosarcoma, and show that inactivation of N_i by pertussis toxin enhances adenylate cyclase response to ß-adrenergic agonists and prostaglandins but not to PTH. Pertussis toxin-induced enhancement of the ability of stimulatory hormones to activate adenylate cyclase has previously been demonstrated in other mammalian cell types, such as rat cardiac (14), rat C6 glioma (10), mouse 3T3 fibroblast (9), and rat glioma x mouse neuroblastoma hybrid (15) cells. The persistency of the pertussis toxin action on human osteosarcoma membranes might be due to catalysis of ADP-ribose transfer from NAD to the α-subunit of N_i of the adenylate cyclase system. This ADP-ribosylation was observed with the purified N_i protein from rabbit liver (4) and human erythrocytes (5) and apparently also with the N_i protein in C6 glioma membranes (16). Additional indirect evidence for the presence of N_i activity in MG-63 osteosarcoma membranes comes from our studies showing inhibitory effects of guanine nucleotides on adenylate cyclase activity in the presence of forskolin. Low concentrations of GppNHp (in the nM range) inhibited forskolin-dependent adenylate cyclase activity, and relative high concentrations of GppNHp (in the µM

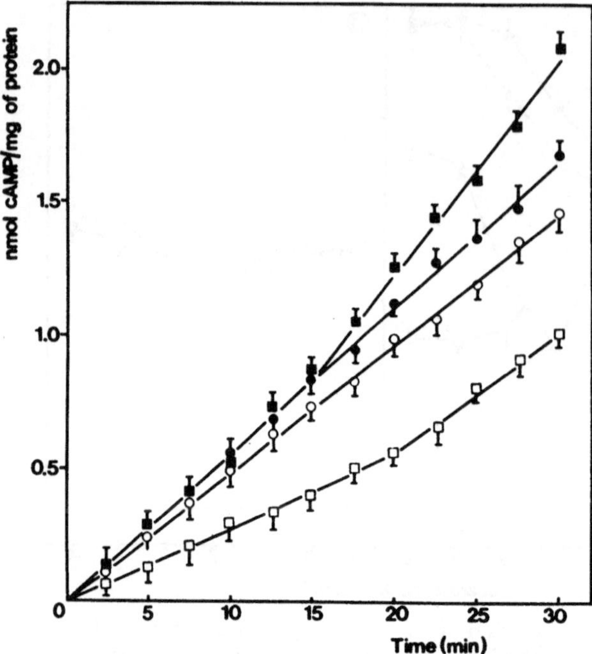

Fig. 7. Influence of pertussis toxin on GppNHp-induced inhibition of forskolin stimulation of cAMP formation in human MG-63 osteosarcoma membranes. In membranes of control cells (*open symbols*) and cells treated with 10 ng/ml of pertussis toxin (*closed symbols*), cAMP formation was determined for the indicated periods of time with 5.10^{-5} M forskolin in the absence (○,●) and presence of 10^{-7} M GppNHp (□,■)

range) stimulated forskolin activation. On the other hand, GTP up to 100 µM elicited monophasic inhibition of forskolin-activated adenylate cyclase. Thus forskolin is indispensable for MG-63 osteosarcoma adenylate cyclase to display an inhibitory pattern in the actions of guanine nucleotides, as has been deduced in other systems (17, 18). Our findings support the idea that the effects of forskolin are not due solely to a stimulatory action on the catalytic moiety of adenylate cyclase (19, 20).

Pertussis toxin prevented both GTP- and GppNHp-dependent inhibition of forskolin-activated MG-63 adenylate cyclase, thereby rendering GTP more potent than GppNHp in activating forskolin-dependent cyclase activity. The data obtained with GppNHp are in contrast with studies in membranes of rat adipocytes (21) and cyc- S49 lymphoma cells (22) where treatment with pertussis toxin did not abolish N_i-mediated inhibition of adenylate cyclase by stable GTP-analogs. It should be noted that pertussis toxin also potentiated GppNHp-induced activation of basal adenylate cyclase (data not shown), indicating that forskolin *per se* is not required for interaction of GppNHp with N_i and N_s in osteosarcoma membranes. When osteosarcoma cells had been treated with cholera toxin, GTP behaved like GppNHp in inhibiting and stimulating forskolin-mediated activation of adenylate cyclase. This implicates that under conditions which prevent GTP hydrolysis at N_s (i.e. due to cholera toxin-catalyzed ADP-ribosylation of the α-subunit of N_s (3)), the inhibition of MG-63 osteosarcoma adenylate cyclase seen at low concentrations of guanine nucleotide may reflect its interaction with N_i, and that the stimulation provoked by high nucleotide concentrations expresses an involvement of N_s. Our data are in agreement with the view that N_i exerts an inhibitory influence on cyclase activity that is not relieved by cholera toxin. ADP-ribosylation of N_s promotes the dissociation of N_s into its α and βγ subunits (23). By contrast, pertussis toxin-catalyzed ADP-ribosylation of N_i most likely hinders the dissociation of its αβγ subunits (24). We believe that the extent to which the βγ subunits are associated with α from N_i or N_s may determine the activity of MG-63 adenylate cyclase. This model (3) envisages inhibition as a result of association of the βγ subunits of N_i with the α-subunit of N_s, and implies that inhibition does not occur in the presence of an inactive αβγ(N_s)-complex.

In the classical receptor-cyclase coupling model (1), N_s is considered to couple only to receptors for stimulatory agonists (e.g. β-adrenergic agonists, PTH, glucagon), whereas N_i is regarded as mediating exclusively inhibitory actions of receptor agonists (e.g. α-adrenergic and cholinergic muscarinic agonists, opiates). In the current study it has been established that pertussis toxin-induced inactivation of N_i enhances adenylate cyclase response to β-adrenergic catecholamines and prostaglandins. As far as the latter class of hormones is concerned, inhibitory actions of prostaglandins on adenylate cyclase have been reported (25, 26). Although none of the prostaglandins we tested was found to cause inhibition of osteosarcoma adenylate cyclase activity, one can not rule out the possibility of specific receptors being present mediating inhibitory effects of prostaglandins as well. As for β-adrenergic agonists, functional interaction of the β-adrenergic receptor with N_i in addition to N_s has been evidenced in reconstitution assays using phospholipid vesicles (27, 28). Data presented for rat adipocyte membranes (29) also indicated that β-adrenergic stimulation can lead to the inhibition of adenylate cyclase and that this inhibition is blocked by treatment with pertussis toxin. Apparently, PTH-mediated stimulation of human MG-63 osteosarcoma adenylate cyclase activity does not involve activation of N_i. The lack of pertussis toxin effects on PTH stimulation of cAMP production was also observed using intact MG-63 cells (data not shown). Differential quality in the influence of pertussis toxin has also been demonstrated for cAMP response to calcitonin and PGE_2 in human T47D breast cancer cells (30). Exposure of these cells to pertussis toxin lead to enhanced cAMP response to PGE_2 but not to calitonin. During preparation of this manuscript, Pines et al. (31) identified N_i and N_s in cloned rat osteosarcoma cell lines (ROS 17/2.8 and 24/1). In addition, it was shown (31) that pertussis toxin treatment of ROS cells caused an approximate doubling of the cAMP response to PTH. Whether this result, which is different from our finding, is due to differences in species or cell lines remain to be established.

In considering a possible physiological significance for the occurrence of N_i besides its role in the catecholamine and prostaglandin receptor-cyclase complex in MG-63 osteosarcoma, it is speculated that the pertussis toxin substrate may also play a role in the "Ca^{2+}-mobilizing" receptor system regulating phospholipase C activity. In polymorphonuclear leukocyte membranes (32) and macrophages (33) a pertussis toxin-sensitive N_i protein appears to be involved in receptor-mediated phospholipase C activation. Therefore, stimulation of adenylate cyclase by PTH being rather modest in MG-63 osteosarcoma cells could be of less importance than the stimulatory actions of PTH on other biosignal transducing systems in these cells. Future studies will use the human MG-63 osteosarcoma cell line to investigate this issue.

Acknowledgements
We are indebted to Mrs. Ulrike Schäfer for her skilled technical assistance. This study was supported by the Deutsche Forschungsgemeinschaft (Ke 291/2-1).

References

1. Rodbell M (1980): The role of hormone receptors and GTP-regulatory proteins in membrane transduction. Nature 284:17-22
2. Hildebrandt JD, Codina J, Risinger R, Birnbaumer L (1984): Identification of a gamma subunit associated with the adenyl cyclase regulatory proteins N_s and N_i. J Biol Chem 259:2039-2042
3. Northup JK, Smigel MD, Sternweis PC, Gilman AG (1983): The subunits of the stimulatory regulatory component of adenylate cyclase. Resolution of the activated 45,000-dalton (alpha) subunit. J Biol Chem 258:11369-11376
4. Bokoch GM, Katada T, Northup JK, Hewlett FL, Gilman AG (1983): Identification of the predominant substrate for ADP-ribosylation by islet-activating protein. J Biol Chem 258:2072-2075
5. Codina J, Hildebrandt JD, Iyengar R, Birnbaumer L, Sekura RD, Manclark CR (1983): Pertussis toxin substrate, the putative N_i component of adenylyl cyclases, is an αβ heterodimer regulated by guanine nucleotide and magnesium. Proc Natl Acad Sci USA 80:4276-4280
6. Sunyer T, Codina J, Birnbaumer L (1984): GTP hydrolysis by pure N_i, the inhibitory regulatory component of adenylyl cyclases. J Biol Chem 259: 15447-15451
7. Manning DR, Gilman AG (1983): The regulatory components of adenylate cyclase and transducin. A family of structurally homologous guanine nucleotide-binding proteins. J Biol Chem 258:7059-7063
8. Katada T, Ui M (1981): Islet-activating protein. A modifier of receptor-mediated regulation of rat islet adenylate cyclase. J Biol Chem 256:8310-8317
9. Murayama T, Katada T, Ui M (1983): Guanine nucleotide activation and inhibition of adenylate cyclase as modified by islet-activating protein, pertussis toxin, in mouse 3T3 fibroblasts. Arch Biochem Biophys 221:381-390
10. Katada T, Amano T, Ui M (1982): Modulation by islet-activating protein of adenylate cyclase activity in C6 glioma cells. J Biol Chem 257:3739-3746
11. Heremans H, Billiau A, Cassiman JJ, Mulier JC, de Somer P (1978): In vitro cultivation of human tumor tissues. II. Morphological and virological characterization of three cell lines. Oncology 35:246-252
12. Lowry OH, Rosebrough NJ, Farr AL, Randall RJ (1951): Protein measurement with the Folin phenol reagent. J Biol Chem 193:265-275

13. Seamon KB, Daly JW (1981): Forskolin: a unique diterpene activator of cyclic AMP-generating systems. J Cyclic Nucleotide Res 7:201-224
14. Hazeki O, Ui M (1981): Modification by islet-activating protein of receptor-mediated regulation of cyclic AMP accumulation in isolated rat heart cells. J Biol Chem 256:2856-2862
15. Kurose H, Katada T, Amano T, Ui M (1983): Specific uncoupling by islet-activating protein, pertussis toxin, of negative signal transduction via α-adrenergic, cholinergic, and opiate receptors in neuroblastoma x glioma hybrid cells. J Biol Chem 258:4870-4875
16. Katada T, Ui M (1982): Direct modification of the membrane adenylate cyclase system by islet-activating protein due to ADP-ribosylation of a membrane protein. Proc Natl Acad Sci US 79:3129-3134
17. Seamon KB, Daly JW (1982): Guanosine 5'-(β,γ-imido)triphosphate inhibition of forskolin-activated adenylate cyclase is mediated by the putative inhibitory guanine nucleotide regulatory protein. J Biol Chem 257:11591-11596
18. Abramowitz J, Campbell AR (1984): Effects of guanine nucleotides and divalent cations on forskolin activation of rabbit luteal adenylyl cyclase: evidence for the existence of an inhibitory guanine nucleotide-binding regulatory component. Endocrinology 114:1955-1962
19. Valen F van, Schütte PP (1984): Mechanism of action of forskolin and manganese on the adenylate cyclase system in chick osteoblast membranes. Proc Kon Ned Akad Wetensch B 87:257-267
20. Martin KJ, Stokes Jr JT, McConkey CL (1984): Influence of forskolin on the parathyroid hormone dependent adenylate cyclase system of canine kidney: evidence for noncatalytic effects of forskolin. Endocrinology 115:1678-1682
21. Aktories K, Schultz G, Jakobs KH (1983): Islet-activating protein prevents nicotinic acid-induced GTPase stimulation and GTP but not GTPγS-induced adenylate cyclase inhibition in rat adipocytes. FEBS Lett 156:88-92
22. Hildebrandt JD, Sekura RD, Codina J, Iyengar R, Manclark CR, Birnbaumer L (1983): Stimulation and inhibition of adenylyl cyclases mediated by distinct regulatory proteins. Nature 302:706-709
23. Kahn RA, Gilman AG (1984): ADP ribosylation of G_s promotes the dissociation of its alpha and beta subunits. J Biol Chem 259:6235-6240
24. Katada T, Northup JK, Bokoch GM, Ui M, Gilman AG (1984): The inhibitory guanine nucleotide-binding regulatory component of adenylate cyclase. Subunit dissociation and guanine nucleotide-dependent hormonal inhibition. J Biol Chem 259:3578-3585
25. Aktories K, Schultz G, Jakobs KH (1980): Regulation of adenylate cyclase activity in hamster adipocytes. Inhibition by prostaglandins, α-adrenergic agonists and nicotinic acid. Naunyn-Schmiedebergs Arch Pharmacol 312:167-173
26. Fitzpatrick LA, Brandi ML, Aurbach GD (1986): Prostaglandin $F_{2\alpha}$ and α-adrenergic agonists regulate parathyroid cell function via the inhibitory guanine nucleotide regulatory protein. Endocrinology 118:2115-2119
27. Asano T, Katada T, Gilman AG, Moss EM (1984): Activation of the inhibitory GTP-binding protein of adenylate cyclase, G_i, by β-adrenergic receptors in reconstituted phospholipid vesicles. J Biol Chem 259:9351-9354
28. Cerione RA, Staniszewski C, Benovic JL, Lefkowitz RJ, Caron MG, Gierschik P, Somers R, Spiegel AM, Codina J, Birnbaumer L (1985): Specificity of the functional interactions of the β-adrenergic receptor and rhodopsin with guanine nucleotide regulatory proteins reconstituted in phospholipid vesicles. J Biol Chem 260:1493-1500

29. Murayama T, Ui M (1983): Loss of the inhibitory function of the guanine nucleotide regulatory component of adenylate cyclase due to its ADP ribosylation by islet-activating protein, pertussis toxin, in adipocyte membranes. J Biol Chem 258:3319-3326
30. Michelangeli VP, Livesey SA, Martin TJ (1984): Effects of pertussis toxin on adenylate cyclase responses to prostaglandin E_2 and calcitonin in human breast cancer cells. Biochem J 224:371-377
31. Pines M, Santora A, Gierschik P, Menczel J, Spiegel A (1986): The inhibitory granine nucleotide regulatory protein modulates agonist-stimulated cAMP production in rat osteosarcoma cells. Bone and Mineral 1:15-26
32. Smith CD, Lane BC, Kusaka I, Verghese MW, Snyderman R (1985): Chemo-attractant receptor-induced hydrolysis of phosphatidyl-inositol 4,5-biphosphate in human polymorphonuclear leukocyte membranes. J Biol Chem 260:5875-5878
33. Holian A (1986): Leukotriene B_4 stimulation of phosphatidylinositol turnover in macrophages and inhibition by pertussis toxin. FEBS Lett 201: 15-19

An Immunocytochemical and Biochemical Study of Ewing's Sarcoma Cells in Culture: Evidence for Neural Differentiation in Vitro

F. van Valen[1], R. Prior[2], W. Wechsler[2], H. Jürgens[3], E. Keck[1]

[1]Medizinische Klinik und Poliklinik C, [2]Neuropathologisches Institut, und [3]Kinderklinik, Universität Düsseldorf, Moorenstr. 5, 4000 Düsseldorf 1, FRG

Introduction

Ewing's sarcoma, a primary bone tumor of childhood and adolescence, was first described more than 65 years ago yet the biological characteristics of this malignant tumor have remained undetermined. Morphologically Ewing's sarcoma is often indiscernible from other small round-cell tumors such as neuroblastoma, rhabdomyosarcoma and lymphoma-leukemia. In consequence, the cellular origin of Ewing's sarcoma is still subject to debate. Whereas Ewing himself postulated an endothelial origin for this tumor (Ewing 1921), most recent authors suggest that Ewing's tumor is of mesenchymal derivation (Dickman et al. 1982, Miettinen et al. 1982, Navas-Palacios et al. 1984, Scarpa et al. 1987). Recently, van Valen et al. (1987) demonstrated β-adrenergic agonist- and prostaglandin-mediated stimulation of intracellular cyclic AMP production in a Ewing's sarcoma cell line, WE-68, and homologous desensitization of the cyclic AMP response of these cells to isoproterenol and PGE_2. In the present study we show that dopamine also stimulates cyclic AMP levels and promotes hydrolysis of newly synthesized ^{3}H-glycogen in Ewing's sarcoma WE-68 cultures. In addition, Ewing's sarcoma cells were found to immunostain positively to antibodies detecting antigens that are specific markers for nervous system cell elements or are coexpressed in neural cell types.

Material and Methods

The continuous Ewing's sarcoma cell line, WE-68, was originally established by van Valen et al. (1987) from a tumor specimen removed from the fibula of a 19-year-old white female and is at present in its 45th subculture. Tumor diagnosis was confirmed by clinical and light microscopic evaluation. Cells were routinel grown in fibronectin-coated 75-sqcm Falcon flasks in a 1:1 mixtur

F. H. W. Heuck E. Keck (Hrsg.)
Fortschritte der Osteologie in Diagnostik und Therapie

of Dulbecco's modified Eagle's medium and Ham's Formula-12 (DME/F12) supplemented with 5% FCS and were incubated at 37°C in a humidified atmosphere of 5% CO_2 in air.

Cyclic AMP measurements

Cells grown in fibronectin-coated 24-well Costar plates in medium (as above) were preincubated for 30 min at 37°C in 490 µl of DME/F12 containing 1 mM isobutylmethylxanthine. Thereafter, 10 µl of agonist solutions was added and the cells were incubated for an additional 15 min. Incubations were stopped by the TCA/TRIS protocol as described (van Valen et al. 1987) and cyclic AMP was measured with the Amersham International assay kit. Cell protein measurements were according to Lowry et al. (1951).

Glycogenolysis experiments

Cells in Costar dishes were incubated at 37°C in DME/F12 (490 µl) containing 50 nM D-(6-^{3}H)-glucose (0.5 Ci/mmol). After a 30 min incubation period, agonist (10 µl) was added, and the cells were incubated for another 15 min. Incubations were terminated by washing cultures with Hanks' Hepes (20 mM, pH 7.4). Thereafter, Hanks' Hepes (pH 7.4; 200 µl) was added to each well and the cells were sonicated for 10 s. The culture plates were then centrifuged (2000 g for 10 min). The supernatant of the sonicated cells was then assayed for ^{3}H-glycogen content utilizing the filter-paper technique of Solling and Esmann (1975).

Immunocytochemistry

Cells grown as monolayers in fibronectin-coated NUNC slide flasks in medium (as above) were fixed in 2.5% formaldehyde/4.5% acetone in PBS (pH 7.2) for 1 min and successively permeabilized in -20°C cooled methanol containing 1% hydrogen peroxide to block endogenous peroxidase activity. Immunocytochemical studies were performed using the following primary antibodies: mouse monoclonal antibodies to vimentin (clone V9/Boehringer), neurofilament 70 kD and 200 kD (clone 2F11/Monosan), anti-Leu-7 (Becton Dickinson) and synaptophysin (clone SY38/Boehringer) as well as rabbit polyclonal antisera to NSE and S-100 protein (DAKO). The monoclonal antibodies were used in a four-step peroxidase-antiperoxidase (PAP) method according to Poppema et al. (1981), while immunohistochemistry with the polyclonal antisera was performed by the three-step PAP method according to Sternberger (1979). Negative controls consisted of cells incubated in the absence of primary antibody.

Results

Hormone responsiveness

Basal cyclic AMP levels in Ewing's sarcoma WE-68 cell cultures are stimulated with dopamine (DA), norepinephrine (NEPI), and prostaglandin I_2 (PGI_2) in a hormone concentration-dependent manner (Fig. 1). DA caused an approx. 10-fold increase in cyclic AMP production at a maximally effective concentration (10^{-5} M); half-maximal stimulation (K_{app}) occurred with 3×10^{-7} M. The maximum response to NEPI was a 12-fold stimulation occurring at 2×10^{-5} M with K_{app} of 2×10^{-6} M. PGI_2 at 5×10^{-5} M maximally increased cAMP levels 2-fold with K_{app} of 5×10^{-6} M.

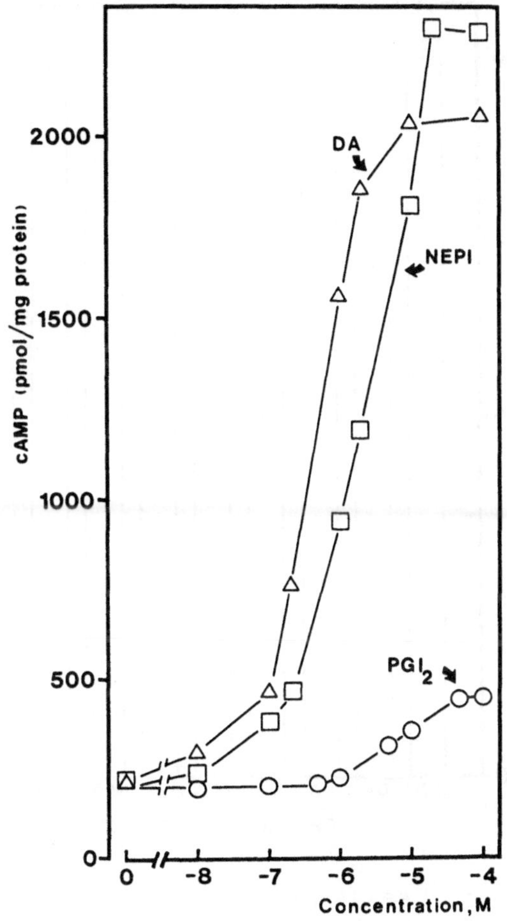

Fig. 1. Dose-response curves of stimulation of cyclic AMP accumulation induced by dopamine (DA; △), norepinephrine (NEPI; □), and PGI_2 (○) in Ewing's sarcoma WE-68 cell cultures. Values are the mean for 3 groups of 3 wells

Ewing's sarcoma WE-68 cells will synthesize ^{3}H-glycogen from ^{3}H-glucose. DA, NEPI, and PGI_2 had an effect on ^{3}H-glycogen levels; these cAMP agonists stimulated the enzymatic breakdown of this ^{3}H-glycogen (Fig. 2). The glycogenolytic action of dopamine was blocked by chlorpromazine, a dopamine D_1-antagonist, but not by haloperidol, a D_2-receptor antagonist. Propranolol, a β-adrenoceptor antagonist, as well as chlorpromazine inhibited the glycogenolytic effect of norepinephrine (Fig. 2).

Light microscopy and immunocytochemistry
Hematoxylin-eosin stained cultures showed a homogenous population of cells having round to oval nuclei with 2 or 3 small nucleoli and scanty cytoplasm. Some cells developed long and partially branched cytoplasmic processes. NSE and S-100 immunoreactivity

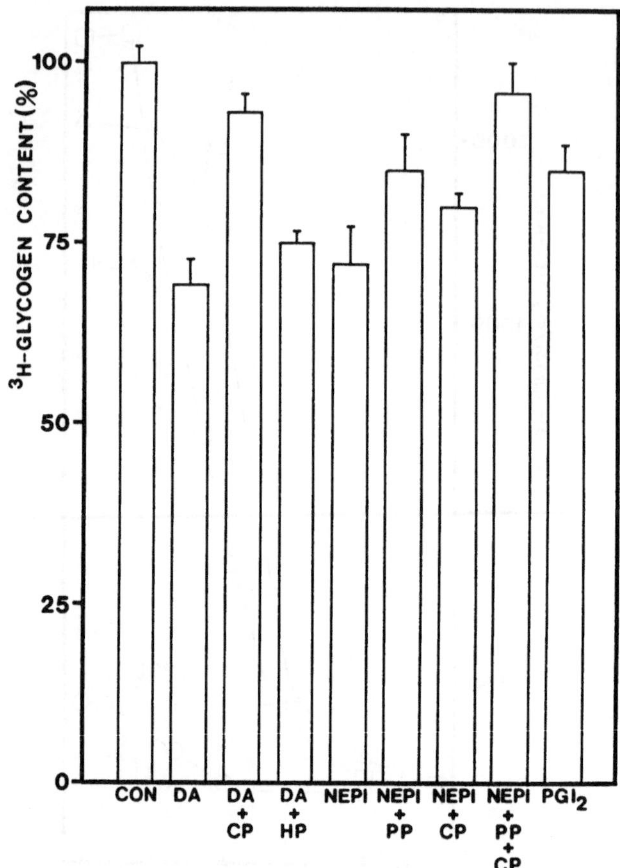

Fig. 2. Effect of catecholaminergic agonists and antagonists and PGI_2 on ^{3}H-glycogen levels in Ewing's sarcoma WE-68 cells. Concentrations were: *DA*, dopamine, 5×10^{-7} M; *NEPI*, norepinephrine, 5×10^{-6} M; *CP*, chlorpromazine, 2×10^{-6} M; *HP*, haloperidol, 2×10^{-6} M; *PP*, propranolol, 5×10^{-5} M; *PGI_2*, 10^{-4} M. Control ^{3}H-glycogen levels were 2374 ± 89 cpm/well. Each *bar* represents the mean $\pm$ SE for 2 groups of 3 wells

could be detected in all cells in a diffuse cytoplasmatic distribution pattern. Neurofilament was expressed in most cells, often with perinuclear accumulation (Fig. 3). Leu-7 immunoreactivity was restricted to a subpopulation of cells showing elongated and sometimes branched cytoplasmic processes; the reaction product appeared finely granulated and was located mainly on the cell membranes (Fig. 4). All cells showed strong staining for vimentin intermediate filaments (Fig. 5), a common finding for cultured cells of mesenchymal, epithelial and glial nature. Immunoreactivity to synaptophysin could not be detected.

Discussion

In this report, several neural features have been established for a Ewing's sarcoma cell line, WE-68. Cultures of Ewing's sarcoma

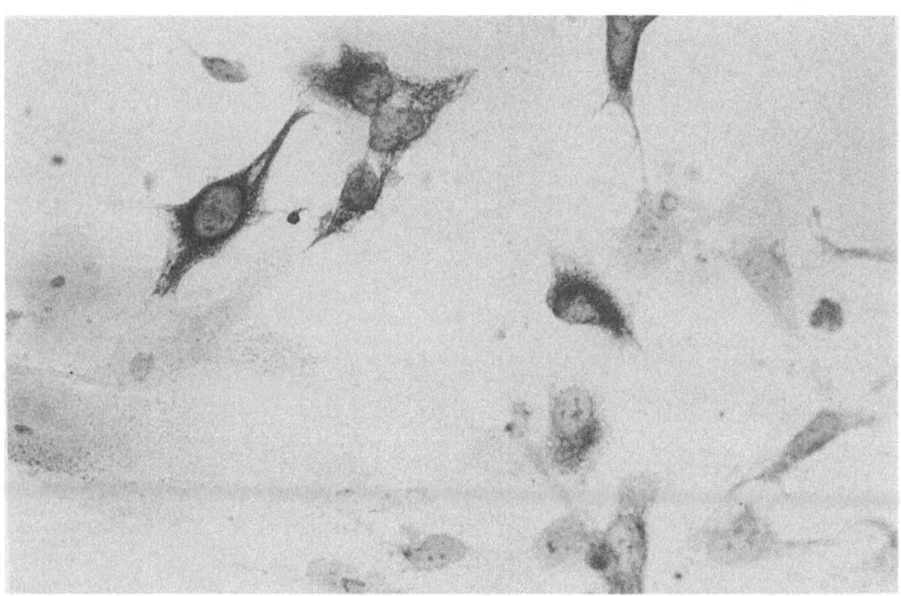

Fig. 3. Immunostaining of neurofilament protein in Ewing's sarcoma WE-68 cell cultures. (x 600, hematoxylin counterstain)

cells expressed neurofilaments which are cytoskeletal proteins specific of neural tissues. Cells were also stained by anti-Leu-7 antibody. This antibody recognizes a carbohydrate epitope present on HNK-1-lymphocytes and on various, nearly all neuroectoderm associated glycoproteins such as L1, J1, N-CAM and MAG (Kruse et al. 1984, 1985; McGarry et al. 1983) or on a 75-kD-glycoprotein present in the matrix of neurosecretory granules (Tischler et al. 1986). NSE and S-100 protein were also present in the Ewing's sarcoma WE-68 cell line. These proteins are generally present in normal tissues and tumors of neural origin but have been frequently criticized as non-specific for neural cells. In Ewing's sarcoma WE-68 cells, however, we believe that the occurrence of NSE and S-100 protein can be regarded as supportive for our hypothesis, that WE-68 cells demonstrate a particular neural differentiation pattern. Thus, the morphological data provide compelling evidence for a neural differentiation of Ewing's sarcoma cells *in vitro*. This postulate could also be supported by the biochemical data obtained with the Ewing's sarcoma cell cultures. Dopamine, as well as PGI_2 and norepinephrine stimulate cyclic AMP production in Ewing's sarcoma WE-68 cells. Moreover, these hormones promote a decrease in the content of ^{3}H-glycogen newly synthesized from ^{3}H-glucose in WE-68. The demonstration of ^{3}H-glycogen in Ewing's sarcoma WE-68 cells is in concert with the presence of glycogen observed in PAS-stained cell cultures as well as tissue sections prepared from the original tumor (data not shown). In an elaborate study using the WE-68 cell line dopamine and β-adrenergic agonist mediated glycogenolysis was shown to be controlled by changes in intracellular

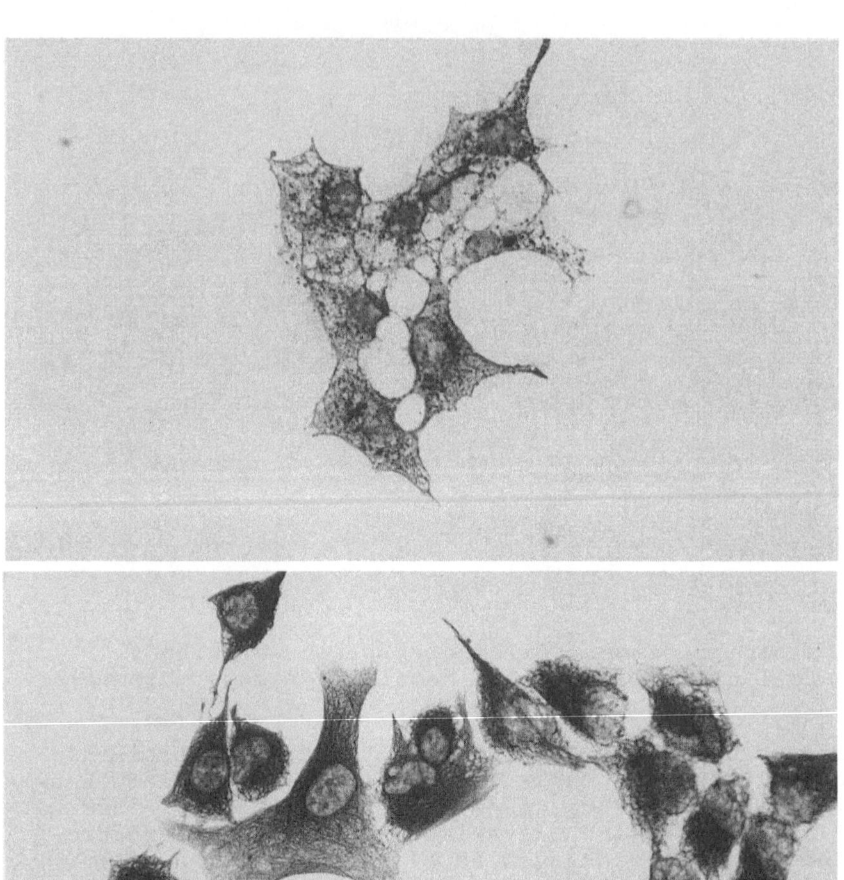

Fig. 4. Immunostaining of Leu-7 antigen (HNK-1) in Ewing's sarcoma WE-68 cell cultures. Note the fine granulated appearance of the reaction product. (x 600, hematoxylin counterstain)

Fig. 5. Vimentin intermediate filament expression in cultured Ewing's sarcoma WE-68 cells. (x 600, hematoxylin counterstain)

cyclic AMP levels (van Valen and Keck 1988). Besides these Ewing's sarcoma cells only brain tissue has been reported to display a dopamine-mediated cyclic AMP-dependent induction of glycogen hydrolysis (Mrsulja 1972, 1973). Recent studies have described the expression of mesenchymal (Scarpa et al. 1987), epithelial (Dellagi et al. 1987) or neural (Lipinski et al.

1987) features in cultured Ewing's sarcoma cells. In an immunocytochemical study, Moll et al. (1987) demonstrated mesenchymal, epithelial and neural differentiation patterns in Ewing's sarcoma, suggesting pluripotential differentiation for this tumor. Studies by Cavazzana et al. (1987) have shown that Ewing's sarcoma cells may have the potential to undergo marked neural differentiation, after prolonged treatment of cell cultures with either cyclic AMP or the tumor promotor phorbol 12-myristate 13-acetate. Apparently, the Ewing's sarcoma cell line described here shows morphological and biochemical evidence for a neural differentiation under routine culture conditions.

In summary, using a combined morphological-biochemical approach, our results indicate that among various possible differentiations of Ewing's sarcoma neural differentiation is prominent in WE-68 cells. Further studies using the hormone-sensitive Ewing's sarcoma WE-68 cell line are required to validate this hypothesis.

Acknowledgements
We are grateful to Ms. Ulrike Schäfer for technical assistance and to Ms. Marja van Valen-Devilee for graphical work. This study was supported by the Deutsche Forschungsgemeinschaft (Ke 291/2-2 and SFB 200).

References

Cavazzana AO, Miser JS, Jefferson J, Triche TJ (1987): Experimental evidence for a neural origin of Ewing's sarcoma of bone. Am J Pathol 127:507-510

Dellagi K, Lipinski M, Paulin D, Portier MM, Lenoir GM, Brouet JC (1987): Characterization of intermediate filaments expressed by Ewing tumor cell lines. Cancer Res 47:1170-1173

Dickmann PS, Liotta LR, Triche TJ (1982): Ewing's sarcoma: characterization in established cultures and evidence of its histogenesis. Lab Invest 47: 375-382

Ewing J (1921): Diffuse endothelioma of bone. Proc NY Pathol Soc 21:17-24

Kruse J, Mailhammer R, Wernecke H, Faissner A, Sommer I, Goridis C, Schachner M (1984): Neural cell adhesion molecules and myelin-associated glycoprotein share a common carbohydrate moiety recognized by monoclonal antibodies L2 and HNK-1. Nature 311:153-155

Kruse J, Keilhauer G, Timpl R, Schachner M (1985): The J1 glycoprotein - a novel nervous system cell adhesion molecule of the L2/HNK-1 family. Nature 316:146-148

Lipinski M, Braham K, Philip I, Wiels J, Philip T, Goridis C, Lenoir GM, Tursz T (1987): Neuroectoderm-associated antigens on Ewing's sarcoma cell lines. Cancer Res 47:183-187

Lowry OH, Rosebrough NJ, Farr AL, Randall RJ (1951) Protein measurement with the Folin phenol reagent. J Biol Chem 193:265-275

McGarry RC, Helfland SL, Quarles RH, Roder JC (1983): Recognition of myelin-associated glycoprotein by the monoclonal antibody HNK-1. Nature 306: 376-378

Miettinen M, Lehto VP, Virtanen I (1982): Histogenesis of Ewing's sarcoma. An evaluation of intermediate filaments and endothelial cell markers. Virchows Arch (Cell Pathol) 41:277-284

Moll R, Lee I, Gould VE, Berndt R, Roessner A, Franke WW (1987): Immunocytochemical analysis of Ewing's tumors. Patterns of expression of intermediate filaments and desmosomal proteins indicate cell type heterogeneity and pluripotential differentiation. Am J Pathol 127:280-304

Mrsulja BB (1972): The influence of some biogenic amines and cyclic N-2-O-dibutyryl-adenosine-3',5'-monophosphate on glycogen content in rat brain slices. Experientia 28:1067

Mrsulja BB (1973): The influence of antistine on glycogenolytic effect of some biogenic amines in rat brain slices. Experientia 29:76-77

Navas-Palacios JJ, Aparicio-Duque R, Valdes MD (1984) On the histogenesis of Ewing's sarcoma. An ultrastructural immunohistochemical and cytochemical study. Cancer 59:1882-1901

Poppema S, Bhan AK, Reinherz EL, McCluskay R, Schlossmann SF (1981): Distribution of T-cell subsets in human lymph nodes. J Exp Med 153:30-41

Scarpa S, D'Orazi G, Modesti M, Modesti A (1987): Ewing's sarcoma lines synthesize laminin and fibronectin. Virchows Arch A 410:375-381

Solling H, Esmann V (1975): A sensitive method of glycogen determination in the presence of interfering substances utilizing the filter-paper technique. Anal Biochem 68:664-660

Sternberger LA (1979): Immunocytochemistry, 2nd edn. J. Wiley and Sons, New York Chihester Brisbane Toronto, pp 104-130

Tischler AS, Mobtaker H, Mann K, Nunnemacher G, Jason WJ, Dayal Y, Delellis RA, Lester A, Wolfe HJ (1986): Anti-lymphocyte antibody Leu-7 (HNK-1) recognizes a constituent of neuroendocrine granule matrix. J Histochem Cytochem 34:1213-1216

van Valen F, Jürgens H, Winkelmann W, Keck E (1987): β-Adrenergic agonist- and prostaglandin-mediated regulation of cAMP levels in Ewing's sarcoma cells in culture. Biochem Biophys Res Commun 146:685-691

van Valen F, Keck E (1988): Induction of glycogenolysis in cultured Ewing's sarcoma cells by dopamine and β-adrenergic agonists. J Cancer Res Clin Oncol 114:266-272

Osteozyten als Indikator für den Funktionszustand des Knochengewebes: mikrochemische und histologische Untersuchungen

P. Quint[1], K.-D. Richter[2], T. Senge[2], J. Althoff[1], W. A. Laabs[3]

[1]Institut für Medizinische Physik, Universität Münster, Hüfferstr. 68, 4400 Münster, FRG
[2]Zentrale Tierexperimentelle Einrichtung, Domagkstr. 15a, 4400 Münster, FRG
[3]Abteilung für Chirurgie, St. Willehad-Hospital, Ansgaristr. 12, 2940 Wilhelmshaven, FRG

Alle Typen der Knochenzellen sind Differenzierungsstufen mesenchymaler osteogener Stammzellen. Die letzte Differenzierungsstufe führt zu den hoch spezialisierten Osteozyten (OZ). Ihre Funktion mit synthetischen und lytischen Aktivitäten bei der Regelung der Calciumhomöostase des Knochens wird nach wie vor kontrovers beurteilt (Übersicht: Boyde 1980). In diesem Zusammenhang ist über die Rolle des Zinks (Zn) für den Metabolismus der OZ so gut wie nichts bekannt. Man weiß aber, daß bei Zn-Mangel der Stoffwechsel der Knochengrundsubstanz gestört ist. Ein wesentlicher Bestandteil letzterer sind Mucopolysaccharide. Im gesunden Organismus zeichnen sich die OZ im Zustand der funktionellen Schwellung durch PAS-positive, d.h. mucopolysaccharidreiche Granula aus.

Aus diesen Gründen sind wir der Frage nachgegangen, ob zwischen aktivierten OZ und den Zn-Gehalten der Knochen Zusammenhänge bestehen.

Tierexperimentelle Modelle

Bei jugendlichen Schafen (n=36) wurde der Radius querosteotomiert und unter Belassung eines 1,6 mm breiten Spaltes mit einer AO-Platte versorgt (Einzelheiten entsprechend Laabs et al. 1982). Zur Beschleunigung der Knochenheilung wurden 2 Gruppen mit dynamischem Interferenzstrom (DIC) mit 12 mA bzw. 60 mA behandelt. Nach definierten Zeitabständen (entsprechend Tabelle 1) wurden die Tiere getötet und der Kallus sowie perifokales Knochengewebe chemisch und morphologisch untersucht.

In einer anderen Studie wurde das Darmbein von Kaninchen (n=13) mit extrakorporalen Stoßwellen (Lithotripter HM 3, Dornier Medizintechnik, Germering; Impulszahl 1500, Generatorspannung 20 kV) entsprechend nach Chaussy et al. (1983) behandelt. Nach 2 Tagen, 2 und 3 Wochen wurden die Zn-Konzentrationen im Knochen und dessen morphologischer Zustand untersucht.

F. H. W. Heuck E. Keck (Hrsg.)
Fortschritte der Osteologie in Diagnostik und Therapie

Untersuchungsmethoden

Die Präparation des Knochengewebes erfolgte wie in Quint (1986) beschrieben. Die histologische Auswertung erfolgte an formalinfixierten, paraffineingebetteten Schnitten nach Färbungen mit HE, nach Goldner und mit der PAS-Reaktion nach Romeis (1968). Die Zn-Bestimmungen wurden mit der Graphitrohrofen-Atomabsorptionsspektrometrie (pyrolytisch beschichtetes Rohr mit Plattform) mit Zeeman-Untergrundkompensation (Z3030 mit AS 60, Perkin-Elmer, Überlingen) durchgeführt. Ca. 100 µg Feuchtgewebe wurden nach Druckaufschluß mit 0,01 mg $Mg(NO_3)_2 \cdot 6H_2O$ in 0,2%iger HNO_3-Lösung als Matrix-Modifier und 10 pg Zn bei der Standardaddition entsprechend analysiert (thermische Vorbehandlung bei 320°C und 700°C und Atomisierung bei 1800°C). Für die statistische Auswertung wurde der Wilcoxon-Test mit $p \leq 0,01$ gewählt.

Ergebnisse

Im intakten reifen Knochen liegen die OZ in mandelförmigen Lakunen mit intensiv gefärbten kleinen Ruhekernen (Abb. 1a, 2a). Im embryonalen Knochen werden neben den OZ mit Ruhekernen auch solche mit überaktiven Kernen angetroffen. Eine besonders hohe Aktivität von OZ mit großen Kernen und entsprechender Kernschwellung wurde in einer tierexperimentellen Studie gefunden, in der Kaninchen während der gesamten Trächtigkeit einmal täglich mit DIC behandelt wurden (Richter et al. 1988). Dabei kam es zu einer sichtbaren Änderung der OZ-Funktion im Sinne einer Stimulierung mit entsprechender Auswirkung auf die Qualität des Knochens, einschließlich eines verstärkten Calciumeinbaus. Darüber hinaus ließ sich lichtmikroskopisch eine verstärkte Matrixproduktion nachweisen. Eine solche Matrixbildung wird auch von Fitzsimmons et al. (1986) an einem in vitro Modell von embryonalen Hühnerknochen nach Strombehandlung beschrieben.

Eine irreversible Schädigung in Form einer Nekrose der OZ (Abb. 1b, 2b) läßt sich durch eine experimentelle Osteotomie oder eine nicht invasive Behandlung mit Stoßwellen induzieren. In beiden Versuchsanordnungen kommt es zu einer anschließenden Regeneration des Knochengewebes, dessen OZ wiederum durch eine funktionelle Kernschwellung und PAS-positive Granula im Zytoplasma charakterisiert sind (Abb. 1c, 2c). Die regenerativen Prozesse nach Osteotomie werden unter dem Einfluß von DIC begünstigt (Abb. 1d) und laufen beschleunigt ab. Ebenso führt der exogene Reiz der Schockwellen zu einer reaktiven endogenen Stimulierung der Knochenregeneration (Abb. 2d).

Die zugehörigen Zinkkonzentrationen nach Osteotomie und Stoßwellenanwendung sind in der Tabelle 1 zusammengefaßt. Im nekrotischen Knochengewebe der Kompakta des Radius ohne vitale OZ sind die Zn-Konzentrationen signifikant niedriger als bei den entsprechenden Kontrollen. Während der Knochenregeneration mit aktiven OZ nimmt der Zn-Gehalt signifikant zu. Osteotomie in Kombination mit Interferenzstromapplikation führt zu einer weiteren signifikanten Erhöhung der Zn-Konzentrationen im Vergleich mit den nicht DIC-behandelten Tieren. Für das Kallusgewebe des osteo-

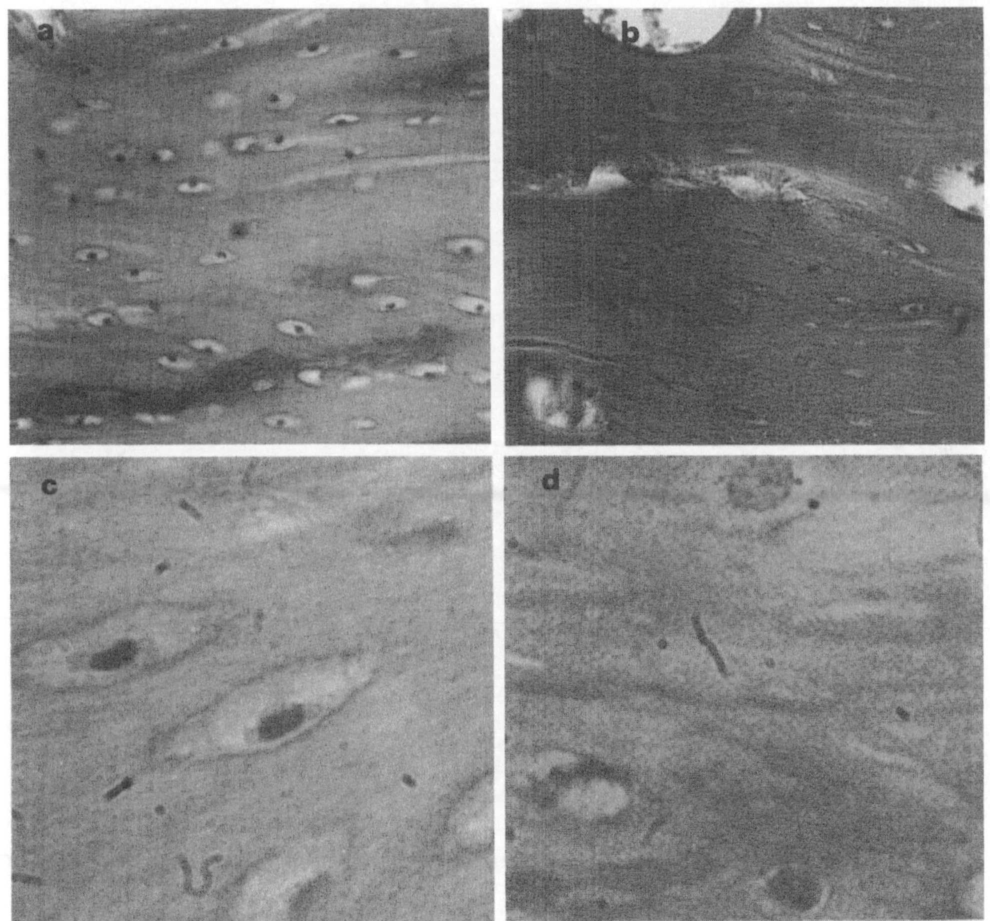

Abb. 1a-d. Funktionszustand der Osteozyten in der Kompakta des Radius von Schafen: (*a*) ruhende OZ in mandelförmigen Lakunen im intakten Knochen des Kontrolltieres (PAS, x240), (*b*) Nekrose der OZ mit Kernschatten bzw. leeren Lakunen nach Osteotomie (PAS, x240), (*c*) aktive OZ mit Kernschwellung bei der Knochenheilung 4 Wochen nach Osteotomie (PAS, x960), (*d*) stimulierte aktive OZ mit großen runden Kernen 4 Wochen nach der Osteotomie und Applikation von 60 mA DIC (PAS, x960)

tomierten Radius gilt entsprechendes. Der zeitliche Verlauf der Zn-Konzentrationsänderungen nach Schockwellenbehandlung korreliert ebenfalls mit dem Funktionszustand der Osteozyten.

Diskussion

Wie bei früheren Untersuchungen zur enchondralen Ossifikation (Quint 1986) werden auch bei den hier beschriebenen Tiermodellen charakteristische Zn-Konzentrationsänderungen, abhängig vom Funktionszustand des Knochengewebes, nachgewiesen. Bei den er-

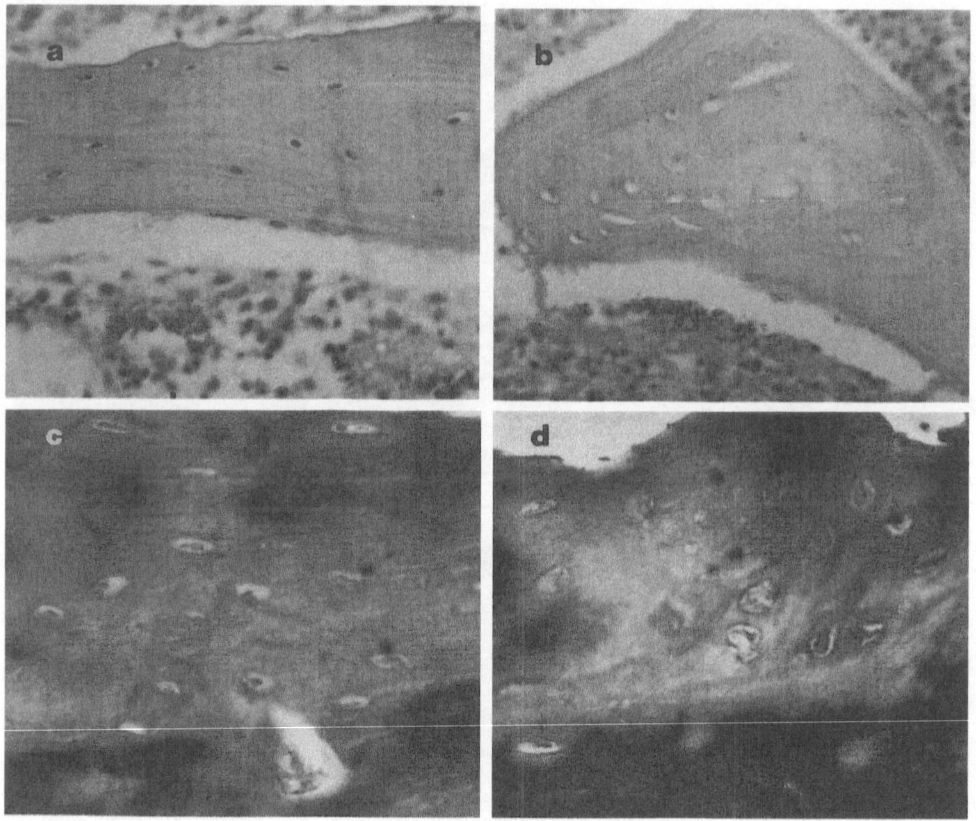

Abb. 2a-d. Funktionszustand der Osteozyten im Darmbein (Kaninchen) nach Stoßwellenapplikation: (*a*) intakter Knochen des Kontrolltieres (HE, x160), (*b*) Nekrose der OZ 2 Tage nach der Stoßwellenanwendung (HE, x160), (*c*) aktive OZ mit Kernschwellung in der Reorganisationsphase nach 2 Wochen (Goldner, x360), (*d*) endogen stimulierte aktive OZ mit großen Kernen 3 Wochen nach der Applikation (Goldner, x 360)

mittelten Zn-Konzentrationen handelt es sich in erster Linie um die des Knochengewebes und nicht um Zn des Blutes. So ist z.B. das mineralisierende Kallusgewebe 3 Wochen nach der Osteotomie wesentlich stärker vaskularisiert als die Kompakta eines intakten Knochens. Die Zn-Gehalte sind aber zu diesem Zeitpunkt der Heilung die niedrigsten.

Gegen eine mögliche Aktivierung der knochenaufbauenden Osteoblasten durch Zn sprechen zwei Argumente: erstens nimmt die Aktivität der alkalischen Knochenphosphatase z.B. 2 Tage nach der Schockwellenapplikation gegenüber den Kontrollen nicht ab - im Gegensatz zum Zn-Gehalt - und zweitens wird diese Knochenphosphatase durch Zn^{2+} inhibiert (Quint et al. 1984).

Erhöhte Zn-Konzentrationen im Knochen lassen sich auch bei der genetisch bedingten Vitamin-D-Mangelrachitis, hervorgerufen durch

Tabelle 1. Funktionszustand der Osteozyten (OZ) in Relation zu den Zn-Konzentrationen (µg/g F.M. ± s) der Kompakta und des Kallus von Schafen nach Osteotomie und Interferenzstrom applikation und des Darmbeins von Kaninchen nach Stoßwellenapplikation

	Radius Kompakta	Radius Kallus	Darmbein Spongiosa
Ruhende OZ	56,8 ± 2,8 (K)	42,6 ± 6,6 (16W)	97,9 ± 1,8 (K)
OZ-Nekrose	40,1 ± 1,4 (2W)		70,2 ± 1,3 (2T)
Kallusmineralisierung		27,7 ± 1,4 (3W)	
Aktive OZ	52,2 ± 5,1 (4W)	45,8 ± 0,9 (6W)	98,4 ± 1,6 (2W)
Stimulierte aktive OZ	81,2 ± 9,8 (4W, 60mA)	63,0 ± 4,4 (6W, 12mA) 87,2 ± 9,9 (4W, 60mA)	120,9 ± 3,7 (3W)

K: Kontrollen, T: Tage und W: Wochen

die Abwesenheit der renalen 25-Hydroxycholecalciferol-1-Hydroxylase Aktivität, nachweisen; in diesem Falle jedoch unmittelbar im Zusammenhang mit lytischen Enzymen der Osteoklasten (Quint et al. 1987). Dieses Modell der Rachitis mit einem sekundären Hyperparathyreoidismus und entsprechend gestörtem Ca-Metabolismus ist aber nicht vergleichbar mit den hier verwendeten Tiermodellen.

Entsprechendes ist wohl auch für die urämische Osteopathie anzunehmen, bei der nach Krempien (1974) die OZ auch auf gesteigerte metabolische Aktivitäten hinweisen. Einhergehend mit einer signifikanten Zunahme großer OZ nehmen bei der chronischen Niereninsuffizienz auch die leeren Lakunen zu. Es ist davon auszugehen, daß die OZ der Störung der Calciumhomöostase mit funktioneller Kernschwellung entgegensteuern, aber die Überlebenszeit dieser aktivierten OZ u.a. durch den sekundären Hyperparathyreoidismus verkürzt wird, was bei vorliegenden Untersuchungen nach Osteotomie oder Stoßwellenbehandlung nicht beobachtet werden konnte.

Der in beiden Versuchsanordnungen gestörte Knochenstoffwechsel bei Versuchsbeginn geht einher mit einem Zn-Mangel des Knochens in den initial geschädigten Bereichen mit Degeneration bzw. Nekrose der Osteozyten. Auf Grund der erkennbaren Zusammenhänge zwischen Funktionszustand der OZ und der Zn-Konzentration, muß die Frage gestellt werden, ob gewisse Osteopathien durch eine Osteozytenunterfunktion hervorgerufen werden können, die wiederum auf einen chronischen Zn-Mangel zurückzuführen ist. Nach Atik (1983) ist z.B. Zn-Mangel einer der Faktoren bei der Pathogenese der sogenannten senilen Osteoporose. In diesem Zusammenhang gesehen wären Ansätze für eine begleitende Zn-Behandlung bei der Therapie der senilen Osteoporose oder bei schweren operativen Eingriffen am Skelettsystem älterer Menschen denkbar.

Literatur

Atik OS (1983): Zinc and senile osteoporosis. J Am Geriatr Soc 31:790-791

Boyde A (1980): Evidence against "osteolytic osteolysis". Metab Bone Dis Rel Res S5:239-255

Chaussy C, Schmiedt E, Jocham D, Walther V, Brendel W (1983): Stoßwellentherapie zur Behandlung von Nierensteinen. Muench Med Wochenschr 125: 151-155

Fitzsimmons RJ, Farley J, Adey WR, Baylink DJ (1986): Embryonic bone matrix formation is increased after exposure to a low-amplitude capacitively coupled electric field, in vitro. Biochim Biophys Acta 882:51-56

Krempien B (1974): Stoffwechsel und Struktur des Knochengewebes bei chronischer Niereninsuffizienz. In: Seifert G (Hrsg) Verhandlungen der Deutschen Gesellschaft für Pathologie, 58. Tagung. G Fischer, Stuttgart, S 156-175

Laabs WA, May E, Richter K-D, Höhling HJ, Althoff J, Quint P, Hansjürgens A (1982): Knochenheilung und dynamischer Interferenzstrom (DIC). Erste vergleichende tierexperimentelle Studie an Schafen. Teil I: Experimentelles Vorgehen und histologische Ergebnisse. Langenbecks Arch Chir 356:219-229

Quint P, Laabs WA, Richter K-D, Althoff J, Höhling HJ (1984): Lokale Anreicherung von Cadmium und Zink bei der Knochenheilung: Eine tierexperimentelle Studie an Großtieren. In: Zumkley H (Hrsg) Spurenelemente in der inneren Medizin unter besonderer Berücksichtigung von Zink. Innovations-Verlags-Ges., Seeheim-Jugenheim, S 96-110

Quint P (1986): Chemische Untersuchungen zur Knochenbildung (Mineral- und Spurenelemente). In: Kuhlencordt F, Dietsch P, Kruse H-P, Keck E (Hrsg) Aktuelle Ergebnisse der Osteologie. W de Gruyter, Berlin, New York, S 282-288

Quint P, Althoff J, Harmeyer J, Richter K-D, Höhling HJ (1987) Concentration profiles of zinc and lead along the epiphyseal growth plate of normal and rachitic piglets as related to activities of esterases. In: Kuhlencordt F, Dietsch P, Kruse H-P, Keck E (eds) Generalized Bone Diseases. Springer, Berlin Heidelberg New York, pp 181-190

Richter K-D, Laabs WA, Sterz H, Hüttemann P, Quint P (1988) in preparation

Romeis B (1968) Mikroskopische Technik. R Oldenbourg, München Wien

*Ornithine Decarboxylase Activity Induced by 1,25-Dihydroxycholecalciferol in Avian and Mammalian Bone and Duodenal Mucosa**

T. H. Ittel[1], R. Kluge[2], E. Jahani[1], L. Walter[1], H.-G. Sieberth[1]

[1]Abteilung Innere Medizin II und [2]Abteilung Experimentelle Versuchstierkunde, Klinikum der R.W.T.H., Pauwelsstraße, 5100 Aachen, FRG

Introduction

Ornithine decarboxylase (ODC) is the rate-limiting enzyme in the biosynthesis of polyamines (Tabor and Tabor 1984), which are linked to such biological phenomena as cell division, proliferation and differentiation. The activity of ODC has been shown to be stimulated by a variety of hormones e.g. testosterone and growth hormone (Tabor and Tabor 1976). Recently, there have been reports of the stimulation of ODC by 1,25-dihydroxycholecalciferol ($1,25(OH)_2D_3$) in rat duodenum and in the diaphysis of rat bone (Sömjen et al. 1983). In contrast, $1,25(OH)_2D_3$ did not alter the activity of ODC in the epiphyses of long bones. On the basis of these findings it has been suggested that $1,25(OH)_2D_3$ exerts its biological effects at distinct sites of the growing bone and that induction of ODC may be indicative of the responsiveness of bony tissue to $1,25(OH)_2D_3$.

However, other investigators have not been able to confirm these results in vitamin D-deficient (-D) chicks (Shinki et al. 1981). Moreover, in a recent study we could provide evidence that the induction of ODC by $1,25(OH)_2D_3$ in -D chicks occurs in the epiphysis as well as in the diaphysis (Ittel et al. 1986). The present investigation has been undertaken, therefore, to compare our previous findings in chicks with the effect of $1,25(OH)_2D_3$ on the ODC activity in bones and duodenal mucosa of -D rats.

Materials and Methods

Male Sprague-Dawley rats weighing 100 g were housed in a room free of UV light and raised on a rachitogenic -D diet (0.15%

*Supported by the Deutsche Forschungsgemeinschaft (It 3/1-1).

F. H. W. Heuck E. Keck (Hrsg.)
Fortschritte der Osteologie in Diagnostik und Therapie

Ca and 0.01% P) and on a non-rachitogenic diet (0.95% Ca and 0.75% P). Diets were fed alternatingly for 7 days and 14 days, respectively, but at least 3 weeks prior to the determination of ODC activity the animals were exclusively maintained on the non-rachitogenic diet. After 16 weeks vitamin D-deficiency was verified by plasma analysis of 25(OH)D_3 using a competitive protein binding assay. The -D rats received graded doses of 1,25$(OH)_2D_3$ s.c. dissolved in 0.1 ml ethanol/propanediol (1:1 v:v) at dose levels ranging from 2.3-2300 pmol and duodenal mucosa, femora and tibiae were prepared after various time intervals. Subsequently, diaphysis and epiphysis were dissected at 4°C, cleaned of bone marrow and homogenized in a buffer containing 10 mM Tris/HCl (pH 7.5), 250 mM sucrose, 0.5 mM dithiothreitol, 0.1 mM Na_2EDTA, and 0.1 mM pyridoxal 5-phosphate. After centrifugation at 27 000 x g for 20 min an aliquot of the cytosolic supernatant was diluted to a final volume of 200 µl by the assay mixture, which consisted of 0.5 mM L-(1-^{14}C) ornithine (specific radioactivity 3 Ci/Mol), 0.05 mM pyridoxal 5-phosphate, 5 mM dithiothreitol, and 50 mM Tris/HCl (pH 7.8) (final concentrations). The ODC activity was determined by the amount of $^{14}CO_2$ released from L-(1-^{14}C)ornithine in a 60 min incubation at 37°C. $^{14}CO_2$ was trapped by 0.2 ml ethanolamine/methoxyethanol (2:1) and counted in a scintillation counter. Results are expressed as mean ± SEM; statistical analysis was performed using Student's t-test for unpaired data.

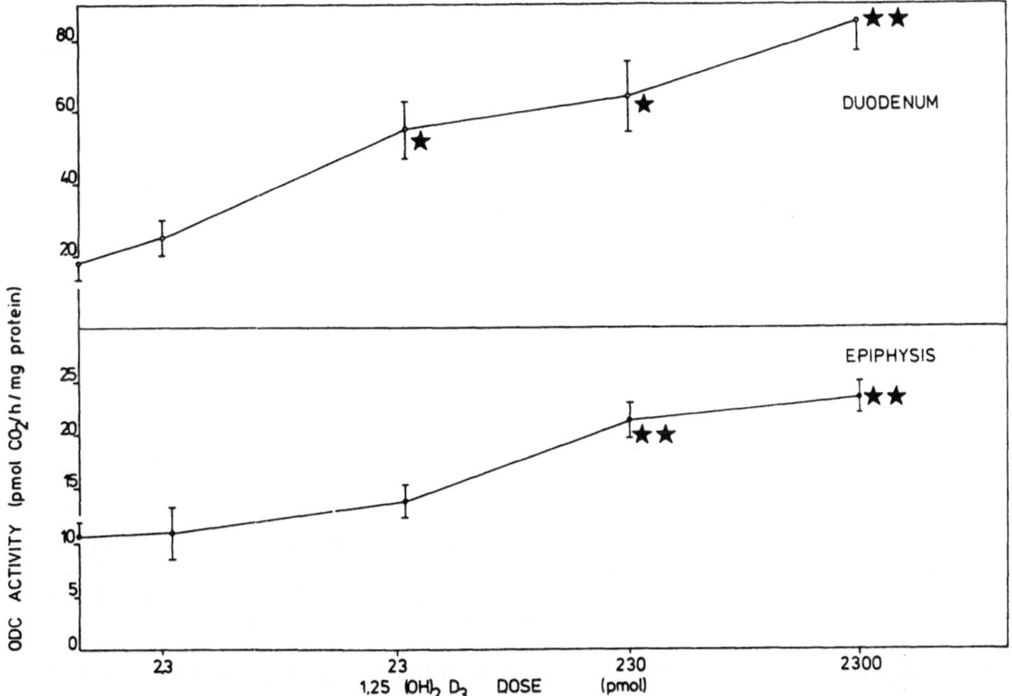

Fig. 1. Dose dependency of ODC activity in duodenum and in the epiphysis of long bones in -D rats 3 h after the administration of 1,25$(OH)_2D_3$. *, $p < 0.05$; **, $p < 0.01$ (compared with baseline)

Results

Baseline activities of ODC were generally higher in the diaphysis than in the epiphysis of -D rats. Administration of 1,25$(OH)_2D_3$ resulted in an increase in the ODC activity in the epiphyses of long bones. The stimulation of ODC was dose-dependent and near maximum activities, which were approximately 2.2-fold above baseline, were observed at a dose level of 230 pmol 1,25$(OH)_2D_3$ (Fig. 1). The time course of the enhancement of ODC activity displayed peak activities 3 h after administration of the vitamin D metabolite (Fig. 2). 15 h after the injection of 1,25$(OH)_2D_3$ ODC activity had declined to baseline levels with little further change subsequently. In contrast, ODC activity in the diaphysis did not respond to the administration of 1,25$(OH)_2D_3$ during an observation period of 24 h using a maximum dose of 2300 pmol (Fig. 3). When ODC was measured in duodenal mucosa 1,25$(OH)_2D_3$ caused a significant increase in enzyme activity 3 h after injection (Fig. 1). The enzyme activity attained a 4.5-fold higher value compared with controls using a dose of 2300 pmol 1,25$(OH)_2D_3$. 15 h after the injection of 1,25$(OH)_2D_3$ ODC activity had decreased to baseline values.

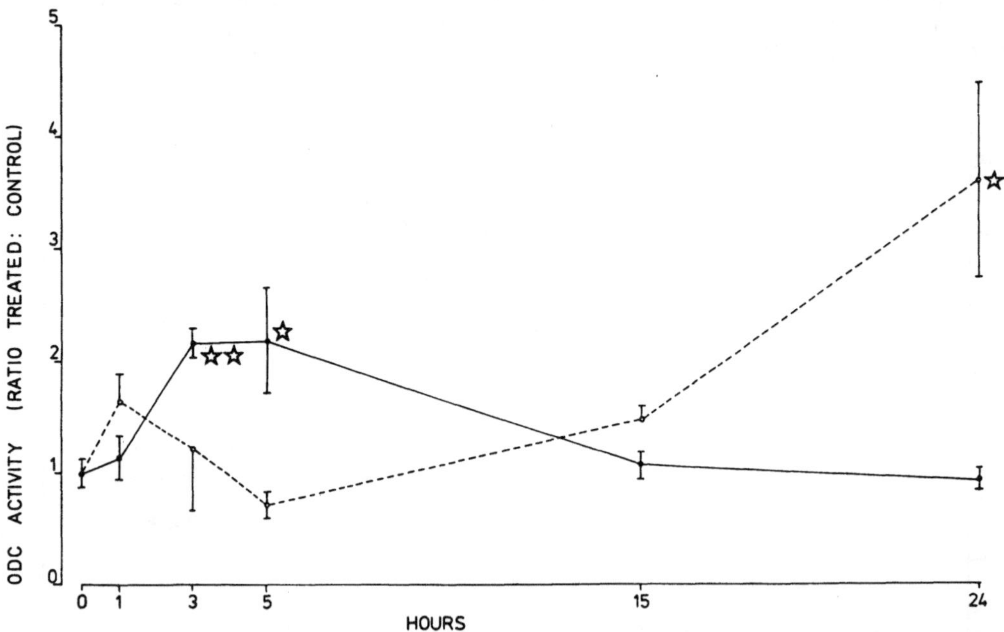

Fig. 2. Time course of ODC activity in the epiphysis of long bones in -D rats (solid line) and -D chicks (broken line) after administration of 1,25$(OH)_2D_3$, 2300 pmol and 6500 pmol, respectively. Data are expressed as ratio treated vs. control to compensate for the difference in enzyme activity in mammalian and avian tissue. *, $p < 0.05$; **, $p < 0.001$ (compared with control)

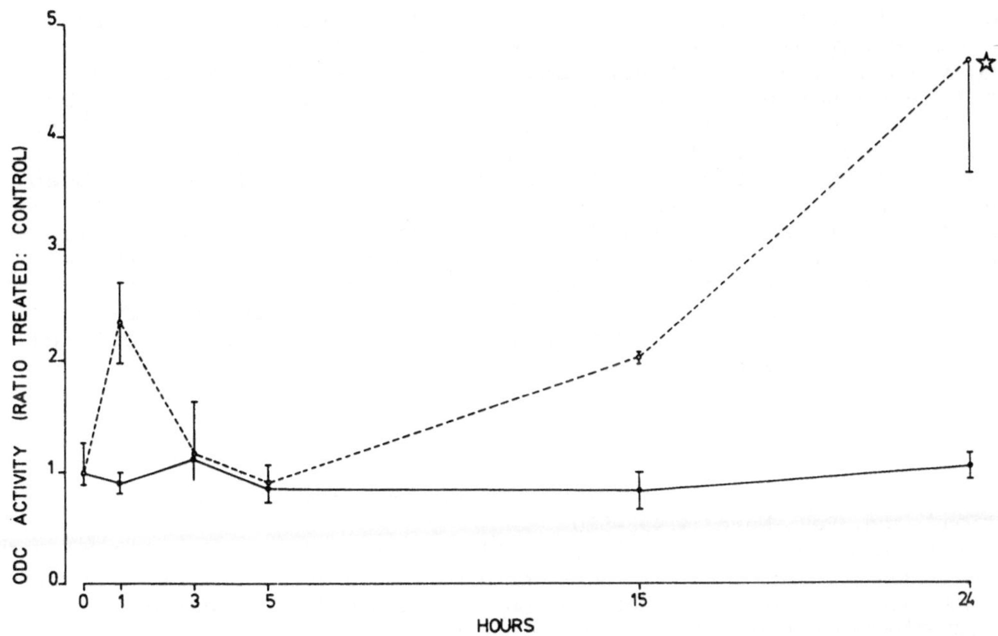

Fig. 3. Time course of ODC activity in the diaphysis of long bones in -D rats (solid line) and -D chicks (broken line) after administration of 1,25$(OH)_2D_3$, 2300 pmol and 6500 pmol, respectively. Data are expressed as ratio treated vs. control to compensate for the difference in enzyme activity in mammalian and avian tissue. *, $p < 0.05$ (compared with control)

Discussion

Receptors for 1,25$(OH)_2D_3$ have been demonstrated in intestine, in bone, and in a broad spectrum of other tissues (Norman et al. 1982). Binding of 1,25$(OH)_2D_3$ to its intracellular receptor induces the synthesis of calcium-binding protein, osteocalcin, creatine kinase and a variety of other proteins depending on the cell type under study (Henry and Norman 1984). Likewise, the activity of ODC has been found to be enhanced in duodenal mucosa and in the diaphysis of long bones in rats following administration of 1,25$(OH)_2D_3$ (Sömjen et al. 1983). The results of our study confirm that 1,25$(OH)_2D_3$ stimulates the activity of ODC in duodenum and bone of -D rats, but with respect to the effect of 1,25$(OH)_2D_3$ on the enzyme activity in avian tissues (Ittel et al. 1986) considerable differences exist: In -D chicks injection of 1,25$(OH)_2D_3$ increases the activity of ODC in epiphysis and diaphysis, and both sites of the bone respond equally well. The induction of ODC in avian bone displays a biphasic pattern with an early increase after 60 min and a second peak at 24 h, which is more pronounced (Fig. 2, 3). In contrast, the augmentation of ODC activity in -D rats is monophasic and is confined to the epiphysis whereas little change in ODC activity is observed in the diaphysis. This pattern is at variance with previously published data, which demonstrated that 1,25$(OH)_2D_3$ affected ODC activity exclusively in the diaphysis of -D rats (Sömjen et al. 1983).

Since the afore-mentioned investigators examined weanling rats, while our study employed 18-20 week-old animals, there is a strong possibility that these contradictory results may be related to a change of either tissue susceptibility to $1,25(OH)_2D_3$ or of the pattern of proteins induced by the vitamin D metabolite during different developmental stages of the growing animal. In keeping with this conclusion the effects of $1,25(OH)_2D_3$ have been shown to depend on the differentiation status of the bone cell under study (Nijweide et al. 1986). Though ODC cannot be considered as a specific marker for vitamin D activity, the measurement of the activity of this enzyme after administration of $1,25(OH)_2D_3$ appears to be an useful tool to investigate different patterns of tissue responsiveness to vitamin D metabolites linked to species specifity and developmental changes.

References

Henry, H.L., Norman, A.W. (1984): Vitamin D: metabolism and biological actions. Ann. Rev. Nutr. 4:493-520

Ittel, T.H., Ross, F.P., Norman, A.W. (1986): Activity of ornithine decarboxylase and creatine kinase in soft and hard tissue of vitamin D-deficient chicks following parenteral application of 1,25-dihydroxyvitamin D_3 or 24R,25-dihydroxyvitamin D_3. J. Bone Mineral Res. 1:23-31

Nijweide, P.J., Burger, E.H., Feyen, J.H.M. (1986): Cells of bone: Proliferation, differentiation, and hormonal regulation. Physiological Rev. 66: 855-886

Norman, A.W., Roth, J., Orci, L. (1982): The vitamin D endocrine system: Steroid metabolism, hormone receptors, and biological response (calcium binding proteins). Endocr. Rev. 3:331-366

Shinki, T., Takahashi, N., Miyaura, C., Samejima, K., Nishii, Y., Suda, T. (1981): Ornithine decarboxylase activity in chick duodenum induced by 1α,25-dihydroxycholecalciferol. Biochem. J. 195:685-690

Sömjen, D., Binderman, I., Weisman, Y. (1983): The effects of 24R,25-dihydroxycholecalciferol and of 1α,25-dihydroxycholecalciferol on ornithine decarboxylase activity and on DNA synthesis in the epiphysis and diaphysis of rat bone and in the duodenum. Biochem. J. 214:293-298

Tabor, C.W., Tabor, H. (1976): 1,4-Diaminobutane (putrescine), spermidine, and spermine. Ann. Rev. Biochem. 45:285-306

Tabor, C.W., Tabor, H. (1984): Polyamines. Ann. Rev. Biochem. 53:749-790

The Biological Transduction Mechanism of Low-energy Time-varying Electromagnetic Fields

D. B. Jones

Abteilung Zellbiologie, Orthopädische Klinik, Universität Münster, Hüfferstr. 27, 4400 Münster, FRG

Introduction

The clinical use of electric fields has had a very long history, reaching back to pre roman times. The electric organs of the Torpedo were applied to the heads of depressives and epileptics by both the Greeks and the Romans, a practice not significantly different from electro-convulsive shock therapy used today for certain cases of depression!

In the last century electrotherapy became the province of charlatans and was repudiated by scientists and the medical profession. Interest in the latter half of this century has been stimulated by a number of observations and by the claim of Bassett that weak electric fields have a physiological role in the body, especially in bone (1-3) following the discovery of what was thought to be a piezo-electric effect in bone (4). As well as the device of Bassett, other workers have also developed low energy time varying electromagnetic field devices, called for shortness PEMF, or PMF (Pulsed Electro Magnetic Fields). These devices consist of a coil or coils through which pulsating current is passed. In accordance with the laws of Maxwell, a magnetic field grows and decreases, inducing electric currents in electrical conductors, such as saline. These currents can be shown to have no heating effect and hence the device is said to be athermal. One of the main objections to there being a biological effect of PMFs is that there is no physical theory to account for such effects. Many physicists have tried, and have produced many hypotheses, but all fail either the test of experiment or reason. Recently Liboff et al. have shown that biological effects and uptake of extracellular calcium follow the predicted pattern of cyclotron resonance and under their experimental conditions the control of the Earth's magnetic field is an important factor as is predictable from the theory (5). Although the observations have been repeated in another laboratory, the calculated energy in the system still cannot

F. H. W. Heuck E. Keck (Hrsg.)
Fortschritte der Osteologie in Diagnostik und Therapie

account for the observed effect. Quantum mechanical effects, hypothesised by, for instance Schulten (6), might hold the key to this mystery, although not in the form suggested.

Clinical trials of the system of Bassett, and the subsequent treatment of 140 000 patients world wide, with good results, still have not removed skepticism from the general scientific world. The publication of an uncompleted double blind trial on ununited fractures was seized on by the doubters as evidence that the system had no effect (7). The subsequent publication of a completed double blind trial for rotator cuff tendonitis showing a strong positive effect (8) and recently the completion of the original double blind trial for non unions which completely reversed the finding of the intermediate results shows at the very least that there might be some foundation for the claims made (9).

The first question to ask in the absence of a sensible physical theory was "How do cells perceive PEMF?" Since an ordered response to any stimulus must at some point change cellular activity, and this activity is regulated by a number of control mechanisms, it was these control mechanisms that were first investigated (22). What are these control mechanisms? Any cell must perceive its environment, which is physical. It must receive nutrition, and thus recognise what these compounds are, it must notice controlling influences from other cells, hormones etc. and respond in the appropriate manner. Deviations in the controlling mechanisms (such as damage by radiation or by toxins) either lead to death, or uncontrollable growth. It is thus apparent that PMF, which does not lead to uncontrolled changes in the target tissues, must therefore be perceived by one of the normal cellular control mechanisms. cAMP has been implicated in the transduction of both electrical and mechanical stress effects (10), although, as we have shown, cAMP effects in mechanical stress is not the primary mechanism (11). Experiments in 1979 showed that cAMP changed with exposure to PMF, and over the last years we have demonstrated that PMF decreases cAMP directly, but when PMF is switched off, cAMP rebounds to a point where a stimulation can take place. In melanoma cells, which have a relatively simple cellular control system, this ON/OFF PMF sequence was shown to weakly stimulate cAMP and the cAMP dependant protein kinase and that the biological effects of reduction in mitosis and increase in melanin synthesis was directly relatable to this "rebound" action of stimulating cAMP and PKA (12). Many hormones activate cells through cAMP, either as a sole mechanism of stimulation, or as a complex stimulation of other mechanisms, such as parathyroid hormone (13). The cAMP control system is one of the most intensively studied and understood of the hormonal mechanisms and many of the molecular reactions are known, however many of the actions of PMF on adenylate cyclase do not fit into what is presently known about the control of cAMP.

Methods

All of the methods used have been previously published (12, 14). The PMF used was loaned by EBI New Jersey USA, and has been previously described (15). An idealised waveform is shown in Fig. 1. A Fourier transform analysis of the idealised waveform shows that the peak energy is at 45 kHz, which corresponds to the back EMF of the collapsing field when the current is switched off.

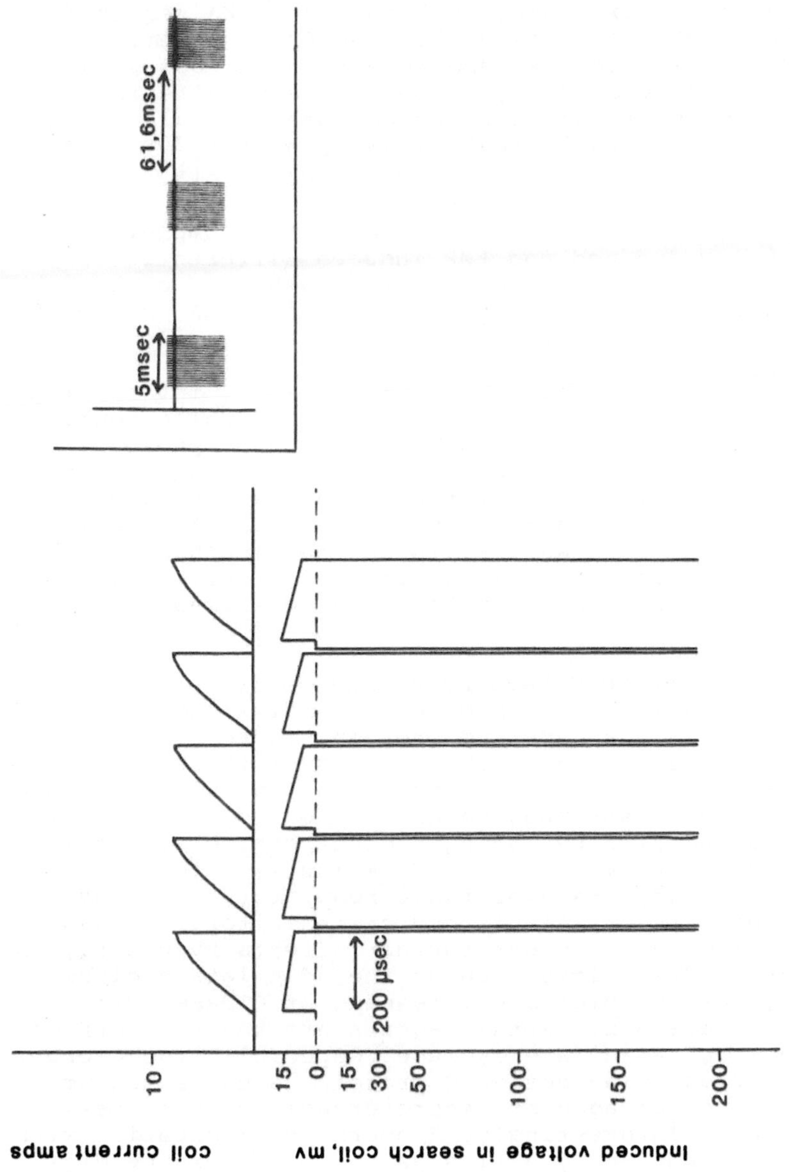

Fig. 1. Characteristics of the PMF signal showing above the variation of current in the coils with time and below the induced voltage in a pick-up coil. Inset shows the "burst" of pulses

Results

To establish whether the cAMP system is a direct or secondary transducer of PMF short term experiments were performed measuring both the cAMP content and the state of activation of the cAMP dependant protein kinase (the kinase that is the "Effector" of the system). In both melanoma cells and in haversian derived osteoblast-like cells, the immediate response to PMF (measurable within 5 minutes, but extrapolated back) was a decrease in cAMP, which was followed by a decrease in the activity of PKA. During 6 hours of exposure, both cAMP and PKA regained control levels, but cAMP rose slowly when the PMF was removed. PKA also followed the rise in cAMP and rose to about 80% activation, which persisted. Figure 2a,b shows these results in graphic form. It is evident that whereas hormonal stimulation is very quick (PKA is stimulated to 100% activity within 30s of adding hormone, before a noticeable increase in cAMP), PMF effects follow a different pattern. Inhibition of PKA by adding the peptide inhibitor of PKA to the culture medium completely blocks both hormonally induced and PMF induced differentiation, but not the effects of other kinase mediated pathways, such as insulin, thus showing that the effects on cAMP and PKA are needed to transduce the biological action of PMF.

We have further investigated the mechanism of direct interaction of PMF on this lowering the concentration of cAMP, which could be due to a number of factors, such as activation of phosphodiesterase, effect on hormone/receptor interaction, on a membrane regulatory protein or an intracellular calcium. We have previously shown that PMF does not affect the activities of other hormone/receptor systems such as insulin and EGF (both of which do not have a G protein regulstion), while Byus et al. find effects on protein kinase C, similar to those described for cAMP (16).

Effects on phosphodiesterase C have been previously described, but this effect was observable after 15 minutes, indicating an indirect effect (14). Both the cAMP and protein kinase C second messenger systems are regulated by GTP binding proteins, of which the cAMP system is far better understood. Adenylate cyclase, the enzyme that produces cAMP upon being coupled to a receptor/agonist complex, is modified by, amongst other controls, two GTPbinding/GTPase regulatory proteins, Gs which is stimulatory and Gi which is inhibitory. Each of these regulatory proteins mediate first the effects of stimulatory or inhibitory receptor/hormone complexes, and then prevent further effects by hydrolysing the GTP, thus causing desensitisation of the adenylate cyclase in the case of Gs, but the biological meaning of GTPase activity in Gi is not well understood. Certain agents are known to effect different components of adenylate cyclase, especially the G proteins. Agents that require an active G protein, such as sodium fluoride, and the receptor agonist isoproterenol, do not prevent decrease of cAMP. Interestingly, 2 hours pre-incubation with cholera toxin which permanently activates the G protein by disabling the GTPase activity of Gs by ADP ribosylation also does not prevent loss of cAMP. Pre treatment with pertussis toxin, which inactivates the action of Gi in a manner analogous to

ON
OFF
PEMF
PEMF + MSH
MSH
C Control
pmoles cAMP 10⁵ cells
10
8
6,
4
2
1
0,8
0,6
0,4
0,2
0
10
20
30 min
6 hrs
10
20
30
40
50
60 min
a
Time

Activation Ratio cAMP dep. Protein Kinases I, II
Bovine osteoblasts. Response to PEMF (PTP)
(n = 2)
PEMF + Fluoride
PEMF
F Control + Fluoride
C Control
ON
OFF
Activation Ratio
1,0
0,8
0,6
0,4
0,2
0
0
10
20
30 min
6 hrs
10
20
30
40
50
60 min
b
Time

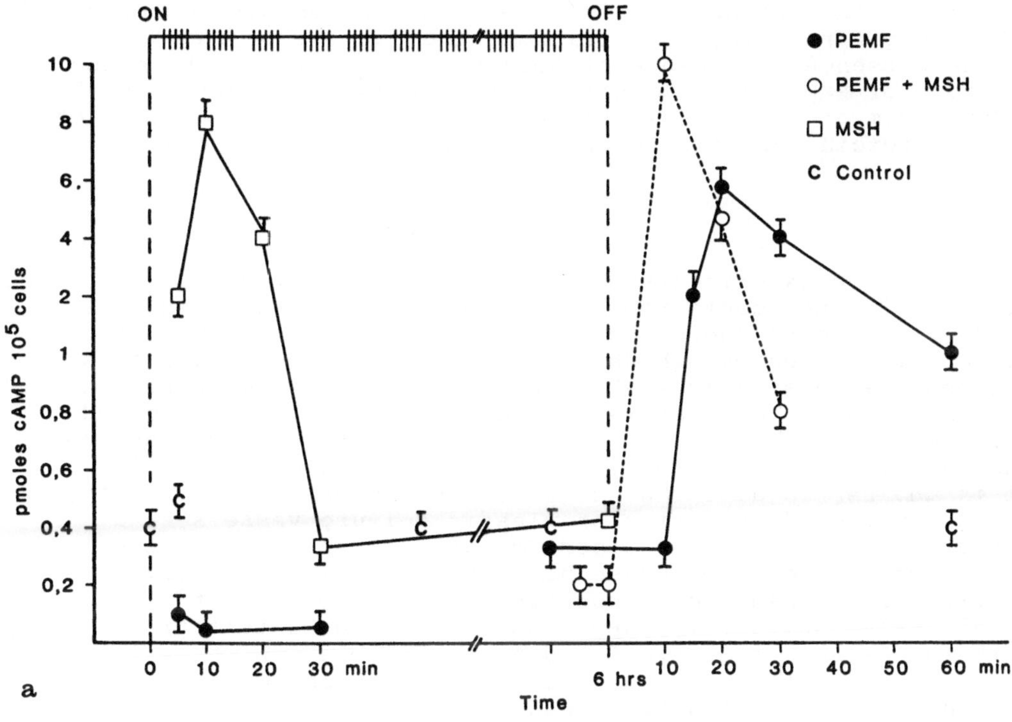

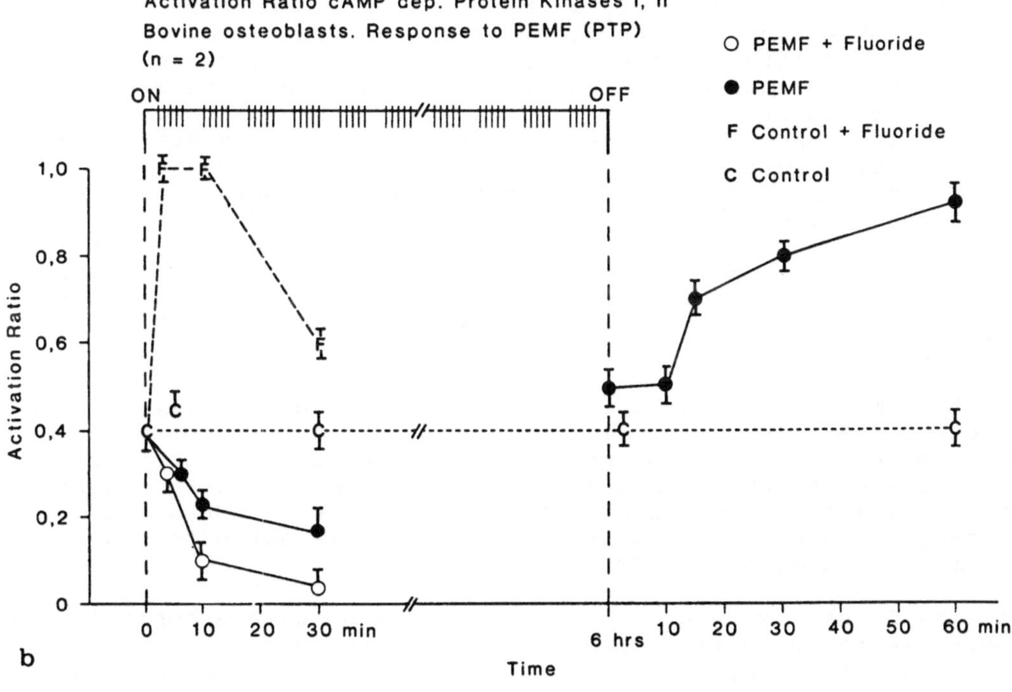

Fig. 2 a,b

cholera toxin also has little effect on PMF mediated decrease of cAMP. Only forskolin, which links either active or inactive Gs, in the presence or absence of hormone, stimulated cAMP in the presence of PMF. This indicates that PMF is interacting on the cAMP system on some mechanism interacting with the function of the Gs protein, not the receptor or the catalytic sub-unit.

Discussion

In all of the experiments performed, and as previously indicated, at least 3 experiments reproduced the results described, but other experiments showed no difference to control. PMF effects are characterised by a high variability of response and this response is relatively weak in biological terms, over-ridden by other control mechanisms. We have previously investigated various factors affecting response to PMF, which includes the passage number of the cell, and the physiological condition it is in. PMF is also characterised by a number of artifacts, which can include toxicity of plastic culture vessels, and vibrations set up by the opposing coils. Also although the induced current does not cause heating, the coils themselves do become warmer than the surrounding. If the results of Liboff et al. prove universally applicable, then the interaction with the Earth's magnetic field as a variable (which has not been controlled for in these or other experiments and not at all under clinical practice) cannot be ignored as a contributing factor for variability in results. At present the indications that PMF interacts directly with the calcium ion does not explain the role of PMF on the inactivation of adenylate cyclase, since the role of calcium in the control of adenylate cyclase is far from clear and interpretation of the results in terms of calcium ion effects is at odds with the results of several groups investigating adenylate cyclase. Interestingly in lymphocytes Byus et al. (16) find evidence for inhibition of protein kinase C, using a different exposure system to that used here. In melanoma cells there appears to be no active PKC, but in bone cells there is at least as much stimulatable PKC as PKA. Since PKC is most probably mainly controlled by the activation of phospholipase C, a parallel exists between the control of the PLC and cAMP pathways, since both systems are regulated by calcium and by G proteins.

Apart from stimulating differentiation in melanoma cells (12) and in osteoblast-like cells (17, 18, 19), PMF has also been shown to stimulate differentiation in plants (20) and in plant cells (21). These observations are critical in the understanding of the mechanism of PMF since plants do not have a cAMP second messenger system, and thus shows that cAMP is definitely not the first transducer of the PMF effect.

For the future we are planning a PMF system with a controlled environmental magnetic field to investigate intracellular calcium concentrations in fields tuned to the resonance frequency of the calcium ion.

Acknowledgements
I would like to thank Dr. B. Pedley and Mr. J. Ryaby for their contribution to the early part of the work on melanoma cells, Dr. S. Fitton-Jackson, Prof. C.A.L. Bassett and Prof. H.H. Matthiass for discussion and support. The work was supported partly by the Strangeways Research Laboratory, Cambridge UK, by a grant from the Land NRW and the University of MÜnster.

References

1. Bassett, C.A.L. (1984): Biomedizinische und biophysiologische Wirkung pulsierender elektromagnetischer Felder (PEMF). Orthopaedie 13:64-77
2. Bassett, C.A.L., Mitchell, J.N., Gaston, S.R. (1981): Treatment of Ununited Tibial Diaphyseal Fractures with Pulsing Electromagnetic Fields. J Bone and Joint Surgery 36-A:511-523
3. Bassett, C.A.L., Pawluk, R.J., Becker, R.O. (1964): Effects of Electric Currents on Bone In Vivo. Nature 204:652-654
4. Fukada, E., Yasuda, I. (1962): On the piezzo-electric effect in bone. J. Physiol. Soc. Japan 204:1158-1163
5. Liboff, A.R., Rozek, R.J., Sherman, M.L., McLeod, B.R., Smith, S.D. (1987): Ca++-45 cyclotron resonance in human lymphocytes. J. Bioelec. 6: 13-22
6. Schulten, K. (1982): Magnetic field effects in chemistry and biology. Festkörperprobleme XXII
7. Barker, A.T., Dixon, R.A., Sharrard, W.J.W., Sutcliffe, M.L. (1984): Pulsed magnetic field therapy for tibial non-union. Lancet May 5th:994-996
8. Binder, A., Paw, G., Hayleman, B., Fitton-Jackson, S. (1984): Pulsed Electromagnetic Field Therapy of persistent rotator cuff terdonitis: a double blind controlled assessment. The Lancet, Saturday 31st March
9. Sharrard, W.J.W. et al. The Lancet (in press)
10. Rodan, G.A., Bourret, L.A., Harvey, A., Mensi, T. (1975): cAMP and cGMP as mediators of the mechanical effects in bone remodelling. Science 198: 467-469
11. Jones, D.B., Scholeubbers, J.-G. (1987): Evidence that phospholipase C mediates the mechanical stress response in bone. Calcif. Tiss. Int. 41: supp. 2
12. Jones, D.B., Pedley, R.B., Ryaby, J.T. (1986): The effects of PEMF on differentiation and growth in Cloudman S91 Murine melanoma. J. Bioelec. 5:145-170
13. Civitelli, R., Reid, I.R., Avioli, L.V., Hruska, K.A. (1987): The effect of PTH on DNA synthesis and cytosolic pH is modulated by two intracellular messenger systems in osteoblast-like cells. Calcif. Tiss. Int. 41: supp p5
14. Jones, D.B. (1984): The effect of PEMF on cAMP metabolism in cultured chick embryo tibiae. J. Bioelec. 3:427-451
15. McLeod, B.R., Pilla, A.A., Sampsel, M.W. (1983): Electromagnetic fields induced by Helmholtz aiding coils inside saline filled boundaries. Bioelectromagnetics 4:221-237
16. Byus, C.V., Lundak, R.L., Fletcher, R.M., Adey, W.R. (1984): Alterations in protein kinase activity following exposure of cultured human lymphocytes to modulated microwave fields. Bioelectromagnetics 5:341-351
17. Jones, D.B., Schuluebbers, J.-G., Althoff, J., Becker, M., Ryaby, J.T. (1987): The effect of bone morphogenic protein and PEMF on bovine osteoblast-like cells. J.B.J. Surg. A: Trans. ORS
18. Luben, R.A., Cain, C.D., Chi-Yun Chen, M., Rosen, D.M., Adey, W.R. (1982): Effects of electromagnetic stimuli on bone and bone cells in

vitro: Inhibition of responses to parathyroid hormone by low-energy low-frequency fields. Proc. Natl. Acad. Sci. USA 79:4180-4148

19. Murray, J.C., Farndale, R.W. (1985): Modulation of collagen production in cultured fibroblasts by a low-frequency pulsed magnetic field. Biochimica et Biophysica Acta 838:98-105
20. Smith, S.D., Mays, R. (1984): The effect of pulsed magnetic fields on root development in plant cuttings. Bioelectr. Bioenerget. 12:567-573
21. Jones, D.B., Bolwell, G.P., Gilliatt, G.J. (1986): Amplification by pulsed electromagnetic fields of plant growth regulator induced phenylalanine ammonia-lyase during differentiation in suspension cultured plant cells. J. of Bioelectricity 5(1):1-12
22. Fitton-Jackson, S., Bassett, C.A.L., Jones, D.B. (1980): The response of skeletal cells to pulsed magnetic fields. Tissue culture in medical research. ed. Richards, R.S., Ravan, K.T., Pergamon Press

The Laboratory Mouse – a Potential Experimental Model for Studies on Age-related Bone Loss

M. Silbermann[1], E. Horodniceanu[1], E. Steinhagen-Thiessen[2]

[1]Laboratory for Musculoskeletal Research, The Rappaport Family Institute for Research in the Medical Sciences, Faculty of Medicine, Technion, Haifa, Israel
[2]Innere Abteilung, Max-Bürger-Hospital, 1000 Berlin 19, FRG

Introduction

In humans, peak adult bone mass is reached at about age 35 and a few years later a gradual universal reduction of bone mass begins. This disorder which is characterized by a reduced amount of bony tissue per unit volume of bone is termed osteoporosis and is a major cause of fractures in postmenopausal women and in the elderly. Recent studies in our laboratory, using C57BL/6 female mice indicated that various skeletal tissues are profoundly affected during old age (1). It was the purpose of the present study to further elucidate the effect of age upon a long bone in female CW-1 mice and the effect of physical exercise upon bone loss in the aging animal.

Materials and Methods

Female CW-1 mice were maintained from the time of birth in an environment strictly controlled for temperature, light cycle and were supplied with Purina mouse chow and drinking water ad libitum. At six months of age, the animals were divided into two groups - control and trained one. The trained group was then subdivided into 3 groups as follows: (1) trained for 14 months, starting at the age of 6 months; (2) trained for 19 months starting at the age of 9 months; (3) trained for 13.5 months starting at the age of 13.45 months. The exercise regimen consisted of running in an electrically-driven runnung wheel at a speed of 3.5 m/min. In the present study we focused on the structural changes in the distal condyles of the femur and analyzed them qualitatively and quantitatively.

Histology and morphometry

Specimens were initially fixed in 4% paraformaldehyde, decalcified in 10% EDTA in Tris-HCl buffer, embedded in Paraplast and sectioned at 6 µm. Representative longitudinal sections were ob-

F. H. W. Heuck E. Keck (Hrsg.)
Fortschritte der Osteologie in Diagnostik und Therapie

tained from the distal portion of the femur and were stained with hematoxylin and eosin. Quantitative measurements on sections were made using a Zeiss' Morphomat 10. The following parameters were measured: Thickness of articular cartilage; thickness of the subchondral bone; width of femoral cortical bone and medulla at the subcondylar area.

Results

It became clearly evident that age led to a marked derangement in the overall organization of both the condylar articular cartilage as well as the osseous component beneath it: the subchondral bone, the shaft's cortical bone and the bone trabecules within the the condyle. By 27 months of age, the thickness of the femoral articular cartilage was significantly reduced (Fig. 1), many specimens revealed signs of fibrous ankylosis between the opposing articular surfaces of the femur and tibia. Often, microfractures of the articular cartilage were encountered along with cartilage ulceration. In advanced phases this degenerative process was followed by a complete loss of the articular cartilage, a feature that was accompanied by penetration of adjacent blood vessels. In old intact mice, the cortical portion of the distal femur exhibited many empty lacunae along with an increased number of resorption sites resulting in a more porous and fragile bone. By the same time the cortical bone became thinner (Fig. 2) and the medullary cavity widened (Fig. 3). A gradual and continuous decrease was also noted with regard to the thickness of the subchondral bone (Fig. 4).

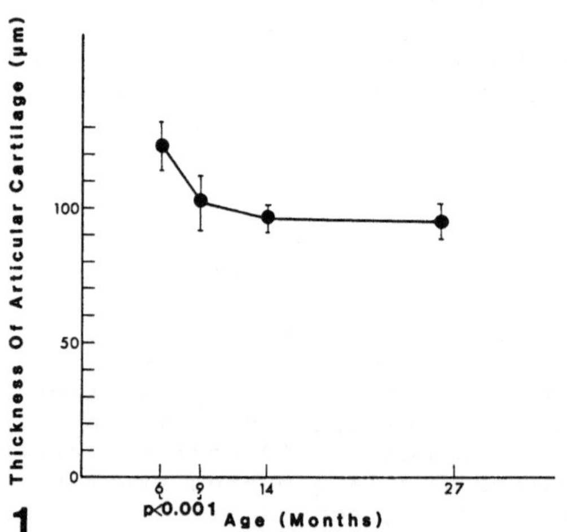

Fig. 1. Age related changes in the thickness of the articular cartilage of femurs in ♀ CW1 mice

Effect of exercises

Animals that were trained for 14 or 18 months (from 6 to 20 or 9 to 27 months of age) revealed an increase of 50% in thickness

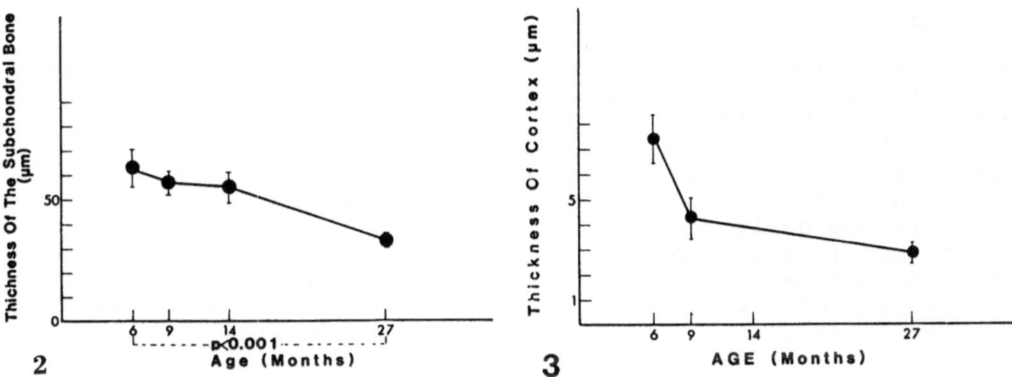

Fig. 2. Age related changes in the thickness of the subchondral bone in femurs in ♀ CW1 mice

Fig. 3. Age related changes in the thickness of the cortical bone in femurs of ♀ CW1 mice

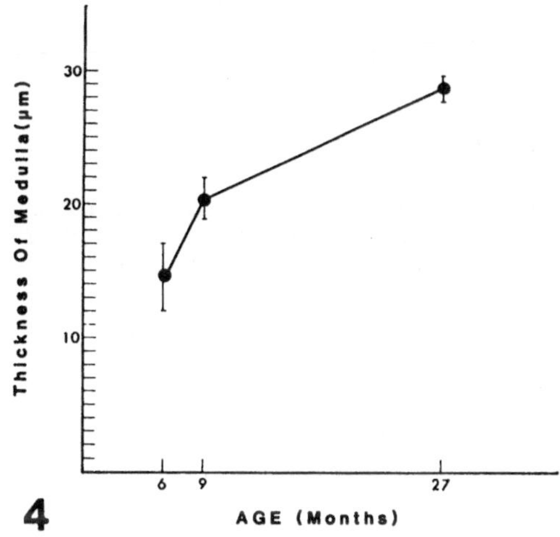

Fig. 4. Age related changes in the thickness of medulla in femurs of ♀ CW1 mice

of the femoral articular cartilage ($p < 0.001$). Those animals that were trained for 13.5 months (from 13.5 to 27 months of age) experienced an increase of 42% ($p < 0.001$). No appreciable differences were noted with regard to the thickness of the femoral subchondral bone in trained mice versus their controls. Yet, the prolonged physical exercise exerted a positive effect upon the cortical bone as trained animals revealed an increase of 30% ($p < 0.001$) in the thickness of the cortical bone and in turn a significant decrease in the age-related widening of the medullary cavity at the subcondylar region.

Discussion

The present experimental study using female mice showed significant cortical bone loss and articular cartilage reduction during aging. Our present finding in concert with previous results from this laboratory may suggest that the age-related decrease in bone mass and cartilage thickness in old female mice may in part be related to the fact that both the existing bone and cartilage cells become progressively less able to reconstitute previously damaged tissues, thus causing a net loss of bone and cartilage. Further, it became evident that prolonged physical exercise when started before or at middle age contributes positively to the preservation of skeletal tissues such as bone and cartilage. The mechanisms through which exercise reduces bone loss in the elderly is as yet uncertain. It can, however, be recommended for moderate exercise starting prior to the onset of the regressive changes in the skeleton.

Acknowledgements
This work was supported in part by Grant 84-00371 from the United States-Israel Binational Science Foundation (BSF). The authors wish to thank Dr. William A. Peck, The Jewish Hospital of St. Louis, Mo., for his help and encouragement in instigating and developing this project. We wish also to thank Mrs. Liat Dobrin for the preparation of the manuscript.

References

1. Silbermann, M., Weiss, A., Reznick, A., Eilam, Y., Szydel, N., Gershon, D. (1987): Age-related trend for osteopenia in femurs of female C57BL/6 mice. Compr. Gerontol. 1:45-51

Beeinflussung des internen Kalziumumsatzes durch Calcitonin bei Normalpersonen

G. Wilhelm, T. Floren, C. Römer, E. Werner

Abteilung für metabolische Störungen, Zentrum der Kinderheilkunde, Paul-Ehrlich-Str. 20, 6000 Frankfurt/Main, FRG

Einleitung

Copp et al. (1) beschrieben als erste einen plasmakalziumsenkenden Stoff in der Schilddrüse, den sie Calcitonin nannten. Lange wurde Calcitonin als primärer Antagonist des Parathormons eine wichtige Rolle bei der physiologischen Regulation des Plasmakalziumspiegels zugeschrieben. So findet sich zum Beispiel bei einer Hyperkalzämie meist ein parallel mit dem Plasmakalziumspiegel verlaufender Anstieg der Calcitoninkonzentration. Bei direktem Antagonismus müßte man bei chronischer Hyperkalzämie ständig erhöhte Calcitoninkonzentrationen und eine Hyperplasie der C-Zellen erwarten, während bei chronischer Hypokalzämie generell ein verminderter Calcitoninspiegel mit Dystrophie der C-Zellen bestehen müßte. Beides ist jedoch nicht der Fall. So findet man bei chronischer Hypokalzämie keine Dystrophie der C-Zellen, sondern eine erhöhte Speicherung von Calcitonin in den C-Zellen. Bei chronischer Hypokalzämie geben die C-Zellen unter einer Kalziuminfusion gegenüber Normalpersonen erhöhte Calcitoninmengen ab. Zudem nimmt die Wirkung von Calcitonin auf das Zielorgan Knochen bei Langzeiterhöhung des Calcitoninspiegels, wie er z.B. bei C-Zellkarzinomen besteht, rasch ab (2).

Die Zielzellen des Calcitonins im Knochen sind die Osteoklasten, die Rezeptoren für Calcitonin aufweisen (3). Die Grundannahme war, daß Calcitonin grundsätzlich die Abgabe von Kalzium aus dem Knochen hemmt. Wenn es nun ein direkter Antagonist des Parathormons wäre, so müßte Calcitonin bei Menschen mit normalen Plasmakalziumwerten eine prompte Senkung des Plasmakalziumspiegels bewirken. Dies ist jedoch nicht der Fall. Calcitonin verursacht auch in pharmakologischen Dosen nur eine geringe oder keine Änderung des Plasmakalziumspiegels. Calcitonin kann so nicht als direkter Antagonist des Parathormons bei der schnellen Regulation des Plasmakalziumspiegels betrachtet werden.

Für die absolute Menge des in der Zeiteinheit aus dem Knochen in den Extrazellulärraum einströmenden Kalziums ist jedoch nicht

F. H. W. Heuck E. Keck (Hrsg.)
Fortschritte der Osteologie in Diagnostik und Therapie

der Plasmakalziumspiegel, sondern der interne Kalziumumsatz entscheidend. Unter internem Kalziumumsatz ist die in der Zeiteinheit vom Knochen über den Extrazellulärraum zum Knochen umfliessende Kalziummenge zu verstehen. Diese Kalziummenge ist eine Zehnerpotenz größer als die in derselben Zeiteinheit im Darm absorbierte und in der Niere ausgeschiedene Kalziummenge. Der Plasmakalziumspiegel kann nur konstant bleiben, wenn der Ausstrom des Kalziums aus dem Knochen äquivalent zum Einstrom ist. Bei dieser Grundvoraussetzung kann der interne Kalziumumsatz bei gleichem Plasmakalziumspiegel sehr unterschiedliche Werte annehmen, so wie bei konstanter Spannung und sinkendem Widerstand eine größere Strommenge fließt.

Daraus ergab sich die naheliegende Frage, ob Calcitonin, das bei Normokalzämie keinen erheblichen Einfluß auf den Plasmakalziumspiegel besitzt, generell über die Verminderung der Kalziumabgabe aus dem Knochen und damit einer Reduktion des internen Kalziumumsatzes wirksam wird.

Bestimmung des internen Kalziumumsatzes unter Calcitonin

Wir überprüften den internen Kalziumumsatz bei 3 männlichen Normalpersonen im Alter von 32, 45 und 62 Jahren und einer weiblichen Normalperson im Alter von 59 Jahren. Zur Messung des internen Kalziumumsatzes wurde das stabile Kalziumisotop ^{42}Ca in einer Dosis von 2,5 mg verwandt. Nach Abtrennung des Kalziums erfolgte die Messung mit einem Thermionenmassenspektrographen (4). Blutproben wurden vor und 15 min, 1 h, 2 h, 4 h, 6 h, 8 h sowie 24 h nach der i.v.-Injektion des ^{42}Ca-Präparates durchgeführt.

Zunächst wurde der normale interne Kalziumumsatz bei den 4 Versuchspersonen bestimmt. 6 Tage später wurde das ^{42}Ca simultan mit 100 E Calcitonin (synthetisches Lachscalcitonin-Karil-Sandoz) gegeben, wobei ^{42}Ca i.v. und Calcitonin subcutan appliziert wurden. Um eine über 24 h hinausgehende eventuelle Wirkung sicher zu erfassen, wurde nach 24 h erneut ^{42}Ca i.v. injiziert. Zur Sicherung des Resultates wurde die Simultangabe von Calcitonin und ^{42}Ca wiederholt.

Diskussion

Bei allen normalen Versuchspersonen besitzt Calcitonin in einer pharmakologischen Dosis von 100 E keinen Einfluß auf den internen Kalziumumsatz. Das heißt jedoch, daß die primäre Kalziumabgabe aus dem Knochen, die über den internen Kalziumumsatz bestimmt wird, von einer pharmakologischen Calcitonindosis bei Normalpersonen nicht beeinflußt wird. Dies wäre jedoch zu erwarten gewesen, wenn die Ansicht, Calcitonin stoppt generell die Kalziumabgabe aus dem Knochen, zu Recht bestehen würde. Nach diesem Ergebnis bleibt weiterhin unklar, in welche physiologischen Regelvorgänge Calcitonin eingreift.

Zur Zeit laufen Untersuchungen, um festzustellen, ob Calcitonin bei einem stark erhöhten internen Kalziumumsatz im Sinne einer Verminderung des internen Kalziumumsatzes wirksam ist.

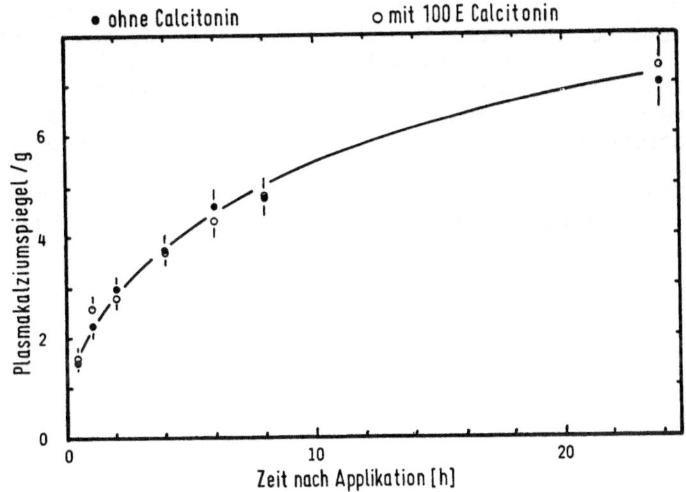

Abb. 1. Die Einzelkurve bei der weiblichen Versuchsperson zeigt, daß die Meßwerte mit und ohne Calcitonin praktisch deckungsgleich sind

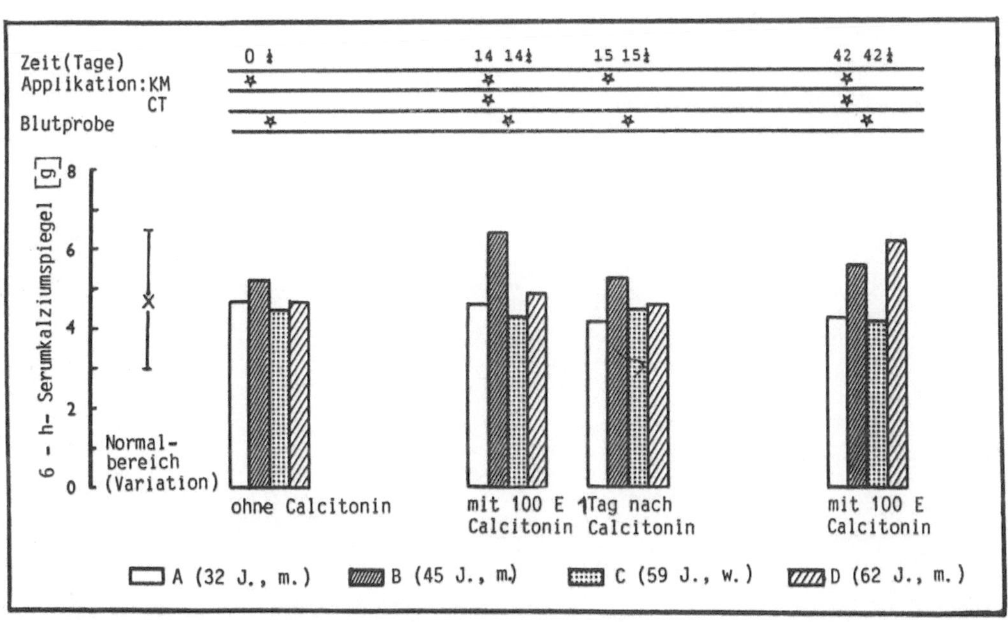

Abb. 2. Die Übersichtsdarstellung über alle Versuchspersonen zeigt ein identisches Ergebnis mit und ohne Calcitonin. Die Plasmakalziumspiegel wiesen nach Calcitoningabe bei keiner Versuchsperson eine signifikante Veränderung auf

Literatur

1. Copp DH, Cameron EC, Cheney BA, Davidson AGF, Henze KG (1962): Evidence for calcitonin - a new hormone from the parathyroid that lowers blood calcium. Endocrinology 70:638-649

2. Ziegler R, Beck CH, Rane F (1985): Calcitonin response to provocative stimuli. In: Pecil A (ed) International Congress Series No. 663, Calcitonin 1984. Excerpta Medica, Amsterdam, pp 71-78
3. Chambers TJ, McSheehy PMJ, Thomson BM, Fuller K (1985): The effect of calcium-regulating hormones and prostaglandins of bone resorption by osteoclasts disaggregated from neonatal rabbit bones. Endocrinology 116:234-239
4. Floren Th (1986): Methoden zur Anwendung stabiler Kalziumisotope bei Untersuchungen des Kalziumstoffwechsels. Diss Fachbereich Physik Univ Frankfurt/Main

Simultanbestimmungen von internem Kalziumumsatz und intestinaler Kalziumabsorption mit stabilen Isotopen bei Patienten mit X-gebundener Hypophosphatämie

G. Wilhelm[1], O. Mehls[1], T. Floren[1], C. Römer[1], E. Werner[1]

[1]Abteilung für metabolische Störungen, Zentrum der Kinderheilkunde, Paul-Ehrlich-Str. 20, 6000 Frankfurt/Main, FRG
[2]Sektion für pädiatrische Nephrologie, Universitätskinderklinik, Im Neuenheimer Feld 150, 6900 Heidelberg, FRG

Einleitung

Die Therapie der X-gebundenen Hypophosphatämie erfolgt heute mit oralen Phosphat- und Vitamin-D-Gaben, wobei meist der Vitamin-D-Metabolit 1,25$(OH)_2D_3$ mit seiner kurzen Halbwertszeit gegenüber Vitamin D_3 eingesetzt wird. Vitamin D steigert wie Parathormon den internen Kalziumumsatz, d.h. die vom Knochen über den Extrazellulärraum zum Knochen zurück strömende Kalziummenge. Vitamin D vermag diesen Umsatz im Gegensatz zu Parathormon ohne Veränderung des Plasmakalziumspiegels zu verändern (1). Es ist deshalb von Interesse, ob die für die Therapie eingesetzten 1,25$(OH)_2D_3$-Dosen den internen Umsatz über die Norm hinaus steigern und so Gefahren für die Patienten entstehen. Gleichzeitig sollte die Kalziumabsorption im Darm ohne und bei 1,25$(OH)_2D_3$-Gabe gemessen werden.

Bestimmung des internen Kalziumumsatzes und der Kalziumabsorption

Der interne Kalziumumsatz wurde mit ^{42}Ca (i.v.-Gabe 1,48 mg), die intestinale Absorption mit ^{44}Ca (orale Gabe von 9,6 mg) simultan bestimmt. Durch die Verwendung von stabilen Isotopen war die Untersuchung risikofrei (2).

Die Untersuchungen wurden zunächst unter der Phosphat- und 1,25$(OH)_2D_3$-Therapie durchgeführt. 3 Wochen nach Absetzen der 1,25$(OH)_2D_3$-Therapie wurde eine erneute Simultanmessung unter Beibehaltung der Phosphatgabe unternommen.
Gleichzeitig wurden die auf der Tabelle angegebenen Werte erfaßt.

Diskussion der Ergebnisse

Im Gegensatz zur Vitamin-D-Mangelrachitis mit charakteristischer Verminderung des internen Kalziumumsatzes wurde bei der X-gebun-

F. H. W. Heuck E. Keck (Hrsg.)
Fortschritte der Osteologie in Diagnostik und Therapie

Tabelle 1. Patienten/Meßergebnisse

Name		Si.K.	Sa.K.	M.S.	Ch.K.	Ch.H.	B.R.		
Geschlecht		m.	m.	m.	w.	w.	w.		
Alter		5	6,5	14	15	16,5	16,5		
Phosphatzufuhr (pro Tag):									
Phosphatlösung		6x5 ml	6x5 ml	7x12 ml	6x15 ml	5x8 ml	5x12 ml		
entspr.: Phosphor (g)		6x0,22	6x0,22	7x0,54	6x0,66	5x0,35	5x0,54		
Therapie (pro Tag):									
Rocaltrol (µg)		2x0,25	2x0,25	2x0,5	2x0,25	3x0,5	2x1,0		
Serumwerte	Therapie							Normwerte	
Kalzium (mmol/l)	ohne	2,14	2,07	2,22	2,19	2,17	2,17	von	bis
	mit	2,31	2,28	2,27	2,23	2,41	2,28	2,1	2,54
Phosphat (mmol/l)	ohne	0,95	0,6	0,71	0,91	0,7	0,99	1,45	2,1 Kinder (1...14 Jahre)
	mit	0,99	0,67	0,92	1,06	0,86	1,27	0,97	1,45 Erwachs. (ab 14 Jahre)
alk. Phosphatase (U/l)	ohne	662	481	852	390	119	235	20	150
	mit	592	564	777	321	118	219		
25-HCC (nmol/l)	ohne	184	321	232	284	331	248	50	300
	mit	259	416	233	226	149	139		
1,25-DHCC (pmol/l)	ohne	64	72	70	8,3	7,9	56,3	58	170
	mit	123	159	90,4	40,7	88,1	84,3		
PTH (pmol/l)	ohne	56	36	39	38	35	27	5	40
(C-terminal)	mit	57	57	35	35	27	15		
Kreatinin (mg %)	ohne	0,5	0,4	0,4	0,6	0,88	0,6	0,3	1,0
	mit	0,4	0,4	0,5	0,7	0,7	0,7		
Urinwerte:									
Kalzium (mg/Tag)	ohne	32	36	34	32	210	128	130	330
	mit	62	60	36	36	340	196		
Phosphor (mg/Tag)	ohne	98	107	122	276	145	198	Angabe wegen Phosphatgabe nicht sinnvoll	
	mit	139	135	151	336	189	247		
Kreatininclearance	ohne	100	147	115	140	110	102	90	150
(ml/min/1,73 m²)	mit	117	124	145	104	130	88		

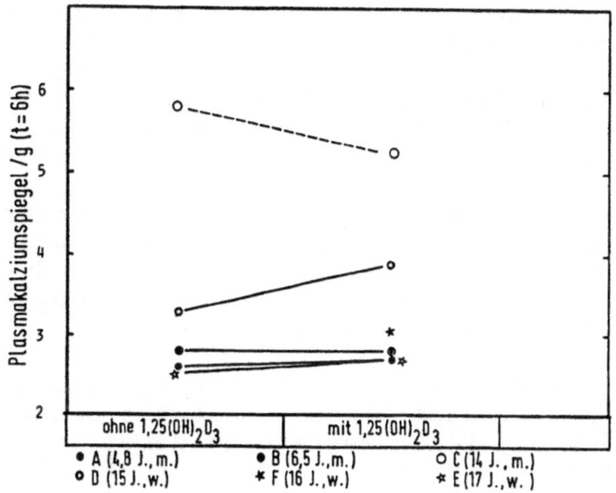

Abb. 1. Kumulierte intestinale Kalziumabsorption (20 mg Ca insgesamt)

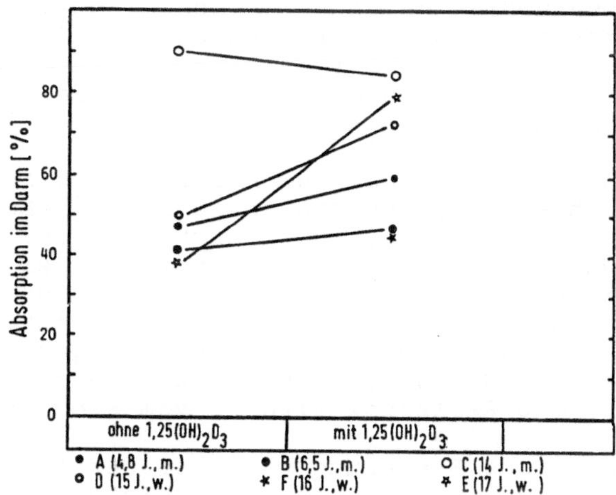

Abb. 2. 6-h-Plasmakalziumspiegel

denen Hypophosphatämie über normale und zum Teil stark erhöhte interne Umsätze von Kalzium und Phosphat berichtet (3, 4). In einer Untersuchung bei 6 Kindern im Alter von 5-16 Jahren mit X-gebundener Hypophosphatämie wurde zum ersten Mal simultan der interne Kalziumumsatz und die Kalziumabsorption mit den stabilen Kalziumisotopen ^{42}Ca und ^{48}Ca bestimmt. Alle Kinder waren zuvor neben einem oralen Phosphatsupplement mit 1-2 µg 1,25$(OH)_2D_3$/Tag über mindestens 3 Jahre behandelt worden. Unter dieser Behandlung wurden 1,25$(OH)_2D_3$, iPTH, Ca, Phosphat und alkalische Phosphatase im Plasma bestimmt und der interne Kalziumumsatz (^{42}Ca) und die Kalziumabsorption (^{48}Ca) gemessen. 3 Wochen nach Absetzen der 1,25$(OH)_2D_3$-Medikation wurden interner Kalziumumsatz und die Kalziumabsorption erneut gemessen und die genannten Plasmawerte wieder bestimmt. Bei einem Patienten fand sich ein stark erhöhter

Kalziumumsatz und eine normale Kalziumabsorption, die übrigen 5 Patienten zeigten eine Verminderung der Kalziumabsorption in unterschiedlichem Maß. Das Krankheitsbild erwies sich auch hier, wie es in der Literatur beschrieben ist, als nicht einheitlich. Bei allen Patienten blieb der Kalziumumsatz nach $1,25(OH)_2D_3$-Gabe in der angegebenen Dosis unverändert.

Die Kalziumabsorption erhöhte sich unter $1,25(OH)_2D_3$ bei den 5 Patienten mit herabgesetzten Werten und blieb bei dem Patienten mit normaler Absorption unverändert. Zu den erniedrigten Kalziumabsorptionswerten ohne $1,25(OH)_2D_3$-Applikation waren erniedrigte $1,25(OH)_2D_3$-Werte korreliert.

Dies entspricht dem Verhalten bei einem Mineralisationsstopp, wie es z.B. nach Diphosphonatgabe beobachtet wird (5). Die $1,25(OH)_2D_3$-Plasmawerte sind dabei, wie die intestinale Kalziumabsorption, erniedrigt. Die intestinale Kalziumabsorption steigt nach Gabe von $1,25(OH)_2D_3$ an.

Die Befunde werfen mehrere Fragen auf. Da bei der X-gebundenen Hypophosphatämie sowohl beim Menschen wie bei Hyp/Y-Mäusen die anorganischen wie die organischen Phosphatkonzentrationen in den Geweben normal gefunden wurden, kann von einem generellen Phosphatmangel nicht gesprochen werden (6). Wie ebenfalls aus der Literatur bekannt ist, verlieren diese Patienten auch keine erhöhten Phosphatmengen, gemessen an der Gesamttagesausscheidung an Phosphat in der Niere (7).

Die Aufnahme von Kalzium und Phosphat in das Osteoid ist bei der X-gebundenen Hypophosphatämie normal, bei der D-Mangelrachitis herabgesetzt (3, 4). Die durch $1,25(OH)_2D_3$-Mangel verursachte Störung der Kalziumabsorption führt bei der D-Mangelrachitis und der X-gebundenen Hypophosphatämie zu entgegengesetzten Veränderungen des internen Kalzium- und Phosphatumsatzes. Das heißt, Vitamin D wirkt auf Stoffwechselvorgänge des Knochens, die bei der X-gebundenen Hypophosphatämie nicht gestört sind. Die bestehende D-Resistenz wird so vom Knochen her verständlich.

Als mögliche Erklärung wäre bei der X-gebundenen Hypophosphatämie eine Störung im Übergang von Kalzium und Phosphat zur kristallinen Phase zu sehen. Auf jeden Fall muß nach den Befunden eine normale oder wenig gestörte Beladung des Osteoids mit nichtkristallinem Kalzium und Phosphat angenommen werden. In neuester Zeit wurde nun bei der X-gebundenen Hypophosphatämie eine zelluläre Störung der Osteoblasten mit Ausfall bzw. Verminderung der Mineralisation beschrieben (8). Das würde jedoch neue Überlegungen für die Therapie dieser Patienten bedeuten. Hohe Vitamin-D-Dosen können über eine Steigerung des internen Kalziumumsatzes die Zufuhr von Kalzium und Phosphat in das Osteoid über die Norm steigern und damit die Bildung von Kristallen erzwingen. Nur ist die Gefahr der Ausfällungen von Kalzium und Phosphat in den Geweben, die ja normale Phosphat- und Kalziumkonzentrationen aufweisen, sehr groß. Dasselbe gilt auch für hohe Phosphatgaben. Man könnte auch fragen, ob die Verminderung der intestinalen Kalziumabsorption durch einen verminderten $1,25(OH)_2D_3$-Spiegel nicht eine Gegenregulation des Organismus auf eine verminderte Verwertung von Kalzium im Knochen ist.

Unsere Untersuchungen zeigen deutlich, daß es nicht Sinn der Therapie sein kann, durch möglichst hohe Phosphat- und Vitamin-D-Dosen eine maximale röntgenologisch sichtbare "Apatiteinlagerung" zu erreichen. Das Ziel kann nur als ein schmaler Weg zwischen Besserung der Knochenveränderungen und Vermeidung von Gewebsverkalkungen definiert werden. Die hier vorgelegten Messungen lassen erkennen, daß 1-2 µg 1,25$(OH)_2D_3$/Tag den internen Kalziumumsatz nicht über die Norm hinaus steigert bzw. einen bereits erhöhten Wert nicht weiter erhöht.

Literatur

1. Wilhelm G, Floren T, Römer C, Werner E (1987): Relation between internal calcium turnover, serum calcium concentration and mineralization of bone. In: Dietsch P, Keck E, Kruse HP, Kuhlencordt F (eds) Osteologia 2. De Gruyter, Berlin New York, in press
2. Floren T (1986): Methoden zur Anwendung stabiler Kalziumisotope bei Untersuchungen des Kalziumstoffwechsels. Diss Fachbereich Physik Univ Frankfurt/Main
3. Lindquist B (1959): Über die chemische Dynamik des Knochenminerals. Helv Paediatr Acta 30:447-461
4. Göran C, Bauer H, Carlsson A, Lindquist B (1956): Bone salt metabolism in human rickets studied with radioactive phosphorus. Metabolism clinical and exp V:573-581
5. Omdahl JL, DeLuca HF (1973): Regulation of vitamin D metabolism and function. Physiol Rev 53:327-372
6. Brown CE, Wilkie CA, Meyer MH, Meyer RA (1985): Response of tissue phosphate contents to acute dietary phosphate deprivation in the X-linked hypophosphatemic mouse. Calc Tissue Int 37:423-430
7. Stickler CB, Beabont JW, Riggs BL (1970): Vitamin D-resistant rickets: Clinical experience with 41 typical familial hypophosphatemic patients and 2 atypical nonfamilial cases. Mayo Clin Proc 48:197-218
8. Charrier B, Glorieux FH, Travers R, Desbarats M, Bonchard F, Hinek A (1987): Osteoblast dysfunction in vitamin D resistant rickets. Calc Tissue Int 41 Suppl 2:130P7

Mechanical Stress Transduction in OB-like Cells

D. B. Jones, J.-G. Scholuebbers

Abteilung für Zellbiologie, Orthopädische Klinik, Universität Münster, Hüfferstr. 27, 4400 Münster, FRG

cAMP, cGMP, calcium ions and prostaglandins have been proposed as the cellular second messenger signals in transducing mechanical stress effects in bone (1-4) and recently emphasis has been placed on prostaglandins as the primary transduction mechanism (5-7). However not all mechanical effects can be explained by the prostaglandin-cAMP hypothesis. For instance metallo-proteinase release (8) and stimulation of mitosis are not associated with prostaglandin and cAMP effects solely. Mitosis in fibroblasts requires protein kinase C (PKC) signal activation, which initiates a sequence of events, amongst which is cAMP stimulation through the stimulation of prostaglandins (9). Although the evidence at present is slight, there is increasing support for the idea that PCK is the intracellular control mechanism for inducing pro-collagenase and other pro-metallo-proteinases. This is reinforced by the finding that tumor promoting phorbol esters (TPA), which stimulate PKC directly, stimulate the production of metallo-proteinases (collagenase, stromolysin and gelatinase) production, as well as prostaglandin synthesis (10, 11). Since PKC itself is not a likely direct target for mechanical stress mediation, being translocated from the cytoplasm upon activation by Ca++ and DAG to attach to the membrane where it is biologically active (12), we have also investigated the mechanism which activates PKC and generates these signals, the breakdown of phosphatidyl inositol 4,5 biophosphate (PIP2) by phospholipase C (PLC) which is now known to be a nearly universal intra-cellular signal transducer (13). We have also investigated the action of IL-1 and bPTH (1-34 and 1-84) on PLC, since both of these factors are implicated in matrix destruction and bone resorption and there are indications in the literature that they both might stimulate PLC as a part of their biological mechanisms of action (14, 15). PTH certainly also stimulates adenylate cyclase (16) and evidence for a second mechanism and receptor has been published previously (17). However direct evidence of PLC activation and PTH and IL-1 has so far not been reported. Other agents that cause significant bone resorption in vitro, such as epidermal

F. H. W. Heuck E. Keck (Hrsg.)
Fortschritte der Osteologie in Diagnostik und Therapie

growth factor (EGF) (18) and platelet derived growth factor (PDGF) (19) and are thought to play a significant role in repair processes are also known to stimulate PLC as part of their mechanisms of action, and also cause bone resorption in vitro. It is therefore interesting to speculate on the possibility that the basic mechanism of stimulation of bone resorption and other hard tissues is mediated by the PLC-inositol phosphate-PKC second messenger pathways and not prostaglandins per se. The relationship between PLC, the activation of PKC and subsequent PKC stimulation of prostaglandin synthesis which in turn stimulates cAMP is shown in Fig. 1.

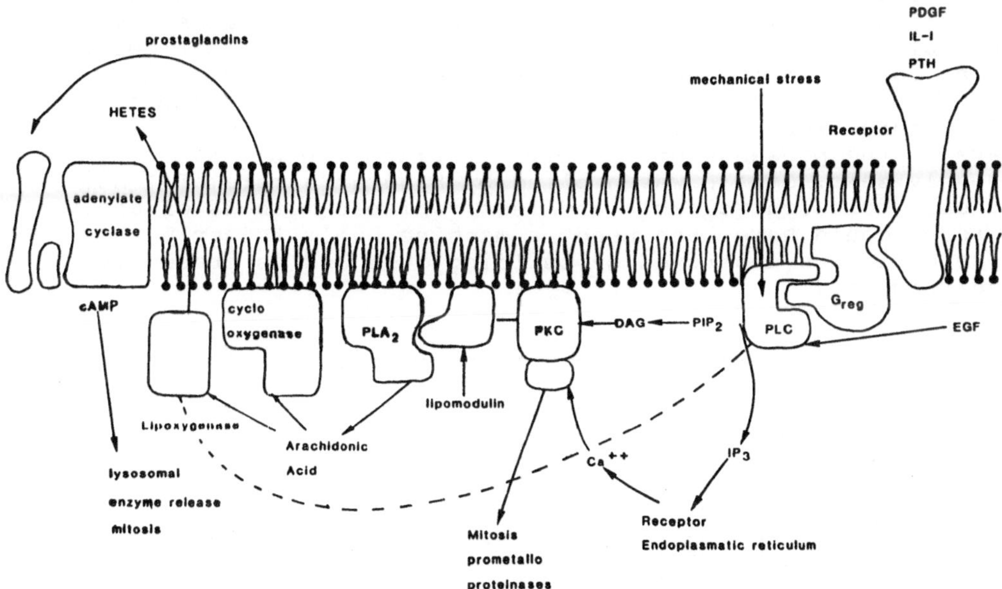

Fig. 1. Diagram of inter-relationship of PI-PLC-PKC pathway with prostaglandin metabolism and adenylate cyclase stimulation in fibroblasts and osteoblast-like cells in vitro. PKC plays a central role in the metabolism of osteoblast-like cells. For explanation see the text

We have previously described differences between cells derived from periost and from the haversian canals (20). Both types of cells are characterised by the production of the bone specific protein osteocalcin, by synthesising exclusively type I collagen, have a high activity of bone type alkaline phosphatase, and the production of bony nodules when injected sub-dermally into nude mice and therefore show many of the characteristics of osteoblast-like cells. Cells growing out of the haversian canals, although containing as much TPA stimulatable PKC activity as the periostal cells did not synthesise PGE2 nor breakdown PIP2 in response to the level of stress (peak 20 milli strains or 2% at 1 Hz) applied in these experiments.

We first examined the breakdown of phosphatidyl inositol 4,5, biphosphate (PIP2) and simultaneously the production of inositol monophosphate in cells treated with 10 mM lithium chloride. Fig. 2a,b shows a representative scan of an HPTLC separation of phosphatidyl inositides from control and 10 minutes stress and Fig. 3a,b shows the appearance of inositol monophosphate, accumulated under inhibition of the phosphatase by lithium chloride from the same culture of periostal cells. The physiological level of strain is considered to lie between 0.1% (1 milli strain and 2% (22). Using strain guages, we measured the strain resulting from applying finger pressure (about 1 mm displacement and about 4 kg of force) on the plates. Mapping the strain over the plate showed that 90% of the cells received over 2% strain (20 milli strains). Measurements on several petriplates gave identical (± 0.5% variance) results in amount of strain per kg applied force. In the centre an average value was 2% falling to 0.6% 5 mm from the edge of the culture plate. Confluent cell cultures were incubated with radioactive myo inositol for 2 days in the presence of 1% serum to bring the division rate to nearly zero. Strain was applied by hand at a rate of 1 Hz. (Although more controllable and less variable methods of applying force could have been used, a machine built to apply this stress cycle was destroyed by building dust and is presently being rebuilt.)

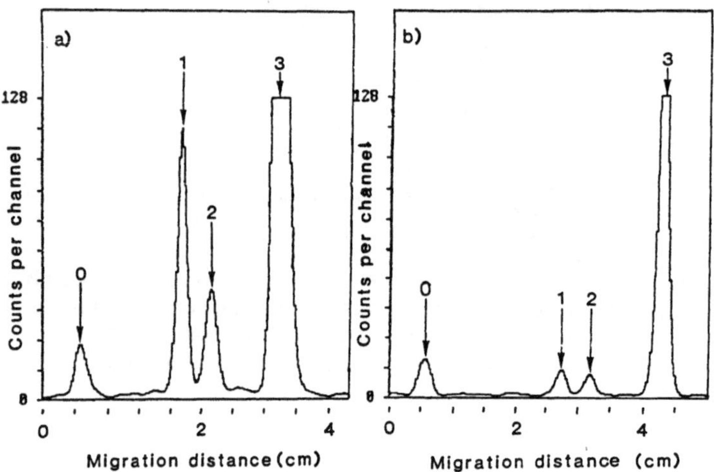

Fig. 2. Radioactivity scan of thin layer chromatography of phosphatidyl inositol phosphates in stressed and unstressed cultures of periostal derived osteoblast-like cells in vitro. (*a*) control, (*b*) after 10 minutes stress. Peak 1 co-migrates with phosphatidyl inositol 4,5, biphosphate, peak 2 with phosphatidyl inositol 4 phosphate and peak 3 phosphatidyl inositol in a solvent of chloroform:methanol:acetic acid:acetone:water (40:15:12:17:8). The experimental procedure is explained in Table 1. The efficiency of counting was determined to be 0.3%

Parathyroid hormone (PTH) (fragment 1-34 and 1-84), interleukin-1, lindane, ionophore A23187, PDGF, EGF and carcochol, all show significant stimulation of PLC as measured either by PIP2 break-

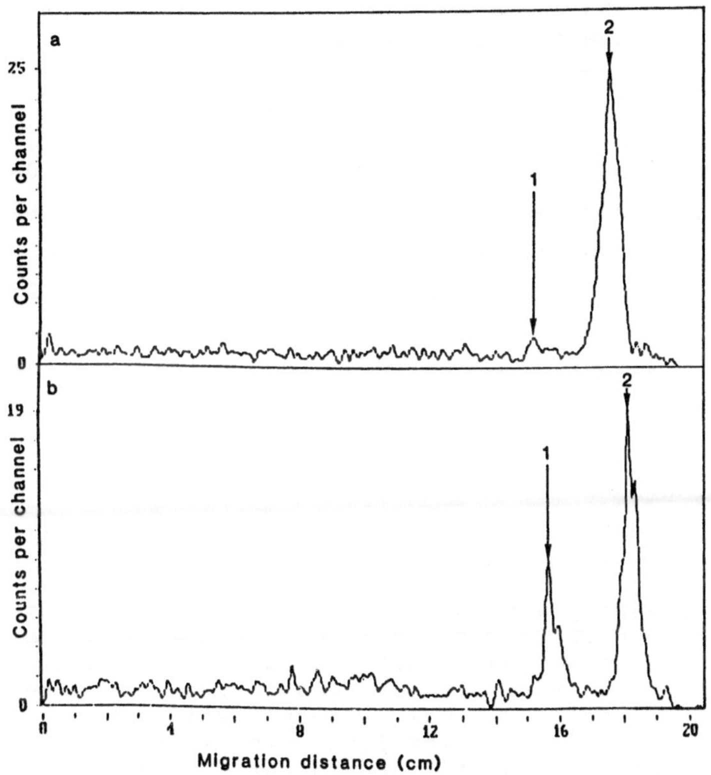

Fig. 3a,b. Radioactivity scan of thin layer chromatography of inositol and glycero-phosphates in stressed and unstressed cultures of periostal derived osteoblast-like cells in vitro. (*a*) control, (*b*) after 10 minutes stress. Peak 1 co-migrates with inositol monophosphate in 1.5, 0.75 and 0.5 M formic acid pH 3.5. Peak 2 co-migrates with inositol glycero-phosphate in these solvents. The experimental procedure is explained in Table 1

down or inositol monophosphate accumulation. The latter 5 agents are already known to stimulate PLC and served as positive controls for the assay. PDGF and EGF are also known to be bone resorbing agents. By 20 minutes IL-1 had significantly stimulated PLC to degrade PIP2 to the same level as 5 minutes of stress but not to the same extent as PTH. Other agents, such as calcitonin and a factor partially purified from bone that stimulates osteoblast activity (21) served as negative controls in that they did not cause PIP2 breakdown. Table 1 shows a summary of these results.

We have measured PKC in both periostal derived and haversian derived osteoblast like cells. In both cell types TPA and OAG (L α-1-Oleoyl-2-Acetyl-sn-glycerol, a synthetic diacylglycerol) promote attachment of PKC to the membrane, and both TPA and OAG stimulate lysosomal enzyme activity. The total stimulatable PKC activity if at least as high as PKA. In Table 2 we show that PKC translocation to the membrane is observable by 2 minutes

Table 1. The breakdown of phosphatidylinositol 4,5, biphosphate in response to mechanical stress

Treatment	PIP2/PI ratio (± sd)	% of control
Control n=6	0.189 (0.013)	100
2 minutes stress n=5	0.120 (0.01)*	64
5 minutes stress n=5	0.095 (0.013)*	50
10 minutes stress n=6	0.043 (0.006)*	23
PTH 1-34 n=6	0.005 (0.003)*	3
PTH 1-84 n=4	0.007 (0.005)*	4
IL-1 n=5	0.087 (0.01)*	5
Ionophore A23187 n=6	0.003 (0.005)*	2
PDGF n=5	0.009 (0.005)*	5
B.S.F. n=5	0.210 (0.018)*	110

Cells were plated at 2 million cells per 60 mmD Nunclon petri-plate and incubated for 1 week in the presence of 20% O2, 5% CO2, in bicarbonate buffered Ham's F10 containing 10% FCS, 0.1 ng/ml of a partially purified protein extracted from bone (B.S.F.) (21), 200 mg/l ascorbic acid, 75 mg/l glutamine and 1 nm 1,25 Vit D3. Labelling with 5×10^6 Bq myo-inositol and/or arachidonic acid was carried out for 48 hours in the presence of 1% FCS. 20 minutes before the experiment the cells were washed with 10 mM myo-inositol and the medium replaced with Ham's F10 buffered with 10 mM HEPES and containing 10 mM $LiCl_3$. PTH peptides were used at 10^{-8}M, PDGF at 0.5 U/ml, B.S.F. at 1 ng/ml, human recombinant IL-1-α (gift of Ciba Geigy) 20 U/ml, ionophore A23187 10 µM, lindane 100 µM. Salmon and human calcitonin (1×10^{-8}M) and 100 µM sodium fluoride did not have any effect on the PIP2/PI ratio. Mechanical stress was applied as described in the text. Phosphatidylinositides were extracted as described by Emilsson et al. (27) with slight modification. The metabolites were separated by HPTCL as described by Greskowiak et al. (28) and scanned in a Bertholdt Linear Analyser and the Rf values compared to standards. Because of differences in hydrolysis during extraction, the integrated peak values of phosphatidylinositol 4,5, biphosphate (PIP2) were ratiod to that of phosphatidylinositol. The validity of this measurement is shown by the low standard deviation of the PIP2/PI ratio within each group. In some experiments, to further test the validity of this technique, the appearance of inositol monophosphate, a product of the dephosphorylation of IP3 essentially as described by Emilsson et al. (27). Inositol phosphates were separated on polyethyleneimine cellulose thin layer plates in 1.5, 0.75 and 0.5 M formic acid, pH 3.5 and compared to inositol and glycero-inositol phosphate standards. All the thin layer plates were also viewed by fluorography. The table shows the results of several experiments, at least three experiments were performed for each treatment.

* represents a p-value of less than 0.01, ratios being tested by the Wilcoxon non parametric test for significance

Table 2. Translocation of protein kinase C to the membrane after stimulation by mechanical stress, synthetic diacyl glycerol and tumor promoting phorbol ester

Agent	% activity in membrane fraction
Control	15
TPA (16 nM) (n=6)	65
OAG (50 µg/ml) (n=4)	38
5 min stress (n=6)	36
10 min stress (n=4)	68
NaF (100 µM) (n=5)	18

Protein kinase C in the cytoplasm and membrane fractions were assayed essentially by the method of Anderson et al. (29) with slight modifications. The total activity in all of the samples was 1,920 ± 185 p moles phosphate transferred to histone III-S per minute per mg protein. PKC activity is expressed as that amount stimulated by 0.2 mg/ml phosphatidyl serine (Avanti Polar Lipids, Birmingham Alabama USA). PKC activity was also checked in the presence of the Walsh inhibitor of PKA and also in the presence of 1-(5-isoquinoline-sulfonyl)--2-methypiperazine). TPA (12-O-tetradeconoylphorbol 13-acetate), OAG (L-α-1-oleoyl-2-acetyl-sn-glycerol) and NaF (sodium fluoride) were added 10 minutes before the cells were frozen in liquid nitrogen for measurement. The results are representative of three experiments, variance within the groups was less than 10%

mechanical stress, and that both IL-1 and PTH also cause PKC translocation.

Somjen et al. (5) reported that constant stress of between 0.05 and 0.1% stimulated prostaglandin E2 production in periostal derived osteoblast-like cell cultures. We have also observed this with periostal derived cells but not with haverisian derived osteoblast-like cells. Using radio-labelled arachidonic acid in our cultures, we have also observed metabolites co-migrating with leukotriene and hydroxyeicosatetranoic acids (HETEs) thin layer chromatography TLC-system (23) (data not shown). These compounds are again receiving attention as mediators of bone resorption (24), and we believe this is the also first report of the induction of the synthesis of these metabolites by mechanical stress.

In summary we show that mechanical stress stimulates PLC and PKC in periostal derived but not haversian derived cells, which otherwise show characteristics of osteoblast-like cells in vitro. The bone resorbing agents IL-1 and PTH (both 1-34 and 1-84) also stimulate PLC and PKC as part of their biological mechanism of action. It would appear that most agents that stimulate bone resorption, also stimulate PLC, which would suggest a common mechanism of action for these factors.

What remains unclear at present is the nature of the mechanical stress receptor. Under the conditions of culture, very little matrix was secreted by the cells, which would argue against a streaming potential or a piezzo-electric type of mechanisms (25). We have previously investigated the effect of pulsed electromagnetic fields on haversian derived cells and also periostal derived cells, and have found both cell types to be equally sensitive, although the biological transduction mechanism was primarily mediated by cAMP and biologically a very weak signal (21), although the physical transduction mechanism remains a mystery. Other workers using other types of electrical stimulation also report rapid effects on cAMP in osteoblast-like cells (26). Since we find here no distinct effect on cAMP, we conclude that periostal cells are not responding to an electrical signal, but possibly a mechanical one by a direct mechanical coupling to some structure in the cell. We are presently investigating the possibility that the site of mechanical transduction is in the cytoskeleton. The biological effects of mechanical stress might therefore be transduced by a number of mechanisms, of which a mechanical coupling to PLC might be the most significant.

Acknowledgements
We would like to thank M. Becker, S. Culot, S. Jabs and B. Kloke for excellent technical assistance. The work was supported partly by grants from the Land NRW, the BMFT and the University of Münster.

References

1. Rodan, G.A., Bourret, L.A., Harvey, A., Mensi, T. (1975): Science 198: 467-469
2. Davidovitch, Z., Montgomery, P.C., Eckerdal, O., Gustafson, G.T. (1976): Calcif. Tiss. Res. 19:317-329
3. Bourret, L.A., Rodan, G.A. (1976): Cell Physiol. 88:353-362
4. Harrell, A., Dekel, S., Binderman, I. (1977): Calcif. Tiss. Res. 22:202-207
5. Somjen, D., Bindermann, I., Berger, E., Harell, A. (1980): Biochemica et Biophysica Acta 627:91-100
6. Yeh, C.K., Rodan, G.A. (1984): Calcif. Tiss. Int. 36:67-71
7. Yamasaki, K. (1983): Dent. Res. 62:877-881
8. Meikle, M.C., Sellers, A., Reynolds, J.J. (1980): Calcif. Tiss. Int. 30: Calcif. Tiss. Int. 30:77-82
9. Boynton, A.L., Whitfield, J.F., Kleine, L.P. (1983): Biochem & Biophys Res. Comm. 115:383-389
10. Tashjian, A.H., Ivey, J.L., Declos, B., Levine, L. (1978): Prostaglandins 16:221-232
11. Stephenson, M.L., Goldring, M.B., Birkhead, J.R., Krane, S.M., Ramsdorf, H.J., Angel, P. (1987): Biochem & Biophys Res. Comm. 144:583-590
12. Kraft, A.S., Anderson, W.B. (1983): Nature 301:621-623
13. Berridge, M.J. (1984): Biochem. J. 220:345-360
14. Civitelli, R., Reid I.R., Avioli, L.V., Hruska, K.A. (1987): Calcif. Tiss. Int. Supp. 2,41:OP5
15. Bunning, R.A.D., Richardson, H.J., Crawford, H.J., Skjodt, H., Hughes, D., Evans, D.B., Gowen, M., Dobson, P.R.M., Brown, B.L., Russell, R.G.G. (1986): In: Recent advances in connective tissue research. Gosh P (ed). Vol. 18, pp 181-152. Bikhauuser Verlag Berlin

16. Hekkelman, J.W., Hermann-Erlee, M.P.M., Heersche, J.N.M., Gaillard, P.J. (1975): In: Calcium regulating hormones. Talmage, R.V., Owen, M., Parsons, J.A. (eds). Excerpta Medica, Amsterdam, pp 185-194
17. Hermann-Erlee, M.P.M., Nijweide, P.J., van der Meer, J.M., Ooms, M.A.C. (1983): Calcif. Tiss. Int. 35:70-77
18. Tashjian, A.H., Levine, L. (1978): Biochem. Biophys. Res. Comm. 85:966-975
19. Ross, R., Raines, E.W., Bowden-Pope, D.F. (1986): Cell 46:155-169
20. Jones, D.B., Scholuebbers, J.-G., Becker, M., Doty, S. (1987): Calcif. Tiss. Int. Supp 2, 41:p90
21. Jones, D.B., Scholuebbers, J.-G., Althoff, J., Becker, M.,Ryaby, J.T. (1987): Trans. O.R.S. 33: J. Bone Joint Surg.
22. Rubin, C.T., Lanyon, L.E. (1985): Calcif. Tiss. Res. 37:411-417
23. Goswami, S.K., Kinsella, J.E. (1981): Chromatograph 209:334-336
24. Meghi, S., Scott, A., Harvey, W. (1987): Calcif. Tiss. Int. supp. 2, 41:Op19
25. Bassett, C.A.L. (1968): Calcif. Tiss. Res. I:252-272
26. Binderman, I., Somjen, D., Shimshoni, Z., Levy, J., Korenstein, R., Fischler, H. (1985): Biochem. et Biophys. Acta 844:273-279
27. Emilsson, A., Sundler, R. (1984): J.B.C. 259:3111-3116
28. Greskowiak, M., Della Bianca, V., De Togni, P., Papini, E., Rossi, F. (1985): Biochimica et Biophysica Acta 844:81-90
29. Anderson, W.B., Estival, A., Tapiovaara, H., Gopalakrishna, R. (1985): Adv. Cycl. Nucleotide & Protein Phosphorylation Res. 19:287-306
30. This work was supported by grants from the Deutsche Forschungsgemeinschaft, the State Nordrhein-Westfalen, the Bundesministerium für Forschung und Technologie and by the University of Münster

Normwerte gesunder perimenopausaler Frauen für den quantitativ computertomographisch bestimmten Mineralgehalt der LWS-Spongiosa. Vergleich dieser Werte mit der Querschnittfläche der Lendenwirbelkörper und mit der biomechanischen Wirbelsäulenbelastung

M. Montag[1], M. Dören[2], P. Vassallo[1], P. E. Peters[1]

[1] Institut für Klinische Radiologie, Universität Münster, Albert-Schweitzer-Str. 33, 4400 Münster, FRG
[2] Klinik und Poliklinik für Geburtshilfe und Frauenheilkunde B, Universität Münster, Albert-Schweitzer-Str. 33, 4400 Münster, FRG

Einleitung

Die postmenopausale Osteoporose ist die häufigste aller Osteoporoseformen. Da es bis heute keine sichere Therapie für diese Erkrankung gibt, müssen die Risikopatientinnen, die etwa 25% aller Frauen dieser Altersgruppe ausmachen, prophylaktisch durch Hormonsubstitution behandelt werden (7).

Ein wesentlicher Risikofaktor für diese Erkrankung ist eine schon zum Zeitpunkt der Menopause reduzierte Knochendichte. Sie kann mit Hilfe der quantitativen Computertomographie sicher festgestellt werden.

Die vorliegende Arbeit stellt Normwerte für die in der LWS-Spongiosa bestimmte Knochendichte gesunder perimenopausaler Frauen vor und vergleicht prä- mit postmenopausalen Mittelwerten.

Es wird geprüft, in wieweit eine niedrigere oder höhere Knochendichte kompensiert wird durch größere oder kleinere Wirbelkörperabmessungen.

Mit Hilfe verschiedener Parameter, die als Maß für die mechanische Wirbelsäulenbelastung gewertet werden, wird dann geprüft, ob sich in dieser Weise ein Einfluß der Belastung auf den Mineralisationsgrad nachweisen läßt.

Patientinnen und Methodik

Es wurden 152 gesunde Patientinnen aus der Menopausensprechstunde der Universitäts-Frauenklinik untersucht. Um zusätzliche Risikofaktoren für eine Osteoporose auszuschließen, galten folgende Ausschlußkriterien für die Aufnahme in das Normalkollektiv:

Ovarektomie ein- oder beidseits
hormonelle Substitutionsbehandlung

F. H. W. Heuck E. Keck (Hrsg.)
Fortschritte der Osteologie in Diagnostik und Therapie

Kortison- oder Heparintherapie
Gastrektomie oder Malabsorption
pathologischen Frakturen
konsumierende Erkrankung
Bettlägerigkeit.

Das Alter der Patientinnen lag zwischen 37 und 64 Jahren, mittleres Alter 50,5 Jahre, Standardabweichung 5,04 Jahre.

Die Mineralisationsdichte wurde computertomographisch in der Spongiosa der Lendenwirbelkörper bestimmt. Die Messungen wurden in single energy Technik bei 120 kVp durchgeführt (Philips Tomoscan 350). Die Mineralisationsdichte (Einheit K_2HPO_4/ccm) konnte mit Hilfe der jeweils aktuell gemessenen HE-Werte in einem Cann-Genant-Referenzsystem errechnet werden (1).

Der Untersuchungsablauf gestaltete sich bei allen Probanden einheitlich: auf einem seitlichen Scanogramm wurde die Mittelebene der Lendenwirbelkörper 2, 3 und 4 definiert (Abb. 1). In den 9 mm dicken entsprechenden CT-Schnittbildern wurde die kreisrunde region of interest (ROI) im ventralen Anteil der Wirbelkörperspongiosa auf der Symmetrieachse 3 mm hinter der ventralen Kompakta plaziert (Abb. 1). Bei einheitlichem Durchmesser der ROI von 13 mm betrug das gesamte untersuchte Spongiosavolumen einer Messung 3,6 ccm.

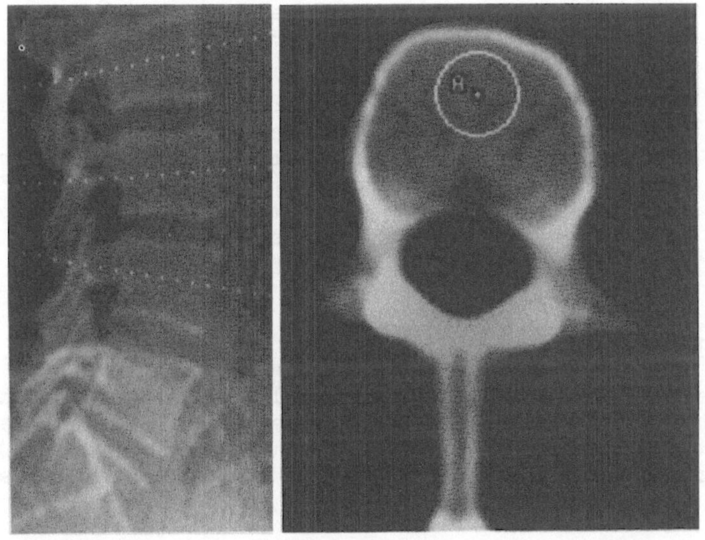

Abb. 1. Seitliches Scanogramm und Plazierung der region of interest

Die Reproduzierbarkeit unserer Messungen prüften wir durch kurzfristige Meßwiederholungen an 8 gesunden Frauen nach durchschnittlich 13,3 Wochen, die mittlere Abweichung betrug 1,5%.

Das Produkt aus größtem sagittalen und größtem transversalen Durchmesser des 3. Lendenwirbelkörpers diente als Index für die Dimensionierung der Lendenwirbelsäule.

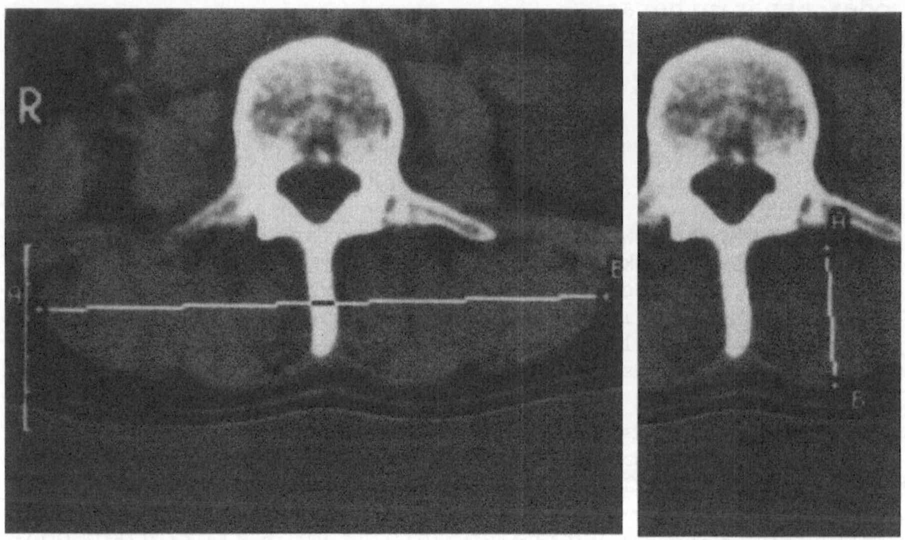

Abb. 2. Sagittaler und transversaler größter Durchmesser der Rückenstreckmuskeln

Als Maß für die körperliche Belastung der Wirbelsäule der Patientinnen wurden folgende Parameter bestimmt:

1. Körpergewicht in Kilogramm
2. Body-Mass-Index nach Frumar als Quotient aus Körpergewicht und Quadrat der Körpergröße.
3. Ein Index für die Querschnittsfläche der Rückenstreckmuskulatur. Er wurde gemessen im CT-Schnittbild durch den 3. LWK und als Produkt aus größtem sagittalen und größtem transversalen Durchmesser der Mm. erectores und Mm. multifidi errechnet (Abb. 2).

Ergebnisse

Die Ergebnisse der 152 Mineralisationsbestimmungen und ihr 95% Streubereich sind in Abb. 3 dargestellt. Zum Vergleich ist der 95% Streubereich des Kollektives von Genant (6) aus San Francisco gezeichnet. Dieses umfaßt die Werte von 203 gesunden Patientinnen im Alter von 19 bis 77 Jahren.

In der Altersgruppe 35 bis 65 Jahre liegen unsere Mittelwerte gleichmäßig um 25 mg/ccm niedriger als die des Vergleichskollektives. Außerdem fällt eine um 1/3 geringere Streubreite unserer Werte auf. Beide Kollektive zeigen einen mittleren jährlichen Mineralverlust von 3,2 mg K_2HPO_4/ccm.

Abb. 4 stellt die Mittelwerte prä- und postmenopausaler Probanden gegenüber. Sie zeigt einen jährlichen Mineralverlust von 2,0 mg für prä- wie für postmenopausale Frauen, die Mittelwertgerade der postmenopausalen Frauen liegt 20 mg K_2HPO_4/ccm niedriger als die der prämenopausalen.

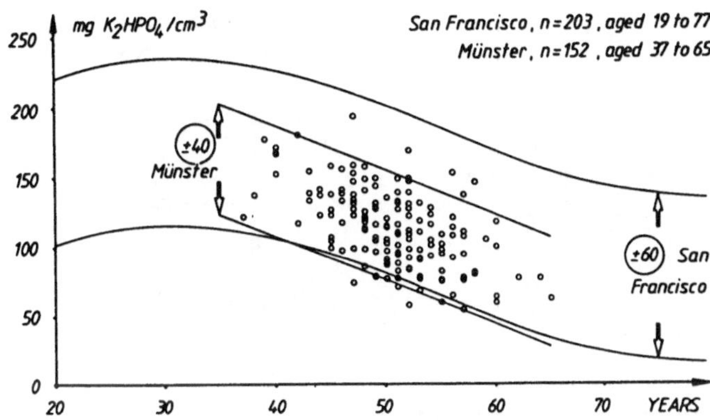

Abb. 3. Mineralgehalt der LWS-Spongiosa: Normwerte für gesunde Frauen und deren Streubereich

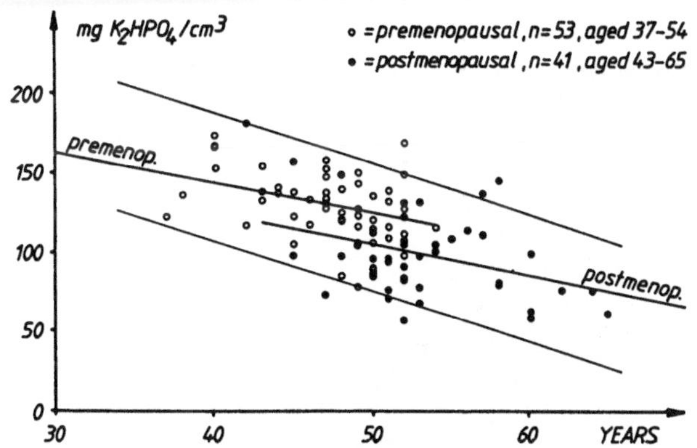

Abb. 4. Vergleich der Normwerte prä- und postmenopausaler Frauen

In Abb. 5 ist auf der Abszisse der Querschnittsflächenindex des 3. Lendenwirbelkörpers mit seiner Streubreite von 800 bis 1600 Quadratmillimetern aufgetragen, es zeigt sich keine statistisch verwertbare Abhängigkeit vom Lebensalter, das auf der Ordinate aufgetragen ist. Die Knochendichte wurde nicht als Absolutwert, sondern als prozentualer Anteil des altersspezifischen Normalwertes nach Genant diesem Querschnittsindex gegenübergestellt. Eine Korrelation wurde nicht gefunden.

Der Vergleich des Körpergewichtes mit der relativen Mineralisationsdichte ist graphisch in Abb. 6 dargestellt. Wiederum ist die Knochendichte in Prozenten der Norm aufgetragen. Eine große Streubreite für beide Parameter ist abzulesen. Die Regressionsgerade steigt leicht an, so daß für eine 40 kg leichte Frau ein Mittelwert von 76% des Normwertes nach Genant gilt, für eine 90 kg schwere einer von 85%. Ein Korrelationskoeffizient von r=0,16 gilt für diese Regression, demnach korrelieren Knochendichte und Körpergröße nicht.

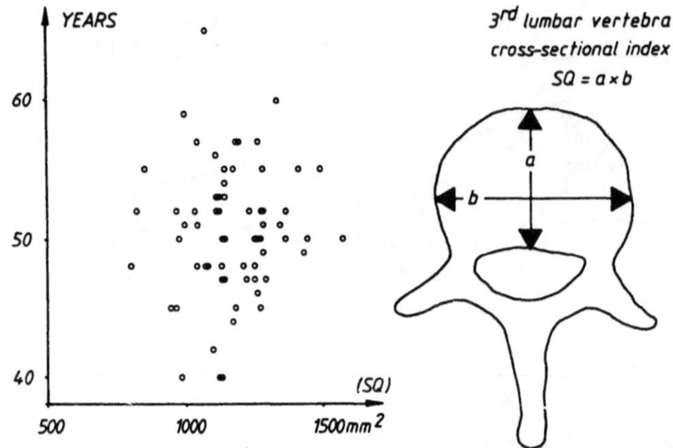

Abb. 5. Gegenüberstellung von Querschnittsfläche des 3. LWK und Lebensalter

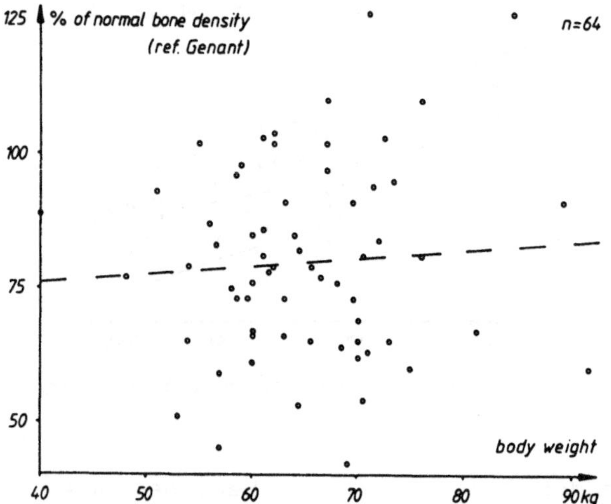

Abb. 6. Vergleich der relativen Mineralisationsdichte mit dem Körpergewicht

Der Frumar-Index zeigt ebenfalls eine erhebliche Streubreite, auch dieser Parameter korreliert ähnlich der Abb. 6 nicht mit der Mineralisationsdichte. Auf eine graphische Abbildung wird hier verzichtet.

Ebenfalls eindeutig keinen aussagekräftigen Zusammenhang zeigen relative Knochendichte und der Querschnitts-Index der Rückenstreckmuskulatur. Die Regressionsgerade beider Parameter weist bei größerem Querschnitt der Muskulatur auf eine etwas geringere Knochendichte hin, der Korrelationskoeffizient von r=0,05 schließt jedoch wiederum jeden statistisch verwertbaren Zusammenhang aus.

Diskussion

Die Abweichung der eigenen Normwerte für die Knochendichte gesunder Frauen von den Werten, die Genant vorstellt, bedeutet bei 25 mg K_2HPO_4/ccm Differenz in der Altersklasse 35 bis 65 Jahre einen Unterschied von erheblichen 20%.

Die Suche nach den Ursachen für diese Differenz erfordert einen detaillierten Vergleich der Meßmethodik beider Studien.
Beide Studien arbeiten mit dem Cann-Genant-Referenzsystem, so daß Abweichungen auf Grund der Anwendung verschiedener Referenzsysteme wie von Steiger (12) aufgezeigt, ausgeschlossen sind.

Es gibt Unterschiede in der Lokalisation und Konfigutation der ausgewerteten ROI. Während Genant in den Wirbelkörpern D12 bis L5 drei oder vier Wirbelkörper individuell auswählt, sind die eigenen Messungen konstant in den Wirbelkörpern L2, L3 und L4 durchgeführt worden. Zwar zeigen Lampmann et al. (9) für osteoporotische Wirbelsäulen sehr geringe Unterschiede der mittleren Dichtewerte D1 bis L5 auf. Cann (1) aber nimmt an, daß für gesunde Patienten in jedem lumbalen Wirbelkörper im Mittel ein gleicher Dichtewert zu messen ist. Von daher halten wir einen Einfluß der unterschiedlichen Wahl der Wirbelkörper auf die Normwerte für nicht gegeben, zumal die untersuchten Wirbelkörper unserer Studie innerhalb des von Genant untersuchten Wirbelsäulenabschnittes liegen.

Die ROI-Plazierung erfolgte in beiden Studien im ventralen Abschnitt der WK-Spongiosa. Die ROI-Konfigurationen sind unterschiedlich. Genant wählt eine elliptische Form, in den eigenen Messungen wird eine kreisrunde Konfiguration angewandt.

Van Veen (13) weist nach, daß bei unterschiedlicher ROI-Konfiguration die so gemessenen Dichtewerte gesunder Patienten maximal 5% differieren. Diese Studien prüften auch ROI-Konfigurationen, die die dorsalen Anteile der WK-Spongiosa einbeziehen. Diese Differenz von 5% kann nach eigenen Studien bei weitem nicht bei den ähnlich plazierten und konfigurierten ROI auftreten, die in Genant's und in unserer Studie angewandt werden.

Die Röhrenspannung der Computertomographen ist bei den verglichenen Studien unterschiedlich: Genant arbeitet mit einem GE-Scanner bei 80 kVp, die eigenen Untersuchungen sind mit einem Philips-Tomoscan 350 bei 120 kVp durchgeführt. Prinzipiell ist es Aufgabe des Referenzsystems, den Einfluß unterschiedlicher Spannungen auf das Meßergebnis auszuschalten. Dies gelingt jedoch nur bei Bestimmung von Mineralen, die in wässriger Umgebung gemessen werden.
In der Wirbelsäulenspongiosa ist das Knochenmineral außer von Wasser auch von Fett und Bindegewebe umgeben, so daß der QCT-Meßwert durch den Fettgehalt zu niedrigeren Werten hin, durch das Bindegewebe zu höheren Werten hin verfälscht wird, als es dem tatsächlichen, physikalisch-chemisch zu bestimmenden Dichtewert entspricht.

Wie Rohloff (10) zeigt, sind die Dichtewerte für Weichteilgewebe in nur sehr geringem Maß vom Photonenspektrum des Computertomographen abhängig. Von daher ist auch der Einfluß der genannten

Unterschiede in der Röhrenspannung auf die Normwerte vernachlässigbar.

Die Gesamtheit der methodischen Unterschiede erklärt nicht die erhebliche Differenz der Dichtewerte beider Normalkollektive. Wie weit sie durch genetische Faktoren, durch Umwelteinflüsse oder durch Ernährung verursacht ist, kann hier nicht diskutiert werden. Unsere Untersuchungen decken sich weitgehend mit den Bestimmungen Felsenbergs (4), dessen Werte für gesunde Frauen ähnliche Abweichungen in Betrag und Streubreite zu den amerikanischen zeigen.

Ganz eindringlich darf an dieser Stelle die Forderung wiederholt werden, durch Angleichen der Meßmethoden vergleichende Studien zu erleichtern.

Die getrennte Aufstellung der Mittelwerte für prä- und postmenopausale Frauen deckt sich weitgehend mit von Genant (5) gezeigten Ergebnissen. Hier differieren die Normwerte für eine 50 jährige prä- bzw. postmenopausale Frau um den Betrag von 27 mg K_2HPO_4/ccm. Diese Differenz untermauert die These (8), daß eine Frau im engeren perimenopausalen Zeitraum innerhalb weniger Jahre deutlich forciert Knochenmineral verliert. Der Beweis für diese These wäre anhand von Verlaufsmessungen an der Wirbelkörperspongiosa zu führen, solche liegen derzeit noch nicht vor.

Im Kollektiv von Genant (5) verlieren postmenopausale Frauen im jährlichen Mittel 1,6 mg K_2HPO_4/ccm, also größenordnungsmäßig kein wesentlicher Unterschied zur eigenen Studie mit 2,0 mg pro Jahr. Die prämenopausalen jährlichen Veränderungen liegen bei Genant jedoch nur bei 0,5 mg K_2HPO_4/ccm, im Gegensatz zu den eigenen gemessenen 2,0 mg K_2HPO_4/ccm. Dies ist durch die Einbeziehung deutlich jüngerer Frauen von 20 Jahren an in die amerikanische Studie zu erklären, deren Knochendichte statistisch deutlich unterhalb derer einer 30-jährigen liegt. Die lineare Regression der Mittelwerte muß zwangsläufig über eine Altersgruppe von 20 bis 50 Jahren flacher verlaufen als über der Altersgruppe 30 bis 50 Jahre. Die Ergebnisse von Genant stehen daher durchaus zu den eigenen nicht im Wiederspruch.

Erwartungsgemäß zeigt der Index für die Querschnittfläche des 3. Lendenwirbelkörpers, der der tatsächlichen Fläche weitgehend proportional ist, keine Altersabhängigkeit. Von daher darf angenommen werden, daß die äußeren Dimensionen der Wirbelkörper sich im Laufe des Erwachsenenlebens nicht ändern.

Die Tragfähigkeit einer gedrungenen Säule, als die ein Wirbelkörper vereinfachend betrachtet werden darf, ist abhängig von der Materialeigenschaft und steigt proportional mit ihren Durchmesser an. Von daher sollte die Gegenüberstellung von Knochendichte und Wirbelkörperabmessungen prüfen, wie weit zum Beispiel eine geringere Mineralisation durch größere Wirbelsäulenabmessungen ausgeglichen wird. Die fehlende Korrelation dieser beiden Größen schließt eine derartige Kompensationsmöglichkeit aus.

Die Gegenüberstellung von Körpergewicht und Knochendichte zeigt keine Korrelation. Dies erstaunt nicht, da Körpergewicht sowohl durch Fett als Indikator für Inaktivität und damit geringe Wirbelbelastung als auch durch Muskelmasse - Indikator für körperliche Aktivität - verursacht wird. Ebensowenig vermag das Körpergewicht zwischen kleinen adipösen und großen schlanken Menschen zu unterscheiden. Diese Fähigkeit wäre eher bei dem Parameter aus Körpergewicht und Körpergröße, dem Frumar Index zu vermuten. Dennoch ist auch hier eine Korrelation zur Mineralisationsdichte nicht gefunden worden. Die Querschnittsfläche der Rückenstreckmuskulatur schließlich scheint uns ein sehr guter Indikator für die Belastung der Wirbelsäule zu sein. Diese Muskelgruppe hält durch ihre Kontraktionskraft dem Druck auf die LWK das Gleichgewicht und zunehmender Betrag wie zunehmende Dauer einer Muskelbelastung vergrößert bekanntlich deren Querschnittsfläche.

Da nach Hesch (8) vereinfachend 50% der Knochenmasse durch Sexualhormone und 50% durch die mechanische Belastung gehalten werden, hatten wir einen Zusammenhang zwischen Muskelquerschnitt und Knochendichte erwartet, so wie Doyle (2) Zusammenhänge zwischen der Masse des M. psoas und dem Veraschungsgewicht des 3. LWK aufgedeckt hat. Das Ausbleiben dieses Zusammenhangs in unserer Studie bestätigt die ebenfalls von Hesch (8) beschriebene Annahme, daß zumindest die initiale Knochenmasse nur genetisch definiert sei. Dies steht nicht im Widerspruch zu den oben genannten Aussagen von Hesch über Bedeutung von Sexualhormonen und mechanischer Belastung für den Mineralgehalt, da dort beschrieben ist, daß diese beiden Faktoren den Mineralgehalt *halten*, also den *Verlust* an Knochenmineral verhindern.

In diesem Sinne ist auch das gesicherte Phänomen der Inaktivitätsosteoporose zu werten, wo nach dem Ausbleiben der mechanischen Belastung ein deutlicher Mineralverlust registriert wird.

Evans (3) hat ebenfalls computertomographisch Doyle's These über den Zusammenhang von Gewicht des M. psoas und Veraschungsgewicht des 3. LWK überprüft. Seine als quantitative Computertomographie durchgeführten Bestimmungen wiesen ebenfalls keinen Zusammenhang zwischen der Querschnittsfläche des M. psoas und der Mineralisationsdichte in der Wirbelkörperspongiosa nach.

Evans erklärt den von Doyle beschriebenen Zusammenhang durch die größeren Dimensionen und nicht durch die höhere Dichte des Skelettes eines Menschen mit ausgeprägter Muskulatur.

Sinaki (11) stellt in seiner Studie die direkt gemessene Kontraktionskraft der Rückenstreckmuskulatur der Knochenmasse der Lendenwirbelkörper 2 bis 4 gegenüber, die durch dual photon absorptiometry bestimmt wurde, er vergleicht damit dieselben anatomischen Strukturen wie unsere Studie. Sinaki findet eine signifikante positive Korrelation (p=0,004) zwischen Knochenmasse und der Kraft der Rückenstreckmuskulatur. Auch diese Ergebnisse stehen nicht im Widerspruch zu den eigenen, weil die dual photon absorptiometry nicht die Mineralisationsdichte, sondern die gesamte Mineralmasse des untersuchten Wirbelsäulenabschnittes bestimmt und von daher in ihrer Aussage dem Veraschungsgewicht gleichzusetzen ist.

Literatur

1. Cann, E.C., Genant, H.K. (1980): Precise measurement of vertebral mineral content using computed tomography. J. Comput. Assist. Tomogr. 4:493
2. Doyle, F., Brown, J., Lachance, C. (1970): Relations between bone mass and muscle weight. Lancet i, 301
3. Evans, R., Hesp, R., Katz, D., Reeve, J. (1987): Is psoas muscle mass a predictor for bone density? A re-examination of the Doyle hypothesis. Sixth international workshop on bone and soft tissue densitometry , Buxton, England (Tagungsband)
4. Felsenberg, D., Kalender, W.A., Fischer, E., Kimmel, S., Schneider, U., Banzer, D. (1987): Quantitative Mineralsalzbestimmung mit dual energy im CT-Normalkollektiv und Standardmeßparameter. Zbl. Rad. 134:259
5. Genant, H.K., Smith, R., Block, J.E., Steiger; P., Ettinger, B., Steiger, S., Selvidge, R. (1987): Normal women: age and menopause-related spinal trabecular bone mineral changes assessed by quantitative computed tomography. Sixth international workshop on bone and soft tissue densitometry Buxton, England (Tagungsband)
6. Genant, H.K., Cann, C.E., Ettinger, B., Gordan, G.S., Kolb, F.O., Reiser, U., Arnaud, C.D. (1985): Quantitative computed tomography for spinal mineral assessment: Current status. J. Comput. Assist. Tomog. 9:602
7. Hesch, R.D., Völker, V., Schneider, H.P.G. (1985): Prävention der Osteoporose. Dtsch. Ärztebl. 82:485
8. Hesch, R.D. (1986): Welche Hormonsysteme regeln den Knochenstoffwechsel und sind kausal in die Pathogenese der Osteoporose involviert? Zweite Arbeitstagung der Sektion "Calciumregulierende Hormone und Knochenstoffwechsel" der Deutschen Gesellschaft für Endokrinologie. Norderney, Deutschland (Tagungsband)
9. Lampmann, L.E.H., Duursma, S.A., Ruys, J.H.J, (1984): CT Densitometry in osteoporosis. Martinus Nijhoff Publishers, Boston
10. Rohloff, R., Hitzler, H., Arndt, W., Frey, K.W. (1985): Experimentelle Untersuchungen zur Genauigkeit der Mineralsalzbestimmung spongiöser Knochen mit Hilfe der quantitativen CT (Einenergiemessung). Fortschr. Röntgenstr. 143:692
11. Sinaki, M., Phee, M., Hodgaon, S.F., Merrit, J.M., Offord, M.S. (1986): Relationship between bone mineral density of spine and strength of back extensors in healthy postmenopausal women. Mayo Clin. Proc. 61:116
12. Steiger, P., Glueer, C.C., Genant, H.K. (1987): Simultaneous calibration in QCT: A comparison of commercial calibration phantoms. Sixth international workshop on bone and soft tissue densitometry, Buxton, England (Tagungsband)
13. Van Veen, L.C.P., Vermeij, F.H., De Baat, L., Grashuis, J.L., Birkenhager, J.C., Trouerbach, W.T. (1987): Comparison between different ROI used for bone mineral assessment in the lumbar spine. Sixth international workshop on bone and soft tissue densitometry. Buxton, England (Tagungsband)

Erreichbare Genauigkeit bei der röntgendensitometrischen Mineralgehaltsbestimmung des kompakten Knochens

K. Wolschendorf, K. Vanselow

Institut für Angewandte Physik, Universität Kiel,
Olshausenstr. 40, 2300 Kiel, FRG

Unter all den radiologischen Meßmethoden zur nichtinvasiven Mineralgehaltsbestimmung des Knochens, die beispielsweise in den Übersichtsarbeiten von Heuck (1) oder Cohn (2) ausführlicher dargestellt sind, haben im wesentlichen drei Verfahren praktische Bedeutung erlangt. Das sind die Röntgendensitometrie, die Photonenabsorptiometrie und - in jüngster Zeit - die quantitative Computertomographie.

Allen drei Methoden ist gemein, daß die zugehörigen Genauigkeitsangaben in relativ weiten Grenzen, d.h. zwischen 0,5% und 5% schwanken, wobei diese Schwankungen auf die verschiedensten Ursachen zurückzuführen sind. Aus diesem Grunde sollte im vorliegenden Beitrag untersucht werden, welche Genauigkeit mit dem immer noch sehr häufig verwendeten röntgendensitometrischen Verfahren unter optimalen Bedingungen erreicht werden kann.

Röntgendensitometrie an Modellknochen

Bei dem röntgendensitometrischen Meßverfahren wird die zu untersuchende Knochenregion zusammen mit einem Referenzsystem bekannter Zusammensetzung auf einen Röntgenfilm abgebildet (3). Die Dicke des Knochens wird dabei aus einer lateralen Röntgenaufnahme ermittelt. Nach photometrischer Auswertung von Knochen- und Referenzbild läßt sich dann der Knochenmineralgehalt berechnen, wobei u.a. von Wolschendorf (4, 5) hierfür mikrocomputergestützte Auswerteverfahren entwickelt wurden.

Hierbei kann das Meßergebnis durch eine Reihe von Fehlereinflüssen, wie z.B. von Rassow (6) gezeigt wurde, erheblich verfälscht werden. Dabei lassen sich Fehler in der Belichtungs- und Entwicklungszeit durch das Referenzverfahren unterdrücken, und auch das polychromatische Röntgenspektrum kann durch Vorfilterung entsprechend eingeengt werden.

F. H. W. Heuck E. Keck (Hrsg.)
Fortschritte der Osteologie in Diagnostik und Therapie

Gravierender sind dagegen Fehler, die durch die auftretende Streustrahlung hervorgerufen werden. Und besonders fallen jene Fehler ins Gewicht, die durch die unregelmäßige geometrische Form des Knochens sowie durch die darin vorkommende Überlagerung von Weichteil-, Kompakta- und Spongiosapartien auftreten und die hauptsächlich für den großen Gesamtfehler verantwortlich sind.

Um zu untersuchen, welche Genauigkeit bei der röntgendensitometrischen Mineralgehaltsbestimmung erreicht werden kann, wurden Versuchsbedingungen geschaffen, bei denen die letztgenannten Fehlerquellen als sehr klein angenommen werden können.

Dazu wurden zylindrische Epiphysen-Modellknochen hergestellt, wie sie in Abb. 1 gezeigt sind. In einen äußeren Hohlzylinder aus Plexiglas als Weichteil-Simulator war ein weiterer Hohlzylinder aus boviner Knochenkompakta eingefügt, der die Kortikalis darstellte. Der innere Teil bestand aus einem Zylinder, der aus dem Referenzmaterial der Heuck'schen Treppe (3) gefertigt war und den Spongiosaraum repräsentierte.

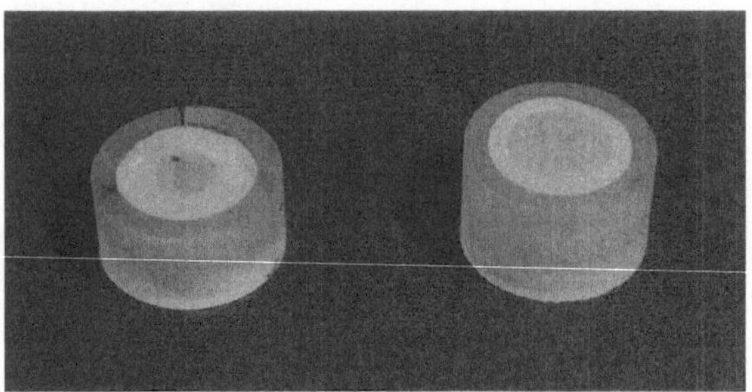

Abb. 1. Zylindersymmetrische Modellknochen

Alle Bestandteile waren mechanische Präzisionsanfertigungen, so daß alle Durchmesser und Höhen sehr genau bekannt waren. Ebenso bekannt waren die Massenschwächungskoeffizienten der einzelnen Materialien, so daß alle Voraussetzungen für eine genaue Berechnung der Röntgenschwächung gegeben waren.

Meßergebnisse

Von den so gefertigten Modellknochen wurden bei 40 kV und 2 mm Al-Filterung Röntgenaufnahmen hergestellt, wobei die Aufnahmeentfernung 3 m betrug. Dabei wurden die Knochen in *axialer* Richtung durchstrahlt, um eine definierte Dickenangabe und eine separate Abbildung der einzelnen Bestandteile zu ermöglichen. Als Referenzsystem wurden Treppen aus Reinaluminium verwendet.

Eine typische Röntgenaufnahme eines solchen axial durchstrahlten Modellknochens ist in Abb. 2 wiedergegeben. Deutlich sind dabei die unterschiedlichen Bestandteile zu erkennen: außen der gering schwächende Plexiglasmantel, dann die stark schwächende bovine Kortikalis und in der Mitte die mäßig schwächende Ersatz-Spongiosa. Ebenso deutlich fällt auch die präzise Zylindersymmetrie ins Auge.

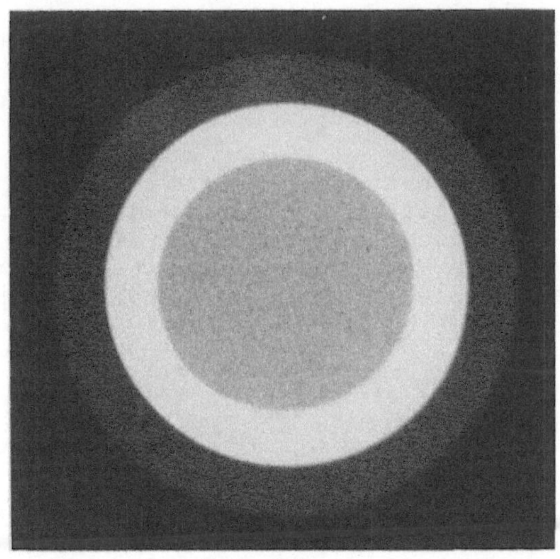

Abb. 2. Röntgenbild eines axial durchstrahlten Modellknochens

Die Röntgenaufnahmen wurden dann mit einem mikroprozessorgesteuerten Photometer abgetastet und mit Hilfe des Auswertecomputers die Aluminium-Äquivalenzdicke bestimmt. Abbildung 3 zeigt einen so ermittelten Densitometer-Scan; auch hier erkennt man die deutliche Trennung in die einzelnen Bestandteile Plexiglas als Weichteil-Ersatz (a), bovine Kortikalis (b) und Spongiosa-Ersatz (c). Der plateauförmige Verlauf weist auf die gute Homogenität des Materials hin, die eine präzise Auswertung der Densogramme ermöglicht.

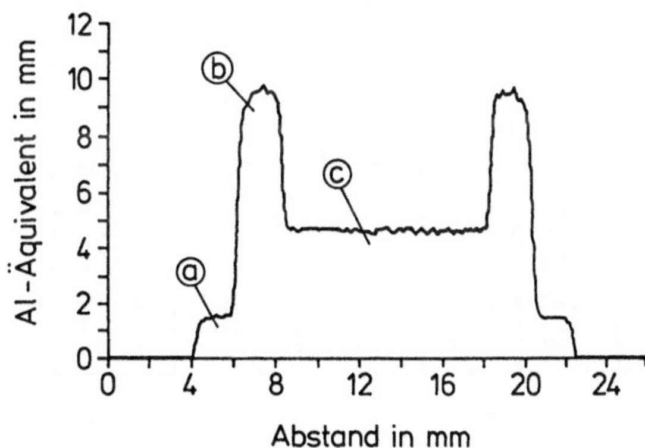

Abb. 3. Densitometer-Scan des Modellknochen-Röntgenbildes: (*a*), Plexiglas; (*b*), bovine Kompakta; und (*c*), Ersatz-Spongiosa

Diskussion

Durchgeführt wurde die Auswertung nun an dem mittleren Bereich (b), der aus realem - wenn auch bovinem - Kompaktaknochen bestand.

Dabei liefert die photometrische Ausmessung zunächst die Al-Äquivalenzdicke, aus der dann mit bekannten Werten für die Schichtdicken und den linearen Schwächungskoeffizienten für Aluminium der lineare Schwächungskoeffizient μ_{Kn} für den kompakten Knochen bestimmt werden kann.

Der kompakte Knochen besteht nun aus einem stark schwächenden Mineralanteil in Form von Hydroxylapatit und einem weniger stark schwächenden organischen Anteil, der sich wiederum aus Kollagen, Wasser und Fett zusammensetzt. Rechnerisch ergibt sich dabei der Mineral- bzw. Hydroxylapatitgehalt c_{HA} zu:

$$c_{HA} = \rho_{HA} \cdot \frac{\mu_{Kn} - \mu_{Or}}{\mu_{HA} - \mu_{Or}} \qquad (1)$$

Hierbei stehen die Indizes HA für Hydroxylapatit, Kn für den gesamten kompakten Knochen und Or für den organischen Anteil.

Mit bekannten Werten für die Dichte ρ_{HA} und die linearen Schwächungskoeffizienten läßt sich damit aus der Gl. (1) der Mineralgehalt c_{HA} ermitteln. Für eine genauere Berechnung muß man jedoch noch eine gewisse Variation des Kollagen/Wasser/Fett-Gemisches innerhalb des organischen Anteils mit zulassen.

Die bei der Auswertung der vorliegenden Densogramme erhaltenen Ergebnisse der Mineralgehaltsbestimmung sind nun in Tabelle 1 dargestellt. Man sieht, daß die Annahme eines 60:30:10 Verhältnisses für das Kollagen/Wasser/Fett-Gemisch offenbar das beste Resultat liefert, denn bei diesem Ansatz stimmen die Mineralgehalte auch bei mit verschiedenen effektiven Energien durchgeführten Messungen überein. Eine fast ebenso gute Übereinstimmung ergibt sich hier mit dem aus der Wägung bestimmten Mineralgehaltswert.

Tabelle 1. Ergebnisse der Mineralgehaltsbestimmung

Zusammensetzung des organischen Anteils			Mineralgehalt in g/cm^3		
			Densitometrisch		Wägung
Koll.	H_2O	Fett	33,5 keV	41,0 keV	
0,80	0,10	0,10	1,366	1,362	1,292
0,70	0,20	0,10	1,369	1,367	1,337
0,60	0,30	0,10	1,371	1,372	1,377

Dieses Ergebnis zeigt also, daß mit der röntgendensitometrischen Mineralgehaltsbestimmung unter optimalen geometrischen Bedingungen durchaus Genauigkeiten von 0,5% erreicht werden können. Bei in-vivo Messungen an geometrisch weitaus unregelmäßigeren Knochen und bei lateraler Durchstrahlung wächst der Fehler dagegen schnell auf über 5% an.

Literatur

1. Heuck F (1986); Die Meßverfahren zur weiterführenden radiologischen Analyse des Knochens. Radiologe 26:280-289
2. Cohn SH (1981): Non-invasive measurements of bone mass and their clinical application. CRC Press, Boca Raton, Florida, USA
3. Heuck F, Schmidt E (1960): Die quantitative Bestimmung des Mineralgehaltes der Knochen aus dem Röntgenbild. Fortschr Röntgenstr 93:523-554
4. Wolschendorf K, Vanselow K, Schwesig W (1980) Die Bestimmung des Knochenmineralgehaltes mit Hilfe einer mikroprozessorgestützten Densitometeranlage. Biomed Techn 25 (Suppl):133-135
5. Wolschendorf K, Vanselow K, Möller WD, Schulz H (1983) A quantitative determination of anticonvulsant-induced bone demineralization by an improved X-ray densitometry technique. Neuroradiology 25:315-318
6. Rassow J (1974): Systematische Fehler bei der radiologischen Mineralgehaltsbestimmung im Knochen. Fortschr Röntgenstr 121:77-86

Densitometric Analyses on the Subchondral Compact Bone of the Tibial Plateau

J. Mockenhaupt, J. Koebke

Medizinische Fakultät, Universität Köln,
Joseph-Stelzmann-Str. 9, 5000 Köln 41, FRG

Both theoreticians and clinicians are especially interested in the kneejoint. On the one hand, this is due to the complex interrelationship of arthrolith geometry and strain. On the other hand, the frequency of injuries and prosthetic replacement of the joint require a thorough understanding of the biomechanical basis.

This study is concerned with the strain on the subchondral compact bone of the tibial plateau. The plateaus are sawn off horirontally from 23 macerated tibiae in a thickness of 1 cm. The slice preparations obtained are afterwards X-rayed in longitudinal projection.

After burring off the subchondral bone compacta, which is only some millimeters thick, a second X-ray is made. An aluminum staircase is run in parallel as reference. The X-rays are recorded and evaluated with the program-controlled image analyzer system IBAS 2. After linearization of the relationship between grey values and aluminum thickness, the two X-rays are superimposed and the second is then subtracted from the first X-ray.

The grey values of the subchondral compact bone lamella are obtained as the difference. The grey value differences are converted into pseudo colors, so that density maps of the medial and lateral facet of the tibial plateau arise. Measurements of the geometrical dimensions of the density maps reveal an average of 6 qcm for the medial facet of the tibia and 4 qcm for the lateral facet. These values are somewhat less than the contact areas obtained by Maquet (1976) on the basis of contrast radiography.

Density rings surround the centers which are displaced towards the intercondylar eminence. This applies both to the medial and to the lateral facets. The density values increase from the periphery to the center. As a rule, a single density center is to

F. H. W. Heuck E. Keck (Hrsg.)
Fortschritte der Osteologie in Diagnostik und Therapie

be found in each tibial facet. The density distribution thus roughly approximates to the strain to be expected theoretically in contact of round bodies under action of force. According to the working hypothesis of Pauwels (1965), the bone densities measured can be taken to reflect the degree of strain.

Evaluation of the density maps reveals higher bone density values for the medial facet of the tibial plateau in 19 of the 23 cases and higher values for the lateral facet in four cases. It can be concluded from this that the resultant is displaced to medial as a rule. Furthermore, the line of action of the resultant does not have to be identical with the weight-carrying axis of the leg.

The bone density distribution determined with the subtraction method is regarded as a manifestation of a functional adaptation of the cortical bone to a specific distribution of strain in the kneejoint.

References

Maquet, P.G.J. (1976): Biomechanic of the knee. Springer, Berlin

Pauwels, F. (1965): Gesammelte Abhandlungen zur funktionellen Anatomie des Bewegungsapparates. Springer, Berlin

V. Aktuelle osteologische Probleme

Thibièrge-Weissenbach-Syndrome with Tumor-like Calcification of Soft Tissue

H.-A. Kulenkampff[1], E. Meyer[2], C.-P. Adler[3], R. Wagner[4], H. Kortenhaus[1]

[1]Orthopädische Abteilung der Universitätskliniken und [2]Abteilung für Röntgendiagnostik, Zentrum Radiologie, Universität Freiburg, Hugstetter Str. 55, 7800 Freiburg i.Br., FRG
[3]Pathologisches Institut, Universität Freiburg, Albertstr. 19, 7800 Freiburg i.Br., FRG
[4]Evangelisches Diakoniekrankenhaus, Wirthstr. 11, 7800 Freiburg i.Br., FRG

Introduction

Minor calcium deposits may be histologically demonstrated in almost every part of the body (7), even in physiological conditions. Calcipexia is frequently found in soft tissue under pathological conditions such as renal diseases, disorders of calcium metabolism and collagenosis (2, 23, 24, 30). Thibièrge and Weissenbach (33) were the first to observe the correlation of progressive scleroderma with interstitial calcinosis and described this phenomenon as a separate syndrome. If calcinosis cutis occurs associated with Raynaud's phenomenon, sclerodactylia, teleangiectasia (CRST-syndrome) and hypomotility of the esophagus (CREST-syndrome), the collagenous disease is easily identifiable (17, 36). In CREST-syndrome a relatively inapparent course and a better prognosis is found than in patients with standard type of scleroderma (17). Rarely a generalization of the typically and initially circumscribed calcinosis of the hands may be encountered, then involving preferably the soft tissue around the greater joints. Confusion begins if large isolated, calcified deposits are seen in uncommon locations, because they are most often taken as proliferating neoplastic disease, especially if the symptoms of the underlying disease are not typically to be seen. This report describes two cases, in which a malignant tumor was assumed at first; following intensive examinations Thibièrge-Weissenbach-syndrome, however, could be identified.

Case reports

Case No. 1

A 60 year old female patient was referred to the department of orthopedic surgery because of chronic skin lesions in the area of the proximal interphalangeal joint at the 3rd finger of the

F. H. W. Heuck E. Keck (Hrsg.)
Fortschritte der Osteologie in Diagnostik und Therapie

left hand. A decreased range of motion, swelling and exulceration with concomitant inflammation was noticed. Radiological examination demonstrated circumscribed solitary soft tissue calcification, osteoporosis and narrowed articular surfaces. Primary malignoma of skin or mesenchymal origin was assumed and a biopsy was performed. The pathologist described heterotopic amorphous interstitial calcinosis without evidence of malignant cells (Fig. 1). Assuming that the metabolism of calcium and phosphate might be disordered, other joints were radiologically examined. Multifocal calcified areas became evident near the hips, shoulders, elbows and wrists (Fig. 2, 3). This obviously suggested a general metabolic disorder. But laboratory data of the calcium-phosphate metabolism and renal function did not give diagnostic help. Instead of that some more symptoms, like dryness of oral, nasal and conjunctival mucosa or Raynaud's phenomenon were found. Increasing perioral wrinkling of skin (microsmia) were distinguished by comparing latest and old photographs of the patient. During the last month she felt burning retrosternal pressure after swallowing. The barium examination of the esophagus showed ectasia, peristaltic arrest and cardiospasm. All other laboratory findings except for small levels of antimitochondrial and antinuclear antibodies in blood chemistry were normal. Finally all single symptoms and diagnostic results, especially dysphagia, microsmia, sicca syndrome, Raynaud's phenomenon and sclerodactylia revealed the underlying disease as a progressive systemic scleroderma with more benign behaviour. The association of this collagenosis with the multilocular periarticular calcified lumps, demonstrated during the initial period of our investigation, could be described as Thibièrge-Weissenbach-syndrome.

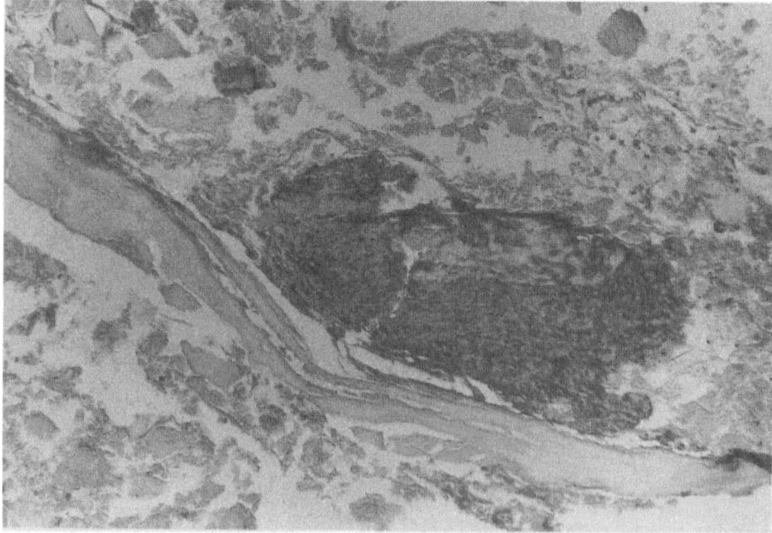

Fig. 1. Photomicrograph of finger biopsy specimen showing amorphous interstitial calcinosis of soft tissue in scleroderma. (Patient No. 1)

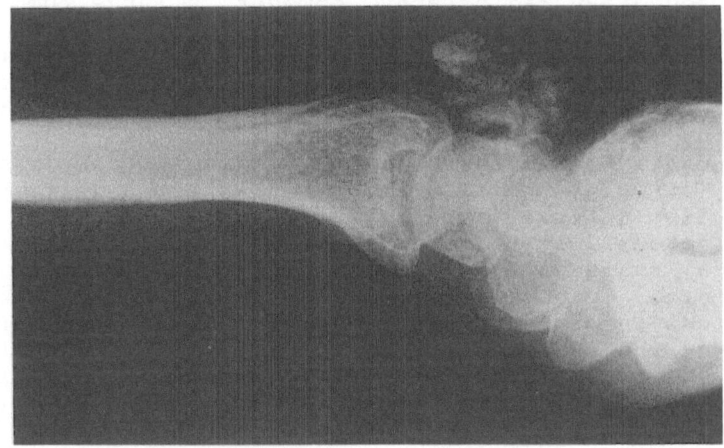

Fig. 2. Periarticular calcification of the wrist in scleroderma. (Patient No. 1)

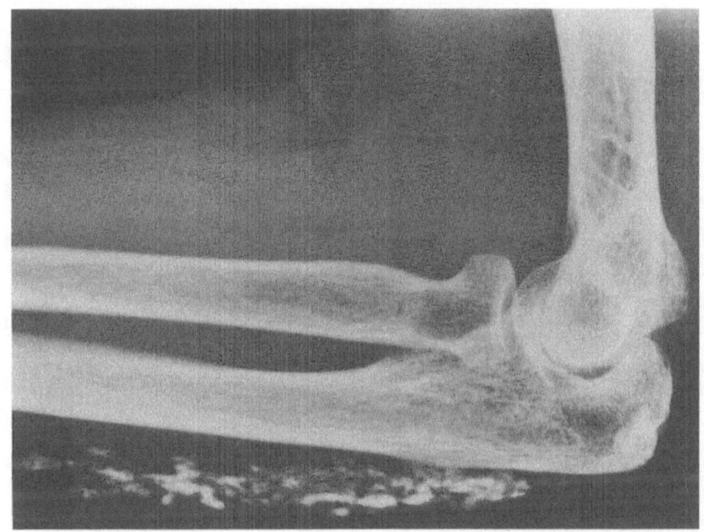

Fig. 3. Elbow with calcified muscular structures in scleroderma. (Patient No. 1)

Case No. 2

A 56 year old female patient had a history of a minor accident 6 years ago, when falling onto her buttocks. Short time after that a small,slowly spreading induration was noticed at the dorsal sacral region. At first there was no discomfort. Later on she reported pain arising after heavy work or exercises. Physiotherapy worsened clinical symptoms. Physical examination in private practice demonstrated no limitations of vertebral movement. A plum-like resistence could be palpated, but no oversensitivity to pressure of the dorsal muscle at the first lumbar vertebral bone and os sacrum was found. By radiography, however, a large tumor-like, heavily calcified mass with ill-defined margins could be demonstrated. So she was referred to our department with suspect of malignant sarcoma. Surprisingly, however, no bone destruction could be seen by magnetic resonance imaging and computerized tomography (Fig. 4). Everymore, the lesion had sharp borderlines. Especially magnetic resonance imaging precisely demonstrated not only crumbly, speckled and string-sharp calcified structures, but also diffuse parts of the deposits. One more calcified lump was detected by radionuclide accumulation in the proximal para-osteal region of the left humerus during routinely performed bone scanning. By more detailed and sophisticated examinations the patient informed us about her "rheumatic pains in the hands", that is why she had been living in retirement for some years. We saw dry, cool and slightly livid fingers. Plain films visualized acro-osteolysis, soft-tissue atrophy and some more minute calcified areas. There was a slight uncharacteristic skin rubeosis in her face, too. While most of the laboratory data, especially those of calcium-phosphate-metabolism and renal function were within normal limits, elevated titers of autoantibodies against

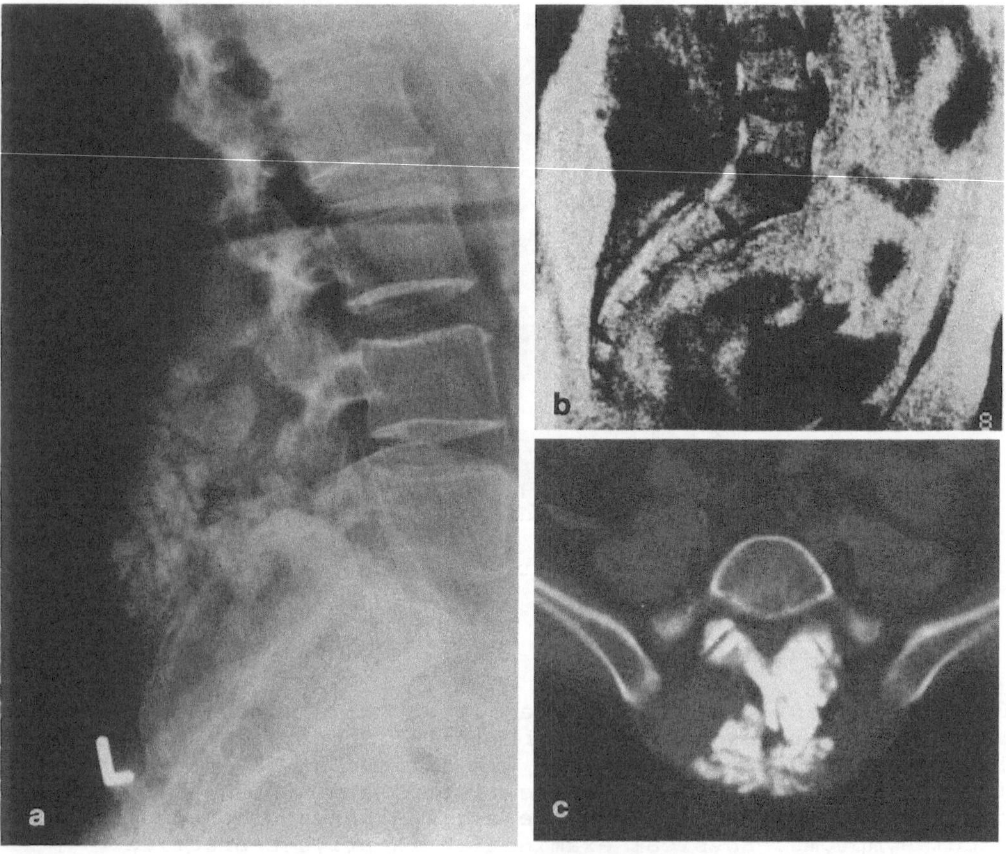

Fig. 4 a-c. Calcified "tumor-like lesion" of the dorsal lumbar and sacral region in scleroderma. (Patient No. 2), (*a*) radiography, (*b*) magnetic resonance imaging, (*c*) computerized tomography

nuclear structures with homogenous pattern, increased percentage of gammaglobulin-fraction in electrophoretic diagram and accelerated erythrocyte sedimentation rate were evident. Some pathological changes in heart and lungs were found, though not necessarily specific for the underlying disease. All these findings were indicative of progressive systemic scleroderma. The extraordinary size and location of the interstitial calcinosis in the dorsal lumbar and sacral region required open biopsy to make the exclusion of malignant neoplasm as certain as possible. The tumor-like lesion had a white, pasty structure, like "toothpaste" and microscopically amorphous calcific deposits without evidence of autonomous neoplastic growth were found. So, again, the association of progressive systemic scleroderma with interstitial soft tissue calcification was noticeable and diagnosis of Thibièrge-Weissenbach-syndrome could be established once more. - Half a year later the patient was referred again to our department and another tumor-like calcified deposit had developed at the right tuber of the os ischium (Fig. 5).

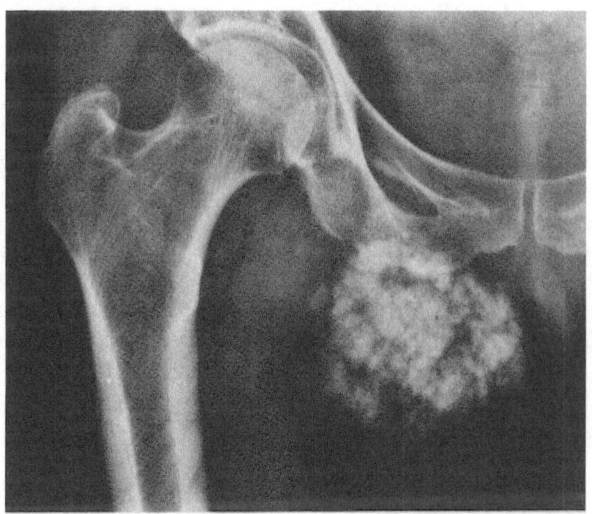

Fig. 5. Tumor-like soft tissue calcification around the tuber of the right os ischium. Patient No. 2

Comment

Systemic progressive scleroderma belongs to the group of connective tissue diseases. Female patients are more often affected than male and first symptoms become evident in the 3.-5. decade of life (19). In our own two cases diagnosis was established at the age of 60 respectively 56, although increasing complaints have been noticeable for some years. The first signs had been "rheumatic pains in the hands", swelling of the joints, matutinal stiffness of the fingers and Raynaud's phenomenon with distinct sensitivity to cold (10, 16). In both patients the worsening of the physical mobility of the hand was the most pronounced symptom, providing the reason for early retirement. Sometimes the radiological findings in the fingers, such as acro-osteolysis, calcinosis cutis, soft tissue atrophy and contractures in flexion, are remarkable, characteristic and pathognomic for this collagen-disease, thus allowing establishing the diagnosis (8, 37). In later stages scleroderma extends centripetally and finally involves nearly every part of the viscera, such as lungs, heart, kidneys, digestive tract and especially the esophagus in more than 50% of cases. The varieties of locations of calcified deposits and the multiforious clinical symptoms result in difficulties of differential diagnosis, particularly by not taking into account the mild and unspecified symptoms of skin and hands. Tumor-like soft tissue calcification in the dorsal lumbar and sacral region or exulceration and inflammation of skin at the finger had been the general symptoms in our cases. So both patients were referred to the orthopedic surgeon for suspected malignant tumor. Amorphous calcified deposits can be detected in 12-40% of patients with scleroderma (17, 18, 20, 26). The localized circumscribed calcinosis is characterized by small deposits around the fingers, particularly the distal phalangeal tufts (4, 28, 32, 37), whereas calcinosis universalis is affecting pressure points of the knees, hips, shoulders and elbows (8, 30, 32).

The pathogenesis of calcium deposition in soft tissue is still in question. On the one hand hypoxia caused by vascular lesions in the collagenosis might induce increased stimulation of intracellular calcium-salt synthesis (29, 34), on the other hand dissociation-constant of calcium and plasma proteins might be changed in altered tissue (6, 11), but also pH-shifts (4, 12, 13, 17) or genetic damage (9) with disordered calcium-metabolism might be explanations (21). Scleroderma is very rarely associated with renal insufficiency and hyperparathyroidism (6, 16, 23, 24). Pathological changes of the kidneys are statistically less frequent in CREST-syndrome than in other forms of scleroderma (17). Local trauma also seems to have a stimulating effect on soft tissue calcification in our second case (32).

Interstitial calcinosis initially starts in the skin and subcutaneous fat tissue and finally extends into superficial muscles (17, 20, 32). The chemical components of the amorphous mass are calcium phosphate- and calcium carbonate crystals (36). The size, location and morphology of the areas of plane radiograms are not safe or typical criteria of the Thibièrge-Weissenbach-syndrome. Instead calcipexia might develop under various conditions with relevance to differential diagnosis. Exulcerative tumor of the skin or soft tissue are suspected in case no. 1, cutaneous tuberculosis or tendosynovial chondromatosis were considered, too. The outpatient examiner suspected a malignoma in case no. 2, because of the large soft tissue mass in the lumbar and sacral vertebral region, for example synovial-, osteogenetic-, chondrogenetic- or undifferentiated sarcoma (1, 4, 15). CT-scans, however clearly demonstrated no bone destructions, which was confirmed by magnetic resonance imaging. So a malignant mesenchymal tumor could be excluded. The long history of illness during the last six years and missing structures of characteristic zonal phenomenon on the radiograph excluded the diagnosis of posttraumatic myositis ossificans (1, 15, 25), too. Finally the evidence of some more polytopic calcified deposits around various joints offered a conclusive diagnosis of systemic disease in both cases. As reported in our second patient, radionuclide imaging was ideal for assessing the extent of dystopic calcinosis. Metastatic calcipexia in renal failure, hyperparathyreoidism and Paget's or Boeck's disease could be excluded by normal serum calcium and phosphate levels (4, 17). Tumoral calcinosis and dermatomyositis might cause such large calcified lumps around the hips, shoulders and elbows, too, but this is most common in elder children (1, 4). Hereditary tumoral calcinosis was also excluded by negative family history. Elevated levels of creatinine-phosphatase and other muscle-enzymes, characteristic for dermatomyositis, were missing. In 70 per cent of patients with CREST-syndrome elevated titers of anticentromere antibodies are characteristic and HLA DR 1 seems to correlate closely with CREST-type of scleroderma (17). The diagnosis of progressive scleroderma was safely established at the end by combining typical clinical symptoms, with radiological findings of the hands, dermatosis of the face, peristaltic arrest of the esophagus and characteristic immunological data (14). Such large tumor-like deposits around the greater joints, especially the vertebral region, are very rare in Thibièrge-Weissenbach-syndrome (6, 12, 26, 28, 31). Thus diagnosis must be confirmed by open biopsy, and histological examination is necessary in such unusual cases (4).

While most medical managements influence the synthesis of collagen, trying to improve the unpaired micro-circulation (17, 18) and decreasing inflammation, only drug therapy trials, for example based on aluminum hydroxide (12), probenicid (22) and diphosphonates (5) are known to resolve calcipexia within the connective tissue or to suppress the deposition of new crystals. Rare vascularization in the vicinity of calcium deposits might explain the disappointing effects of EDTA-therapy (27). Because of the arthrospastic disorder, there is also a high risk of prolonged secondary wound healing and skin necrosis with following decreased range of motion (3, 32). Especially manipulation of skin should be minimized during operation (32). While spontaneous disappearance of the calcified areas has never been reported in scleroderma, this symptom does not reduce the life span. The very long history of illness in our two cases confirming the more benign behaviour and better prognosis of Thibièrge-Weissenbach-syndrome respectively CREST-syndrome compared with other clinical appearances of scleroderma (13, 17, 26).

References

1. Adler, C.-P. (1983): Knochenkrankheiten: Diagnostik makroskopischer, histologischer und radiologischer Strukturveränderungen des Skeletts. Thieme, Stuttgart New York
2. Bartelheimer, H., Kuhlencordt, F. (1967): Primärer, sekundärer und tertiärer Hyperparathyreoidismus. Med. Klin. 62:821-825
3. Berggren, R.B., Long, P.M., Trevaskis, A.E., Radall, R. (1965): Calcinosis circumscripta. Reports of a case involving the hands. Plast. and Reconstr. Surg. 36:609-618
4. Connor, J.M. (1983): Soft tissue ossification. Springer, Berlin Heidelberg New York Tokyo

5. Cram, R.L. (1971): Diphosphonate treatment in calcinosis universalis. N. Engl. J. Med. 285:1012
6. Dederich, R., Möhlenbruch, A., Schwarz, E. (1975): Thibièrge-Weissenbach-Syndrom. Z.Orthop 113:357-361
7. Delling, G. (1967): Mineralstoffwechselstörungen und extraossäre Gewebscalcinosen im Obduktionsgut des Pathologischen Institutes der Universität Hamburg (1960-1965). Diss. Hamburg
8. Dihlmann, W. (1982): Gelenke - Wirbelverbindungen. Thieme, Stuttgart New York, 135-136
9. Dunky, A., Altmann, H., Topaloglou, A., Eberl, R. (1984): Poly(ADP-Ribose) Synthese in Lymphozyten von Patienten mit progressiver Sklerodermie. Z. Rheumatol. 43 Suppl. 1:16-18
10. Ganßmann, M., Rustemeier, M. (1986): Der besondere Fall: Sklerodermie. Handchirurgie 18:351-352
11. Gomori, G. (1943): Calcification and phosphatase. Amer. J. Path. 19:197
12. Hegglin, M., Siegenthaler, W. (1980): Differentialdiagnose innerer Krankheiten. Thieme, Stuttgart New York 3.15-3.17
13. Hudson, P.M., Jones, P.E. (1974): Extensive calcinosis with minimal scleroderma: Treatment of ectopic calcification with aluminium hydroxide. Proc. R. Soc. Med. 67:1166-1168
14. Jesserer, H. (1960): Erkrankungen und Probleme aus den Grenzgebieten der inneren Medizin XVII. Calcinosis interstitialis (Kalkgicht). Med. Klin. 55:2229-2234
15. Kotz, R., Salzer-Kuntschik, M., Lechner, G., Immenkamp, M. (1984): Tumoren und tumorähnliche Erkrankungen der Knochen und Weichteile. In: Orthopädie in Praxis und Klinik (Hrsg. A.N. Witt et al.) Bd. III/2; Thieme, Stuttgart New York, 1.1-1.375
16. Kresbach, H., Kerl, H. (1983): Progressive systemische Sklerodermie. In: Rheumatologie C. Spezieller Teil II (Hrsg. H. Mathies) Springer, Berlin Heidelberg New York, 761-810
17. Luderschmidt, C. (1987): Das CREST-Syndrom. Eine Variante der progressiven systemischen Sklerodermie mit protrahiertem Verlauf. Dtsch. Ärzteblatt 84, B 1262-1267
18. Luderschmidt, C., Kaulertz, I., König, G., Leisner, B. (1984): Progressive systemische Sklerodermie. Dtsch. med. Wschr. 37/109:1389-1397
19. Luderschmidt, C., Kreysel, H.-W. (1984): Die progressive systemsiche Sklerodermie: Klinik und Bindegewebe. Z. f.Rheumatol. 43: Suppl. 1,14-16
20. Maranta, E. (1981): Erkrankungen der Weichteile. In: Lehrbuch der Röntgendiagnostik (Hrsg. H.R. Schinz). Thieme, Stuttgart New York
21. Meyer, E., Kulenkampff, H.-A., Kortenhaus, H. (1987): Tumorähnliche Verkalkungen bei Sklerodermie - Thibièrge-Weissenbach-Syndrom. Radiologe 27:527-575
22. Meyers, D. (1976): Treatment of calcinosis circumscripta and Raynaud's phenomenon. Med. J. Aust. 2:457
23. Mohr, W. (1984): Arthritis. III. Sonstige Formen der Arthritis. In: Doerr W. et al. (Hrsg.) Spezielle Pathologische Anatomie, Bd. 18/1. Springer, Berlin Heidelberg New York, 231-256
24. Mohr, W. (1984): Arthropathien. In: Doerr, W. et al. (Hrsg.) Spezielle Anatomie, Bd. 18/1. Springer, Berlin Heidelberg New York, 373-547
25. Münzenberg, K.J., Rüther, W., Messler, H. (1987): Pathologische Verkalkungen und Verknöcherungen. Orthop. Praxis 4/87:334-341
26. Nielson, A.O., Brun, B., Secher, L. (1980): Calcinosis in generalized scleroderma. Acta Derm. Venerol. (Stockh.) 60:301-307
27. Paegle, R.D. (1966): Ultrastructure of mineral deposits in calcinosis cutis. Arch. Path. 82:474-482
28. Resnick, D., Scavulli, J.F., Goergen, T.G., Genant, H.K., Niwayama, G. (1977): Intra-articular calcification in scleroderma. Radiology 124: 685-688

29. Rodnan, G.P. (1971): Progressive systemic sclerosis (diffuse scleroderma). In: Samter, M.(ed.) Immunological diseases. Little Brown & Co., Boston, 1052 ff.
30. Seifert, G., Riesner, K., Schäfer, H. (1980): Extraossäre Verkalkungen und ektopische Knochenbildungen. In: Kuhlencordt, F., Bartelheimer, H. (Hrsg.) Klinische Osteologie B. Springer, Berlin Heidelberg New York
31. Schaaf, J. (1953): Multilokuläre Verkalkungen bei Sklerodermie. Fortschr. Geb. Röntgenstr. Röntgenpraxis 78:620 ff
32. Schlenker, J.D., Clark, D.D., Weckesser, E.C. (1973): Calcinosis circumscripta of the hand in scleroderma. J. Bone Jt. Surg. 55 A:1051-1056
33. Thibièrge, G., Weissenbach, R.J. (1911): Concrétions calcaire sous-cutanées et sclerodermie. Ann. Derm. Syph. (Paris 2:129 ff
34. Volger, E., Gollmann, G. (1953): Über angiographisch nachweisbare Gefäßveränderungen bei Sklerodermia diffusa. Röntgenfortschr. 78/3:329-335
35. Winter, H., Kammerhuber, F. (1975): Seltene Lokalisationen von Knochenveränderungen bei progressiver (diffuser) Sklerodermie. Fortschr. Röntgenstr. 122/4:364-366
36. Winterbauer, R.H. (1964): Multiple teleangiectasia, Raynaud's phenomenon, sclerodactyly and subcutaneous calcinosis: A syndrome mimicking hereditary hemorrhagic teleangiectasia. Bull Johns Hopk. Hosp. 114:361-383
37. Yune, H.Y., Vix, V.A., Klatte, E.C. (1971): Early fingertip changes in scleroderma. JAMA 215:1113-1116

Diagnostic and Therapeutic Procedures in a Patient with Arthritis of the Sterno-clavicular Joint Followed by Massive Osteonecrosis of the Sternum

L. Meiss, H. J. Weh

Orthopädische Klinik und Medizinische Klinik,
Universität Hamburg, Martinistr. 52, 2000 Hamburg 20, FRG

A 26-year-old male patient suffers of pain in his left sterno-clavicular joint. Within 3 months a swelling of the upper sternum develops. By CAT-scan and NMR-examination (Fig. 1) an abscess of 11x5x5 cm can be verified which almost reaches the large vessels.

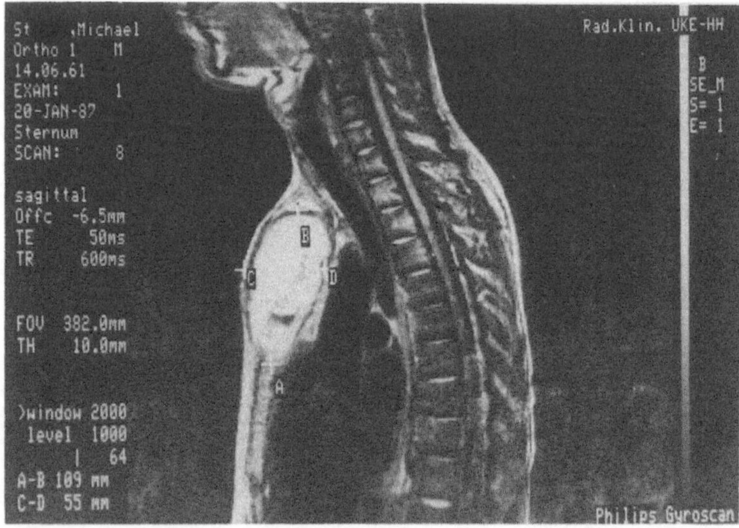

Fig. 1. NMR examination reveals a large abscess in the upper sternum which is surrounded by a capsule. It almost reaches the large vessels

At two operative revisions large amounts of necrotic tissue are removed. Septopal-chains and drains are inserted. Microbiological exams remain negative. Histological findings suggest the diagno-

F. H. W. Heuck E. Keck (Hrsg.)
Fortschritte der Osteologie in Diagnostik und Therapie

sis of chronic osteomyelitis. Lysis of the sternum progresses in spite of antibiotics. After the second intervention the wound healing is delayed. The patient develops enlarged and sore axillary lymph nodes. One lymph node is excised. Histological examination now allows the diagnosis of Hodgkin's disease (nodular sclerosing type). After two cycles of MOPP chemotherapy, the patient is in complete remission. The large sternal wound has healed spontaneously. There is only a slight deficit in shoulder function.

Hämochromatose in der Differentialdiagnostik der chronischen Polyarthritis

D. Jentsch

Rheumaklinik Wiesbaden II, Leibnizstr. 23, 6200 Wiesbaden, FRG

Kurzfassung

Es wird über 3 Patienten berichtet, die klinisch das Bild einer mäßig aktiven chron. Polyarthritis boten, humorale Entzündungszeichen aber vermissen ließen. 2 Patienten wurden unter der Diagnose einer chron. Polyarthritis vorübergehend mit Gold behandelt. Wegen der Diskrepanz von klinischen, röntgenologischen und Routinelaborbefunden wurde ergänzend das Serum-Eisen bestimmt. Sein Ergebnis wies den weiteren diagnostischen und therapeutischen Weg. Alle 3 Patienten boten typische röntgenologische Veränderungen und zum Krankheitsbild der Hämochromatose passende internistische Zusatzbefunde. Die Diagnose der Hämochromatose wurde jeweils durch Leberbiopsie gesichert.

F. H. W. Heuck E. Keck (Hrsg.)
Fortschritte der Osteologie in Diagnostik und Therapie

Strahlentherapiebedingte Wirbelsäulenveränderungen: CT-Osteodensitometrie und ^{125}J-Photonenabsorptionsmessungen

F. Kuhlencordt

Speersort 8, 2000 Hamburg 1, FRG

Einleitung und Anamnese

Die Prognose eines Morbus Hodgkin ergibt sich u.a. aus Lokalisation, zugrundeliegender Histologie, Dysproteinämie, Verlaufsdauer und bisheriger Therapie des Krankheitsbildes (Gross 1987). Wenn die Lebenserwartung sich inzwischen nennenswert erhöhte und Heilungen erreichbar sind, so dürften hierfür die Fortschritte auf dem Gebiet der Strahlentherapie mit zunehmend höheren Gesamtdosen und die Chemotherapie mit Zytostatika in Dreier- und Viererkombinationen bedeutungsvoll sein. Wie eine aggressivere Therapie für das Überleben auch einen gewissen Preis fordern kann, beleuchtet die folgende Kasuistik.

Bei einem 49-jährigen Mann, den ich kürzlich internistisch begutachtete, wurde im Alter von 40 Jahren die Diagnose einer abdominellen Form eines Morbus Hodgkin durch Probelaparotomie und Histologie gesichert. *Vor 9 Jahren* erfolgte nach Chemotherapie nach dem sog. De Vita-Schema und Splenektomie eine Strahlentherapie mit 8 MeV Photonen über 4 Wochen in einer Gesamtdosis von 40 Gy. Das Bestrahlungsfeld entsprach infradiaphragmal einem umgekehrten Y. *Vor 8 Jahren* traten Rückenschmerzen auf, die nach orthopädischer und internistischer Untersuchung den Verdacht einer Osteoporose erweckten. Eine Natriumfluorid-Therapie wurde wegen Unverträglichkeitserscheinungen nach 8 Wochen bereits abgesetzt. *Vor 1 Jahr* orthopädische Begutachtung der Fragestellung: 1. Liegt eine Osteoporose vor. 2. Wenn ja, ob für diese ein ursächlicher Zusammenhang mit der früheren Therapie des Morbus Hodgkin gegeben ist. Der Gutachter vertrat aufgrund der erhobenen Befunde, einschließlich einer röntgenologischen Skelettkontrolle die Auffassung, daß kein Anhalt für eine Osteoporose besteht.

Untersuchungsergebnisse

Die CT-Osteodensitometrie der Spongiosa der Lendenwirbelkörper ergibt folgende Befunde:

F. H. W. Heuck E. Keck (Hrsg.)
Fortschritte der Osteologie in Diagnostik und Therapie

LKW_1 50,9 mg/cm^3 K_2HPO_4
LKW_2 37,9 mg/cm^3 " Mittelwert 43,7 ± 6,6 mg/cm^3 K_2HPO_4
LKW_4 42,2 mg/cm^3 "

Von Genant und Mitarb. (1983) liegen CT-Mineralgehaltsbestimmungen des 1. und 2. Lendenwirbelkörpers von 119 gesunden Männern im Alter zwischen 18 und 80 Jahren vor. Einer graphischen Darstellung dieser Arbeit ist zu entnehmen, daß bei einem 49Jährigen der mittlere Normwert ± 2 SD etwa bei 150 ± 50 mg/cm^3 K_2HPO_4 liegt.

Moek (1987) bestimmte bei einem skelettgesunden 49-jährigen Kollegen die Mineraldichte von 3 Lendenwirbelkörpern - zum Vergleich mit dem 49-jährigen Hodgkin-Fall - mit folgenden Ergebnissen:

LKW_1 125,9 mg/cm^3 K_2HPO_4
LKW_2 138,0 mg/cm^3 " Mittelwert 135,6 ± 8,7 mg/cm^3 K_2HPO_4
LKW_3 142,8 mg/cm^3 "

Vergleicht man diese bei Gesunden erhobenen Untersuchungsergebnisse von Genant und Mitarb. (1983) und von Moek (1987) mit unserem Hodgkin-Fall, so beträgt der Mineralgehalt der lendenwirbelkörper-Spongiosa bei letzterem lediglich 29,13% bzw. 32,23%.

Um auszuschließen, ob nicht der Mineralverlust der Lendenwirbelsäule nur Teilkomponente eines Mineralverlustes der gesamten Wirbelsäule ist, erfolgte die CT-Osteodensitometrie einzelner Wirbelkörper der Brustwirbelsäule. Dabei ergaben sich folgende Werte:

BKW_7 106,8 mg/cm^3 K_2HPO_4
BKW_8 118,6 mg/cm^3 " Mittelwert 124,37 ± 21 mg/cm^3 K_2HPO_4
BKW_9 147,7 mg/cm^3 "

Die Dichtemessungen dieser Brustwirbelkörper entsprechen somit 82,91% bzw. 91,72% der von Genant u. Mitarb. (1983) bzw. von Moek (1987) angegebenen Mittelwerte der Lendenwirbelkörper-Spongiosadichte bei Gesunden.

Diese im Brustwirbelsäulenbereich gemessenen Werte wurden durch Untersuchungen mittels ^{125}J-Photonenabsorption am Radius des linken Unterarmes am distalen Zehntel- und Drittelpunkt ergänzt. Die Werte betrugen 86,7% bzw. 91,3% der alters- und geschlechtsentsprechenden Norm, die wir bei Gesunden zwischen dem 6. und 90. Lebensjahr in meiner früheren Arbeitsgruppe dokumentierten (Ringe u. Mitarb. 1977; Kuhlencordt u. Ringe 1978).

Die ausgedehnten Laboratoriumsuntersuchungen, einschließlich Kalzium und anorganischem Phosphor im Serum und 24 h-Urin, sowie die alkalische Serumphosphatase lagen im Normbereich. Insgesamt ergaben sich weder für ein Hodgkin-Rezidiv, noch für ein Grundleiden einer generalisierten sekundären Osteoporose Anhaltspunkte. Bei den Hormonuntersuchungen waren die Schilddrüsenhormone und das Parathormon unauffällig, während FSH_o (RIA) mit 35,8 mIU/ml (Norm bis 15) erhöht und Testosteron (RIA) mit 2,8 ng/ml (Norm 3-9) geringfügig erniedrigt waren, Befunde, die nach durchgeführter Strahlentherapie vorkommen können.

Diskussion

An dem ursächlichen Zusammenhang zwischen der Röntgenbestrahlung und der umschriebenen Osteoporose der Lendenwirbelsäule dürfte im vorliegenden Fall kein Zweifel bestehen. Diese Osteoporose ist definitionsgemäß eine *lokalisierte* sekundäre Osteoporose. Da Brustwirbelsäule und Skelettperipherie mit ihrem Mineralgehalt innerhalb der Norm liegen bzw. unbedeutende Abweichungen aufweisen, scheidet eine primäre oder sekundäre Osteoporose aus.

In der Zwischenzeit konnten Moek und Mitarbeiter bei einem weiteren Fall mit gleichem Krankheitsbild, gleichartiger Anamnese und Therapie, prinzipiell die gleiche Diskrepanz zwischen dem bestrahlten Lendenwirbelsäulengebiet und der unbestrahlten Brustwirbelsäule durch CT-Osteodensitometrie feststellen.

Die pathogenetischen Zusammenhänge zwischen Strahlentherapie, zytostatischer Behandlung und lokalisiertem Mineral- bzw. Knochenverlust sollten durch systematische Untersuchungen eines derartigen Krankengutes abgeklärt werden, um diese schwerwiegende Komplikation möglichst zeitgerecht zu erfassen und evtl. zu verhüten.

Literatur

Genant HW, Cann CE, Pozzi-Mucelli RS. Kanter AS (1983): Vertebral mineral determination by quantitative CT: clinical feasibility and normative data. Third International Workshop on Bone and Soft Tissue Densitometry Using Computed Tomography. J. Computer Assisted Tomography 7:548-567

Gross R (1987): Morbus Hodgkin. Lehrbuch der Inneren Medizin, Gross R, Schölmerich P, Gerok W (Hrsg.), 7. Aufl. Schattauer Verlag, Stuttgart

Kuhlencordt FM, Ringe JD (1978): Physiologischer Anstieg des Mineralgehaltes von Radius und Ulna im Wachstumsalter. Fortschr. Röntgenstr. 129:766-770

Ringe JD, Rehpenning W, Kuhlencordt F (1977): Physiologische Änderung des Mineralgehaltes von Radius und Ulna in Abhängigkeit von Lebensalter und Geschlecht. Fortschr. Röntgenstr. 126:376-380

Moek J, Rückner R, Bieler E-U: Persönliche Mitteilung

Rickets in Children Receiving Anticonvulsant Drugs

H. Hauke[1], B. Köhler[2]

[1]Radiologisches Institut; [2]Kinderklinik, Olgahospital, Bismarckstr. 8, 7000 Stuttgart 1, FRG

After the original publications by F. Schmid (1967) and R. Kruse (1968) on rickets in epileptic children receiving long-term administration of anticonvulsant drugs, a number of reports (1, 2, 3, 4, 6, 7, 9) have demonstrated disturbance of mineral and bone metabolism. However, cases with significant clinical manifestations of active rickets of osteomalacia have rarely been reported.

Between 1973-1986 we have seen in seven mentally retarded, tetra-üaretic, epileptic children the full clinical, biochemical and radiological picture of severe "late rickets" due to vitamin D deficiency. The group consisted of six girls and one boy, age 6-16 years who had been on a long-term treatment with Primidon, Phenobarbital or Phenytoin.

Roentgenographically the lesions consisted of osteoporosis, rarefication of bone structure, enlargement of the epiphyseal cartilage, distruction, rarefication and cup-formation of the metaphyseal end and spontaneous fractures (Fig. 1).

Multiple phalangeal cysts and large marginal pseudocystic defects of long bones have to be considered as radiological specifities (Fig. 2). Even after rather small doses of vitamin D the osseous lesions disappeared.

References

1. Borgstedt, A.D., Bryson, M.F., Young, L.W., Forbes, G.B. (1972): LOng-term administration of antiepilectic drugs and the development of rickets. J. Pediat. 81:9-15
2. Christiansen, C., Rodbro, P., Lund, M. (1973): Effect of vitamin D on bone mineral mass in normal subjects and in epileptic patients on anticonvulsants: a controlled therapeutic trial. Br. med. J. 11:208-209

F. H. W. Heuck E. Keck (Hrsg.)
Fortschritte der Osteologie in Diagnostik und Therapie

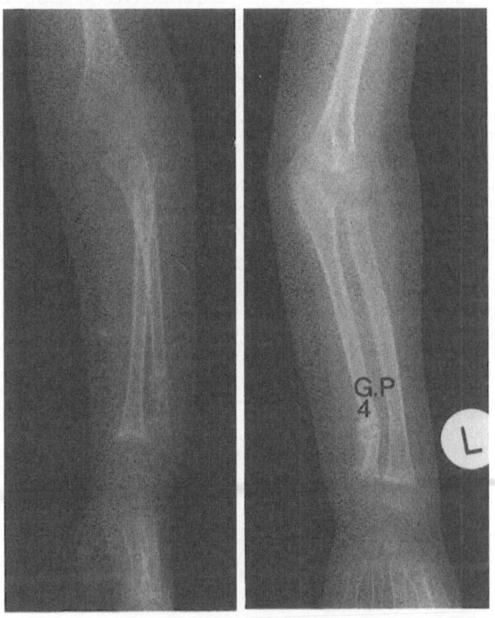

Fig. 1. Rickets - Male, 4 years receiving anticonvulsive drugs. The shafts of radius and ulna are diffusely osteoporotic and coarse in texture, fractures are visible in the distal ulna. Distal ends of both bones are spread, frayed and cupped

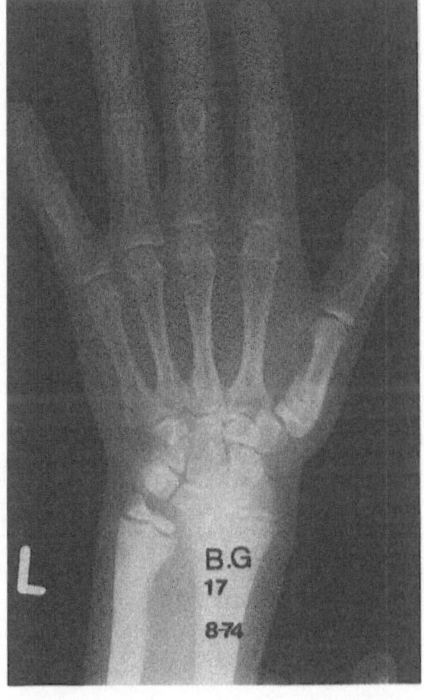

Fig. 2. Female, 17 years old, receiving anticonvulsive drugs for 16 years. Osteomalacia and signs of secondary hyperparathyreoidism. Multiple cystic bone lesions in different parts of the digits, healing fracture on the metacarpale I and subperiostal bone erosion and spiculation of the distal ulna

3. Fritsch, R., Heyer, R., Freyschmidt, J. (1981): Röntgenologische Skelettveränderungen bei antiepileptischer Therapie im Kindesalter. Fortschr. Röntgenstr. 134, 1:56-61
4. Köhler, B., Hauke, H. (1983): Floride Rachitis nach antiepileptischer Langzeittherapie. Sozialpädiatr. in Praxis und Klinik 5, Nr. 3:128-136

5. Kruse, R. (1968): Osteopathien bei antiepileptischer Langzeittherapie. Mschr. Kinderheilk. 116:378-380
6. Kruse, R. (1975): Osteopathien, Kalzium- und Vitamin-D-Stoffwechselstörungen unter antiepileptischer Langzeittherapie. Biblthca psychiat. 151: 114-143
7. Lücking, Th., Delling, G. (1973): Schwere rachitische Osteopathie bei antiepileptischer Langzeitbehandlung. Dt. med. Wschr. 98:1036-1049
8. Schmid, F. (1967): Osteopathien bei antiepileptischer Dauerbehandlung. Fortschr. Med. 85:381-382
9. Winnacker, J.L., Yeanger, H., Saunders, J.A., Russel, B., Anast, C.S. (1977): Rickets in children receiving anticonvulsant drugs. Am. J. Dis. Child. 131:286-290

Difficulties in the Diagnosis of Cemento-ossifying lesions and Fibrous Dysplasia

B. Hell

Abteilung für Mund-, Kiefer- und Gesichtschirurgie
der Universitätskliniken, 6650 Homburg/Saar, FRG

As Wunderer, Jacobsson and Riediger stated, there exist difficulties in the differential diagnosis between ossifying fibroma, cementifying fibroma, fibrous dysplasia and sclerosing osteomyelitis. All these entities are characterized by a painless swelling of the bone which may show an opacity radiologically.

In this paper the radiological findings of typical examples of the said entities will be presented and on the other hand the problems with the differential diagnosis will be demonstrated. It is not possible to discuss details in the given time, especially histological findings.

Case Reports

1. In this case of fibrous dysplasia which presented clinically as a painless swelling in the right upper jaw, the X-ray demonstrates a sclerosis in the upper jaw which is partly well delineated but in some regions no exact borderline can be defined (Fig. 1). Another well-known sign of this lesion is the ground-glass structure of the bone which can also be seen.

2. This case shows a typical cementifying fibroma of the right upper jaw. The patient complained of a hard painless swelling. Radiologically a sclerosis of the right antrum which extends into the cavity of the nose can be seen. But a capsule can be seen in some zones of the process especially in the tomography (Fig. 2). As it is known in the english literature the difference between an ossifying and a cementifying lesion can only be defined histologically.

3. The sclerosing osteomyelitis also produces an opacity in the X-ray. In connection with the medical history, in which an inflammation of the region of interest should be detected, and in view of the follow-up, as well as the histological finding of lymphocytes in bone slices the right diagnosis should be

F. H. W. Heuck E. Keck (Hrsg.)
Fortschritte der Osteologie in Diagnostik und Therapie

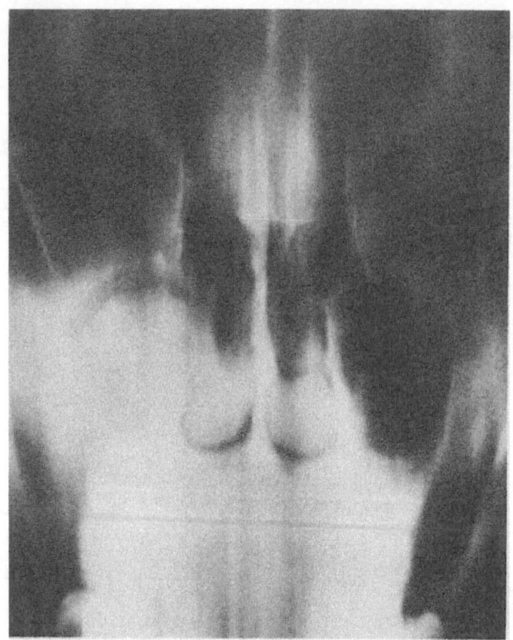

Fig. 1. Case 1: Tomography of the midface: A ground glass structure of the midface is to be seen on the right side. In some regions the process is not sharply delineated (fibrous dysplasia)

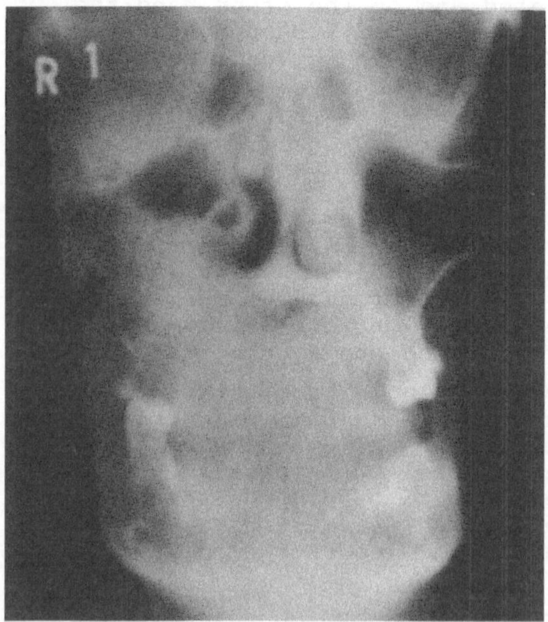

Fig. 2. Case 2: Tomography of the midface: A sclerosing tumor can be seen in the right maxillary sinus. In some regions the tumor produced a capsule. (cementifying fibroma)

easier to make. Further information will be gained by follow up: after appropriate treatment the symptoms may settle. The X-ray In Fig. 3 shows a thickened coronoid process of the mandible and an irregular speckled, badly defined structure of the bone on the left side. In some regions ground class structure of the bone is visible. The reason for this inflammation was an impacted wisdom tooth.

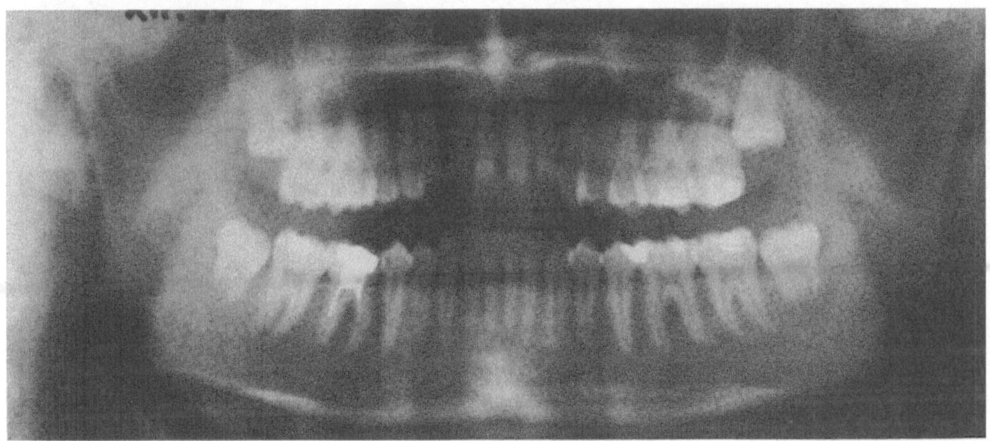

Fig. 3. Case 3: Orthopantomography of the jaws: The left coronoid process of the mandible is thickened and consists of an irregular speckled badly defined structured bone (sclerosing osteomyelitis). Impacted wisdom tooth

4. The last case which should demonstrate the problems of diagnosis in these cases deals with a patient who was 44 years old in 1976. He complained of a recurring swelling of his left face together with trismus. His history started in 1948 when a biopsy of the mandible was taken from the retromolar region, but no diagnosis could be given. In 1964 a conservative parotidectomy was performed with preservation of the facial nerve because it was believed that the patient suffered from a recurring inflammation of the parotid gland. But only a lipomatosis of the gland was described. Clinically a hard swelling of the angle of the mandible was palpable in 1976. The opening of the mouth was limited. In the left temporal-mandibular joint a crunching of the mandible could be shown. There was a certain ground glass structure of the bone, which crossed the midline of the mandible to some extent. An ill defined rounded structure which was seen in the angle of the mandible displaced the canalis mandibularis. The articular surface of the mandible showed some cystoid lesion (Fig. 4a,b). A bony biopsy was taken which produced no clear-cut diagnosis. A fibrous dysplasia was described as well as an ossifying fibroma or a bony inflammation. During the following years a regression of these findings was obvious but even now the situation is not normal.

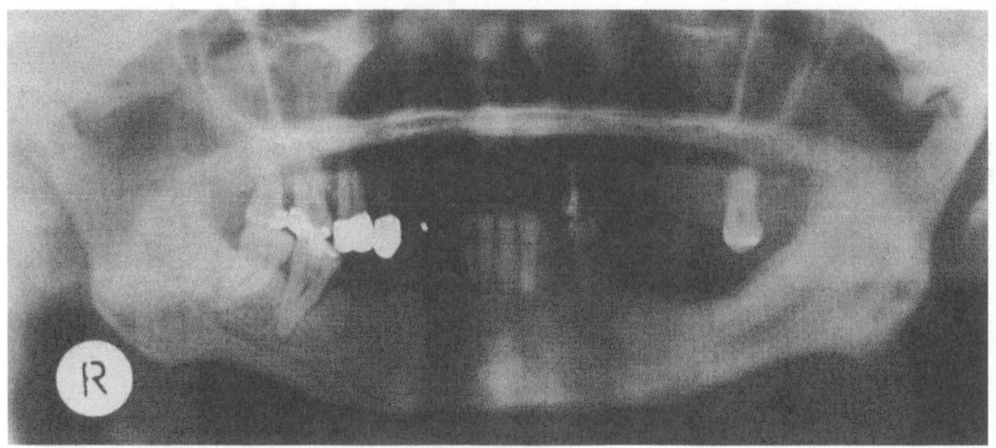

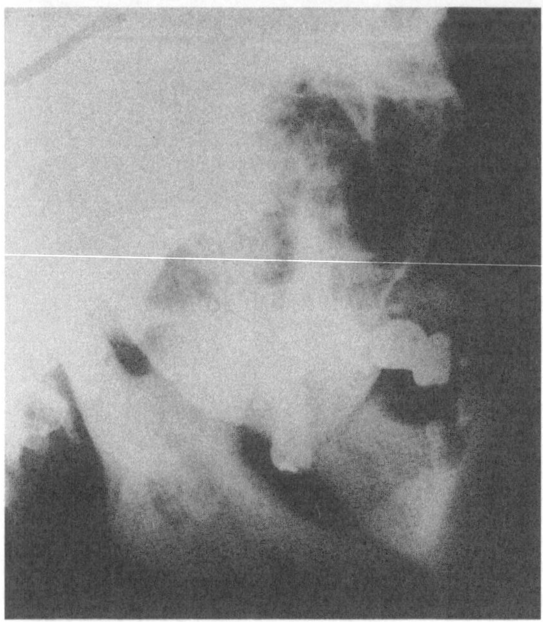

Fig. 4. (*a*) Case 4: Orthopantomography of the jaws: Ground glass structure of the bone to some extent, which crosses the midline; cystoid lesion in the condyle. (*b*) Case 4: Ascending ramus of the mandibula: Speckled lesion in the left ascending ramus which displaces the canalis mandibularis

Discussion

Bone has only few possibilities to react on stimuli. Therefore the diagnosis of bony lesions is difficult. Furthermore special behavior of the skull bone concerning these entities must be taken into consideration. As Wunderer stated in 1970 the diagnosis of these lesions is questionable. The diagnosis is easy if clear findings can be found. But these findings have to fit. Unfortunately this is not always the case.

Only the combination of the medical history, clinical, radiological and histological findings and the follow-up, can lead to a correct diagnosis. One important detail should be underlined. Only if the biopsy is taken from all slices of the lesion deep into the central part of the bone the right diagnosis can be given, because in different layers of the process different histological findings can be seen. For example as Riediger and co-workers point out a sclerosing osteomyelitis may look like an ossifying fibroma in the periphery and vice versa. Jacobsson recommends a trephine burr in order to get a specimen of all parts of the lesion.

The diseases of bones especially the skull bones are a questionable chapter in pathology and it should be mentioned that Makek proposed a revision of the systematology of these entities. Because of the difficulties in diagnosis of these lesions all these cases should be collected and evaluated at a register. Such a register is built up at the Institute of Pathology, University of Basel, Switzerland.

References

Jacobsson, S. (1984): diffuse sclerosing osteomyelitis of the mandible. Int. J. Oral Surg. 13:363

Makek, M. (1983): Clinical pathology of the fibro-osteo-cemental lesions in the cranio facial and jaw bones. Karger, Basel

Riediger, D., Schmelzle, R., Fischbach, H. (1984): Diagnostische und therapeutische Probleme bei der chirurgischen Behandlung der Osteomyelitis. Fortschr. Kiefer-Gesichtschir. Bd. 29, Thieme, Stuttgart, S. 58

Wunderer, S. (1970): Klinik und Therapie der fibrösen Dysplasie im Kieferbereich. Fortschr. Kiefer Gesichtschir., Bd. 14, Thieme, Stuttgart, S 188

Tumoröses Cholesteringranulom der Axilla und des Humerus nach Schußverletzung

H.-J. Pesch[1], G. Zeiler[2]

[1]Pathologisches Institut, Universität Erlangen-Nürnberg, Krankenhausstr. 8-10, 8520 Erlangen, FRG
[2]Orthopädische Klinik, Wichernhaus, 8501 Schwarzenbruck, FRG

Kurzfassung

Berichtet wird über ein tumoröses Cholesteringranulom der Axilla und des Humerus links, das als tumor-like lesion zur pathologischen Fraktur des Humerus führte und damit als Rarität einzustufen ist.

Im März 1944 erlitt der 1912 geborene W.K. an der Ostfront einen Durchschuß im Bereich der linken Schulter. Das Projektil war von dorsal unter das Schulterblatt eingedrungen, in der Axilla wieder ausgetreten und hatte zu einer subkapitalen Oberarmfraktur geführt. Die Erstbehandlung bestand im Anlegen eines Desaultverbandes. Im Feldlazarett wurde der Schußbruch im Thoraxabduktionsgipsverband ruhiggestellt. Ohne chirurgische Intervention ist die Fraktur im Verlauf von mehreren Wochen konsolidiert. Schon 6 Monate nach der Verletzung spürte der Patient einen vogeleigroßen Tumor in der Axilla, ohne daß er diesem Bedeutung beigemessen hätte. Erst 1959, also 15 Jahre nach der Schußverletzung, bemerkte der Betroffene eine deutliche Größenzunahme dieses Tumors, der in einer chirurgischen Abteilung punktiert wurde, wobei zwei Nierenschalen mit einer roßbraunen, fettigen Flüssigkeit entfernt wurden. Klinisch blieb der Tumor in der Axilla in der Folgezeit für den Patienten so unscheinbar, daß weitere Klärungen oder Behandlungen nicht erfolgt sind.

Im Februar 1977 trat bei Arbeiten mit einer Schlagbohrmaschine in einer Betonwand eine Spontanfraktur des linken proximalen Oberarmes auf. Röntgenologisch fand sich eine pathologische Fraktur mit ausgedehnter blasiger Hohlraumbildung und Verlust der Knochenstruktur im körpernahen Drittel. Die Probeexzision ergab ein ausgedehntes Cholesteringranulom mit massiver Fremdkörperreaktion und aggressiver Osteolyse. Bei der operativen Revision fanden sich eine abschnittsweise aufgebrauchte Kompakta des Humerus und im Bereich des Frakturspaltes gelbbraune Gewebsbröckel, die in die umgebenden Weichteile ausgetreten waren, und

F.H.W. Heuck E. Keck (Hrsg.)
Fortschritte der Osteologie in Diagnostik und Therapie

außerdem in der linken Axilla ein hühnereigroßer Tumor. Nach sorgfältiger Ausräumung des Tumors mit sorgfältiger Curettage der randständig stark verdünnten Kompakta wurde der ausgedehnte Defekt mit kortikospongiösem und spongiösem Material aus dem Beckenkamm aufgefüllt. Die Fraktur heilte und ist nach nunmehr 10 Jahren Beobachtungszeit knöchernfest konsolidiert.

Der seinerzeit auf Wunsch des Patienten nicht behandelte Weichteiltumor in der linken Axilla bleibt über die folgenden Jahre beschwerdefrei. Erst im Laufe des Jahres 1982 tritt eine rasch zunehmende Vergrößerung auf, die den Patienten wieder in die Klinik führt. Anfang 1983 wird dann ein kindskopfgroßer, prallelastischer Tumor entfernt, der jetzt die gesamte linke Axilla ausfüllt, sich zwischen Brustkorbwand und Skapula ausdehnt und bis zur 6. Rippe an der äußeren Brustkorbwand adhärent ist. Beim Öffnen des Tumors entleeren sich 600 ml eines teils zähflüssigen, teils bröckeligen, gelbbraunen Tumorinhaltes, der zyto- bzw. histologisch wiederum Cholesterinnadeln bzw. einem Cholesteringranulom entsprach. Der postoperative Verlauf war ebenfalls problemlos.

Osseous Manifestations of Neurofibromatosis in Children

B. Köhler[1], H. Hauke[2]

[1]Kinderklinik; [2]Radiologisches Institut, Olgahospital, Bismarckstr. 8, 7000 Stuttgart 1, FRG

Neurofibromatosis (NF), also known as von Recklinghausen's disease is an autosomal dominant disorder with variable expression and penetrance, and a high rate of genetic mutation. Its frequency is one case in 3000 births. 50% have a positive family history.

In its most classical form it is characterized by multiple areas of hyperpigmentation ("café-au-lait spots") and tissue overgrowths of nervous and fibrous elements.

NF is suspected to be a primary disorder of neural crest tissue involving ectodermal, mesenchymal and less often endodermal tissues (Riccardi 1980). The spectrum of neurofibromatosis ranges from sublime defects to severe disabling manifestations. NF has to be considered a dynamic process with the physical signs, mainly cutaneous and osseous lesions, already present at birth in about half of the cases (Riccardi 1977, 1981, 1983).

The most common form is the classic von Recklinghausen Neurofibromatosis or following the classification of Riccardi, NF I with multiple café-au-lait-spots, and at later age simple neurofibromas and multiple iris hamartomas called Lisch nodules.

As NF may become evident not before puberty its symptoms may be very soft and variable and, according to recent studies by Lewis and Boltshauser, iris hamartomas may be noted in only one third of NF patients younger than 6 years and in 87% in patients between 6-12 years, the diagnosis of NF may be missed or delayed significantly.

Early diagnosis may be essential for genetic counselling of a family with NF and for the child himself as for early detection of central nervous processes, scoliosis, school performance and for early detection of more rare complications of NF as seizure disorders, endocrinologic abnormalities, high blood pressure and malignancies.

F. H. W. Heuck E. Keck (Hrsg.)
Fortschritte der Osteologie in Diagnostik und Therapie

Collaboration of clinicians, radiologists, genetecists, orthopedic, plastic and general surgeons, ophthalmologists, dermatologists as well as social services and psychologists are essential in dealing with this group of very differently burdened patients.

Adrian was the first to describe osseous changes in von Recklinghausens disease. Since then numerous reports of the broad spectrum of skeletal manifestations and radiologic reviews of neurofibromatosis have been given (Brooks, Casselman, Grimbaud, Holt, Klatte, Levin, Uehlinger). The bone changes are considered either to be the consequence of erosive lesions or of mesodermal dysplasia. The descriptions of skeletal changes mainly contained reports of adult and only few pediatric patients.

Holt in his comprehensive review of neurofibromatosis in children was the first to give a more detailed description of the multiple osseous lesions pointing out the high incidence of cranial and spinal lesions in this age group.

Skull, chest and spine x-ray studies have been included in the most recent NF investigations of the Baylor NF Program since 1983. However, a systematic screening for osseous manifestations in children with von Recklinghausen's disease so far has not been done. Thus with a comprehensive 14 year-study of different forms and clinical courses of children with neurofibromatosis between January 1983 and December 1986, we have investigated systematically skeletal lesions to give answers to the following questions:

- What kind of osseous manifestations may be found in NF?
- How often are they?
- Is there any close correlation between clinical picture, classification and grading of NF and the bone lesions?
- Is it worthwhile to do a radiologic screening in all young patients with the possible diagnosis of NF?

When suspecting the diagnosis of NF a baseline evaluation was done. The specific items of the evaluation respected the multiple types of clinical problems that may influence the lives of children with NF:

- Complete medical history and neurologic examination, including examination of eye, ear and psychomotor development.
- Electroencephalogram.
- Cranial CT scan.
- X-ray studies of skull, right upper extremity, left lower extremity, chest
- and other investigations and x-ray studies indicated by specific patient complaints.

In the study were included 66 patients (55% male and 47% female) with an average age of 7.45 years (5 days - 15.6 years). Details of the baseline workup will be published in a separate comprehensive paper (Köhler). The essential clinical datas are summarized as following:

Except one case all patients had the classical form of NF (NF type I) following the classification proposed by Riccardi, with an almost equal distribution of severity grades 1-4.
There was a positive family history for NF in 59.0%.
63.6% of the children showed signs of psychomotor retardation,

delay in speech development in 45.4% and cerebral convulsions in 10.6%. The evaluation of physical growth revealed a remarkable tendency of small growth as compared to the general pediatric population: almost two thirds of the children were below the 50th percentile. On the other hand 2 of the 3 patients with a physical growth beyond the 97th percentile showed signs of sexual precocity due to NF.

In our pediatric age group the skin changes included multiple café-au-lait spots in 97%, neurofibroma in 31.8%, subaxillar freckling in 21% and vitiligo in 21%. The neurologic examination confirmed disturbances of fine (59%), gross (25.7%) motor activity and speech development (36.3%), as already suspected by personal history. 15 children (22.7%) were mildly and 4 (6%) severely retarded. The electroencephalographic recordings revealed pathologic changes in almost two thirds of the patients, mainly generalized slowing (25%) and/or dysrhythmia (30%) and bilateral hypersynchronous activity (38.3%).

On CT scan, included in basic investigations after 1979, hydrocephalus in 22.2%, ventricular asymmetry in 11% and gliomas of the optic path ways in 16.6% were found. In addition three hemispheric and one intrasellar tumor were discovered.

In regard to the obvious skeletal changes revealed by clinical examinations macrocranium (63.6%), scoliosis of spine (36.3%) and deformities of the extremities in 21% were the leading features. A summary of the osseous manifestations documented by x-ray studies is given in Tables 1, 2.

An important feature of NF patients is the macrocranium, in half of our patients accompanied by dilatation of the parietal diameter of the skull or dilatation of the median cranial fossa. Enlargement of the head usually was not produced by hydrocephalus but by mesodermal dysplasia of parts of the skull and by subcortical heterotopias and abnormal cortical architecture (Rosman). Some kind of gliosis has been shown just recently by CT scan and MR-imaging (Higer, Mawald, Kuhn).

The most frequent cranial osseous dysplasia is located in the sphenoid bone leading to asymmetry of the orbit, sometimes combined with pulsatile exophthalmia in infancy and childhood without a retrobulbar neurofibromatous tumor (Tänzer 1963, 1966).

In addition to these defects we found minor cranial abnormalities but in none of our children a calvarial dysplastic defect encompassing or adjacent to the lambdoidal suture which had been considered to be pathognomonic for NF (Joffe, Handa).

Asymmetries of the optical foramina were not accompanied by optic nerve gliomas that means asymmetry is produced by dysplasia and not by erosion.

Although neurofibromatosis was found in only 3% of 3 209 scoliosis cases reviewed by Rezaian, abnormal spinal curvature has been reported in up to 40% of NF cases (Chaglassian, Scott, Holt).

Table 1. Osseous manifestation of neurofibromatosis

		number of patients	percentage
Skull: (n=66)	*Macrocranium*	38	57,5
	Dilatation of parietal diameter	31	46,9
	Asymmetry of orbita	8	10,6
	Dysplasia of sphenoid bone	4	6,1
	Asymmetry of optic foramen without optic glioma	3	4,5
	Flattened calotte	4	6,1
	J-shaped sella	4	6,1
	Mikrocephalus	1	1,5
Spine: (n=65)	*Scoliosis*, total	31	47,6
	vertex of scoliotic curve:		
	cervical	1	3,2
	thoracic	21	67,7
	lumbar	9	29,0
	combined with kyphosis	12	18,5
	Kyphosis, isolated	1	3,2
	Schistasis, total	12	18,5
	level S 1	11	16,9
	level L 5	1	1,5
	Vertebral dysplasia, total	42	64,6
	diminished distance between vertebrae	18	27,7
	posterior excavation	20	30,7
	anterior excavation	8	12,3
	vertebral block	2	3,0
	hemivertebra	1	1,5
	Enlargement of intervertebral foramina	3	4,6
	others (spondylolisthesis, sacral agenesis, transitional vertebra)	3	4,6

Table 2. Osseous manifestation of neurofibromatosis

		number of patients	percentage
Chest (n=48)	Funnel chest	4	8,3
	Asymmetry of chest	2	4,1
	Pigeon chest	1	2,1
	Rib deformity	3	6,25
Extremities (n=55)	*Bowing*, total	13	23,6
	with pseudarthrosis	2	3,6
	Hypoplasia, thinning	8	14,5
	Gigantism	2	3,6
	Defective position	5	9,0
	Intraosseous cyst	7	12,7
	Periostal changes	1	1,8
	others (apophysis, pseudoepiphysis etc.)	5	9,0

In our survey we found scoliosis in 47.6% (Fig. 1) with the vertex of the scoliotic curvature in two thirds of the patients in the thoracic spine. Obviously there is no standard pattern of spinal deformity in neurofibromatosis and the types of curvatures found are variable. Once a curvature is noted to be progressive, it tends to progress relentlessly even after growth is completed.

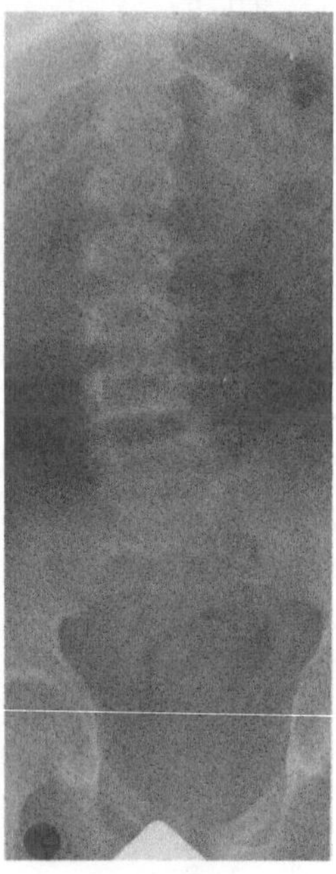

Fig. 1. 11-year old boy with lumbar scoliosis, vertex of curve at level of L 3

Varying degrees of kyphosis are seen in association with scoliosis in neurofibromatosis, usually with sharply angular scoliotic curves. In contrast to other reports (Holt), we found one NF case of isolated kyphosis without scoliosis.

Vertebral schistasis was rather common in our group of NF patients, occurring in 16.9% at the level of S 1 and in only one case (1.5%) at L 5.

We had one case associated with a myelomeningocele but no case of an intrathoracic meningocele, as described by others (Erkulvrawatr, Edeiken, Holt).
Mesenchymal defect and bony erosions in NF may result in maldevelopment and bony lesions of one or more vertebral bodies. The so-called scalloping of vertebral bodies (Fig. 2) may occur in a variety of disorders which affect the spine or its contents (Leeds).
In NF the scalloping occurs earlier than interpediculate widening because the spongy bone of the vertebral body offers less resistance to the pressure of the expanding intraspinal contents than does the compact bone of the pedicles.

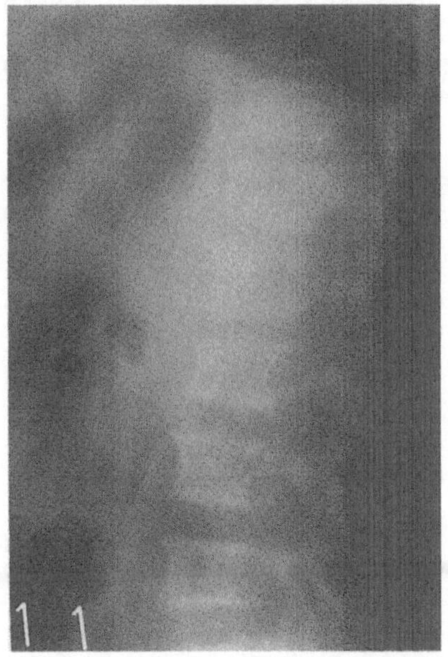

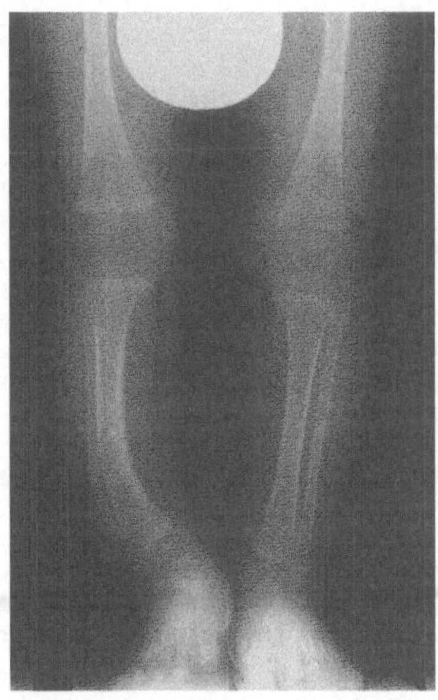

Fig. 2. Same patient. Tomography of lumbar spine. Posterior and anterior excavation (scalloping) of vertebral bodies. Dilatation of intervertebral foramina

Fig. 3. Congenital anterolateral bowing and overgrowth of right tibia and fibula without pseudarthrosis

The most frequent cause of scalloping is dural extasia as a consequence of dilation of the subarachnoid space. However, as scalloping is not only observed posteriorly but also as an anterior or, in very rare cases as a lateral axcavation, it is supposed to be the consequence of a primary mesenchymal abnormality.

Scalloping may be progressive. It was mainly documented in our NF patients at the end of the first decade of life with the exception of a 5.2 year old boy with multiple osseous manifestations of NF and optic glioma.
Other vertebral abnormalities were rather rare in the pediatric age group compared to the anterior and posterior excavation and to spinal changes in older patients.

Thoracic abnormalities included pigeon chest, funnel chest , asymmetry of the thoracic cavity and rib deformities. We have not seen a case with "twisted rib deformity", secondary to erosion by intercostal neurofibromas, but only rib erosions due to intraabdominal mass or due to a primary defect. Congenital bowing of extremities particularly of tibia and fibula (Fig. 3) with or without pseudarthrosis - seen in 23.6% of our pediatric group - are well known findings in children with neurofibromatosis.

Anterolateral bowing of the tibia and fibula may be the first pathognomonic sign of von Recklinghausen's disease in association with café-au-lait spots in a newborn (Andersen). Body and Sage defined two distinct types of lesion in congenital pseudarthrosis of the tibia. One is a cystic type resembling fibrous dysplasia. The other shows sclerosis with tapering sclerotic ends at the pseudarthrosis. On only few cases neural tissue in cystic types of pseudarthrotic bone lesions was demonstrated by histologic examinations. Pseudarthrosis poses a difficult problem in orthopedic management. Methods of osteosynthesis by grafting have included massive onlay, inlay, delayed autogenous grafts, intramedullary grafting and more recently, the application of electronic current. None of the methods have been consistently successful.

Recently bowing and pseudarthrosis of the upper extremities particularly of radius were described (Masihuz-Zaman, Galanski).

Hypoplasia or atrophy of long bones were the most frequent osseous manifestation of extremities, the nature of which seem unclear. Thinning of the long bone were not always combined with fractures or pseudarthroses and not only confined to the lower extremities. Another striking skeletal aberration found in conjunction with neurofibromatosis is gigantism, seen in two of our patients. The cause may be an increased blood supply, probably due to massive neurofibromatous, hamangiomatous or lymphagiomatous elements (Holt, Levin, Galanski). One of our patients with a gigantic hypertrophy of the leg showed increasement of pigmentation and multiple café-au-lait spots particularly over this limb.

The defective positions of extremities mainly included genu varum or coxa valga position of the lower extremities. Intraosseous cysts in children with neurofibromatosis may or may not be associated with pseudarthrosis. Patients with intraosseous cysts may not show any clinical sign until they sustain a pathologic fracture. Lichtenstein in his review on Bone Tumors points out that only very occasionally in von Recklinghausen's disease a neurofibroma does develop within the interior of a bone. Subperiostal cyst formation and long bone erosions may be secondary to subperiostal hemorrhage in presence of loose periosteum or to adjacent soft tissue neurofibromas (Yaghmai). The additional bone lesions in 5 cases included deformities of the metacarpal bone (brachymetacarpal bone) with a small cystic formation (Fig. 4) or pseudoepiphysis at the proximal end of the metacarpal bone IV of one hand or apophyses in several small bones. They are considered to be part of either mesenchymal dysplasia or primary bone malformation similar to the skeletal changes in tuberous sclerosis.

Summary and conclusion

In 66 children the diagnosis of NF was made by typical skin lesions, signs of psychomotor retardation and in more of half of the cases by a positive family history. Besides the clinical signs the diagnosis of NF was confirmed by systematic radio-

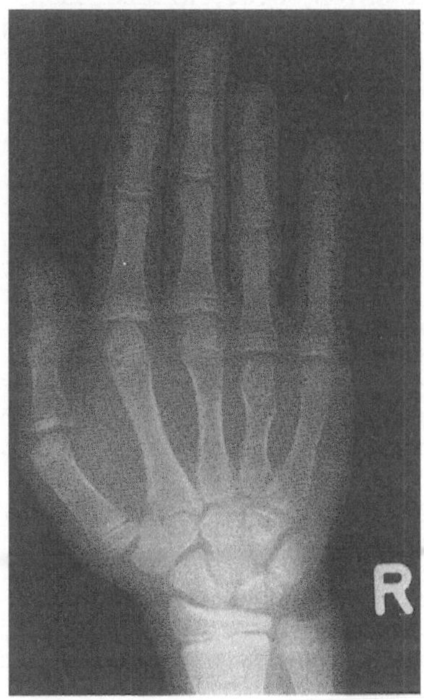

Fig. 4. 13-year old boy. Shortened metacarpal bone IV with metaphysical cyst

graphic examination of the skeletal system, showing multiple osseous manifestations in almost all children either due to primary mesodermal or secondary mostly erosive bony lesions.

Macrocranium, spinal defects - first of all scoliosis and typical vertebral anomalies - were the most frequent skeletal manifestations, besides congenital bowing or cystic lesions of the extremities. In making the early diagnosis in von Recklinghausen's disease x-ray studies of the skull and vertebral column are especially helpful. Scoliosis and congenital bowing of tibia are useful indicator for grading of neurofibromatosis. But as far as we know there is no close correlation between osseous involvement, hereditary transmission of NF and the natural history in young patients with neurofibromatosis, particularly in regard to complications of the nervous system.

References

Adrian, C. (1901): Über Neurofibromatose und ihre Komplikationen. Beitr. Klin. Chir. 31:1-98

Andersen, K.S. (1976): Congenital pseudarthrosis of the leg. Late results. J. Bone Joint Surg. (Am) 58:657-662

Boltshauser, E., Flüeler, U., Kilchhofer, A. (1985): Iris hamartomas as diagnostic criterion in neurofibromatosis. Ann. Neurol. 18:415-416

Boyd, H.B., Sage, F.P. (1958): Congenital pseudarthrosis of the tibia. J. Bone Joint Surg. (Am) 40A:1245-1270

Brooks, B., Lehmann, E.P. (1924): The bone changes in Recklinghausen's neurofibromatosis. Surg. Gynecol, Obstet. 38:587-595

Casselman, E.S., Miller, W.T., Lin, S.R., Mandell, G.A. (1977): Von Recklinghausen's disease: Incidence of roentgenographic findings with a clinical review of the literature. Crit. Rev. Diagn. Imaging 9:387-419

Chaglassian, J.H., Riseborough, E.J., Hall, J.E. (1976): Neurofibromatous scoliosis. J. Bone Joint Surg. (Am) 58:695-702

Crawford, A.H. (1978): Neurofibromatosis in the pediatric patient. Orthop. Clin. North Am. 9:11-23

Edeiken, J. (1969): Intrathoracic meningocele. Am. J. Roentgenol. Radium Ther. Nucl. med. 106:381-384

Erkulvrawatr, S., El Gammal, T., Green, J.B., Srinivasan, G. (1979): Intrathoracic meningocele and neurofibromatosis. Arch. Neurol. 36:557-559

Galanski, M., Cramer, B.M., Thun, F., Peters, P.E., Vogelsang, H. (1983): Radiologische Befunde bei der Neurofibromatose. Radiologe 23:437-450

Grimbaud, G. (1981): Maladie de Recklinghausen chez l'enfant. Etude retrospective de 171 cas. Thesis, Paris, CHU Pitié-Salpêtrière

Handa, J., Koyama, T., Shimizu, Y., Yoneda, S. (1975): Skull defect involving the lambdoid suture in neurofibromatosis. Surg. Neurol. 3:119-121

Harms, D. (1978): Zur röntgenologischen Symptomatik der Skelettveränderungen bei tuberöser Sklerose (Morbus Bourneville-Pringle). Klin. Päd. 19:196-202

Higer, H.P., Just, M., Vahldiek, G., Gutjahr, P., Pfannenstiel, P. (1978): MRT bei Neurofibromatose und tuberöser Sklerose. Fortschr. Röntgenstr. 147:64-68

Holt, J.F., Kuhns, L.R. (1976): Macrocranium and macrencephaly in neurofibromatosis. Skeletal Radiol. 1:25-28

Holt, J.F. (1978): Neurofibromatosis in children. Am. J. Roentgenol. 130: 615-639

Joffe, N. (1965): Calvarial bone defects involving the lambdoid suture in neurofibromatosis. Br. J. Radiol. 38:23-27

Klatte, E.C., Franken, E.A., Smith, J.A. (1976): The radiographic spectrum in neurofibromatosis. Semin. Roentgenol. 11:17-33

Köhler, B. : Neurofibromatose im Kindesalter (in preparation)

Kuhn, J.P., Cohen, M.L., Duffner, P.K., Seidel, F.G., Harwood-Nash, D. (1986): MR-imaging of the brain in neurofibromatosis. Radiology RSNA 161:202

Leeds, N.E., Jacobson, H.G. (1976): Spinal Neurofibromatosis. Am. J. Roentgenol. 126:617-623

Levin, B. (1958): Neurofibromatosis: clinical and roentgen manifestation. Radiology 71:48

Lewis, R.A., Riccardi, V.M. (1981): Von Recklinghausen neurofibromatosis: prevalence of iris hamartoma. Ophthalmology 88:348-354

Liechtenstein, L. (1972): Bone Tumors. St. Louis, the C.V. Mosby Company

Masihuz-Zaman (1977): Pseudarthrosis of the radius associated with neurofibromatosis. J. Bone. Joint Surg. (Am) 59:177-178

Mawald, M.E., Bryan, R.N., Horowitz, B.L., Sandlin, M.E., Blackwell, R. (1986): Neuroradiological spectrum of neurofibromatosis. Radiology RSNA 161:369

Rezaian, S.M. (1976): The incidence of scoliosis due to neurofibromatosis. Acta orthop. scand. 47:534-539

Riccardi, V.M., Kleiner, B. (1977): Neurofibromatosis - a neoplastic birth defect with two age peaks of severity. Birth Defects 13 (3c):131-138

Riccardi, V.M. (1980): The pathophysiology of neurofibromatosis. IV. Dermatologic insights into heterogeneity and pathogenesis. J. Am. Acad. Dermatol. 3:157-166

Riccardi, V.M. (1981): Von Recklinghausen neurofibromatosis. N. Engl. J. Med. 305:1617-1627

Riccardi, V.M. (1983): The multiple forms of neurofibromatosis. Pediatr. Rev. 3:295-298

Rosman, N.P., Pearce, J. (1967): The brain in multiple neurofibromatosis (von Recklinghausen's disease): a suggested neuropathological basis for the associated mental defect. Brain 90:829-837

Tänzer, A., Beutel, A. (1963): Die Röntgendiagnostik der Orbitaspitze. Radiologe 3:99-108
Tänzer, A. (1966): Die Veränderungen am Schädel bei der Neurofibromatosis Recklinghausen. Fortschr. Röntgenstr. 105:50-62
Uehlinger, A.: Skelettveränderungen bei Neurofibromatose. In: Diethelm, L., Olsson, O., Strnad, F., Vieten, H., Zuppinger, A. (eds.) Handbuch der medizinischen Radiologie. Springer, Berlin, Vol. 5/3, 390
Yaghmai, I., Tafazoli, M. (1977): Massive subperiostal hemorrhage in neurofibromatosis. Radiology 122:439-441

Morbus Paget und renale Osteopathie (Kasuistik)

H. Schmitt[1], T. H. Ittel[1], W. Schmidt[1], J. Riehl[1], E. Brändle[1], F. Hofstädter[2], J. Kindler[1], H. G. Sieberth[1]

Abteilung Innere Medizin II, Klinikum der R.W.T.H., Pauwelsstraße, 5100 Aachen, FRG

Einleitung

Nach röntgenologischen Untersuchungen und den Befunden von Sektionsstatistiken ist der Morbus Paget des Skeletts (Ostitis deformans) mit einer Inzidenz von etwa 3% jenseits des 40. und bis zu 10% jenseits des 80. Lebensjahres eine relativ häufige Erkrankung (1, 2, 3). Klinisch wird die Diagnose jedoch nur selten gestellt, da viele Patienten beschwerdefrei bleiben und somit lediglich zufällig als erkrankt entdeckt werden können. Wir konnten kürzlich den seltenen Fall einer Koinzidenz von Morbus Paget und renaler Osteopathie beobachten.

Anamnese und Befunde

Die 72-jährige Patientin wurde uns Ende 1986 vorgestellt wegen einer progredienten chronischen Niereninsuffizienz; diese war anamnestisch zurückzuverfolgen bis 1974, seinerzeit betrug das Serum-Kreatinin 1,5 mg%. Seit 1980 war außerdem ein Morbus Paget in der linken Beckenhälfte bekannt, eine spezifiscbe Behandlung hatte bis 1986 nicht stattgefunden. Subjektiv klagte die Patientin über Knochenschmerzen in der LWS, im Becken und in der linken Hüfte.

Laborbefunde

Renale Anämie (Hb 100 g/l). Fortgeschrittene Einschränkung der Nierenfunktion mit Erhöhung des Harnstoffs auf 13 mmol/l und des Kreatinins auf 360 µmol/l; Kreatinin-Clearance vermindert auf 13 ml/min. Kompensierte metabolische Azidose (BE: -6 mmol/l). Calcium geringgradig vermindert (2,10 mmol/l), Phosphat im Normbereich (1,34 mmol/l). Bei normalen Transaminasen und normaler Gamma-GT imponierte eine mit 925 U/l hoch-pathologische alkalische Phosphatase bei gleichzeitig stark erhöhtem Parathormon (2350 ng/l im mitt-regionalen Assay ; Normbereich kleiner 300). Durch eine Bestimmung der Isoenzyme konnte die ossäre Herkunft

F. H. W. Heuck E. Keck (Hrsg.)
Fortschritte der Osteologie in Diagnostik und Therapie

der erhöhten alkalischen Phosphatase definitiv gesichert werden. Im 24h-Urin Erniedrigung der Calcium- und Phosphat-Ausscheidung auf 0,8 bzw. 11 mmol/die (Normbereiche: 2,5-7,5 bzw. 16-58 mmol pro Tag). Trotz der hochgradigen renalen Funktionseinschränkung war aber die Hydroxyprolin-Ausscheidung deutlich erhöht; sie betrug 306 bzw. 182 µmol/die·m^2 an den Tagen 1 und 2 der Sammelperiode bei einem altersentsprechenden Normbereich von 38-130 µmol/die·m^2. Als weitere Befunde ergaben sich eine Mikrohämaturie und eine Proteinurie von 1,5 bis maximal 2,2 g pro Tag; in der Elektrophorese der Urin-Proteine (SDS-PAGE) zeigte sich neben einer unselektiv glomerulären Läsion auch eine schwere tubuläre Schädigung.

Sonographie des Abdomens

Schrumpfniere rechts (7,5 cm im längsten Durchmesser) mit verschmälertem und stark verdichtetem Parenchym; die linke Niere war sonographisch nicht mehr abzugrenzen.

Röntgen-Untersuchungen

Typischer Befund eines Morbus Paget in der gesamten linken Beckenhälfte (Abb. 1). Im übrigen fand sich kein Anhalt für einen Befall sonstiger Skelett-Abschnitte (monostotische Form des Morbus Paget). Die Untersuchung der Acromioclaviculargelenke und der Hände in Mammographietechnik ließ keine Veränderungen im Sinne einer renalen Osteopathie erkennen. Das *Skelett-Szintigramm* zeigte korrespondierend zum Röntgenbild die Manifestation in der linken Beckenhälfte (Abb. 2). Eine weitere umschriebene Mehrspeicherung in der unteren BWS konnte degenerativen Veränderungen auf den konventionellen Röntgenaufnahmen zugeordnet werden.

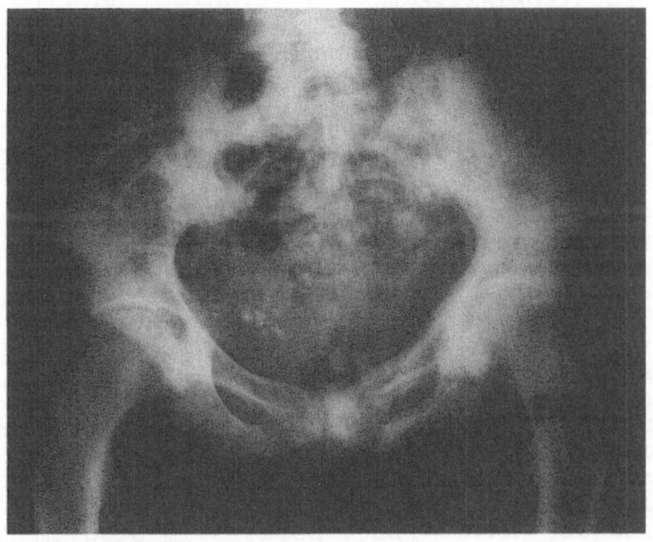

Abb. 1. Morbus Paget mit grobsträhnig-sklerosierender Knochenstruktur im Bereich der linken Beckenhälfte

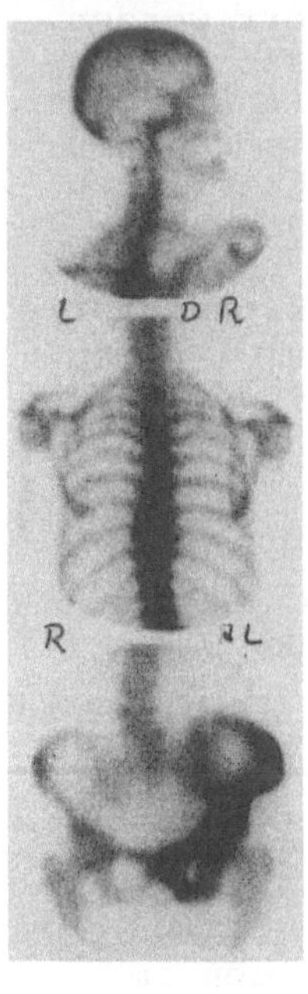

Abb. 2. Skelett-Szintigramm mit Mehrspeicherung in der linken Beckenhälfte als Ausdruck des Befalls im Rahmen des Morbus Paget. Die Anreicherung in der BWS entspricht degenerativen Veränderungen

Beckenkammbiopsie

Der Knochenzylinder wurde an der linken Spina iliaca posterior superior entnommen, somit gezielt im Bereich des bereits radiologisch nachgewiesenen Paget-Befalls. Histologisch zeigten sich unregelmäßig strukturierte Knochentrabekel sowie eine schwere Fibroosteoklastie mit Osteoidose (Abb. 3). Daneben fanden sich Resorptionslakunen mit Riesenosteoklasten, die für den Morbus Paget charakteristisch sind (Abb. 4).

Diskussion

Zusammenfassend ergibt sich die ungewöhnliche Kombination eines Morbus Paget mit einer Ostitis fibrosa bei sekundärem Hyperparathyreoidismus auf dem Boden einer chronischen Niereninsuffizienz. Während bereits mehrfach über das gleichzeitige Auftreten von Morbus Paget und primärem Hyperparathyreoidismus berichtet wurde (4, 5, 6), gilt die hier vorliegende Koinzidenz des Morbus Paget mit einer renalen Osteopathie als ausgesprochene Rarität. Unseres Wissens wurde bisher erst einmal eine ähnliche Konstellation bei einer Dialyse-Patientin beobachtet und von Ringe und Delling (7) publiziert; eine spezifische Therapie des Morbus Paget war bis zum Tod dieser Patientin 10 Jahre nach Beginn der Hämodialyse nicht durchgeführt worden. Die Situation im hier vorgestellten Fall unterscheidet sich in zwei wesentlichen Punkten: erstens wurde der Morbus Paget bereits im Stadium der kompensierten Retention der Niereninsuffizienz diagnostiziert und zweitens besteht aufgrund der klinischen Symptomatik und der Konstellation der Laborbefunde offensichtlich eine Behandlungsindikation. Ätio-

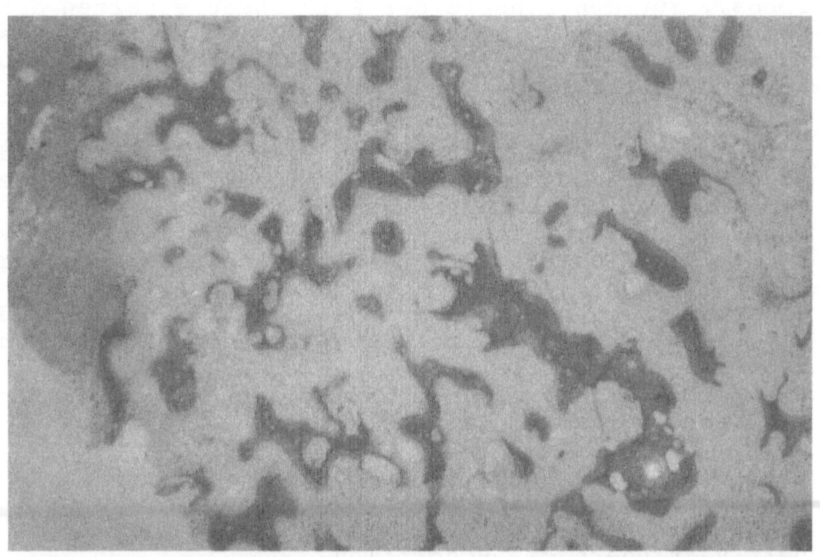

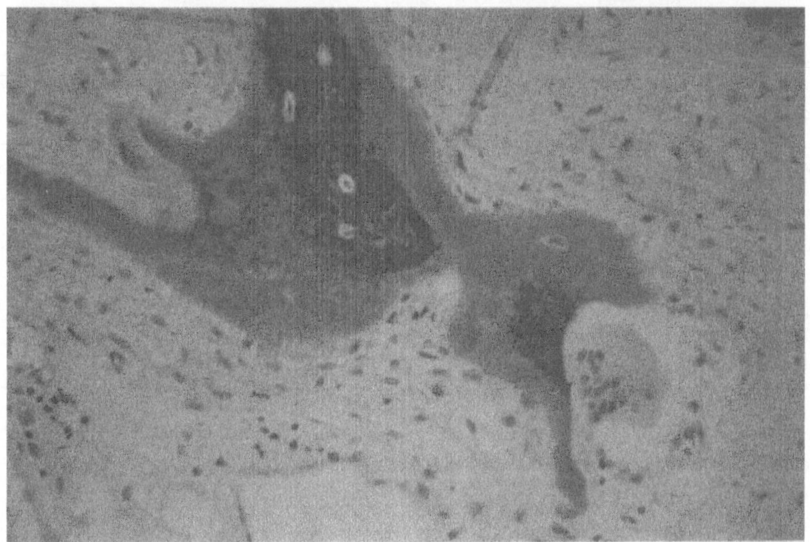

Abb. 3 (oben). Knochenhistologie (Biopsie aus der li. Spina iliaca post. sip.) (Masson-Goldner Färbung, Vergr. 100:1): Unregelmäßig strukturierte Knochentrabekel; schwere Fibroosteoklasie mit Osteoidose

Abb. 4 (unten). Wie Abb. 3, Vergr. 400:1. Resorptionslakune mit einem Riesenosteoklasten, wie er für den Morbus Paget charakteristisch ist

logisch kommt für die Erhöhung der alkalischen Phosphatase bei unserer Patientin sowohl der Morbus Paget wie auch die renale Osteopathie in Betracht. Ausgehend von dieser Vorstellung entschlossen wir uns zur kombinierten Therapie mit aktivem Vitamin D_3 (1,25-Dihydroxycholecalciferol, Rocaltrol) und Etidronsäure

(Diphos). Für den Einsatz der Etidronsäure gelten die Richtlinien der Tabelle 1 (2, 3, 8, 9, 10, 11, 12). Im Hinblick auf die Anwendung bei Niereninsuffizienz sind einige Aspekte zur Pharmakokinetik dieser Substanz von besonderer Bedeutung (8, 11, 12, 13):

- Wegen der hohen Affinität zu Calcium-Salzen wird Etidronsäure rasch aus dem Blut-Kompartiment eliminiert und in den Knochen eingelagert; dies ist auch der Grund, warum Effekte nur am Knochengewebe beobachtet werden.
- Bereits 1 Stunde nach oraler Gabe einer Testdosis von 5 mg/kg KG ist der Blutspiegel unter die Nachweisgrenze abgefallen.
- Innerhalb von 24 Stunden wird etwa die Hälfte der resorbierten Substanz unverändert im Urin ausgeschieden, die andere Hälfte wird an den Knochen angelagert und langsam über Monate abgegeben.
- Die Halbwertszeit im Knochen ist sehr lang; sie kann Monate bis Jahre betragen und hängt von der Umbaurate des Knochens ab.
- Die totale Clearance entspricht der renalen Clearance.
- Die intestinale Absorption von Etidronsäure aus den Tabletten liegt zwischen 2 und 6%; Nahrungsmittel mit hohem Calcium-Gehalt verringern die Resorption.

Tabelle 1. Richtlinien für die Therapie mit Etidronsäure (Diphos) (2, 3, 8, 9, 10, 11, 12)

1. Übliche Dosierung: 5 mg/kg KG bis maximal 20 mg/kg KG
2. Behandlungsdauer: höchstens 6 Monate
3. Bei Dosierungen über 5 mg/kg KG soll die Behandlung auf die Dauer von 3 Monaten beschränkt werden.
4. Nach einem behandlungsfreien Intervall von mindestens 3 Monaten kann die Behandlung in gleicher Dosierung wiederholt werden.

Beim Wirkungsmechanismus der Etidronsäure werden zwei Komponenten unterschieden (8, 11, 12, 13):

- Erstens eine Hemmung der Mineralisation des Osteoids mit dem Effekt der Unterdrückung ektopischer Verkalkungen, aber auch der Gefahr einer Etidronsäure-induzierten Osteoidose.
- Zweitens eine Hemmung der Knochenresorption durch Inhibition der Osteoklasten-Aktivität, wobei der genaue Mechanismus nicht bekannt ist.

In der Summe resultiert eine Verminderung des "turnover" im Knochen.

Die Therapie wurde mit einer jeweils niedrigen Dosis von 0,25 µg Rocaltrol pro Tag bzw. 3 mg Etidronsäure pro kg Körpergewicht und Tag begonnen; nach 4 Monaten erfolgte eine Verdopplung der Dosis für beide Präparate (Abb. 5). Subjektiv kam es bei guter Verträglichkeit zu einer Besserung der Knochenschmerzen. Betrachtet man hingegen die biochemischen Parameter als Indikatoren des Krankheitsverlaufs, so ist nach mehr als 6-monatiger Behandlung kein durchgreifender Effekt zu erkennen (Abb. 5). Die alka-

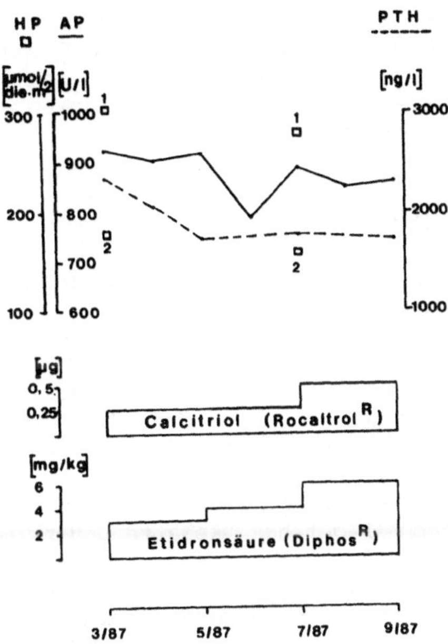

Abb. 5. Verlauf der biochemischen Parameter unter der Therapie mit aktivem Vitamin D3 und Etidronsäure. *HP*, Hydroxyprolin; *AP*, alkalische Phosphatase; *PTH*, Parathormon

lische Phosphatase liegt weiterhin bei 880 U/l, die Hydroxyprolin-Ausscheidung im Urin ist nur geringfügig zurückgegangen und das stark erhöhte Parathormon nur mäßiggradig supprimiert. Gründe für die Ineffektivität der bisherigen Therapie können wir bezüglich des Morbus Paget nicht angeben; die Etidronsäure-Dosis ist - unter Berücksichtigung der stark eingeschränkten Nierenfunktion - jedenfalls so hoch gewesen, daß man eine entsprechende Wirkung hätte erwarten können. Für die renale Osteopathie hingegen stellt die Situation sich anders dar. Die Dosis von aktivem Vitamin D3 kann noch deutlich gesteigert werden, zumal das Serum-Calcium weiterhin lediglich im unteren Normbereich liegt und eine adäquate Suppression des Parathormons bisher nicht erreicht wurde; eine entsprechende Erhöhung der Dosis von Rocaltrol auf 0,75 µg pro Tag wurde zwischenzeitlich von uns vorgenommen.

Zusammenfassend muß diskutiert werden, ob bei dieser besonderen Konstellation möglicherweise ein Antagonismus der Effekte von aktivem Vitamin D3 und Etidronsäure vorliegt; die bekannte gegensinnige Wirkung beider Substanzen auf Mineralisation und osteoklastäre Funktion sowie der klinische Verlauf legen derartige Rückschlüsse nahe. Eine fehlende Compliance oder eine fehlerhafte Tabletteneinnahme seitens der Patientin können jedenfalls mit Sicherheit ausgeschlossen werden.

Nach insgesamt 6 Monaten wurde die Etidronsäure-Therapie vorerst beendet; aufgrund der geschilderten Pharmakokinetik dieser Substanz ist aber bei der bestehenden Niereninsuffizienz mit einer noch mehrere Monate anhaltenden Wirkung zu rechnen. Eine Fortsetzung der Behandlung des Morbus Paget ist daher zunächst nicht vorgesehen, es käme allenfalls noch der Einsatz von Calcitonin in Betracht. Im Hinblick auf die renale Osteopathie ist beabsichtigt, die Dosis an aktivem Vitamin D_3 in Abhängigkeit vom Calcium-, Phosphat- und Parathormon-Spiegel im Serum noch weiter zu steigern.

Literatur

1. Pygott, F. (1957): Paget's disease of bone. The radiological incidence. Lancet I:1170
2. Ringe, J.D. (1983): Klinik und Therapie des Morbus Paget (Ostitis deformans). Dtsch. Med. Wschr. 108:1207-1212
3. Ziegler, R. (1984): Morbus Paget des Skelettes. Med. Welt 35:1255-1260
4. Avramides, A., Leonidas, J.R., Chen, C.K., Nicastri, A. (1981): Coexistence of Paget's disease and hyperparathyroidism. N.Y. St. J. Med. 81:1660
5. Holz, G., Ziegler, R., Schäfer, R., Delling, G. (1980): Koinzidenz von Morbus Paget des Skeletts und primärem Hyperparathyreoidismus. Akt. Endokr. 1:123
6. Ooi, T.C., Spiro, T.P., Ibbertson, H.K. (1980): Coexisting Paget's disease of bone and hyperparathyroidism. N. Z. Med. J. 91:134
7. Ringe, J.D., Delling, G. (1985): Ungewöhnliche Verlaufsform einer renalen Osteopathie mit Morbus Paget und Aluminiumablagerungen. Dtsch. Med. Wschr. 110:411-415
8. Fleisch, H. (1985): Biphosphonate als Therapeutika - experimentelle Untersuchungen und klinische Anwendung. Ther. Umsch. 42:366-375
9. Fleisch, H. (1975): Die Behandlung des Morbus Paget mit Diphosphonaten. Internist 16:380
10. Holz, G., Delling, G., Ziegler, R. (1983): Etidronsäure-Therapie bei Morbus Paget des Skelettes. Dtsch. Med. Wschr. 108:1954-1958
11. Diphos (1986) Gebrauchsinformation. Boehringer, Mannheim
12. Diphos- Workshop (1986): Diphosphonate - eine neue Substanzklasse (Hrsg. R. Ziegler). Boehringer, Mannheim
13. Fleisch, H. (1987): Experimental basis for the use of biphosphonates in Paget's disease of bone. Clin. Orthop. Rel. Res. No. 217:72-78

New Perceptions Concerning the Pathogenesis of Aseptic Bone Necrosis

N. Kahl[1], E. Böhm[2], M. Arcq[3]

[1]Chirurgische Universitätsklinik, Universität Bochum, Marienhospital Herne 1, Hölkeskampring 40, 4690 Herne 1, FRG
[2]Orthopädische Klinik, Universität Bochum, Bergmannsheil, 4630 Bochum 1, FRG
[3]Pathologisches Institut, Universität Bochum, Anna-Hospital, Hospitalstr. 19, 4690 Herne 2, FRG

Introduction

On the whole, aseptic atraumatic forms of osteonecrosis are not as prevalent as those of traumatic or inflammatory origin. König first reported of aseptic bone necrosis in 1888, calling it osteochondrosis dissecans appearing in elbow, hip, knee and foot joint. Since then, not less than 91 further localisations of spontaneous osteonecrosis have been made known.

The disease occurs predominantly in childhood or early adult age. Many of the cases are caused by changes in the local circulation during the ossification of the cartilage of the epiphysis. In idiopathic bone necrosis of the femoral head in adults, however, there is no adequate reason for bone death. This disease occurs most often in the 40 to 60 year age group. The ratio male to female being 4 to 1.

Etiology

As characterized by the attribute "idiopathic", the etiology of bone necrosis of the hip in adults is still unknown, even if there are many predestinating diseases affecting blood or vessel system (Table 1). Increase of mechanical stress - in comparison to healthy people - as a further reason could be excluded by investigations on biomechanic.

Pathogenesis

Axhausen and Freund in 1923/26 adequately explained the pathogenesis of aseptic bone necrosis (Table 2). There is always a uniform reaction to presence of necrotic bone and bone marrow following interruption of circulation. Fibroblasts and angioblasts sprout out from the surrounding living bone marrow, aiming

F. H. W. Heuck E. Keck (Hrsg.)
Fortschritte der Osteologie in Diagnostik und Therapie

Table 1. Predispositions and basic disease of aseptic, atraumatic osteonecrosis in adults (own synopsis)

Caisson-disease	Borstein u. Plate 1911
Acute leucemia	Vance et al. 1941
Sickle cell anemia	Wade et al. 1941
Morbus Gaucher	Schein et al. 1942
Chronic polyarthritis	Coste et al. 1956
Arteriosclerosis	Serre et al. 1958
Hemolytic anemia	Bodzech et al. 1960
Corticoid therapy	Heimann et al. 1960
Lupus erythematodes	Dubois 1960
Hyperuricemia	Patterson 1961
Vessel disease	Mankin u. Brower 1962
Osteoporosis	Mau 1965
Allergy	Jentschura u. Rompe 1965
Radiation therapy	Fries 1966
Alcoholism	Jones et al. 1967
Glomerulonephritis	Romer 1967
Diabetes mellitus	Wilke 1974
Hyperlipidemia	Wilke 1974
Niçotine abuse	Puhl et al. 1978
Juvenile Osteonecrosis	Delling 1984
Leriche syndrome	Delling 1984

Table 2. Pathogenesis and possible consequences of idiopathic necrosis of femoral head in adults (modif. from A. and F.)

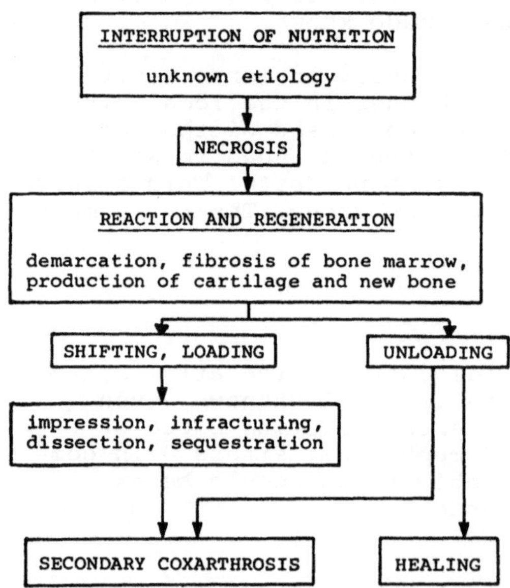

at demarcation and recognition of the necrotic area. As a final result, every grade between complete restitution and persisting necrosis is possible, depending on local circumstances. Most often however, secondary osteonecrosis results.

Table 3. Listing of our histological findings in a particular stage graduation

Stage	Histology
I preradiologic	swelling of bone marrow deformation of fat cells caryolysis of osteocytes empty cavity of osteo-cytes
II structural changes of spongy bone	sprouting of capillares and fibroblasts demarcation resorption of necrotic tissue
III deformation of conture	microfractures cartilage fractures dissecation, sequestration
IV secondary arthrosis	cartilage consumption osteophytes pseudocystes

1 L
2 R
3 L
4 R
5 R
6 L
7 L
8 R
9 R
10 R
11 L
12 R
13 L
14 R
15 L

Material and Method

Our investigations on 120 patients suffering from aseptic atraumatic necrosis of the hip showed in 35 cases the diagnosis of strictly speaking idiopathic necrosis. All those predisposing diseases of Table 1 were to be excluded. On occasion of hip prothesis, 15 femoral heads could be obtained. Detailled histopathologic investigation followed up.

Results

Findings of histologic investigation are listed in Table 3. According to Adler, several stages of osteonecrosis within the same area could be found. Exceeding these facts, in more than 50% of our cases, clearly separated areas of differing generations of necrosis were to be defined, partly bordering at another, partly spreading on the other. In 6 cases, 2 different events of bone necrosis had occurred, in 2 cases even 3 (Fig. 1-3).

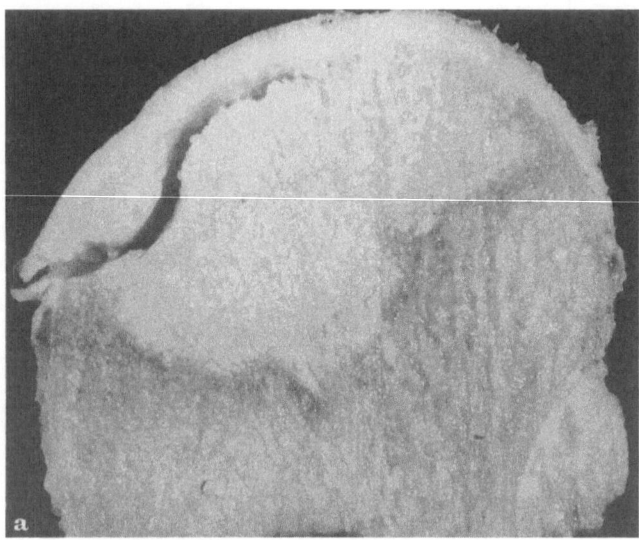

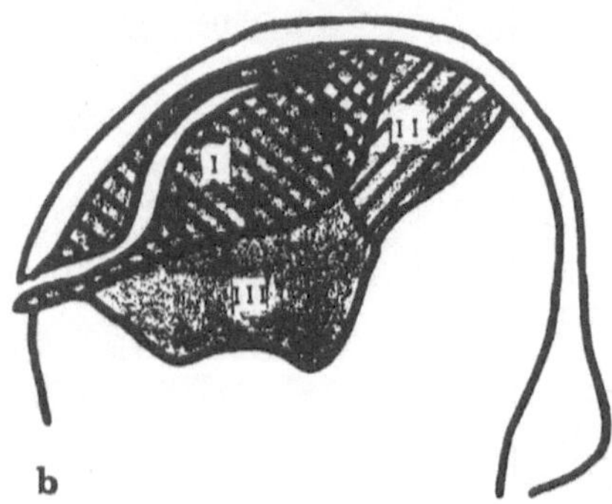

Fig. 1a,b. Idiopathic necrosis of the femoral head in adults, (*a*) macroscopic view; (*b*) schematic graph of the different necrotic areas; *I*, region of the 1st generation; *II*, region of the 2nd generation; *III*, region of the 3rd generation of necrosis

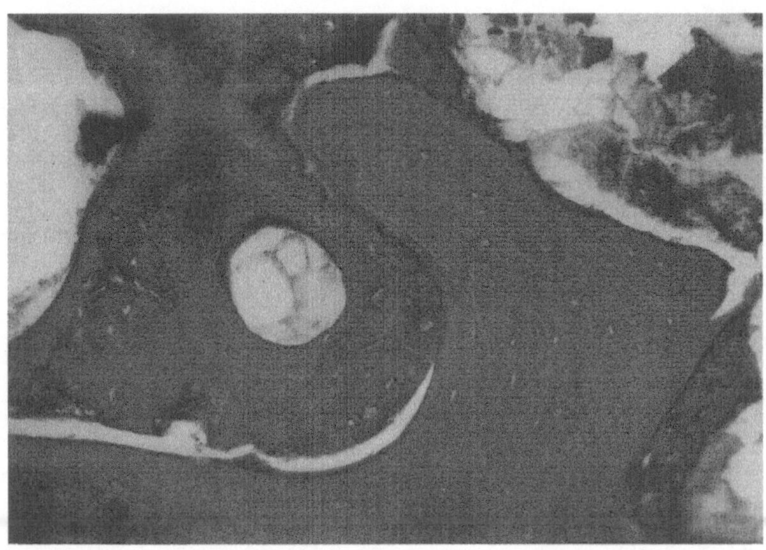

Fig. 2. Primary necrosis of bone with living degenerative structures (region II/III bordering to living bone)

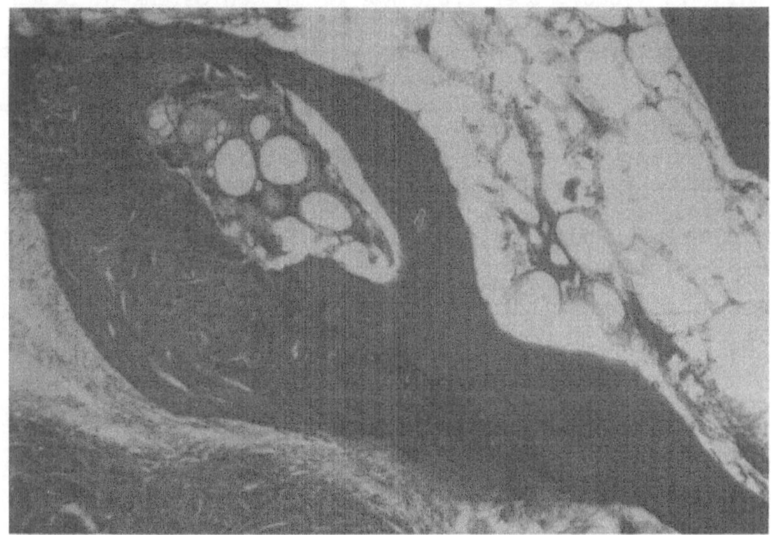

Fig. 3. Primary necrosis of bone with living degenerative structures (region II/III bordering to living bone)

In form of a cycle, one generation of osteonecrosis and reaction followed the other, the second or third one stopping regeneration again. Before endoprothesis, pain exists on an average of 28 months. In 2 cases, increase in pain correlated with a second generation of necrosis. 2 further patients reported about 3 events, according to 3 histologically proved generations of bone necrosis.

Discussion

Results of our investigation at hand show that idiopathic avascular necrosis often progresses in cycles. Up to 3 different generations were to be found, occurring 10 to 12 months after another. Regenerative structures and revitalized necrotic bone and bone marrow happen to be ruined again, starting a new further cycle of reaction and regeneration. These facts have, up till now, not yet been published, concerning the literature we have to our disposal.

References

1. Adler, C.P. (1983): Knochennekrosen. Adler Knochenkrankheiten. Thieme, Stuttgart, 129-145
2. Axhausen, G. (1923): Der anatomische Krankheitsverlauf bei der Koehlerschen Krankheit der Metatarsalköpfchen und der Perthes'schen Krankheit des Hüftkopfes. Arch. klin. Chir. 124:511-542
3. Chandler, F.A. (1936): Aséptic necrosis of the head of the femur. Wisconsin Med. J. 35;585
4. Ficat, P., Arlet, J. (1977): Ischemie et necroses osseuses. Masson Paris
5. Freund, E. (1926): Zur Frage der aseptischen Knochennekrose. Virchows Arch. 261:287-314
6. König, F. (1888): Über freie Körper in den Gelenken. Dtsch. Z. Chir. 27: 90-109
7. Merle d'Aubigné, R., Mazabraud, A., Cahen, C. (1963): La nécrose idiopathique de la tête fémorale. Sem. Hop. Paris 39:2773-2794
8. Perthes, G. (1910): Über Arthritis deformans juvenilis. Dtsch. Zschr. Chir. 107:111-159
9. Reichelt, A. (1967): Das pathomorphologische Bild der idiopathischen Hüftkopfnekrose. Verh. Dt. Orthop. Ges. 54. Kongreß 251-253
10. De Sèze, S., Mazabraud, A. (1971): La nécrose parcellare de la tête fémorale. Rev. Rhum. 38:1-15

Untersuchungen zum Ca-Stoffwechsel bei Patienten unter CAPD-Behandlung

U. Ewald[1], P. Kurz[3], E. Werner[3], P. Roth[1], C. Hansen[1], J. Vlachojannis[2]

[1]Institut für Biophysikalische Strahlenforschung, Gesellschaft für Strahlen- und Umweltforschung München, Paul-Ehrlich-Str. 20, 6000 Frankfurt/Main, FRG
[2]Medizinische Klinik, St. Markus-Krankenhaus, Wilhelm-Epstein-Str. 2, 6000 Frankfurt/Main, FRG

Einleitung

Im Rahmen der pathophysiologischen Bedingungen einer chronischen Niereninsuffizienz kommt, bedingt durch verlängerte Überlebenszeiten unter Dialysebehandlung, dem sekundären Hyperparathyreoidismus und seinen Folgeerscheinungen eine wachsende Bedeutung zu (2). Eine therapeutische oder gar präventive Intervention gegen die renale Osteopathie ist daher dringend geboten. Voraussetzung dafür ist die Kenntnis der Parameter des Ca-Stoffwechsels und ihrer Wechselwirkungen. Allgemein anerkannt ist der Einfluß der Hyperphosphatämie und der Vitamin-D-Resistenz auf die Calcium-Homöostase in deren Folge es zu einer Hypocalcämie und konsekutiv zu einer gesteigerten Parathormonsekretion kommt (7, 8). Die Untersuchungen an einem Kollektiv von CAPD[1]-Patienten, die im internen Vergleich der "endstage renal disease" Patienten den physiologischen Serum-Calcium- und -Phosphatkonzentrationen am nächsten kommen (1, 5), zeigen nun, daß sie ebenso wie Hämodialysepatienten eine renale Osteopathie entwickeln (4). Dies impliziert eine über die Hypocalcämie hinausgehende Effektorgröße im PTH-Wirkungskreis anzunehmen.

Ziel der vorliegenden Untersuchung war es, folgende Parameter der Calciumkinetik, nämlich:

1. die intestinale Absorption,
2. die Calcium-Plasma-Abströmrate,
3. die Gesamtkörperretention über 28 Tage

mittels einer Doppelisotopentechnik zu erfassen und mit klinischen, laborchemischen und histologischen Daten zu korrelieren.

---

*Herrn Prof. Dr. W. Pohlit zum 60. Geburtstag gewidmet.

[1]CAPD = Continuous Ambulatory Peritoneal Dialysis.

F. H. W. Heuck E. Keck (Hrsg.)
Fortschritte der Osteologie in Diagnostik und Therapie

Patienten

Es wurden zwölf CAPD-Patienten (6m:6w) mit einem mittleren Alter von 66± 11 Jahren ($\bar{x}$ ± SD; Bereich 42-81 a) untersucht. Diese führten über 25 ± 18 Monate hinweg eine Peritonealdialysebehandlung durch (Mindestdauer: sechs Monate), weshalb man von der Etablierung eines Gleichgewichtes im Calciumhaushalt unter den Dialysekonditionen ausgehen kann.

Soweit im Einzelfall eine Vitamin-D- und Calcium-Substitution erforderlich war, wurde diese 14 Tage vor Beginn der Untersuchung abgesetzt. Begleitende Medikationen (insbesondere Digitalispräparate, Antihypertensiva, Antiarrhythmika) wurden fortgeführt; keiner der Patienten erhielt zum Zeitpunkt der Tracerkinetik orale Phosphatbinder. Die Nahrungs-Calcium-Aufnahme wurde durch Nachfrage auf 0.6 g/24 h abgeschätzt.

Methoden

Calciumkinetik

Im Anschluß an eine zwölfstündige Nahrungskarenz wurden bei den Patienten 0.45 MBq ^{47}Ca i.v. und 0.3 MBq ^{45}Ca p.o. zeitgleich appliziert. Der Gesamtcalciumgehalt der Trinklösung betrug 18 mg, um in erster Linie den *aktiven* intestinalen Absorptionsmechanismus zu erfassen.

Die spezifische Aktivität der Tracer wurde in Plasmaproben 15, 30, 60, 120, 180, 240 min und 1, 7, und 14 Tage nach der Applikation bestimmt. γ-strahlenspektrometrische Messungen in einem Ganzkörperzähler zur Beurteilung der ^{47}Ca-Retention erfolgten am 0., 1., 7., 14., 21. und 28. Tag post injectionem.

Laborparameter

Im Serum wurden folgende Größen gemessen: Gesamtcalcium, ionisiertes Calcium, anorganisches Phosphat, Gesamteiweiß, intaktes Parathormon sowie 1,25-DHCC. Zusätzlich erfolgte die Bestimmung eines Säure-Basen-Status.

Knochenhistologie

Eine Nadelbiopsie (Ulmer Nadel) des Beckenkammes an der Spina iliaca post. sup. wurde nach Methacrylateinbettung unentkalkt geschnitten und nach Masson-Goldner sowie mit Hämatoxylin-Eosin gefärbt (6).

Ergebnisse

Calciumkinetik

1. Die fraktionelle intestinale Absorption der betrachteten CAPD-Patienten war verglichen mit dem Referenzbereich (9) von 72 ± 9 % ($\bar{x}$ ± SD) bei nierengesunden Probanden signifikant erniedrigt auf 40 ± 14% ($p < 0.001$);

2. Als empirischer Parameter für die Plasmaclearance wurde das Verhältnis der Aktivitätskonzentrationen von ^{47}Ca im Plasma 1:24 Stunden post injectionem definiert. Dieses Verhältnis war im Mittel mit 2.58 ± 0.37 gegenüber 2.57 ± 0.15 in

der Kontrollgruppe nahezu unverändert; allerdings streuten die Einzelwerte über einen größeren Bereich.

3. Die Langzeit-Ganzkörperretention von ^{47}Ca nach 28 Tagen war auf 26 ± 5 % erniedrigt gegenüber 41 ± 6 % bei Gesunden (9) ($p < 0.001$).

Laborparameter

Unter der Peritonealdialysetherapie erwiesen sich folgende Parameter als gut kontrolliert: Gesamtcalcium, anorg. Phosphat, Gesamteiweiß und der Säure-Basen-Haushalt. In Abb. 1 sind die Serumkonzentrationen von ionisiertem Calcium, 1,25-DHCC und intaktem Parathormon dargestellt.

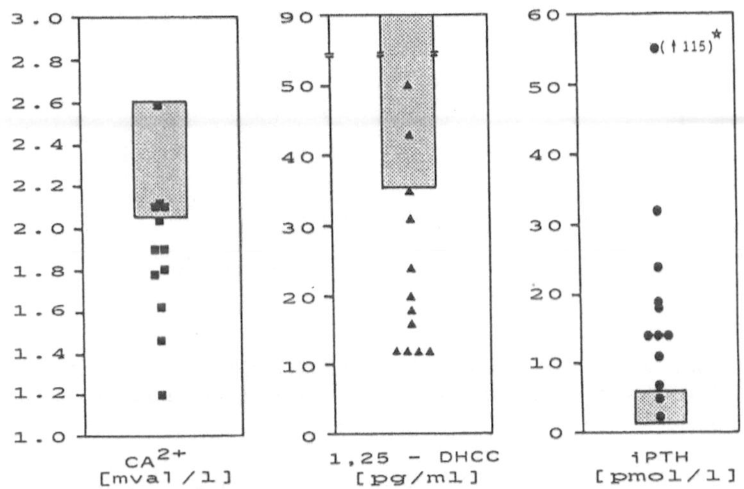

Abb. 1. Serumkonzentrationen des ionisierten Calciums, des 1,25-DHCC und des intakten Parathormons von zwölf CAPD-Patienten (★ Pat. mit tertiärem Hyperparathyreoidismus; Normalbereiche schattiert)

Knochenhistologie

Wegen der bekannten Problematik der quantitativen Auswertung einer Nadelbiopsie des Knochens, die aus Rücksicht auf die Patientenbelastung der Bohrung nach Burkhardt vorgezogen wurde, erfolgte nur eine qualitative Bewertung zur Objektivierung des sekundären Hyperparathyreoidismus und des histo-pathologischen Zustandsbildes. Dabei konnten bei neun Patienten fibroosteoklastische Veränderungen mit teilweise deutlicher osteopenischer Komponente, bei einem Patienten eine massive Osteomalazie und bei zwei Patienten eine Osteosklerose mit milder osteomalazischer Begleitreaktion nachgewiesen werden.

Diskussion

Die verringerte Aktivierung des 25-HCC in der insuffizienten Niere drückt sich in reduzierten peripheren 1,25-DHCC Konzentrationen mit konsekutiv erniedrigter intestinaler Absorption aus, was bisher bekannte Befunde unterstützt.

Relevanter ist aber die Diskrepanz zwischen den diskret subnormalen Konzentrationen des ionisierten Calciums und den deutlich erhöhten iPTH-Werten. Dies spiegelt sich wider in einer nahezu *unveränderten* Calciumplasmaclearance (Abb. 2) gegenüber *reduzierten* Ganzkörperretentionswerten (Abb. 3).

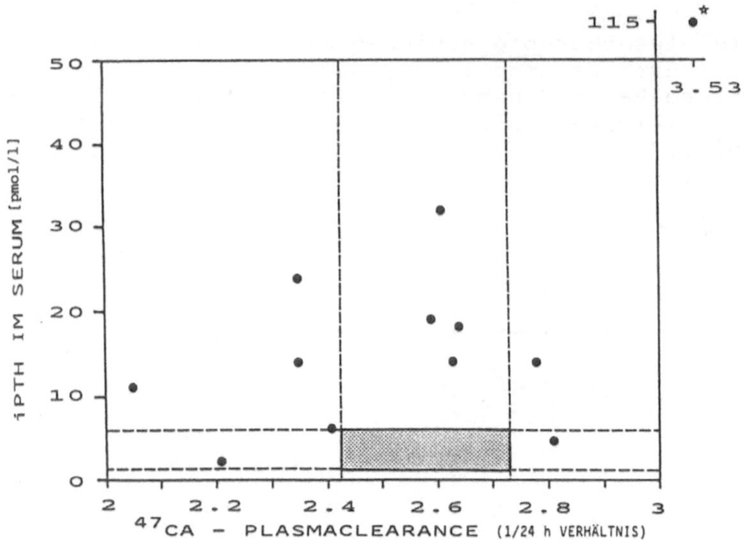

Abb. 2. Beziehung zwischen iPTH und ^{47}Ca-Plasmaclearance (☆ Pat. mit tertiärem Hyperparathyreoidismus; Normalbereiche schattiert)

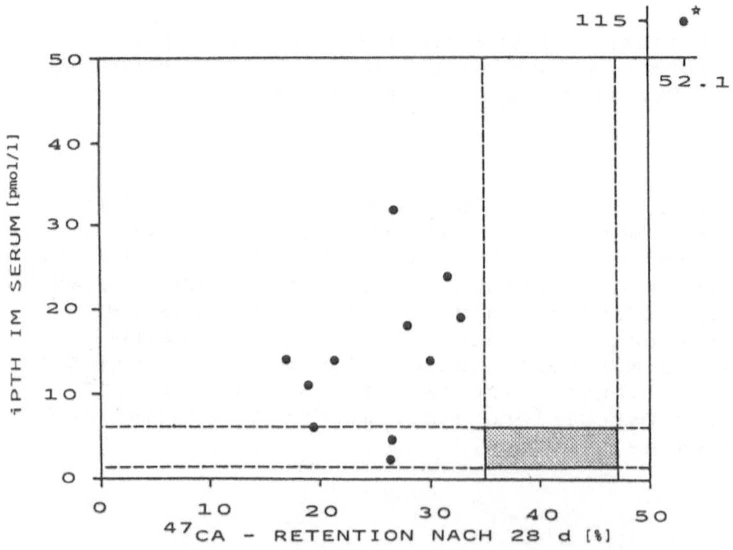

Abb. 3. Beziehung von iPTH und ^{47}Ca Ganzkörperretention vier Wochen p. appl. (☆ Pat. mit tertiärem Hyperparathyreoidismus; Normalbereiche schattiert)

Parathormon stimuliert im Knochen die Aktivität der Osteoklasten, wobei seine Wirkung über die Aktivierung der Osteoblasten - nach neueren Untersuchungen besitzen nur sie PTH-Rezeptoren (3) - vermittelt wird. Eine Anregung der Osteoblasten bedingt aber eine vermehrte Inkorporation von Calcium in die neu gebildete Knochenmatrix und müßte damit während des Untersuchungszeitraumes eine *erhöhte* Ganzkörperretention von ^{47}Ca erwarten lassen. Dem widersprechen die Ergebnisse der vorliegenden Studie. Auch die unveränderte Plasmaclearance deutet nicht auf einen beschleunigten Knochencalciumumsatz mit erhöhter Mineralisation hin.

Die hier dargestellten Untersuchungsergebnisse legen somit den Schluß nahe, daß außer der Hypocalcämie auch eine verminderte PTH-Aktivität am Knochen zur Erklärung der Kausalpathologie der renalen Osteopathie in Betracht gezogen werden muß, die als Resistenz gegen endogenes PTH angesprochen werden kann.

Weiterführende Fragestellungen sind neben der Klärung der Aluminiumbelastung im untersuchten Kollektiv der Vergleich der hier festgestellten Veränderungen mit den Abweichungen der Kinetikparameter bei anderen Erkrankungen.

Literatur

1. Digenis G, Khanna R, Pierratos A et al (1983): Perit Dial Bull 3:81-86
2. Ellis HA, Peart KM (1973): J Clin Path 26:81-101
3. Farley JR, Baylink DJ (1982): Biochemistry 21:3502-3507
4. Gokal R (1982): Perit Dial Bull 2:111-115
5. Llach F (1983): Perit Dial Bull 3:S24-S27
6. Pearse AGE (1972): Histochemistry, theoretical and applied. Baltimore; Williams & Wilkins, 3rd ed., vol. 2
7. Slatopolsky E, Caglar S, Pennell JP et al (1971): J Clin Invest 50:492-499
8. Voigts A, Felsenfeld AJ, Andress D, Llach F (1984): Kidney Int 25:445-452
9. Werner E, Malluche HH, Kutschera J, Hodgson M, Schoeppe W (1975): In: Pors Nielsen S, Hjørting-Hansen E (eds) Calcified Tissues 1975 - Proceedings of the Xth European Symposium on Calcified Tissues. Copenhagen; Fadl's Forlag, 210-215

K. Rieden, Heidelberg

Knochen-metastasen

Radiologische Diagnostik, Therapie und Nachsorge

1988. 49 Abbildungen. 41 Tabellen.
XI, 152 Seiten. Broschiert DM 98,–.
ISBN 3-540-19062-7

Gestützt auf ein umfangreiches Patientenkollektiv gibt die Autorin in ihrem Buch einen differenzierten Überblick über Pathogenese, Diagnose, Therapie und Nachsorge bei ossären Metastasen. Die Möglichkeiten und Grenzen aller - auch neuester - bildgebender Verfahren werden analysiert, Indikationen und Ergebnisse der Radiotherapie - konventionelle Fraktionierungsschemata und akzelerierte Bestrahlung - ausführlich erörtert und mit den Ergebnissen anderer Autoren verglichen.
Ziel ist die Entwicklung eines sinnvollen und effektiven Vorgehens zur Abklärung und Behandlung von Knochenmetastasen. Radiologen, Onkologen und Ärzte aller Fachgebiete, die Krebspatienten betreuen, erhalten mit diesem Buch eine wichtige Orientierungshilfe.

Springer-Verlag Berlin
Heidelberg New York London
Paris Tokyo Hong Kong

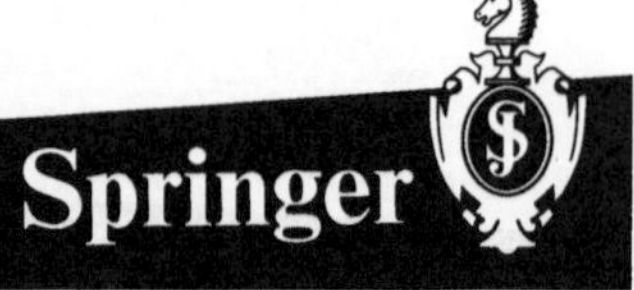